最新版

科学实用全面的孕育指南

十月怀胎大百科

李琳/编著

中国妇女出版社

图书在版编目（CIP）数据

十月怀胎大百科 / 李琳编著 . — 北京 : 中国妇女出版社 , 2012.8

ISBN 978 - 7 - 5127 - 0481 - 7

Ⅰ . ①十… Ⅱ . ①李… Ⅲ . ①妊娠期 — 妇幼保健 — 基本知识 Ⅳ . ① R715.3

中国版本图书馆 CIP 数据核字（2012）第 157698 号

十月怀胎大百科

作　　者：李　琳　编著
责任编辑：路　杨
封面设计：小　渔
版式设计：郭小丽
责任印制：王卫东
出　　版：中国妇女出版社出版发行
地　　址：北京东城区史家胡同甲 24 号　　邮政编码：100010
电　　话：（010）65133160（发行部）　65133161（邮购）
网　　址：www.womenbooks.com.cn
经　　销：各地新华书店
印　　刷：北京联兴华印刷厂
开　　本：185 × 230　1/16
印　　张：23.5
字　　数：384 千字
版　　次：2013 年 1 月第 1 版
印　　次：2013 年 1 月第 1 次
书　　号：ISBN 978 - 7 - 5127 - 0481 - 7
定　　价：34.80 元

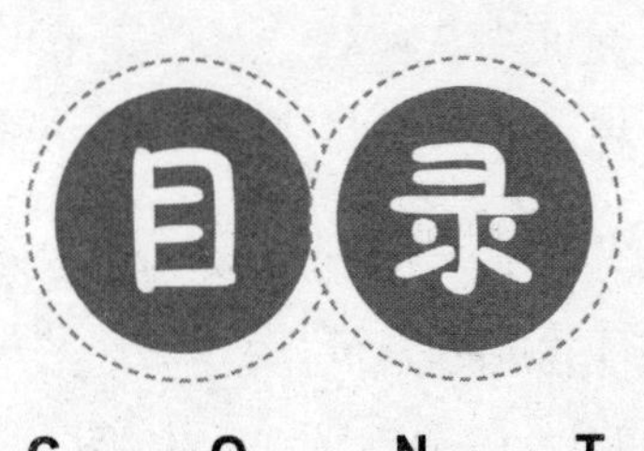

目录

CONTENTS

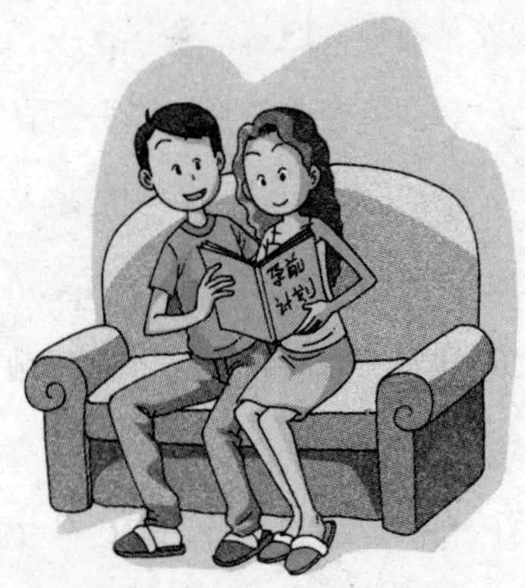

PART 1 孕前——美好的憧憬

第一节 孕前知识储备

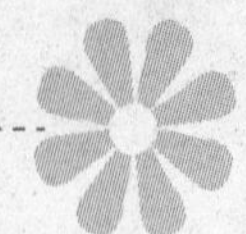

第二节 孕前生活积累

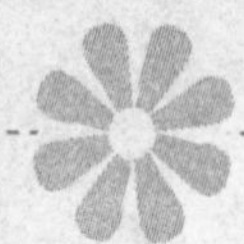

PART 2 孕期——甜蜜的盼望

第一节 健康妊娠第 1 月

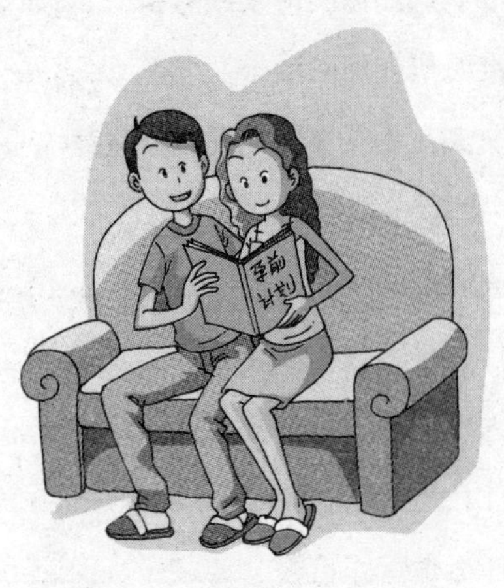
孕前计划

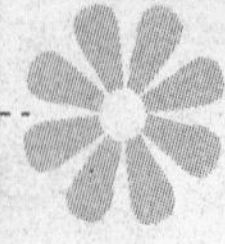

第二节 健康妊娠第2月

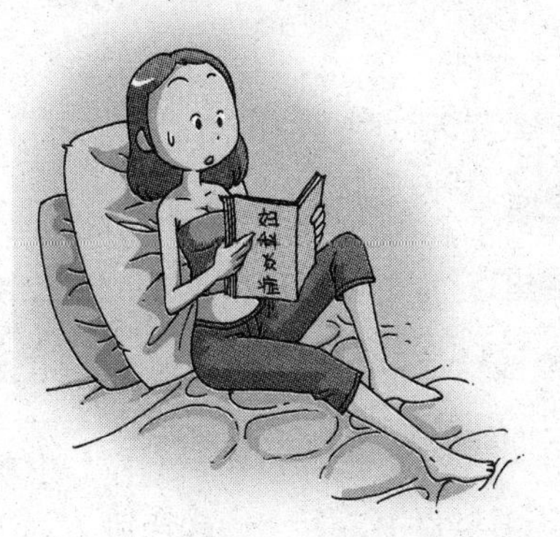

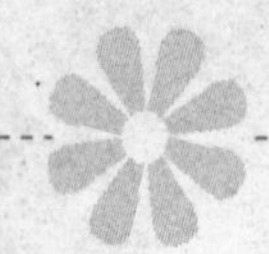

第三节 健康妊娠第3月

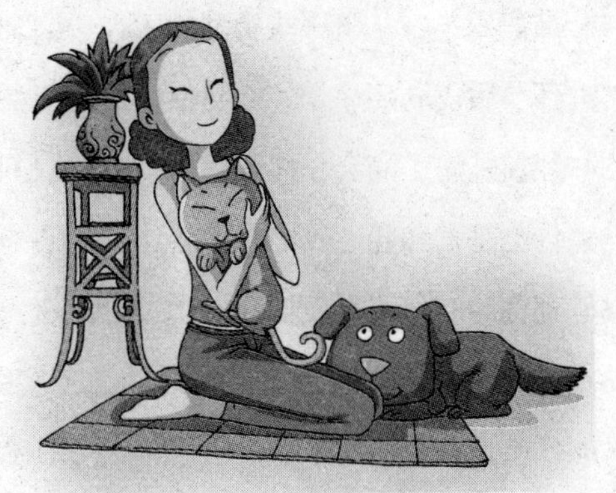

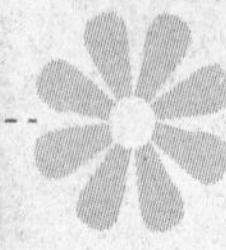

第四节 健康妊娠第 4 月

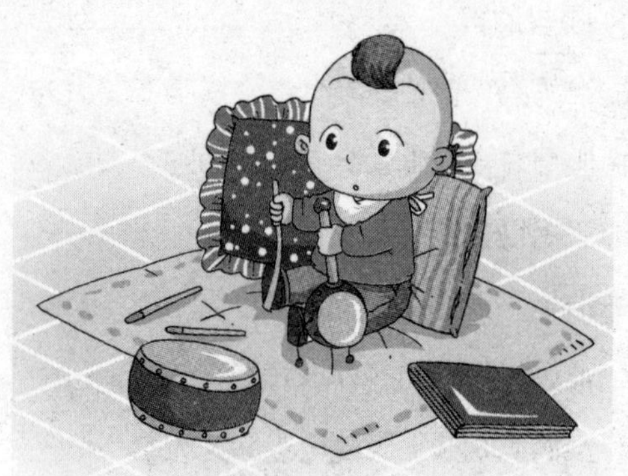

第五节 健康妊娠第 5 月

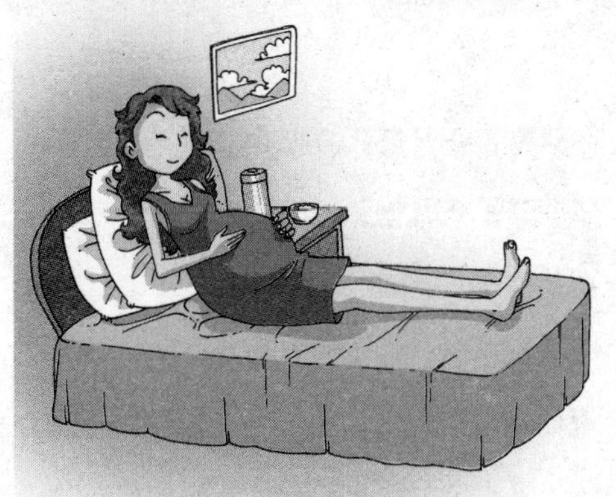

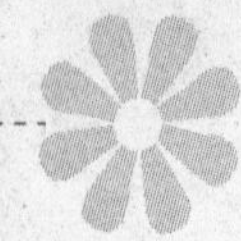

第六节 健康妊娠第6月

第七节 健康妊娠第 7 月

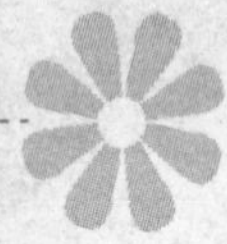

第八节 健康妊娠第 8 月

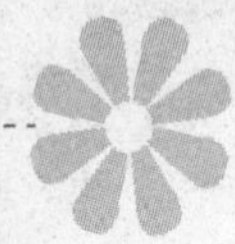

第九节 健康妊娠第9月

第十节 健康妊娠第10月

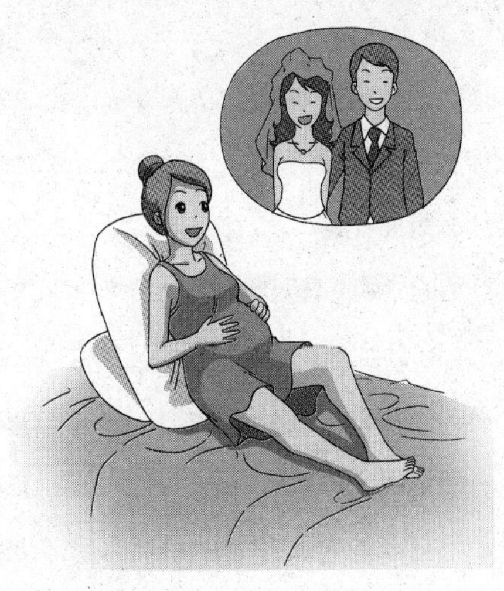

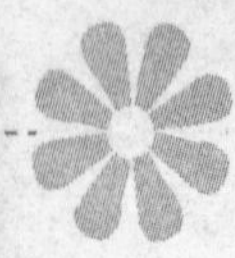

PART 3 分娩——等待的幸福

第一节 产前知识储备

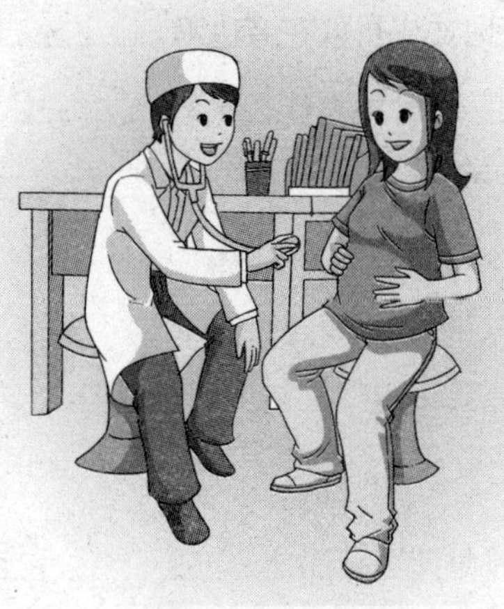

第二节 轻松分娩过程

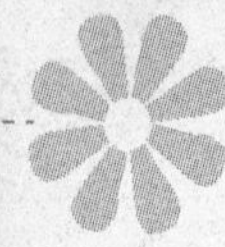

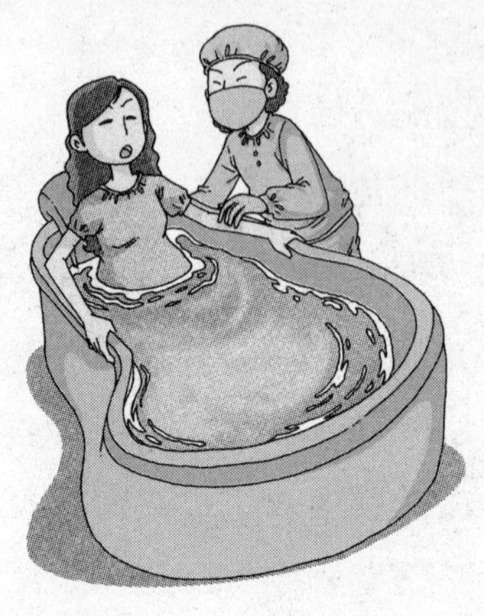

第三节 意外状况处理

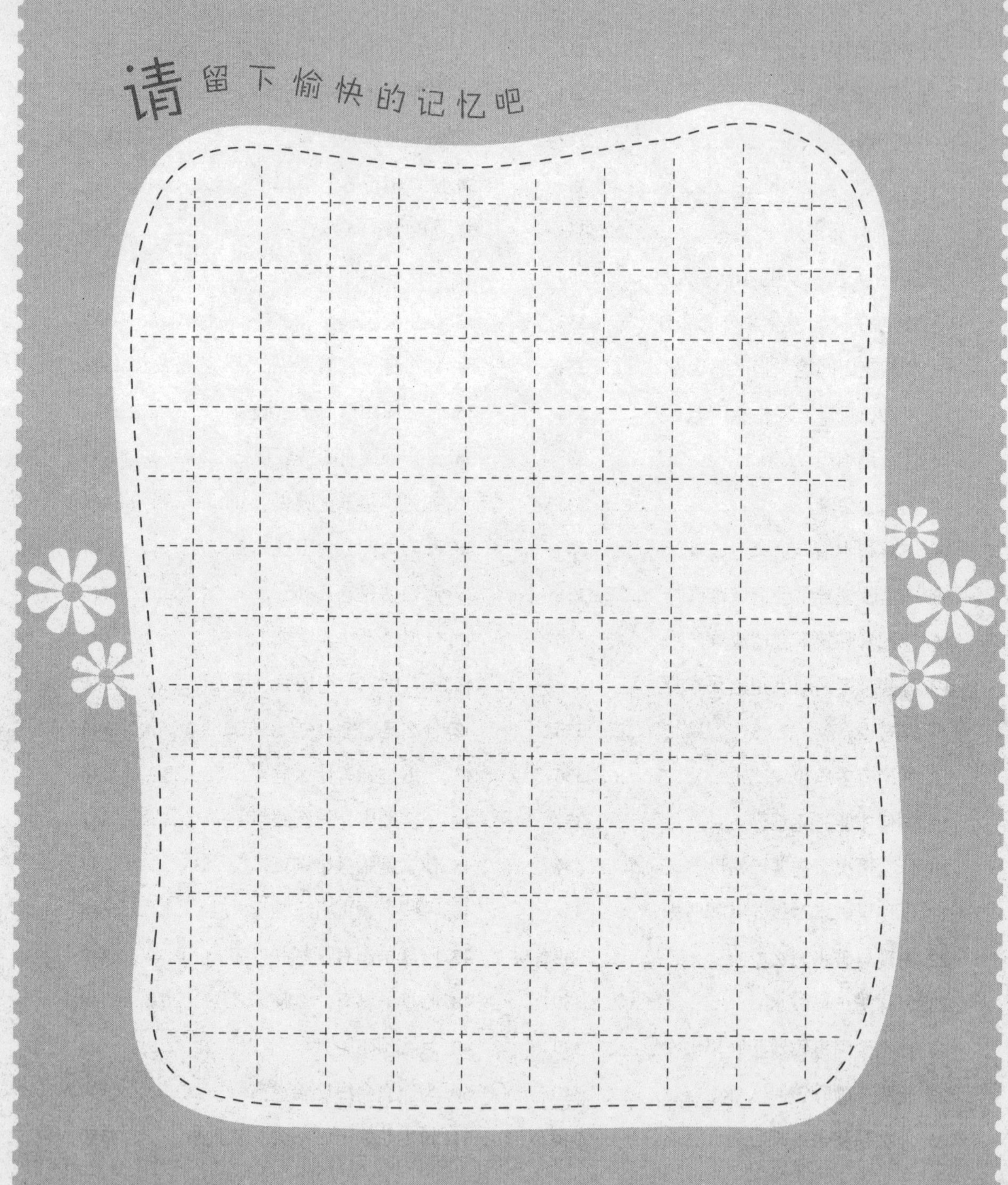
请留下愉快的记忆吧

1

PART

孕前——美好的憧憬

第一节 孕前知识储备

YUN QIAN ZHI SHI CHU BEI

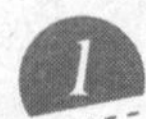

1 怎样才能成功受孕

成功受孕必须具备3个条件：

1 女性要有排卵功能及健全的卵子。

2 男性要有排精功能及健全的精子。

3 卵子和精子必须有机会相遇，即性生活应安排在女性的排卵期，性交时体位要合适，卵子和精子经过的道路必须畅通无阻。

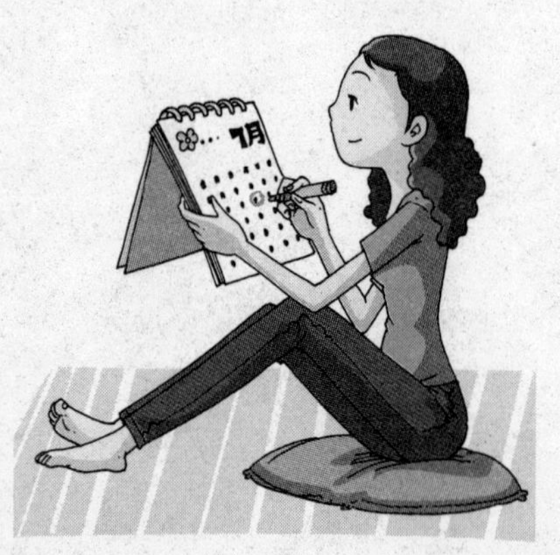

据统计，婚后不采取任何避孕措施的夫妇，在不长的时间内均能怀孕。其中60%的夫妇在婚后6个月内怀孕，80%的夫妇在婚后9个月内怀孕，85%～90%的夫妇在婚后1年内怀孕，大约有4%的夫妇在婚后第2年怀孕。

2 女性排卵是怎么回事

女性子宫两侧各有一个卵巢，卵巢里有许多似水状的小泡，叫“卵泡”。未发育的卵泡被称为“始基卵泡”，每一个始基卵泡中有一个没有发育的卵细胞。卵细胞早在女性胎儿期3个月的时候就开始发育，到胎儿期7个月时，这些初级卵细胞就又保持在静止状态，直到女性青春期后才开始发育。女婴出生时，卵巢内约有 10 万个以上的始基卵泡，但女性一生中仅有 400 ～ 500 个卵泡发育成熟。

女性到成年期，在下丘脑和脑垂体促性腺激素的影响下，每个月约有 8 ～ 10 个卵泡向成熟阶段发育，但一般只有一个卵泡中的卵子发育成熟，逐渐向卵巢表面移行并向外突出。当卵泡接近卵巢表面时，卵巢表层变薄，最后破裂。卵细胞离开卵巢后叫做卵子。发育成熟的卵子由卵泡中排出，经输卵管伞端抓起，进入输卵管，此过程即为排卵。卵子可由两个卵巢轮流排出，也有一侧卵巢连续排出的。卵子在排出后 15 ～ 18 小时之内受精能力最强，但 1 ～ 2 天之内都具有受精能力，此时间内与精子相遇，则可受孕。

3 怎样测算女性的排卵期

正常育龄女性每个月来 1 次月经，从本次月经来潮开始到下次月经来潮第 1 天，称为 1 个月经周期。女性的排卵期一般在下次月经来潮前的 14 天左右。卵子自卵巢排出后在输卵管内生存 1 ～ 2 天，以等待受精；男性的精子在女性的生殖道内可维持 2 ～ 3 天的受精能力，所以将排卵日的前 5 天和后 4 天，连同排卵日在内共 10 天称为女性排卵期。测定女性排卵期的方法很多，而女性能够自己掌握的方法主要有测量基础体温以及观察宫颈黏液分泌等。

4 什么是基础体温

基础体温是指人体在较长时间的睡眠后醒来、尚未进行任何活动之前所测量到的体温。正常育龄女性的基础体温与月经周期一样呈周期性变化，这种体温变化与排卵有关。

在正常情况下，女性在排卵前基础体温较低，排卵后升高。这是因为卵巢排卵后形成的黄体和孕激素刺激了下丘脑的体温调节中枢，导致基础体温升高，并一直持续到下次月经来潮前才开始下降。把每天测量到的基础体温记录在一张体温记录单上，并连成曲线，就可以看出月经前半期体温较低，月经后半期体温上升。这种前低后高的体温曲线称为双相型体温曲线，表示卵巢有排卵，而且排卵一般发生在体温上升前或由低向高上升的过程中，基础体温升高 3 天内为易孕期。

5 怎样正确测量基础体温

一个人的体温受外界环境和机体内在活动的影响而有所波动，为了排除这些外来的

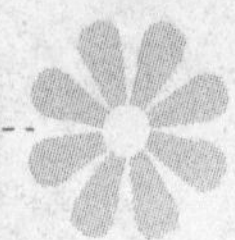

和内在的影响，常常把早晨6～7点醒来、尚未起床之前的体温作为基础体温。基础体温是人体一昼夜中的最低体温。

测量基础体温的方法虽然简单，但要求严格，还需要长期坚持。测量前要准备一支体温计和一张记录基础体温的记录单（如没有这种记录单，也可用一张小方格纸代替），从月经期开始，于每日清晨起床前，在不说话和不做任何活动的情况下，把体温计放在口腔里5分钟，然后把测量到的体温度数记录在体温记录单上。

为了提高测量基础体温的正确性，应在每晚临睡前把体温计上的水银柱甩到35℃以下，并把它放在床头柜上或枕头边，以便使用时随手可取，尽量减少活动。如果起床拿体温计，就会使基础体温升高，使这一天的体温数值失去意义。上中班或夜班的女性，可以把测量基础体温的时间放在每次睡觉4～6小时初醒的时候。

基础体温一般需要连续测量3个以上月经周期才能说明问题。如果月经周期规律的话，测量了几个月经周期的基础体温后，基本上就可以知道自己的排卵期了。

6 什么是宫颈黏液观察法

20世纪70年代，澳大利亚的约翰和伊芙莲比林斯两位医生根据女性生殖系统周期性生理变化的特点，首创宫颈黏液观察法来测定女性排卵期。

宫颈黏液由子宫颈管里的特殊细胞所产生，随着排卵和月经周期的变化，其分泌量和性质也跟着发生变化。在1个月经周期中，先后出现不易受孕型、易受孕型和极易受孕型3种宫颈黏液。

不易受孕型宫颈黏液为月经周期中的早期黏液，在月经干净后出现，持续3天左右。这时的宫颈黏液少而黏稠，外阴部呈干燥状而无湿润感，内裤上不会有黏液。

易受孕型宫颈黏液出现在月经周期中的9～10天以后，随着卵巢中卵泡发育，雌激素水平升高，宫颈黏液逐渐增多，稀薄，呈乳白色，这时外阴部有湿润感。

排卵前几天，雌激素进一步增加，宫颈黏液含水量更多，也更加清亮，如蛋清状，黏稠度最小，滑润而富有弹性，用拇指和示指可把黏液拉成很长的丝（可达10厘米以上），外阴部感觉有明显的湿润感，这时的宫颈黏液就是极易受孕型。一般认为分泌物稀薄透明呈蛋清状，拉丝度最长的一天很可能是排卵日，这一天及其前后各3天为女性排卵期。

卵巢排卵后，黄体形成并产生孕激素，从而抑制子宫颈细胞分泌黏液，所以宫颈黏液又变少而黏稠，成为不易受孕型宫颈黏液，直到下次月经来潮。下个月经周期宫颈黏液又出现上述变化。

 怎样观察宫颈黏液的变化

想要怀孕的女性每天需要观察宫颈黏液数次，一般可利用起床后、洗澡前或小便前的机会用手指从阴道口取黏液检查，观察手指上的黏液外观、黏稠程度以及用手指做拉丝反应等几方面。这样经过 3 个以上月经周期的观察，就可以掌握自身的宫颈黏液分泌规律和排卵期。一旦发现外阴部有湿润感及黏稠的黏液有变稀的趋势，黏液能拉丝达数厘米时，就应认为处于受孕期（女性排卵期）。

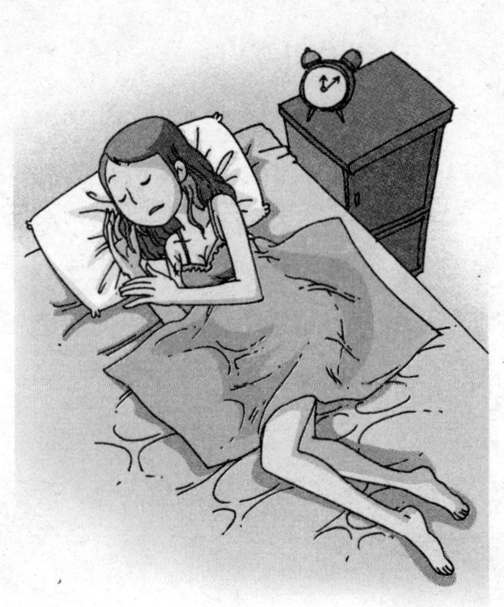

 没有月经的女性能生孩子吗

一般来说，女性不来月经是不能生孩子的。因为月经是生殖系统发育正常的表现，没有月经，说明卵子生成不畅，或者是生殖系统中的某一部分有缺陷，因此不能生育。

但是，个别女性在生殖功能尚未发育成熟时就过早地结婚，发育成熟后第一次排卵时就怀孕了，使人感到她没有月经也怀孕了。其实不是没有月经，而是第一次月经未来潮就怀孕了。也有个别女性因病不能行经，而在治疗后生殖功能刚刚恢复就怀孕了，也可不见月经就生孩子，但不能说是没有月经。

女性没有月经就要检查原因，先解决了闭经问题才有可能生孩子。不要被以上两种假象所迷惑，认为没有月经也可以生孩子。

 为什么有的女性会生多胞胎

多胎有单卵性多胞胎和多卵性多胞胎。如果一个受精卵在胚囊期分裂成两个以上的细胞团，并逐渐发育成两个或两个以上的胎儿，称为单卵性多胞胎。这类多胞胎具有相似的基因性状，他们的性别、血型相同，性格、相貌甚至爱好、志趣等也非常接近。

如果女性一次排出两个以上的卵子分别受精，发育成多个胎儿，称为多卵性多胞胎。这类多胞胎遗传基因不同，因此性别、血型等不一定相同，性格、长相也不尽相同，甚至可能相反。

10 什么情况下易形成双胎或多胎

一次妊娠同时孕育两个或两个以上的胎儿称为双胎妊娠或多胎妊娠。下列情况易形成双胎或多胎妊娠：

1 遗传因素

家族中特别是母亲、姐妹有多胞胎史者，可能发生多胎妊娠。

2 年龄、妊娠次数

年龄越大、妊娠次数越多，发生多胎的机会也越多。

3 药物因素

促排卵药物，如己烯雌酚、氯米芬等，可使卵巢一次排出多个卵子而受精成为多胎。

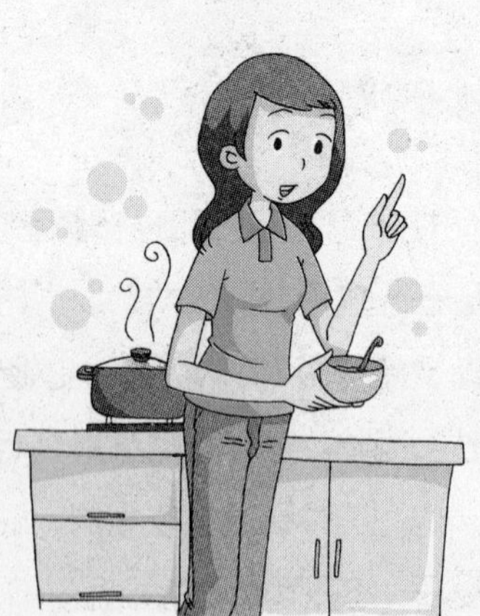

11 什么是双子宫妊娠

正常情况下，女性只有单子宫，也有少数女性是双子宫，其为生殖器官发育异常所致。女性生殖器官来源于胚胎期的副中肾管（又称苗勒管），左右副中肾管的头端发育成左右输卵管，两侧中段副中肾管互相融合形成子宫，两侧末端相互融合成子宫颈。在胚胎发育过程中，若两侧副中肾管完全未融合，则两侧各自形成一个子宫并各附有输卵管和宫颈，即双子宫、双宫颈；当两侧副中肾管仅部分融合，则形成不同程度的双角子宫、单宫颈。这种由双侧副中肾管融合受阻所形成的双子宫仍具有子宫应有的功能，不影响生育能力。双子宫受孕的妊娠称为双子宫妊娠。

12 双子宫对孕产有影响吗

如果具有双子宫的女性其他内分泌生殖系统正常，应该不影响受孕。但由于双子宫一分为二或以一侧为主，其宫腔显然比单子宫小，妊娠期间可发生流产、早产、胎位不正、早破水；分娩可有宫缩异常及胎位异常造成的难产；产后易发生胎盘滞留，产后出血的发病率较高。

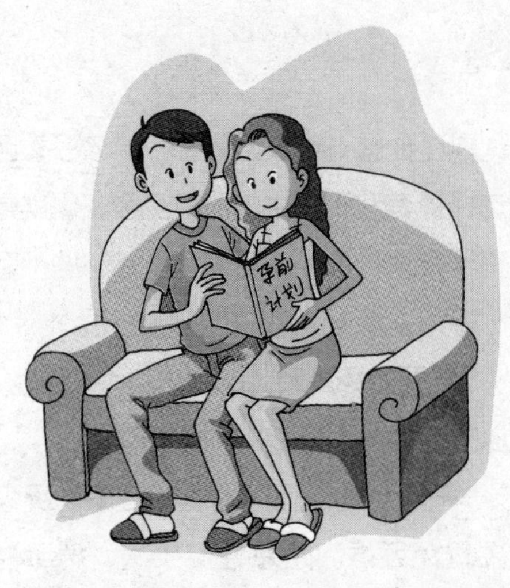

13 疤痕子宫者孕产需要注意什么

有些女性因过去接受过剖宫产、子宫肌瘤摘除术或因子宫畸形做过矫正等手术，子宫上留下疤痕，医学上称疤痕子宫。疤痕子宫者想妊娠生育必须小心行事。

妊娠后子宫不断增大，子宫肌纤维被伸展拉长数百倍，临产时子宫强烈收缩逼出胎儿。正常的子宫都能承担起这些任务，经得起孕产的考验，可是子宫有了疤痕，便有了薄弱区域，有可能承受不了强烈的收缩，发生疤痕破裂，导致母儿意外。因此，疤痕子宫者术后应避孕 2 年，让疤痕长得更牢固。孕期要按规定进行产前检查，在预产期前 2 周提前入院待产。

14 胎儿的性别是由什么决定的

人类的染色体共有 23 对，其中 22 对为常染色体，1 对为性染色体。性染色体有两种：X 染色体和 Y 染色体。女性是 1 对 XX 染色体；男性是两条不同的性染色体，一条是 X，一条是 Y，即 XY。由于女性的性染色体是 XX，只能形成一种卵子，即含一条 X 染色体的卵子；男性性染色体是 XY，可形成两种精子，即含 X 精子或含 Y 精子。含 X 精子与卵子结合形成 XX 合子，发育成女孩；含 Y 精子与卵子结合形成 XY 合子，发育成男孩。在受精时两种精子与卵子的结合是随机的，机会均等，也就是说形成 XX 合子与 XY 合子的机会各有 50%。因此，下一代中男女比例大致相等。

上述 XY 机理有两大特点：一是性别是在受精（受孕）的那一瞬间就决定了的，此后孩子的遗传性别无法改变，无论准妈妈服多少中药、西药或请“圣人”换胎都无济于事，反而可能导致胎儿畸形或危及准妈妈生命。二是在人类性别上起决定作用的是精子，一个卵子发育成男孩或女孩，取决于使之受精的精子是含 Y 染色体还是含 X 染色体。男性每次射精排出几亿个精子，其中 X 精子和 Y 精子各半，至于是哪种精子受精，完全是随机的。不过，人们发现碱性环境有利于 Y 精子的活动；在酸性环境中，X 精子更为得势。人们还发现，接近排卵期怀孕，生男孩机会多；受孕离排卵期越远，生女孩机会越多。

15 父母的血型与子女的血型有何关系

一般来说，血型是终生不变的。血型的遗传好比是父母赐给子女的一张不能涂改的天然身份证。父母血型与子女血型的关系如下表所示：

父母血型与子女血型的关系

父母血型	子女可能的血型	子女不可能的血型
A × A	A、O	B、AB
A × B	A、B、AB、O	–
A × O	A、O	B、AB
A × AB	AB、A、B	O
B × B	B、O	A、AB
B × AB	A、B、AB	O
B × O	B、O	A、AB
AB × O	A、B	O、AB
AB × AB	A、B、AB	O
O × O	O	A、B、AB

16 如何避免生出畸形儿

现在提倡一对夫妇只生一个孩子，因此要选择最有利于优生的时机受孕，也就是说要有计划地受孕，注意避免下述一些不利因素，避免或减少有缺陷的婴儿出生。

❶ 要避免高龄（35 岁以上）妊娠。35 岁以上的女性生畸形儿的概率较高。

❷ 夫妻中任何一方身体健康情况欠佳时要避免妊娠。患急性传染病、病毒性肝炎、风疹、流感等，可能影响精子和卵子的质量和胚胎的发育。在女性患有心、肝、肾等慢性疾病并影响到内脏功能时应避孕，直到病情缓解，不再用药及机体功能良好时才能怀孕。

❸ 女性直接接触过放射线，如放射科工作人员，或刚进行过胸、腹部透视等，最好间隔 4 周后再怀孕。

❹ 长期服用某些会致畸或产生不良影响的药物，如抗癌药、抗癫痫药、链霉素、四环素等，最好在停药或停药一段时间后再怀孕。服避孕药者建议在停药 6 个月后再怀孕。

❺ 避免一些不利因素对受精卵的影响。烟、酒对生殖细胞都有不良影响，使受精卵的质量下降。因此，最好在夫妇都戒掉烟、酒 2 ~ 3 个月后再怀孕。

❻ 创造一个良好的受孕环境。天气、地点、双方情绪等都应该是安适、协调的。但一些迷信之说，如“虎年生虎子”“羊年生人命苦”等，纯属无稽之谈，不可听信。

17 怎样消除对怀孕和分娩的恐惧心理

一些年轻女性对怀孕抱有恐惧心理：一是怕怀孕后影响自己优美的体形；二是担心难以忍受分娩时的疼痛；三是怕自己没有经验，带不好孩子。

其实，这些顾虑都是没有必要的。毫无疑问，怀孕后由于生理上一系列的变化，体形也会发生较大的改变，但只要坚持锻炼，产后体形就会很快得到恢复。分娩时所产生的疼痛也只是短暂的一阵儿，只要能够很好地按照医生的要求去做，同医生密切配合，就能减少痛苦，平安分娩。孩子是夫妻爱情的结晶，是夫妻共同生命的延续。为了夫妻间诚挚的爱，为了人类的不断繁衍，做妻子的应当有信心承担生育的重担。有了强烈的责任感和坚定的信念，就一定能克服所遇到的一切困难，迎接小宝宝的诞生，从而体验到人类最美好的情感——母爱。

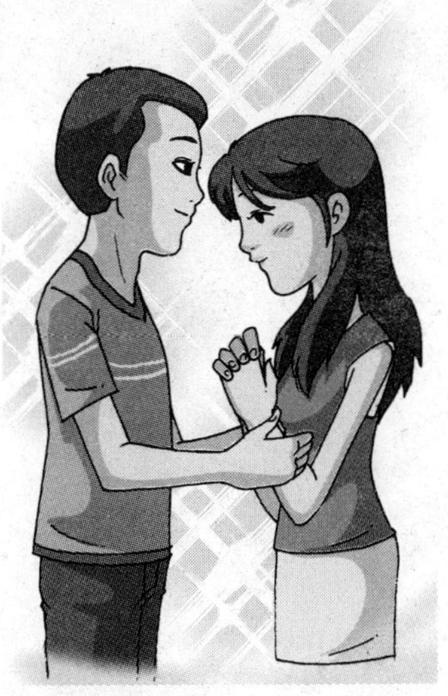

18 女性的最佳生育年龄是何时

一般认为，女性的最佳生育年龄是24 ~ 30岁。这个年龄段的女性全身发育已完全成熟，卵巢功能旺盛，卵子质量高，可以较好地达到妊娠、分娩、哺乳的生理要求。若怀孕、生产，胎儿发育好，畸胎、痴呆儿的发生率最低；妊娠并发症少，分娩顺利，早产、难产的可能性较小。而且，此年龄段的夫妻精力充沛，生活经验比较丰富，小家庭也有了一定的经济基础，有利于抚养好婴儿。

女性年龄过小怀孕，胎儿会同仍在发育中的母亲争夺营养，对母亲的健康和胎儿的发育都不利。而过晚婚育，特别是在35岁以后才怀孕、生产，卵子质量降低，胎儿发生先天性缺陷的可能性加大，难产机会增加，新生儿发生窒息、损伤和死亡的机会也会加大。

19 男性的最佳生育年龄是何时

虽然男性的生育年限比女性长得多，几乎可以持续终生，但从优生的角度看，还是有最佳年龄段的。大量研究证明，男性在 30 ~ 35 岁之间产生的精子质量最高，生命力最强，可将最优秀的基因遗传给下一代。而且，这段时间的男性除了身体素质的优势外，还有事业稳定、经济状况好等优越条件。男性的生育年龄如果过大，所生的孩子患先天性畸形和遗传病的概率明显增高。因此，男性的最佳生育年龄是 30 ~ 35 岁。

20 最佳的受孕季节是何时

我国幅员辽阔，东西南北温差较大，何时是最佳的受孕季节，要根据当地的具体情况，认真分析。一般认为，选择受孕时间及受孕后的 2 个月最好不要在炎热的夏季或寒冷的冬季，因为夏季准妈妈往往因气候炎热而烦躁，影响饮食、休息与睡眠，不利于胚胎发育；冬季往往室内外的空气污染较重，且易患感冒，影响胚胎正常发育。有专家认为，夏末秋初怀孕最好，此时蔬菜瓜果丰富，天气较好，人们摄取的营养充足，且体质较好，不易感冒，到分娩时正好是来年的春末夏初，又是蔬菜瓜果开始上市的季节，天气转暖，母子都不易感冒，产妇还容易顺利度过产褥期。

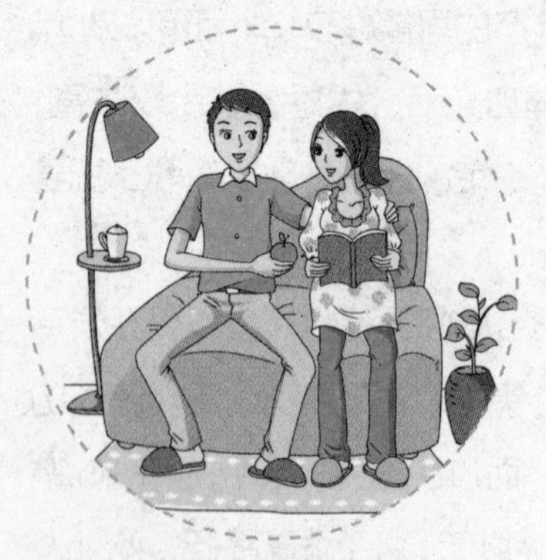

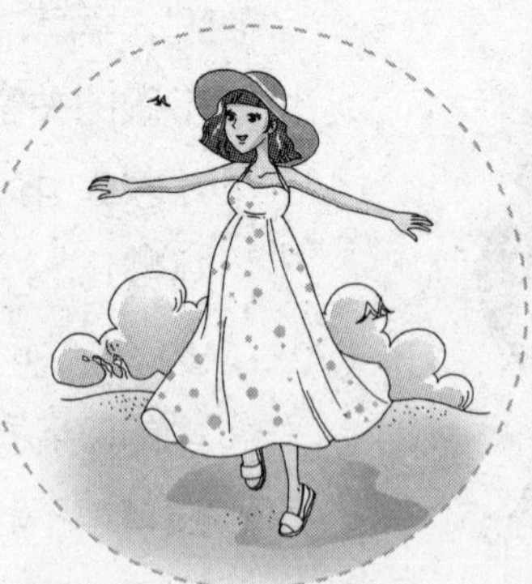

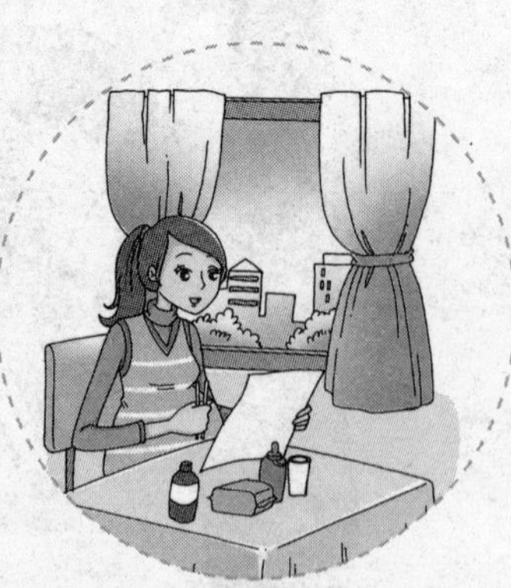

21 决定怀孕后有必要先体检吗

常规体检并不能代替孕前检查。常规体检以最基本的身体检查为主，主要包括肝功能、肾功能、血常规、尿常规、心电图等检查；孕前检查主要检测生殖器官以及与之相关的免疫系统、遗传病史等。特别是在法律不再要求婚检的今天，孕前检查能帮助你孕育一个健康的宝宝。

22 为何孕前要进行生殖系统检查

通过白带常规检查筛查滴虫、真菌、支原体和衣原体感染，阴道炎症以及淋病、梅毒等性传播疾病。如患有性传播疾病，最好先彻底治疗然后再怀孕，否则会有流产、早产等危险。

23 为何孕前要进行风疹检查

女性感染上风疹病毒，特别是妊娠头3个月，会引起流产和胎儿畸形。这项检查需要在孕前3个月进行，通过静脉抽血检查，医院一般每星期做一次检测。

24 为何孕前要进行肝功能检查

目前肝功能检查有大小功能两种，大肝功能除了乙肝全套外，还包括血糖、胆质酸等项目。如果女性是肝炎患者，怀孕后会造成胎儿早产等后果，肝炎病毒还可直接传播给孩子。这项检查需要在孕前3个月进行，通过静脉抽血检查，而且夫妻双方都要检查。

25 孕前是否应该注射风疹疫苗

风疹病毒可以通过呼吸道传播，如果准妈妈感染上风疹，有25%的人在早孕期会出现先兆流产、流产、胎死宫内等严重后果，还可能导致胎儿出生后出现先天性畸形、先天性耳聋等。因此，如果在妊娠初期感染上风疹病毒，医生很可能会建议做人工流产。最好的预防办法就是在怀孕前注射风疹疫苗。至少在孕前3个月注射，因为注射后大约需要3个月的时间，人体才会产生抗体。注射之前应该进行检查，确认被注射人没有感染风疹病毒。疫苗注射有效率在98%左右，可以达到终生免疫。目前国

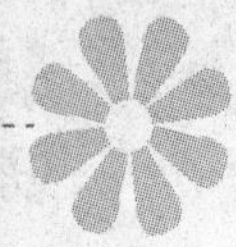

内使用最多的是风疹、麻疹、腮腺炎3项疫苗，即注射一次疫苗可同时预防这3项疾病。

26 孕前是否应该注射乙肝疫苗

我国是乙型肝炎高发地区，被乙肝病毒感染的人群高达10%左右。母婴垂直传播是乙型肝炎重要传播途径之一，一旦传染给孩子，他们中85%～90%会发展成慢性乙肝病毒携带者，其中25%在成年后会转化成肝硬化或肝癌，因此要及早预防。按照0、1、6的程序注射，即从第一针算起，在此后1个月时注射第二针，6个月时注射第三针。加上注射后产生抗体需要的时间，至少应该在孕前9个月进行注射。注射之前应该进行检查，确认被注射人没有感染乙肝病毒。免疫率可达95%以上，免疫有效期在7年以上，如果有必要可在注射疫苗后五六年时加强注射一次。一般注射3针需要4支疫苗。高危人群（身边有乙肝患者）可加大注射量，一般需要6支疫苗。

27 孕前是否应该注射甲肝疫苗

甲肝病毒可以通过水源、饮食传播。而妊娠期因为内分泌的改变和营养需求量的增加，肝脏负担加重，抵抗病毒的能力减弱，极易感染。因此专家建议高危人群（经常出差或经常在外面吃饭）应该在孕前注射疫苗防病、抗病。至少在孕前3个月注射。免疫时效可达20～30年。

28 孕前是否应该注射水痘疫苗

早孕期感染水痘可导致胎儿先天性水痘或新生儿水痘，怀孕晚期感染水痘可能导致准妈妈患严重肺炎甚至致命。国外的免疫计划规定13岁以下的儿童、未怀孕的育龄女性以及从事教师和医疗保健行业的人都应注射水痘疫苗。因此准备怀孕的女性至少应该在受孕前3个月注射水痘疫苗。免疫时效可达10年以上。

29 孕前是否应该注射流感疫苗

流感疫苗属短效疫苗，抗病时间只能维持 1 年左右，且只能预防几种流感病毒，适于儿童、老人或抵抗力相对较弱的人群，对于孕期的防病、抗病意义不大。因此，专家建议可根据自己的身体状况自行选择。北方地区每年的 10 月底或 11 月初，南方地区每年 11 月底或 12 月初注射，应该在注射流感疫苗 3 个月以后再怀孕。

30 为何孕前要进行尿常规检查

尿常规检查有助于肾脏疾患的早期诊断。10 个月的孕期对准妈妈的肾脏系统是一个巨大的考验，身体的代谢增加，会使肾脏的负担加重。因此，准备怀孕的女性应该在孕前 3 个月进行尿常规检查。

31 为何孕前要进行妇科内分泌检查

此项检查包括促卵泡激素、黄体生成激素等 6 个项目，可以诊断月经不调等卵巢疾病。这项检查主要针对月经不调、不孕的女性。

32 为何孕前要进行ABO 溶血检查

这项检查包括血型和 ABO 溶血滴度，主要是为了避免婴儿发生溶血症。医院一般每星期做一次检测，检查对象是女性血型为 O 型、丈夫为 A 型或 B 型的夫妻，或者有不明原因流产史者。

33 为何孕前要进行染色体异常检查

这项检查的目的是检查遗传性疾病。孕前 3 个月静脉抽血检查。医院一般每星期做一次检测，2 周后拿结果。检查对象是有遗传病家族史的育龄夫妇。

34 为何孕前要进行口腔检查

医学研究发现，孕期许多常见病的发生都和准妈妈的口腔问题有关，比如：

1 牙龈炎和牙周炎

准妈妈体内的雌性激素，尤其是黄体酮水平会有所上升，从而使牙龈中的血管增生，血管的通透性增强，所以极易诱发牙龈炎，即“妊娠期牙龈炎”，严重时可引起牙齿松动脱落。

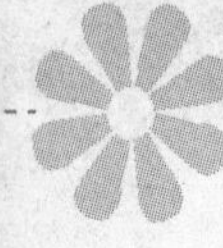

② 蛀牙

蛀虫不但会诱发准妈妈急性牙髓炎或根尖炎，还会增加未来小宝宝患蛀牙的可能性。

③ 阻生智齿

阻生智齿是指口腔中最后一颗磨牙（俗称“后槽牙”），由于受颌骨及其他牙齿的阻碍，不能完全萌出，造成部分牙体被牙龈覆盖。阻生智齿的牙体与牙龈之间存在较深的间隙（医学上称为“盲袋”），容易积留食物残渣，导致细菌滋生，从而引起急、慢性炎症。所以，孕前应该进行口腔检查。

35 孩子的智力与遗传有关吗

智力的构成是一个相当复杂的问题，它的产生、发展、完善都离不开大脑这个物质基础。而大脑的生长发育又受着先天遗传因素和后天教育因素的双重影响。在正常人群中，遗传对智力的影响是十分明显的，有人认为智力的遗传因素约占 60%，遗传因素是个体间智力差异的主要原因。统计资料表明，双亲智力正常者，其子女的智力正常；若双亲一个智力低下一个智力正常者，其子女中有 64% 的智力正常；双亲一个智力低下一个智力缺陷，其子女只有 10% 的智力正常；两个智力都有缺陷的父母，其子女只有 4% 的智力正常。

智力受遗传因素所控制，但并不否认后天的环境和教育作用。法国著名遗传学家米歇尔·杜依姆也认为：“虽然对于大脑细胞神经发育及运转起重要作用的某种基因是遗传而来的，但这并不能说明智力完全与遗传有关，因为智力的发展要受到环境的影响。比如母亲怀孕及分娩时的环境以及家庭环境不同，也可能造成儿童在智力发育上的差别，从而导致智商各不相同，而且即使孩子继承了父母某些聪明的特征，这些特征也会因为后天环境的不同而被完全改变。”后天环境决定了遗传潜力的表现，应该认为遗传和环境的关系，是内因和外因的关系。智力是包括语言、认知、判断、计算、逻辑、思维等多种能力的综合性状，某种能力差异不等于其他能力也差，扬长避短方能人尽其才。

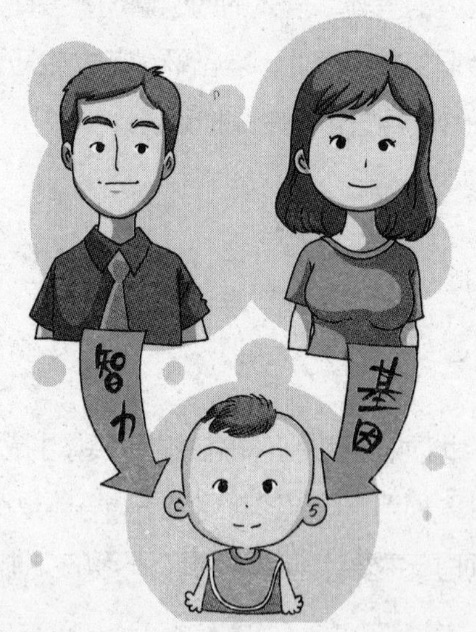

 造成孩子智力低下的非遗传因素有哪些

造成智力低下的非遗传因素主要有：准妈妈在怀孕期间患有风疹、水痘等病毒性疾病；妊娠期间受到过放射线过度照射；患妊娠毒血症及其他全身性的疾病，都可影响胎儿的正常发育。这些因素一方面造成胎儿大脑发育障碍，使大脑细胞发育不完善；另一方面影响骨髓、内分泌等系统的发育，反过来影响脑的发育。另外，分娩时的产伤，新生儿早期的脑创伤或神经系统的感染等，都会影响大脑的发育，从而影响智力发育。此外，吸烟、酗酒的女性所生的孩子也易智力迟钝。先天愚型的孩子有 42% 左右是因为母亲怀孕时年龄过大所致。

 头胎不如二胎聪明吗

日常生活中，常听一些人议论说头胎不如二胎聪明，有些年轻夫妇要求人工流产去掉头胎而要二胎子女。其实，这些都毫无科学依据。聪明与否是指智力的高低，而智力的发育取决于大脑的发育状况。血液循环较好，神经胶质细胞较多，脑内的胆碱酯酶活性高，智力就较高。相反，大脑组织损伤、畸形或化学物质失调，会造成脑功能减弱。怀孕 28 周时，胎儿大脑的沟回已基本发育

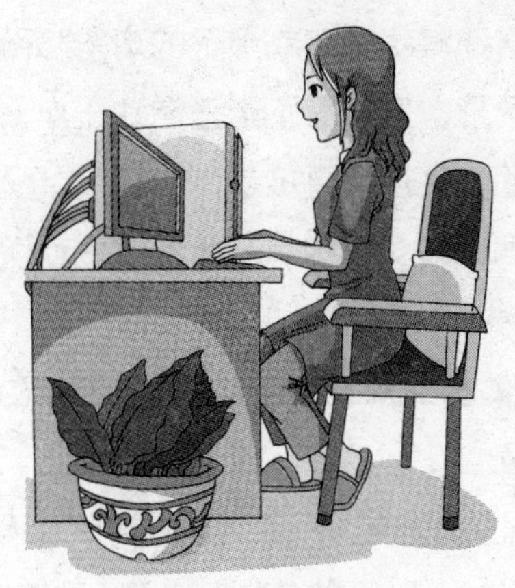

完成。到妊娠末期，胎儿重 350 克，脑细胞达 100 多亿个，胎儿大脑除受遗传因素影响外，不会有什么变化。

 哪些遗传病患者不宜生育

从优生学角度看，遗传病患者体内的病态基因会遗传给后代，对后代的健康不利。如果父母一方携带显性致病基因，后代便会出现遗传病；如果父母一方携带隐性致病基因，下一代即便不会马上产生遗传，但到第二代或第四代也会出现遗传病。因此有的遗传病患者不宜结婚，有的遗传病患者不宜生育。

不宜生育的遗传病患者主要有：

1 各种严重的显性遗传病患者

如视网膜母细胞瘤、强直性肌营养不良、遗传性痉挛性共济失调、软骨发育不全

等。这些疾病会造成严重的功能障碍与明显的畸形，使患者不能正常地工作、学习和生活，并且会直接遗传给后代。父母之一有病，子女大约有半数会发病，所以不宜生育。

2 男女双方都患有同一种严重的隐性遗传病

男女双方如果一方是隐性遗传病人，则所生子女一般只带有致病基因，并不患病；但如果夫妻双方患有同一种隐性遗传病，则子女可能全部发病。这类严重的隐性遗传病有肝豆状核变性、苯丙酮尿、糖原积累症、先天性全色盲、小头畸形等。

3 较严重的多因子遗传病患者

多因子遗传病的发生与遗传和环境都有一定关系，病种很多，如精神分裂症、躁狂抑郁性精神病、先天性心脏病等。这类患者所生的子女有一定的发病率，但发病机会一般比显性遗传病患者的后代低。因此，这类患者最好不要生育。不过，较轻的多因子遗传病，特别是可以治疗的，如唇裂、糖尿病、近视等，还是可以生育的。

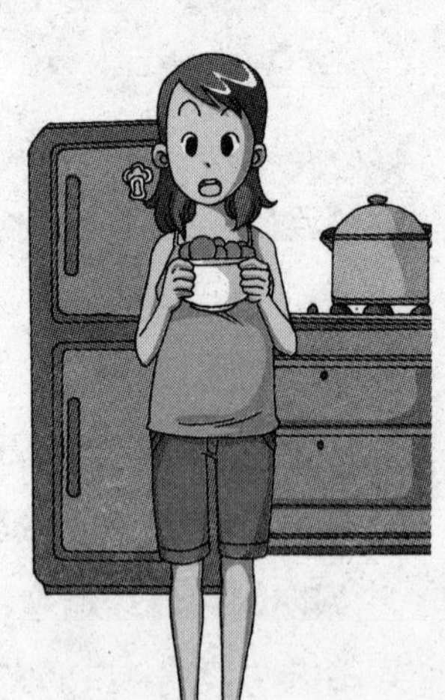

39 对生育有影响的染色体显性遗传病有哪些

不宜生育的常见染色体显性遗传病主要有以下几种：

1 进行性肌营养不全

原发于肌肉组织的遗传病，主要侵犯肩胛肌、上臂、胸大肌、颜面肌、三角肌等，特点为进行性肌肉萎缩，几乎没有肌肉。

2 马凡氏综合征

患者表现为身材细长，且四肢特别长，呈蜘蛛状，可伴发有心血管畸形，并且合并高度近视和青光眼，容易突然死亡。

3 软骨发育不全

周身性软骨发育不良，患者表现为面容很粗犷，头部较大，额头饱满，四肢奇短，身材矮小，男性患者在 132 厘米以下，女性患者在 125 厘米以下。患者的肘肩关节活动有限，走路时全身摇摆。此病容易合并脑积水和截瘫。

4 成骨不全

患者常发生骨折，骨折可能导致上、下肢弯曲、脊柱侧突，还可能发生耳聋。

5 视网膜色素变性

慢性进行性视网膜上皮和光感受器变性疾病，患者表现为夜盲，而且越来越严重，最终可能失明。

上述遗传病均为垂直传递、代代遗传，故不宜生育，若已经怀孕应及早终止妊娠。

 什么情况下需要进行遗传检查

进行遗传检查是保证优生的有效措施之一，具有下列情况之一的夫妇，应在孕前和孕后进行遗传检查和咨询：

1. 年龄在 35 岁以上的女性。因卵子老化，染色体容易发生突变，产生胎儿先天性畸形或先天愚型儿的危险性较大。

2. 曾生过无脑儿、脊柱裂或其他畸形胎儿的女性。这类女性再次怀孕后，应进行产前检查和遗传咨询，因为她们再次生育同类异常孩子的危险性较一般准妈妈高得多。

3. 习惯性流产、多次胎死宫内的女性。这类女性再次怀孕后，要进行相关项目检查。因为这种情况有可能是由夫妇一方或双方染色体异常引起的，再次怀孕仍有可能出现畸胎。

4. 家族中有先天性代谢性疾病的患者，或准妈妈本人曾生育过代谢性疾病患儿，孕期应做产前检查和遗传咨询。

5. 夫妇双方均为同一种地中海贫血症患者。

6. 怀孕早期曾患过风疹、巨细胞病毒、单纯疱疹等病毒感染的准妈妈。

7. 孕前及孕期饲养宠物并经常接触宠物的准妈妈。宠物，尤其是猫，是弓形体病的主要传染源，准妈妈感染后生下的婴儿可能患有脑积水、脑钙化、先天性失明等疾病。

8. 孕早期曾服用可能致胎儿畸形的药物，或接受过放射线诊断、治疗的准妈妈。

 母亲是“鸡胸”孩子会遗传吗

“鸡胸”不完全是遗传性疾病，要看造成“鸡胸”的原因是什么。如果“鸡胸”发生在婴儿期，是由于维生素 D 缺乏而引起全身钙磷代谢失调造成的，不会遗传。还有，生后患有某些疾病也可造成脊柱和胸廓的畸形，如脊柱结核，更不会遗传。“先天性刀背”是种原因不明的疾病，有一定的遗传倾向。所以，应该了解一下自己的家族中是否有人患有此病，这样才能确定是否会遗传。

42 母亲患癌症会传给胎儿吗

研究发现，在胚胎发育过程中，母体的癌细胞能通过胎盘传入胎体，使胎儿也患癌症。胚胎发育早期和中期是母代与子代癌细胞直接感染的危险期，若通过胎盘的母体

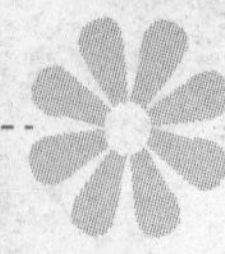

癌细胞数量较多，受感染的胎儿不久就可患癌。因此，癌症患者不宜妊娠，已妊娠者应终止妊娠。

 “少白头”会遗传吗

目前医学上对白发的发病机理并未完全搞清楚，可能是由于某些因素的作用，使头发的毛球部黑色细胞代谢失常而不能产生黑色素所致，并可能受多种因素影响，如有的是由于精神因素使头发变白，有的是因疾病引起的，还有的由于营养障碍导致青春期头发突然变白。

白发可分为先天性与后天性两种。医学资料表明：先天性白发（常见为局部性白发）以及儿童、青少年的后天性白发（少白头），这两种情况常常有家族史，即同一家族人群中有多个个体出现这种性状（白发）。一个新生命的孕育是父母各自一半遗传基因组合的子代新个体，上述两种情况均提示有遗传因素存在。这种基因遗传风险与亲缘关系远近密切相关，遗传给后代的基因是否会表现出来（白发），也受其他因素的影响。目前只能说，母亲“少白头”有遗传给下一代的可能，但不是绝对的，遗传概率是多少尚无统计数据。

 色盲传男不传女吗

色盲大部分是红色盲或绿色盲，它的遗传因子存在于性染色体的 X 染色体中。色盲是经过女性而遗传给孩子的，是一种伴性遗传。所谓伴性遗传的发生，因男女的性别而有所不同。如果女性的一个 X 染色体含有色盲的遗传因子，另外一个染色体是正常的，那么色盲便不会显出来。若男性的 X 染色体含有遗传因子，就会产生色盲，但不会成为保因者，所以他的孩子便不会显出色盲来。然而他的孩子若是女孩子的话，便会成为保因者，再和色盲男性结合，生出的孩子也会是个色盲。因此，色盲很容易在男性身上显现出来，但不会成为遗传给孩子的遗传保因者。

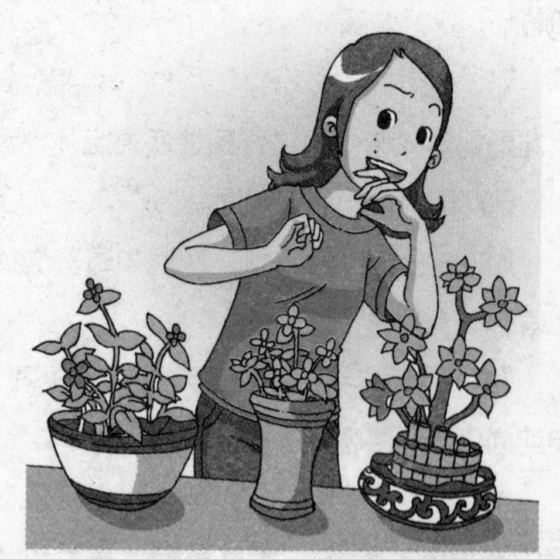

 什么是母儿血型不合

母儿血型不合主要有两种：

1 ABO 血型不合

如果母亲血型为 O 型，父亲是 A 型、B 型或 AB 型，胎儿血型与母亲相同，胎儿平安无事；但如果胎儿血型与父亲相同，母体就可能产生对抗胎儿血细胞的抗体，并经胎盘进入胎儿体内，导致胎儿红细胞破坏，产生溶血。可以在第一胎就发病，随着妊娠次数的增加，病情会加重。但并不是所有 O 型血的母亲都会发生此病，这取决于母亲体内抗体的多少。

2 RH 血型不合

如果母亲血型为 RH 阴性，胎儿血型为 RH 阳性，带有 RH 阳性抗原的红细胞会通过胎盘进入母体血液，产生相应的血型抗体，此抗体又经过胎盘进入胎儿血液循环，作用于胎儿红细胞，从而导致溶血。多次妊娠的女性易发生溶血，第一胎则很少出现。

 母儿血型不合会造成什么后果

母儿血型不合会造成新生儿溶血症，主要是由于母亲为 O 型血，子女为 A 型或 B 型血的缘故。在正常情况下，母体与胎儿的血液被胎盘中的一层膜隔开，通过这层膜进行物质交换，保证胎儿的营养和代谢物质的出入，母体和胎儿的血液并不是相通的。如果由于某种原因，胎盘的天然屏障遭到破坏，胎儿有少量的血液流入母体，这就等于胎儿给母亲输血。由于母子血型不一样，胎儿的血会刺激母体产生抗体。母体产生的这种抗体会通过胎盘带给胎儿，进而与胎儿红细胞发生作用，尤其在有较多的抗体进入胎儿体内时，便会破坏胎儿的红细胞，造成新生儿溶血症，也就是 ABO 溶血症。除了 ABO 溶血症外，还可发生其他血型系统的溶血症，但在中国以 ABO 溶血症最为常见。

 患肺结核的女性可以怀孕吗

肺结核是一种常见的慢性传染病，患者往往有持续的低热、疲劳、咳嗽、咳痰甚至咯血等慢性消耗性症状，需要积极治疗。若处在肺结核开放期，随着咳嗽、打喷嚏则很容易将疾病传染给他人。如在这个时候妊娠、分娩或育儿都会增加患者的负担。在治疗中所用的各种抗结核药物，如链霉素、利福平等都对胎儿有一定的影响，可导致胎儿先天性耳聋或畸形等。若在此期间发生妊娠，应早期行人工流产手术。

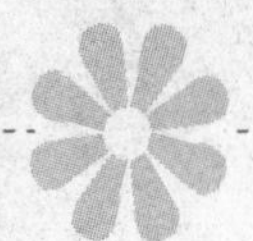

随着抗结核药物及手术疗法的发展，痊愈病例越来越多，肺结核已不再是什么可怕的疾病了。女性病愈后，在不需要服抗结核药物时可考虑妊娠。过去曾患过肺结核病现已痊愈的女性，妊娠后一定要有足够的营养，充足的睡眠，规律的生活及安静、清新的环境，定期到产科及内科随诊，在医生的监护及治疗下平安地度过孕产期。

 48 患心脏病的女性可以怀孕吗

女性在妊娠期间的血容量比妊娠前增加 40% ~ 50%，在妊娠 32 ~ 34 周时达到最高峰。每分钟脉搏量比未孕时增加 20% ~ 30%，在妊娠 22 ~ 28 周时达到高峰。妊娠期间随着子宫增大、膈肌升高、心脏移位，机械性地增加了心脏的负担；分娩时由于子宫收缩、产妇屏气用力、腹压加大及产后子宫迅速收缩，大量血液进入血循环，会增加心脏负担。这些情况对健康准妈妈来说不成问题，但对患有心脏病的孕产妇则不然，严重时可导致孕产妇死亡。

但也并非患有心脏病的女性都不能怀孕。这要看所患心脏病的性质、心脏被损害的程度、心功能状况及能否进行心脏手术纠正等，具体情况由医生综合考虑后做出决定。

一般来说，患轻度心脏瓣膜疾病和先天性心脏病的女性，如能胜任一般体力劳动，或活动后稍有心悸气短和疲劳感的，可以妊娠和分娩，但可能会出现一些问题。这类患者必须选择有心脏病专科的医院，在心脏科与产科医生的共同努力下处理整个妊娠与分娩过程。如果患者稍事活动就感到心悸气短，夜间不能平卧，口唇发绀，呼吸困难，端坐呼吸，咯血或痰中带血丝，肝脏肿大和下肢水肿时，千万不可冒着生命危险怀孕。另外，有病毒性心肌炎的女性应在病愈后怀孕。

 49 患肾炎的女性可以怀孕吗

通常女性在怀孕后，体内血液循环量比妊娠前约增加 1/3 以上。由于血液循环量增加，通过肾脏的血流量也相应增加，因而怀孕后肾脏负担加重。如过去曾患肾炎而未彻底治疗，症状未缓解，伴有高血压和蛋白尿者，妊娠后会导致肾小球病变加重甚至肾衰竭。妊娠后期容易并发妊娠高血压综合征，更加重对肾脏的损害，影响胎盘功能，使胎儿宫内缺氧，引起早产和死产。总之，患肾炎者妊娠对母婴均不利，如已妊娠最好终止，并劝其永久避孕。

如过去曾患肾炎，经过治疗已基本痊愈，血压正常，尿中蛋白质微量或偶尔有一个加号，肾功能已恢复正常，还是可以怀孕的。但在妊娠期间要注意监护，保证充分休息和足够的营养，定期检查以便及时发现异常情况并采取相应措施。

50 患肝炎的女性可以怀孕吗

肝脏是人体的重要器官之一，它除了参加体内所有物质的代谢过程外，还有分泌胆汁、排泄、解毒及合成某些凝血因子等功能。患肝炎后，这些功能都会受到影响。如果此时怀孕，由于妊娠期新陈代谢增加，肝脏负担加重，将使病情进一步恶化。

因此，患有肝炎的女性最好还是在病愈后再怀孕。

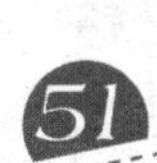

51 患糖尿病的女性可以怀孕吗

自应用胰岛素治疗糖尿病以来，糖尿病患者的不孕症显著减少，糖尿病准妈妈的死亡已极少见，但糖尿病准妈妈的胎儿死亡率仍很高，巨大儿、畸胎率也比一般正常人高3倍，达6% ~ 10%。而且糖尿病患者妊娠后其临床过程复杂，处理不当会危及母婴生命。

特别是一些已有明显肾脏病变或严重视网膜病变的糖尿病患者，妊娠后畸胎率可高达20%，而且妊娠又会加重肾脏病变和血管病变，对母婴均不利，故不宜妊娠。若血压不高，心、肾功能和眼底均正常，或病变较轻的糖尿病患者则可以妊娠，但必须在产科和内科医师共同密切观察及治疗下妊娠。如果糖尿病病情控制效果满意，并能及时治疗产科并发症，则妊娠分娩可以得到满意的结果。

52 患甲状腺功能亢进的女性可以怀孕吗

甲状腺功能亢进是一种因基础代谢紊乱造成的疾病，患者可出现心慌、心跳过速、气短、多汗、怕热、食欲亢进、神经过敏等症状。患甲亢的女性常常有月经异常和无排卵现象，因此不易怀孕。甲亢患者怀孕是危险的，对母婴均不利。

甲亢患者妊娠，很容易发生流产、死胎、早产，这些现象明显高于正常女性。妊娠会加重甲亢患者的生理负担，使其甲亢症状加重，恶化准妈妈的病情。如果准妈妈在妊娠期间必须服用抗甲状腺药物，会抑制胎儿的甲状腺功能，造成胎儿先天性甲状腺功能低下症，导致出生后的呆小症。如果妊娠中采用了放射性碘治疗甲亢，则胎儿会因为接触过多放射线造成严重后果。所以，从优生角度考虑，甲亢患者最好不要怀孕，待病愈再怀孕也不迟。

53 患哮喘病的女性可以怀孕吗

哮喘是一种常见疾病，对母婴的影响取决于哮喘的严重程度。慢性哮喘病人由于心肺功能受到严重损害，是不能承受妊娠负担的。哮喘发作时呼吸困难，严重时会引起全身性缺氧，包括胎儿的缺氧，造成胎儿发育迟缓、早产，或使胎儿及新生儿死亡。因此，慢性哮喘病人不适合怀孕。

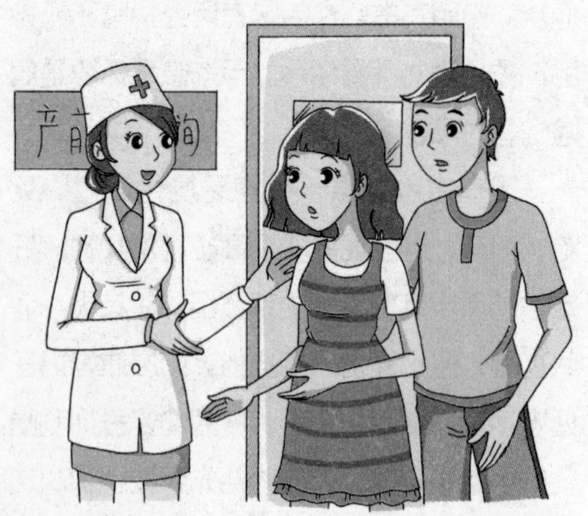

心肺功能正常的患者，一般情况下可以怀孕、分娩。无并发症和心、肺功能病变的，只要采取不造成胎儿病变的手术助产，缩短产程，减轻产妇负担，就会保证分娩安全。

如果患哮喘的准妈妈需要用药，应该注意不宜长期服用碘化物化痰，否则会引起胎儿甲状腺肿大。哮喘发作时使用药物，一定要根据医生的意见慎重选择。

54 患癫痫病的女性可以怀孕吗

癫痫是一种常见疾病，发作时严重的表现为典型的癫痫性抽搐及意识丧失，轻微的表现为短暂的手足抖动或突然停止活动或讲话，呼之不应，双目凝视，醒后自己并无一点儿记忆。癫痫的病因是继发于脑外伤、大脑炎后遗症、脑内血管性病变或占位性病变的，称继发性癫痫；另有一些患者的发病原因不明，称为原发性癫痫。对有癫痫病史的女性来说，妊娠是个考验。准妈妈在癫痫发作时，由于全身痉挛，易造成胎儿缺氧、窒息而发生流产或早产。此外，由于治疗需要，必须持续服用抗癫痫药物，这些药物对胎儿可能造成危害。如果准妈妈孕前即有癫痫史，因为妊娠而停用或减量使用抗癫痫药

物，很容易引起癫痫持续发作，对胎儿造成严重危害。

一般来说，继发性癫痫不会造成遗传，治愈后可以怀孕，故不必担心会影响婴儿健康。但在原发性癫痫的准妈妈中，一部分有明显的遗传性，其婴儿发病率高达4%。因此，原发性癫痫患者即使临床治愈，仍不应怀孕，以免遗传后人。

55 患精神病的女性可以怀孕吗

从优生的角度来看，精神病患者不宜结婚、生育。精神病人之间的结合更让人担心，如果他们有了子女，很可能是精神病患者。据统计，如果父母双方均患某种精神病，其子女患病率为40%；如果父母中一方患精神病，其子女患病率为20%。即使子女不发病，但由于患者本人没有自制能力，不能独立生活，更谈不上养育子女。

精神病患者经过长期治疗，如果已经治愈可以考虑结婚，但婚后最好不生育，或在精神病完全治愈2～3年以后，已停服治疗精神病药物的情况下再考虑生育，否则妊娠易造成精神病复发。

56 患淋病的女性可以怀孕吗

淋病是性病的一种，女性患病后，淋病双球菌可侵犯阴道、子宫颈、子宫内膜、输卵管而引起一系列的炎症反应。急性淋病如未治愈，病菌可长期潜伏于尿道旁腺形成慢性感染，并可经常发作。有淋菌性阴道炎的产妇，胎儿通过产道分娩时可发生淋菌性眼结膜炎，如不及时治疗或治疗不当，可致失明。因此，患有淋病的女性应彻底治愈后再怀孕。

57 患尖锐湿疣的女性可以怀孕吗

尖锐湿疣是由人类乳头病毒感染引起的，好发于女性的大小阴唇、肛周、会阴部，严重时可波及阴道、宫颈、尿道等处。因其传染途径主要是性接触，故属性传播性疾病。尖锐湿疣在妊娠时因性激素刺激可迅速增多、增大，并可经阴道上行感染子宫。如准妈妈在阴道内或阴道口发生尖锐湿疣，分娩时新生儿可被感染，出生后不久就可能发生喉乳头瘤。因此，患尖锐湿疣的女性最好在治愈后再怀孕。

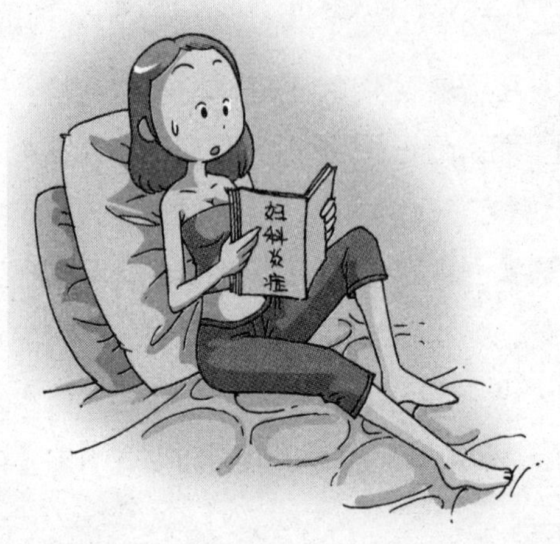

这种病变常常是双侧性的，容易导致女性不孕，但并非每一个患者都绝对不能怀孕。如果患病后及时诊疗，并坚持做针刺、理疗、激光及中西药结合治疗，使病情得到平稳控制，也可避免输卵管粘连，或已经发生了输卵管完全阻塞不通，也可以通过宫腔镜、输卵管镜等先进的内窥镜在腔内进行多次疏通，达到完全通畅。输卵管伞端封闭者可采用腹腔镜剪开阻塞伞端，松解粘连，再经过几次宫腔镜下输卵管通液，使管腔疏通，患者仍可怀孕。

58 患附件炎的女性可以怀孕吗

附件炎是卵巢炎和输卵管炎的合称。卵巢炎一般继发于输卵管炎，二者常常并存，是妇科最为常见的疾病，通常是由于分娩、流产所造成的裂伤或胎盘剥离面、不洁性交、性交过频、在阴道或宫腔内施行小手术无菌操作不严格导致手术创面感染所致，致病原多见于细菌。输卵管被细菌侵入后，可由于炎症引起输卵管上皮纤毛蠕动减慢而影响孕卵往子宫方向运行，或引起输卵管伞端及黏膜发生粘连，因而造成输卵管管腔阻塞。

59 患乳腺癌的女性可以怀孕吗

乳腺癌是严重威胁女性身心健康的常见病、多发病，在我国，其发病率居女性癌症的第二位。怀孕女性和哺乳期女性一旦患乳腺癌，病变扩散转移早，病情进展快，治疗效果差，临床中不乏遇到有些经积极抗癌治疗癌肿已获满意控制的病人，由于怀孕而铸成大错，导致癌细胞卷土重来。有的在癌肿尚未得到控制的治疗阶段就怀孕了，由于孕期雌激素水平骤升，引起残存癌细胞死灰复燃，迅速生长繁殖。因此，提醒育龄女性患乳腺癌不宜怀孕。

60 夫妻乙肝表面抗原和抗体均为阳性可以生育吗

丈夫乙肝表面抗原和抗体均为阳性，妻子应做乙肝 5 项的检查，若正常就可以怀孕。在胎儿出生后可进行乙肝疫苗免疫（出生后 24 小时、1 个月、6 个月共 3 次）。若妻子乙肝表面抗原和抗体均为阳性，应在妊娠前做肝功检查，若肝功正常则可以妊娠。妊娠最后 3 个月时每月应注射一次乙肝高效免疫球蛋白，以减少母婴直接传播的机会。胎儿出生后除了常规的乙肝疫苗注射外，还应于出生后 6 小时之内注射乙肝高效免疫球蛋白，2 周后加强一次。对乙肝表面抗原（HBsAg）阳性的母亲及新生儿，经过这样联合免疫预防措施，保护效果可达 97%，还可以进行母乳喂养。

61 男性在优生中应负哪些责任

一个新生命的诞生是卵子和精子结合的结果，它的遗传物质一半来自母亲，一半来自父亲。为了生一个健康聪明的孩子，准爸爸要注意以下几点：

❶ 不要吸烟、喝酒。烟酒中的有害成分会使精子畸形，从而造成胎儿发育异常。有人检验了 120 名吸烟时间在一年以

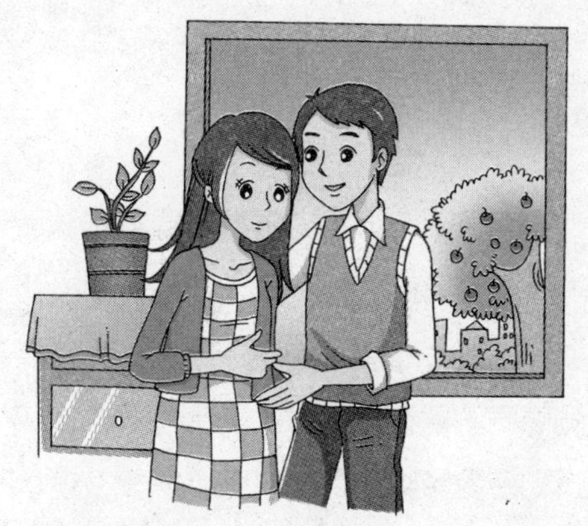

上的男性，发现每天吸烟 30 支以上的，畸形精子超过 20%（正常人的畸形精子在 5% ~ 19%）。吸烟时间越长，畸形精子越多。有人对 5200 名准妈妈进行了分析，发现准妈妈的丈夫每天吸烟 10 支以上的，胎儿畸形率和死亡率大大增高。另外，如果丈夫不禁烟，妻子的孕期保健就会成为一句空话。因为虽然妻子不吸烟，但丈夫在妻子身边吞云吐雾，烟雾中的有害物质就会通过呼吸进入妻子体内，再通过血液输送给胎儿，从而对胎儿产生不良影响。

❷ 避免接触有害物质，如工业中的“三废”、农药、除草剂、食品添加剂等。大气、水质、食品的污染也可能损害生殖细胞，如果因工作关系必须接触这些物质，一定要做好防护，如戴口罩、手套等。

❸ 主动关心妻子，做到在妻子妊娠头 3 个月和后 2 个月不同房，就是在妊娠的其他时间里性生活也要加以节制，否则易发生流产或早产。

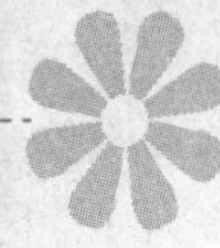

62 为何准备生育的男性应预防腮腺炎

研究表明，腮腺炎病毒对睾丸的健康有着一定的影响。腮腺炎病人中合并睾丸炎者占 1/5 ~ 1/4，其中 2/3 为单侧患病，1/3 为双侧患病。青春期前腮腺炎合并睾丸炎较少见，即使受影响通常也可完全康复，所以不会对生育造成太大的影响。青春期以后患腮腺炎者更容易并发睾丸炎，并且可导致睾丸受到严重损伤，严重时可造成睾丸萎缩。双侧睾丸炎患者中约有半数具有睾丸轻度萎缩。萎缩若发生在一侧睾丸，对婚后的性生活和生育影响较小。如果双侧睾丸均受影响，则很可能导致不育。此外，成年男性的双侧腮腺炎、睾丸炎还可以引起精子数目严重减少或无精症。所以成年后患上腮腺炎时，一定要配合医生治疗，注意休息与卫生，以防患上睾丸炎。

63 为何早产及流产后不宜立即再孕

早产、流产后女性的身体和心理，特别是生殖器官都会受到不同程度的损害。由于子宫等生殖器官的恢复和调整需要一定的时间，如在短时间内再次怀孕，很容易出现自然流产、胎儿发育不良、早产、胎膜早破等。因此，为了使子宫等生殖器官得到充分休息，恢复应有的功能，为胎儿提供良好的条件，早产及流产的女性应在半年后再考虑怀孕。

64 孕前服用药物有哪些注意事项

孕前因病或其他原因服药时应特别注意，因为一些药在体内停留和发生作用的时间比较长，有时会对胎儿产生影响，所以在计划怀孕前 3 个月就应当慎重地服药。用药前要了解药物在体内的影响和停留时间，以及是否会对数月后的怀孕、胎儿的形成及发育带来影响，应该认真地请教医生或有关专家。

65 氰咪呱对生育有何影响

此药用于治疗十二指肠溃疡，大量持续使用时可引起精子数量减少而致不育。有报道，每日口服 1200 毫克，9 周后精子数可减少 43%。

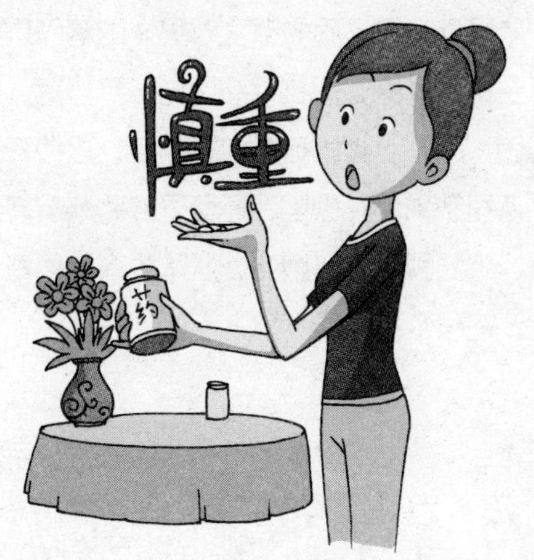

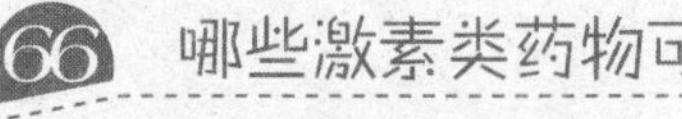

66 哪些激素类药物可致不孕

❶ 长期应用过量的类固醇激素，可抑制男性下丘脑－垂体－睾丸轴功能，使睾丸萎缩，精子生成减少，导致不育。这种情况在长期服用类固醇激素的男运动员中已得到了证实。

❷ 应用雌激素可使男性出现阳痿、射精延迟和不能射精，即使能射精也只有很少的精液量。

❸ 使用肾上腺皮质激素可使女性发生月经不调、闭经。

❹ 雄性激素可以使女性出现月经推迟、性欲亢进和男性化。

67 哪些镇静类药物可致不孕

❶ 长期使用或滥用巴比妥和非巴比妥类镇静安眠药，可使女性出现月经失调和排卵障碍，男性可出现性欲下降、阳痿或性高潮丧失。

❷ 氯丙嗪对神经系统有影响。例如，可增加催乳素，抑制促性腺激素的分泌，导致雌激素和睾丸素分泌减少。

68 哪些抗高血压药可致不孕

利舍平是治疗高血压的常用药物，可使组织中的儿茶酚胺耗竭而产生显著的镇静作用，从而间接地降低性欲。长期使用抗高血压药会影响丘脑下部的垂体功能，从而抑制精子的产生。

69 哪些麻醉、镇痛药可致不孕

吗啡、哌替啶、海洛因等能干扰下丘脑垂体系统的调节过程，使阴茎不能勃起或勃起不坚，以致不能完成性交过程，造成射精障碍，导致不育。

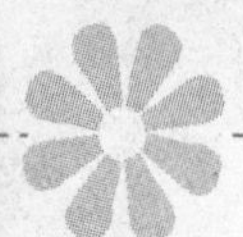

70 孕前服药会对胎儿造成不良影响吗

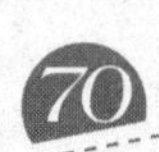

有研究表明，许多药物会影响精子与卵子的质量，使胎儿致畸。需要长时间服用某种药物的妻子、丈夫都需经医生指导，才能确定受孕时间。有些药物，如激素、某些抗生素、止吐药、抗癌药、安眠药等，都会对生殖细胞产生一定程度的影响。

卵子从初期卵细胞到成熟卵子约 14 天，在此期间卵子最容易受药物的影响。一般来说，女性在停药 20 天后受孕比较安全，但有些药物的影响时间可能更长，因此有长期服药史的女性一定要咨询医生，才能确定安全受孕时间。在计划怀孕期内需要自行服药的妻子，应避免服用药物标识上有“孕妇禁服”字样的药物。

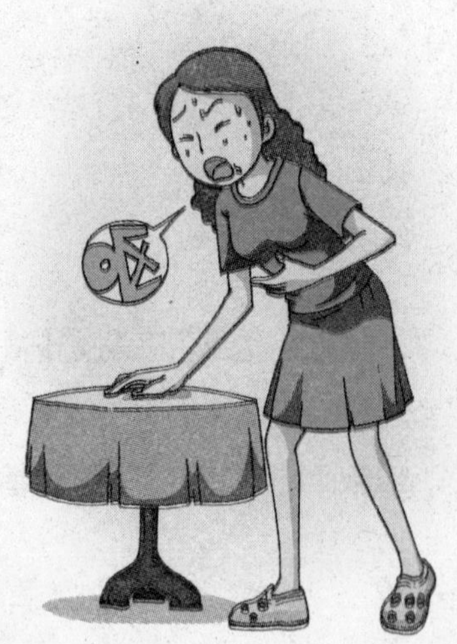

另外，很多药物都会对男性的精子质量产生不良影响，如抗组织胺药、抗癌药、咖啡因、吗啡、类固醇、利尿药等，这些药物不仅可致新生儿缺陷，还可导致婴儿发育迟缓、行为异常等。因此，准备生育的男性一定要在医生指导下服药。

71 为什么孕前应慎服中药

中药是复方药物，对于生殖细胞的影响不容易被察觉，因此许多人认为中药性温，补身无害，甚至随便去药房抓药服用，这是不正确的。

72 为什么女性孕前应慎服减肥药

减肥药对女性怀孕的影响虽然还未得到科学验证，但有专家认为，脂肪与女性生育能力有很大关系，女性的身体脂肪会把男性荷尔蒙转化为女性荷尔蒙，同时提供分娩所需的能量。此外，还不能排除某些减肥药物对人体有毒副作用的可能。

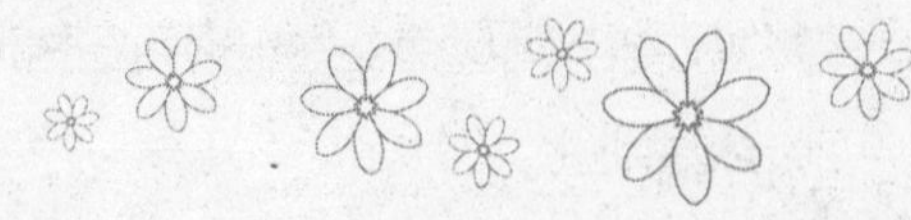

73 输卵管炎症会造成女性不孕吗

输卵管是女性生殖系统的主要组成部分之一，具有输送精子、卵子和受精卵以及提供精子储存、获能和受精场所等生理功能。输卵管在解剖上分伞部、壶腹部、峡部和间质部，任何部位阻塞都可能引起输卵管功能障碍而导致不孕。目前，输卵管性不孕是女性不孕症的重要原因，约占 1/3 以上。输卵管性不孕的病因多以炎症为主，但非炎症病变率也在逐渐增加，不可忽视。

造成不孕的输卵管炎症皆为慢性输卵管炎，引起慢性输卵管炎的致病菌有细菌、病毒、原虫、支原体，其中又以细菌感染最多见。常见的细菌有一般化脓性葡萄球菌、链球菌、大肠杆菌及绿脓杆菌。这些病原菌多在不洁流产、不全流产、人工流产和产褥感染中发现。另外，也有幼年或青少年患结核性腹膜炎者继发结核性输卵管炎，甚至结核性子宫内膜炎而致不孕，且结核性病变破坏大，多为原发性不孕，实行助孕技术成功率也低于其他输卵管炎症患者。子宫内膜异位症、盆腔子宫内膜异位症、卵巢子宫内膜异位症可形成腹膜粘连带，使输卵管伞端外部粘连或卵巢周围粘连，造成成熟卵子不能被摄入输卵管内而致不孕。

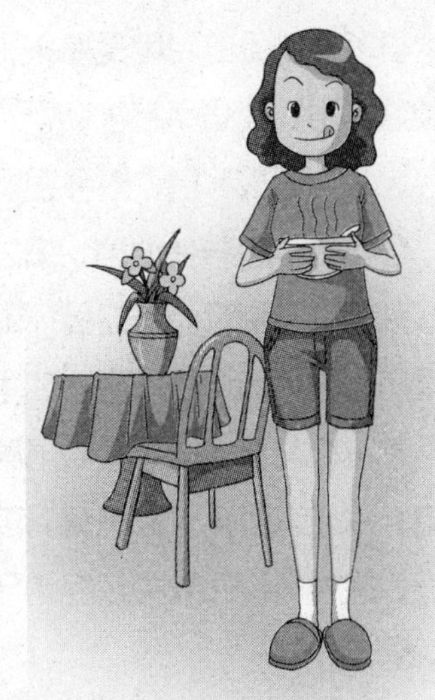

74 什么是输精管道梗阻

精子由曲细精管通过附睾、输精管、精囊、射精管、尿道，随射精而排出。输精管不仅是精子的通路，而且具有使精子成熟并获得活力的功能。各种原因（如先天性畸形、炎症、肿瘤和外伤等）使从曲细精管直至射精管发生梗阻，都能阻止精子的排出，从而造成不育。输精管道梗阻在男性不育中约占 7.4%，是男性不育的常见原因之一。

输精管道的梗阻可分为先天性和后天性因素，以后天性因素多见。先天性梗阻是指发生在由睾丸至射精管的任何部位，主要包括先天性输精管缺失或闭塞、先天性附睾发育不良、附睾与睾丸不连接、先天性精囊缺失或射精管缺失。

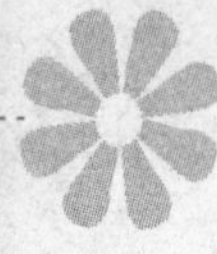

后天性梗阻最常见的原因是感染，其次是损伤及肿瘤。附睾炎是引起输精管道梗阻的常见炎症，常为结核杆菌、淋球菌及丝虫感染所致，也可由非特异性细菌，如大肠杆菌、葡萄球菌等感染引起。炎症破坏附睾的黏膜下层之后纤维结缔组织增生，使管腔狭窄或闭合，造成输精管道梗阻。因附睾炎多为逆行感染，常伴有输精管、精囊、前列腺等部位炎症，故输精管、射精管等常与附睾管同时发生梗阻。

损伤主要为医源性，包括精索静脉曲张手术、疝气修补手术、隐睾固定术、睾丸鞘膜积液翻转手术等。这些手术可能损伤输精管、附睾或精索的神经、血管造成继发性损害。另外，前列腺肿瘤手术、膀胱肿瘤手术有时需结扎双侧输精管并同时切除精囊，而造成输精管道中断。

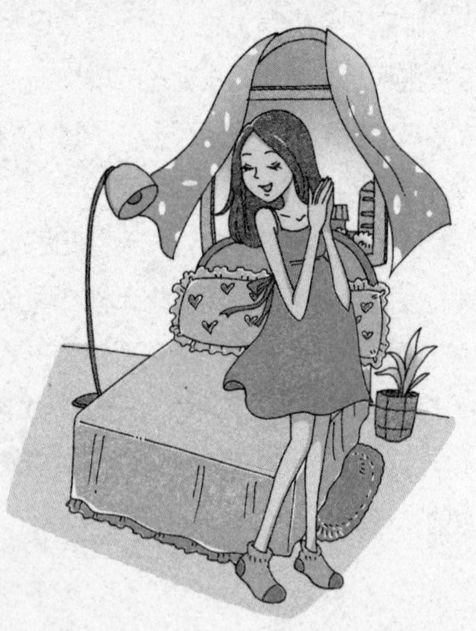

输精管道的肿瘤多为良性，包括精索内肿瘤、附睾肿瘤、精囊囊肿及肿瘤，单侧发生时引起生育力降低，双侧发生时常引起不育。

75 怎样确诊输精管道梗阻性不育

输精管道梗阻性不育可根据下列几项进行诊断：

1. 病史，包括不育史、性高潮减弱或不完全感、射精疼痛或无力、生殖系统感染、手术及损伤病史。
2. 体格检查，如输精管或附睾结节、增粗、串珠样改变或缺失。
3. 精液常规及精浆生化检查，如无精子或精子数少、精浆生化异常。
4. 输精管道造影及手术探查。

76 精神因素与不孕症有关吗

人体的一切活动都是在神经内分泌系统调控下进行的。在中枢神经系统的统一指挥下，各器官是相互紧密联系的。当人体的内外环境因素发生较大改变时，会通过影响中枢神经系统（如下丘脑和垂体）

而扰乱正常生育功能，从而影响月经的规律，影响排卵。

精神因素与个性特征对男性和女性生育功能的影响是不容忽视的。首先男女的性功能与精神心理因素是密切相关的，而性功能与生殖功能又是密不可分的。神经内分泌功能的研究表明，女性长期处于紧张忧虑和恐惧不安的心理状态，不仅会引起自主神经功能失调，也会影响性激素的分泌而造成生殖功能失调，可表现为无排卵性月经、月经稀少、排卵稀少、闭经或功能性子宫出血，还可引起输卵管痉挛、宫颈黏液黏稠不利于精子穿透等。据统计，约60%的神经官能症女性有不同程度的月经紊乱，降低了正常受孕率。

长期不良的心理状态，尤其是长时期性生活得不到满足，无论男女均可造成盆腔血管持续扩张和淤血，这些都不利于受孕。心理学研究表明，精神性不孕女性在个性特征上多半表现为依赖性强、情绪容易波动、焦虑抑郁；有些女性可能因老人或丈夫盼子心切，而自己对怀孕和分娩则有恐惧心理，这些心理矛盾都可产生紧张情绪和思想负担，并可通过神经内分泌的改变影响卵巢的功能，以致不孕。

 77 治疗不孕症可采用哪些先进的生殖技术

目前，治疗不孕症可采用的生殖技术主要有：

1 人工显微生殖技术

即通过显微镜观察，将精子直接输注进女性的卵子里面。这一技术难度很高，尚处于起步阶段，适用于精子不活动、严重少精症、精子穿透卵子能力很差以及多因素生育能力低下的不孕症患者。

2 人工授精

即将精液人工输注进女性生殖道，多数采用的是将精液低压缓缓推注进子宫颈外口及周围的方式。

3 配子腹腔内移植术

即将精子与卵子分别同时注入到女方腹腔的子宫直肠凹陷内。这种方法应用较普遍，适用于各种不明原因的不育症、精子过少、重度性不育等情况。如果输卵管通畅，卵巢功能良好，则精子和卵子在腹腔内受精后形成的受精卵会被输卵管伞端捕捉到。

 78 什么是人工受孕

人工受孕包括GIFT法和IVF法。GIFT法（盖氏输卵管内移植法）就是把精子和卵子取出来，使其在体外结合，然后再放回到

输卵管中去。IVF 法即试管受精，即把卵子取出并使之受精，产生出多则 10 个、少则 3 个的胚胎（受精卵），再把这些受精卵放置于子宫。近年来研究出一种叫做 ICSI（细胞质精子注射）的新技术，是把精子直接注射到卵子内，从而使不孕症的治疗实现了历史性的突破。

 79 人工受孕的成功概率有多大

人工受孕的成功率差异很大，这取决于患者不孕不育的原因和最终所接受的治疗方法。一个周期的 IVF 治疗大约会有 25% 的怀孕概率；GIFT 方式的概率是 20%。

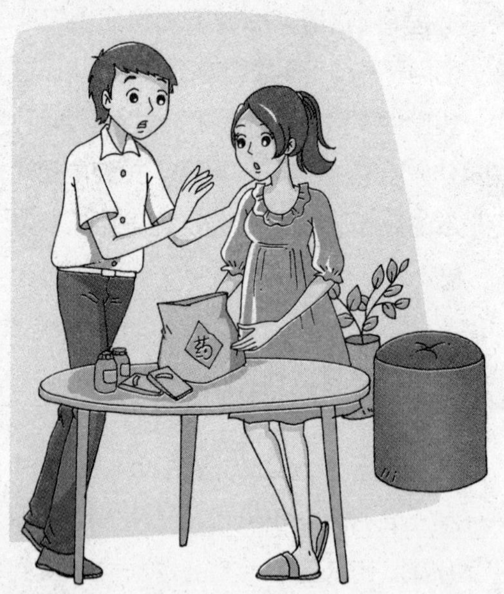

80 什么是“试管婴儿”

目前，世界上最广泛采用的生殖辅助技术是体外受精技术，俗称“试管婴儿”，即从女性卵巢内取出几个卵子，在实验室里让它们与男性的精子结合，形成胚胎，然后转移胚胎到女性子宫内，使之在子宫内着床并妊娠。

体外受精技术原用于治疗由输卵管阻塞引起的不孕症，但现已发现它对由于子宫内膜异位症和精子异常（数目异常或形态异常），以及其他不明原因引起的不孕症都有所帮助。用这种方法治疗一个周期后的妊娠率在 40% 左右。

 81 哪些情况适合进行“试管婴儿”

“试管婴儿”的适应证包括：双侧输卵管不通；免疫性不孕，精液经过洗涤，可在体外授精，防止免疫因素干扰；男性因素造成的不孕，精液经洗涤浓缩后，通过体外培养，可确定是否有授孕能力；不明原因性不孕，用“试管婴儿”技术可获得约 25% 的妊娠率。

进行“试管婴儿”的夫妇必须身体健康，无遗传性疾病；女性年龄不得超过 40 岁，男性不得超过 55 岁。如果女性年龄过

大，在促排卵时往往反应不好，卵子的质量相对比较差，妊娠率较低；即使成功妊娠，流产率也较年轻的准妈妈高，胎儿畸形发生的可能性也很大，发生妊娠期合并症的概率也会增加。

82 什么是人工授精

人工授精并不等于“试管婴儿”，它较体外受精技术相对简单，即通过人工方法用器皿将精液放入女性生殖道内，包括使用丈夫精液人工授精和使用供精者精液人工授精两种。

到目前为止，人工授精应用于临床已有200年历史了。最初，人工授精主要应用于严重尿道下裂、逆行射精以及阳痿、早泄等疾病，近年来则应用于精液量减少、精子计数少于2千万/毫升、精子活动力低、活动精子少于50%的患者。

人工授精的常用方法为宫腔内人工授精，经过洗精处理，将精液通过导管注入宫腔内授精，同时给予诱发联合，以提高受孕的成功率。

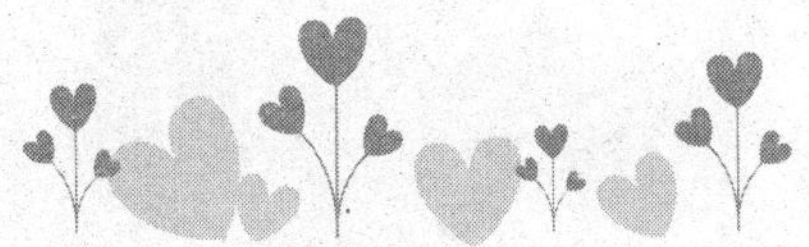

83 哪些情况适宜做人工授精

男性有尿道上裂、尿道下裂、顽固性不射精、严重早泄、逆向射精及心理或生理因素导致的阳痿，可以使用本人精液人工授精。男性有严重的遗传缺陷或RH因子不合（可引起流产、早产及新生儿畸形或严重的胎儿溶血症）者，可以使用供精者精液人工授精。使用供精者精液人工授精，必须对赠精者作全面检查，包括乙肝表面抗原、血型，以排除传染病。另外，同一供精者的精液在妊娠6例以后便不能再使用了，以防止其后代通婚的可能性。

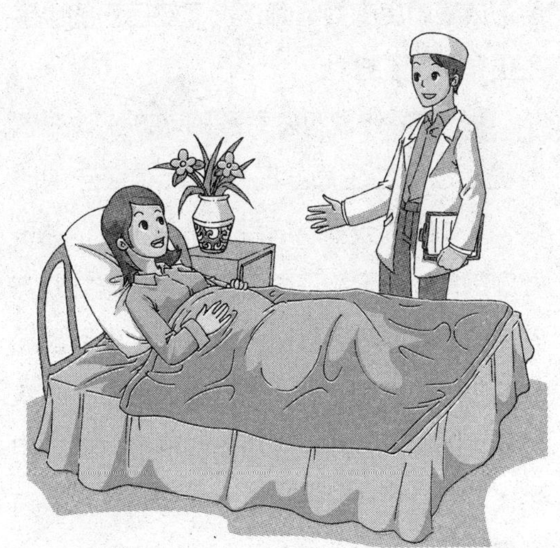

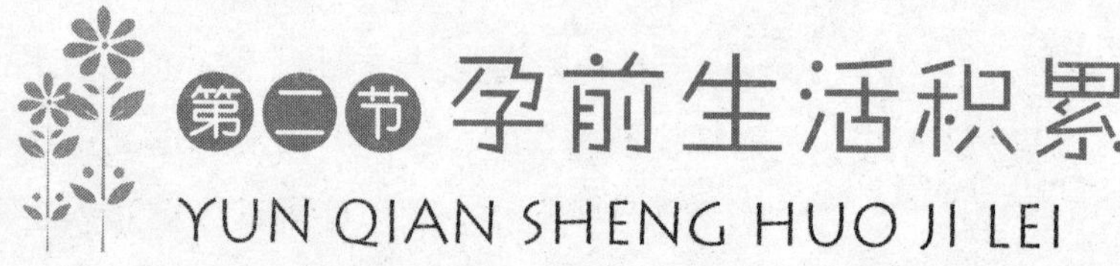

第二节 孕前生活积累

YUN QIAN SHENG HUO JI LEI

 性生活的质量对优生有何影响

要想实现高质量的受孕，必须重视夫妻之间性生活的质量。因为高质量的性生活才能形成最优良的受精卵，进而使日后的小宝宝更健康、更聪明。

❶ 在身体没有疲劳感的状态下，心情愉悦地进行性生活。在身心状态最佳的时候，人体的内分泌系统会分泌出大量有益于健康的酶、激素和乙酸胆碱等，使男女双方的体力、智能达到最佳，夫妻的性生活最易和谐并处于高潮状态。若是身体疲惫、心情欠佳，则不仅不利于受精卵的形成、着床和生长，还易导致胎萎、流产或影响胎儿的脑神经发育。

❷ 重视女性的性高潮。女性达到性高潮时，血液中的氨基酸和糖分能够渗入阴道，使阴道中的精子运动能力增强；小阴唇充血膨胀，阴道口变紧，阴道深部皱褶伸展变宽，便于贮存精液；平时坚硬闭锁的子宫颈口也松弛、张开，使精子易于进入。这时，数千万个精子经过激烈竞争，其中强壮而优秀的精子与卵子结合，形成高质量的受精卵，从而孕育出健康而又聪明的小宝贝。

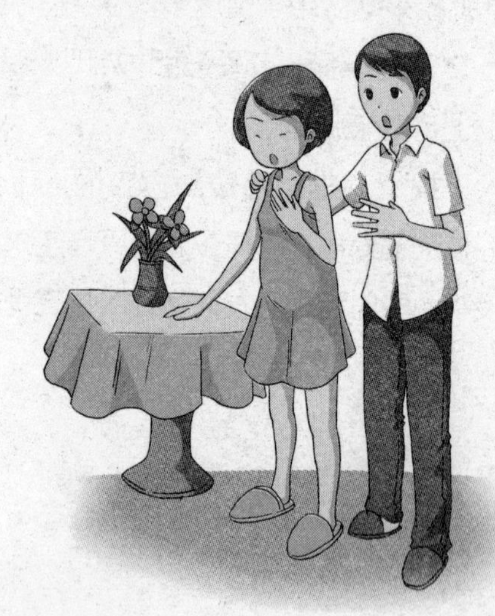

哪些性生活问题会影响成功受孕

影响受孕成功的因素很多，与性生活有关的问题主要有：

1 性交时机选择不当

有些夫妇的性生活太勤或太少都会产生不利影响，影响精液质量。性生活过少时，不利于精子与排出的成熟卵子相遇，受孕机会自然较低。由于卵子只在排卵后 24 小时内有受孕能力，精子在女性生殖道内发挥作用也就只有约 48 小时，因此，性交时间的选择是很关键的，特别是对于那些生育能力本来就不强的人来说更是如此。

2 性交的体位不当

性交的体位或姿势不当也可能使女方不孕。女方应在性交后抬高臀部仰卧 0.5 ~ 1 小时，使宫颈口浸入阴道后穹隆处的精液池内，有助于精子向宫颈内游动。对于子宫后位者来说，膝胸卧位式性交更易使宫颈口与精液发生接触。

3 女性不能达到性高潮

正常性交过程中，女性出现性高潮时子宫和阴道括约肌强烈收缩，有助于精子上行，协助精子进入宫腔内并移行至输卵管受精。而性欲减退、达不到性高潮和性交困难的女性，则缺乏这种协助精子运动的收缩活动，从而影响了受孕。

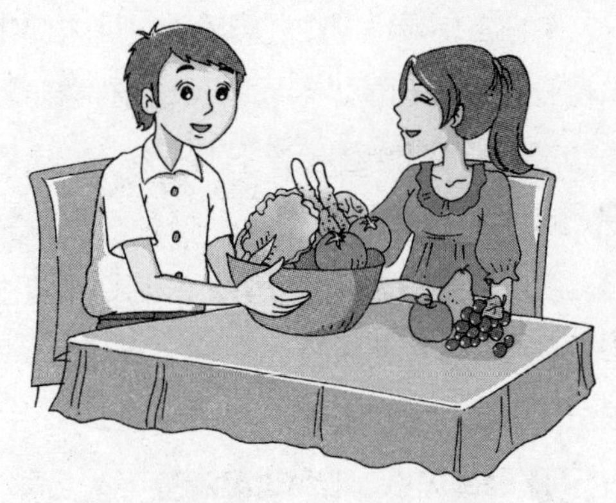

4 不孕的压力对性生活的影响

不孕对夫妇双方都是一种精神上的压力，他们往往感到沮丧和忧郁，反过来加重了性功能障碍。比如寻找排卵期使夫妻感到同房成为一种任务，而不是一种乐趣，甚至造成性高潮次数的减少和双方感情的分离。

此外，在阴道内使用人造润滑剂或经常冲洗阴道，都能造成不利于精子的环境，从而导致不孕。

月经期卫生与受孕有何关系

月经期注意卫生有利于女性身体健康，有利于受孕。不注意月经期卫生，会引发疾病，除身体受损外，也会妨碍受孕，甚至使女性失去生育能力。做好月经期卫生要注意以下几点：

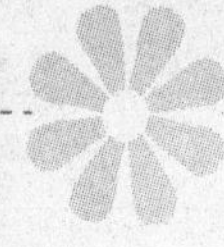

❶ 保持清洁，预防感染

女性生殖道外口距肛门较近，而大便中又含有很多致病菌，容易引起生殖器感染。特别是月经期如果生殖道下部不清洁，更容易造成上行性感染而引起盆腔炎，影响生育。所以，要每天清洗外阴、会阴处，卫生巾要勤换。月经期应禁止性交，以免带入细菌引起炎症。

❷ 适当休息，避免过度疲劳

女性在月经期容易疲劳，抵抗力降低，应避免过度劳累。适当休息和轻微劳动可促进盆腔血液循环，使月经血流通畅，还可减轻或消除腹胀、腰酸等不适，对身体有利。

❸ 避免湿冷

月经期间，由于全身抵抗力减弱，容易感冒，所以要注意保暖，避免寒冷刺激，特别要防止下半身受凉。淋雨、用冷水洗脚、洗冷水澡、光脚等，易引起盆腔脏器的血管收缩，使经血过少甚至出现月经不调，影响生育。

❹ 忌食刺激性食物

月经期间要吃新鲜、易消化的食物，忌食生、冷、酸、辣等刺激性食物。要多饮水，保持大便通畅。

❺ 避免情绪波动

月经期女性情绪容易波动，但如果情绪波动太大，中枢神经系统功能紊乱，会引起月经失调，甚至发生闭经，进而影响生育。

4 女性过胖对孕产有什么影响

医学实践证明，肥胖可引起女性闭经、月经不调和不孕，其中月经不调的发生率达到了 50%，不孕症发生率为 18.5%，比同龄女性高 8.5% ~ 11.5%。而且，怀孕后容易患上会阴部多汗、外阴炎、湿疹及大腿根部摩擦性皮炎等疾病，合并症也较多，过度肥胖引起的妊娠高血压综合征、巨大胎儿、胎盘早期剥离、难产及胎死宫内等发病率都远远高于一般准妈妈。

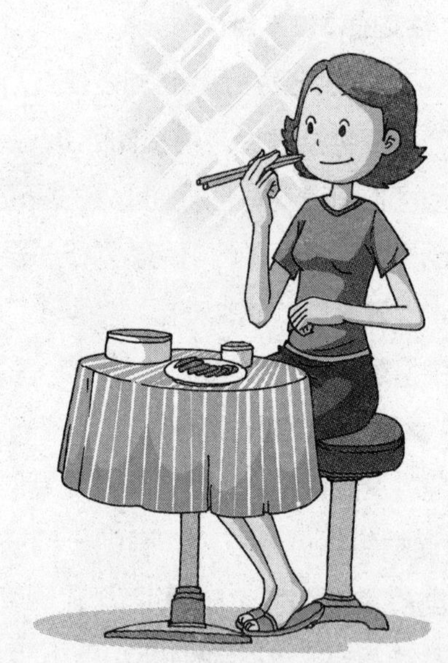

 为什么婚后不宜立即受孕

新婚当月受孕不利于优生。由于结婚前要做各种准备，夫妻双方忙忙碌碌，往往十分疲劳。精子从精原细胞到成熟需要 80 天时间，卵子从初级卵到成熟卵需要 14 天时间，新婚前的忙碌极易影响精子和卵子的形成质量。另外，新婚期亲朋好友前来祝贺，吸烟、饮酒量较多，烟酒中的有害物质可直接或间接地损害发育中的生殖细胞。这种受损害的精子和卵子结合易产生畸形胎儿，也容易引起流产、早产或死胎。所以，婚后不宜立即怀孕。

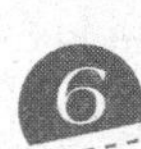 为什么不宜在蜜月旅行中受孕

现在旅游结婚比较普遍，要注意不要在旅行中受孕。旅游时生活无规律，精神及身体都很疲劳，机体抵抗力也会下降，这些都会影响精子和卵子的质量。旅游中，从一地到另一地，各地气候差别很大，天气也会有各种变化，极易受凉感冒，加之疲劳、人群混杂、污染广泛等因素，易诱发各种疾病，特别是风疹等病毒感染，是胎儿畸形的重要诱因。旅游中难免缺乏良好的洗漱、淋浴设备，不易保持会阴部和性器官的清洁卫生，

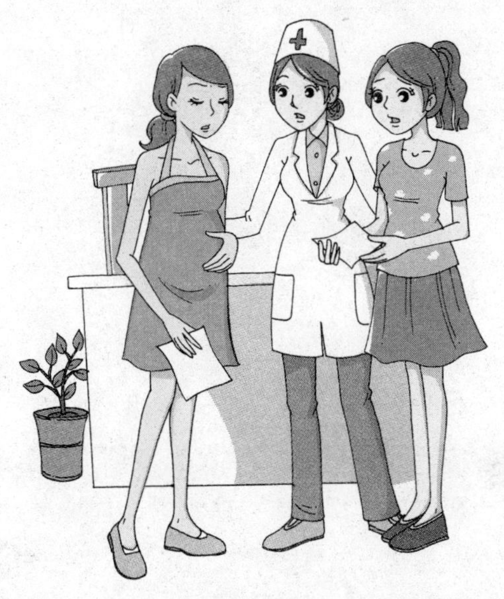

泌尿生殖系统感染十分常见，这对怀孕也极为不利。旅游中饮食卫生条件也不尽好，易发生消化道感染，常需使用各种抗菌药物，无论感染还是所用药物，都对胎儿不利。所以，新婚夫妇不要在蜜月旅游中怀孕。

7 为什么春节期间不宜受孕

春节期间之所以不宜怀孕，主要是因为这个季节人体容易感染病毒。一般说来，生育应该尽量避开病毒感染的季节。因为病毒容易在妊娠早期通过胎盘感染胎儿，使胎儿发生畸形或导致流产。常见的有风疹、流感和腮腺炎等病毒感染，而这些病

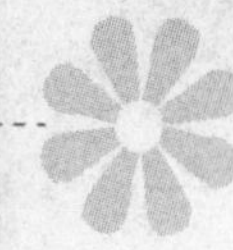

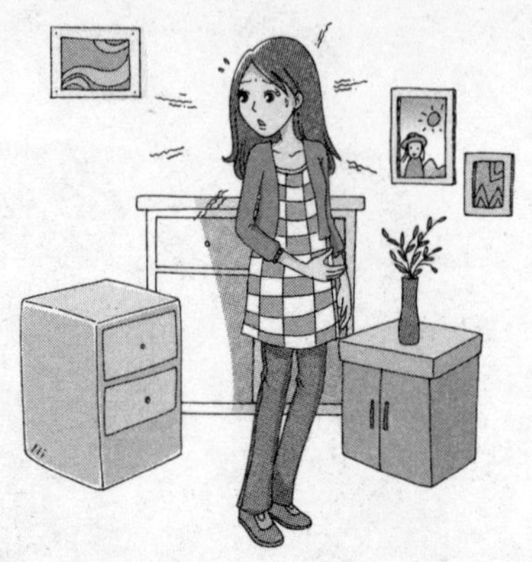

毒引起的感染多发生在冬末春初，所以这段时间一般不宜受孕。此外，春节期间，由于应酬多，饮酒、抽烟机会明显增多，加上人常处于过分劳累状态等，这些都是不利于优生优育的因素。

8 疲劳会影响优生吗

现代生活造成的疲劳正悄悄地影响着优生，如长时间旅行、频下舞场、通宵打麻将、久看电视、剧烈体育运动、久久不散的酒宴、激烈地争吵、超负荷的精神压力、过于集中并持久的脑力劳动、频繁的性生活……北欧男性科研会通过研究指出："现代生活方式大大恶化了男性的生殖能力。与20世纪60年代相比，男性精子质量大大降低。"所以，要优生就要尽量避开引起疲劳的现代生活方式，尤其是与男性密切相关的那些方面。

9 饮酒对优生有何影响

夫妻双方或一方经常饮酒、酗酒，不仅影响精子或卵子的发育，造成精子或卵子畸形，而且影响受精卵的顺利着床和胚胎发育。酒精可以通过胎盘进入胎儿血液，造成胎儿宫内发育不良、中枢神经系统发育异常、智力低下等，被称为酒精中毒综合征。因此，准备怀孕的夫妻双方建议在计划怀孕前的6个月甚至1年就停止大量饮酒或酗酒。在怀孕前两个月最好不喝酒，以保证精子的质量，利于下一代的健康成长。

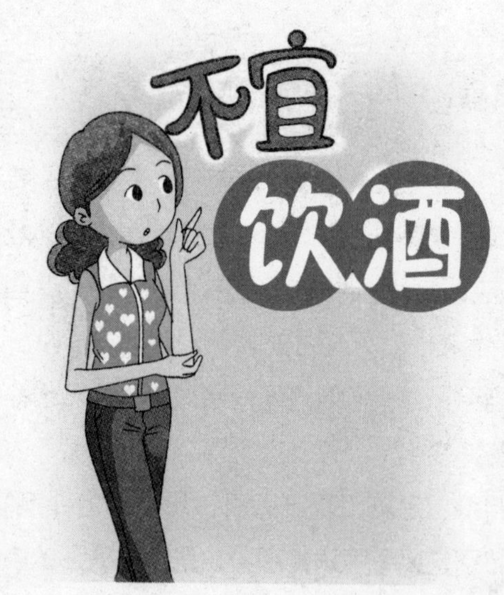

10 女性戒酒多长时间可以怀孕

酒精是生殖细胞的毒害因子，酒精中毒的卵细胞与精子结合而形成畸形胎儿。要想避免此种情况，应等这种中毒的卵细胞排出后，新的健康的卵细胞成熟再考虑受孕。酒精代谢物一般在戒酒后 2 ~ 3 天即可排泄出去，但一个卵细胞的成熟至少要 14 天以上。因此，可安排在戒酒后 3 ~ 4 周怀孕。

男性戒酒多长时间可以生育

酒精对精子的危害很严重，特别是酗酒者，酒精可导致精子活动能力下降、精子畸形、死精等，古人说的“酒鬼多无后”是非常有道理的。酒精代谢物一般在戒酒后 2 ~ 3 天才能消失，但一个精子的成熟则需要 60 天左右，也就是说，这次射精的成熟精子是 2 个月前开始产生并逐渐成熟的。因此，从优生角度来说，对男性而言最少完全戒酒 2 个月以上方可考虑要孩子。当天不饮酒就没事的观点是没有科学道理的。

为何吸烟不利于受孕

怀孕前，如果夫妻双方或一方经常吸烟，会影响精子和卵子的健康发育，甚至导致精子和卵子异常，怀孕后胎儿极易出现宫内发育畸形、生长缓慢，出生后出现记忆力差或记忆障碍，影响宝宝的正常发育和将来的学习。因此，准备怀孕的夫妻至少应在计划怀孕前 3 个月开始戒烟。

女性戒烟多长时间可以怀孕

专家认为，对女性怀孕影响最大的首推香烟，女性吸烟与不孕症有很大关系。香烟中的尼古丁有致血管收缩的作用，女性子宫血管收缩和胎盘血管收缩不利于受精卵着床。香烟在燃烧过程中所产生的苯并芘有致细胞突变的作用，对生殖细胞有损害，卵子和精子在遗传因子方面的突变，会导致胎儿畸形和智力低下。女性若想怀孕，应在 1 年前停止吸烟，并同时让丈夫也戒烟。

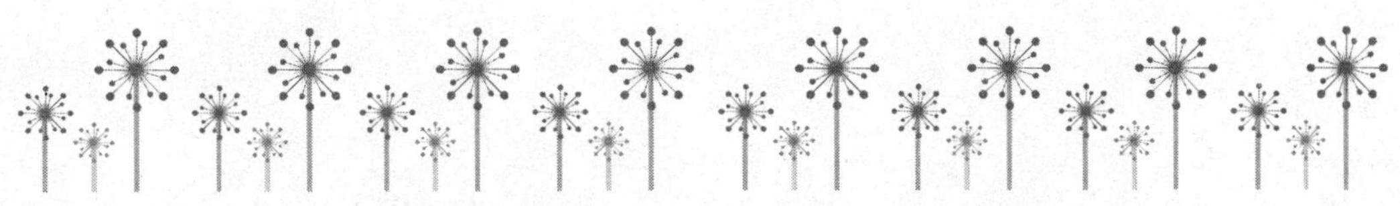

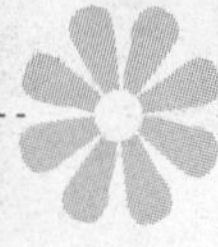

14 为何妻子怀孕丈夫也要戒烟

香烟里的有害物质可以通过吸烟者的血液进入生殖系统，可使男性的精子发生变异，也就是染色体和遗传基因发生变异。有人测验 120 名烟龄 1 年以上男性的精液，发现每天吸烟 30 支以上者，畸形精子超过 20%。烟龄越长，吸烟量越大，精子的数量越少，畸形率越高，精子的活动力也越低。精液中精子数量的减少与新生儿先天性缺陷有直接关系，因为当精液中精子数量减少时，染色体发生畸变的可能性就显著增加。如果精液中精子大量减少，例如减到正常人数量的 1/4 或 1/5，便会形成男性不育症。

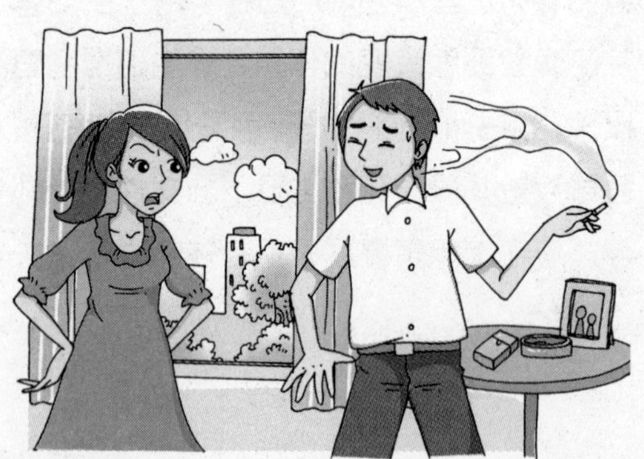

吸烟的男性在尼古丁等有害物质的刺激下，精子所需要的适宜的内环境遭到破坏，使精子发育不良、畸形或有缺陷的精子生成较多，会增加准妈妈流产、死胎和早产的发生率，或者使婴儿出现形态功能等方面的缺陷。此外，丈夫吸烟也会使怀孕的妻子及胎儿受害，即被动吸烟的伤害。丈夫每天吸烟 10 支以上时，胎儿产前死亡率大大增加，胎儿畸形的比例也显著提高。所以，为了下一代，妻子怀孕丈夫要戒烟。

15 汽车废气对男性生育有何影响

最新研究发现，长期接触汽车废气会使男性精子质量下降，活力减弱，从而影响男性的生育能力。男性每天处于汽车废气环境中 6 小时以上，其精子的活动能力明显下降。据调查，大约有 1/3 的不孕症是因为男性精子数量和质量异常造成的。因此，准备要孩子的男性最好不要长时间处于汽车废气之中。

16 为何准备生育的男性应慎洗桑拿浴

研究证明，桑拿浴可以促进血液循环和细胞的新陈代谢，预防心血管疾病，如早期高血压、动脉硬化或轻度冠心病等。但未婚男性和已婚未生育的男性最好不要洗桑拿浴，因为男性的精子产生于睾丸，而睾丸对温度的要求比较严格，必须在34℃～35℃的条件下才能正常地生长发育。隐睾的患者，只是因为异位的睾丸温度比正常人高2℃～3℃，精子便不能生成。而桑拿浴室内的温度一般可以达到80℃左右。因此，未婚男性和婚后希望生育的男性应避免洗桑拿浴。

17 为何准备生育的男性不宜穿紧身牛仔裤

男性学专家和泌尿学专家认为紧身牛仔裤不但压迫男性生殖器官，影响睾丸正常发育，还因不透气、不散热而不利于精子的生存。正常情况下睾丸温度要比体温低3℃～4℃，而紧身牛仔裤使睾丸压向身体，睾丸温度升高，不利于生育。

18 为什么久骑赛车会影响男性生育

赛车车把的高度低于车座，使骑车人重心前倾，腰部弯曲度增加，会阴部的睾丸、前列腺紧贴在坐垫上，睾丸、前列腺受到长时间挤压后会缺血、水肿、发炎，影响精子的生成以及前列腺液和精液的正常分泌而致不育。因此，男性不宜久骑赛车，每天不应超过1小时，并且坐垫应用海绵套以保护会阴部。

19 为何孕前不宜住新居

研究证明，建造新房和装饰新居所用的砖、水泥、钢筋、木材、胶合板、塑料、油漆、涂料、瓷器和新家具中均含有一定量的对人体有毒害的物质，如聚乙烯、甲醛、酚、铅、石棉等。此外，新建房屋中湿度较大，潮气重，易使毒性物质和有害粉尘微粒滞留于室内，污染居室内空气。所以，孕前和怀孕期间均不宜住新居。

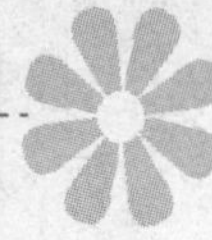

20 使用工具避孕的女性何时可以怀孕

常用的避孕工具主要有避孕套、避孕膜、宫颈帽和避孕海绵等，其避孕原理是不让精子和卵子有亲密接触的机会。采用此类工具避孕的夫妇，停止使用后马上就能怀孕。

21 使用杀精剂避孕的女性何时可以怀孕

杀精剂主要通过破坏精子表面的物质而使之失去活性，以阻止精子前进并和卵子接触。目前用得较多的杀精剂有乐乐醚避孕胶冻、爱侣避孕栓、妻之友避孕栓、避孕药膜等。如果你用的是这种避孕方法，那么无论何时你想怀孕，停用它就可以了。

22 使用短效口服避孕药的女性何时可以怀孕

短效口服避孕药指的是复方口服避孕药0号、复方口服避孕药1号、复方口服避孕药2号、复方左炔诺孕酮、复方左炔诺孕酮三相片、复方去氧孕烯（妈富隆）、复方孕二烯酮（敏定偶）、复方醋酸环丙孕酮。这些药物主要通过在以下几个环节上发生作用而达到避孕效果：

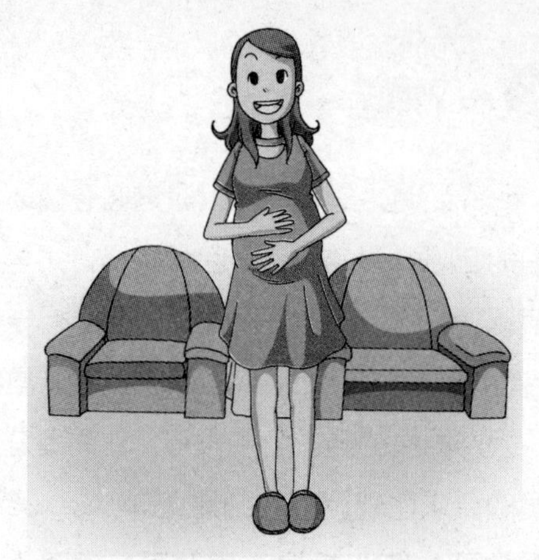

1. 抑制卵巢排卵。
2. 使宫颈黏液变得厚而黏稠，阻止精子从宫颈进入。
3. 抑制子宫内膜生长，使受精卵不能着床。

在我国，最早使用的口服避孕药剂量较高，所以当时制定的标准是停用口服避孕药6个月后再怀孕比较妥当。鉴于目前国内广泛采用的短效避孕剂量仅为原始剂量的1/4，一般认为还是相当安全的。大量的研究也表明，使用避孕药者生出的孩子的畸形发生率与未用药者生出的孩子畸形发生率比较，并无明显差别。不过从优生的角度而言，最好还是停用避孕药6个月以上，让卵巢的排卵功能和子宫内膜恢复良好后再怀孕。

23 使用宫内节育器的女性何时可以怀孕

宫内节育器也就是通常所说的“环”，放在子宫内使子宫腔和输卵管的内环境发生一系列变化，影响精子的活动，使之难以和卵子会合；即使能会合（受精），受精卵也不能或不容易在子宫内“安家落户”和生长发育，从而起到避孕的作用。

一般来说，宫内节育器取出后，子宫腔和输卵管的内环境很快就能恢复到原来的状态。只要取出宫内节育器后第一个月的月经正常，月经的时间和量与未放置宫内节育器前相近，就可以准备怀孕了。如果月经淋漓不净或量很多，最好到医院检查一下，以确定子宫腔内有无异常情况。

24 使用皮下埋植剂避孕的女性何时可以怀孕

现在使用的皮下埋植剂主要是左炔诺孕酮硅胶棒。这些硅胶棒上有许多微小的孔隙，埋植后药物可以恒定的剂量缓慢释放，通过在以下几个环节上发生作用而达到避孕效果：

1. 影响卵泡的发育。
2. 使宫颈黏液变得厚而黏稠，阻止精子从宫颈进入。
3. 抑制子宫内膜生长，使受精卵不能着床。取出皮下埋植剂后，左炔诺孕酮可在96小时后从血浆中清除出去，之后就可以怀孕了。

25 为什么说女性孕前补充营养对胎儿的早期发育十分重要

女性怀孕之后，胎儿发育最重要的时期是前3个月。在这个时期内，胎儿的各个重要器官——心、肝、肾等都已分化完毕并初具规模，而且大脑也在急剧发育。因此，在这一关键时期，胎儿必须从母体内获得足够而齐全的营养，特别是优质蛋白质、脂肪、矿物质、维生素。

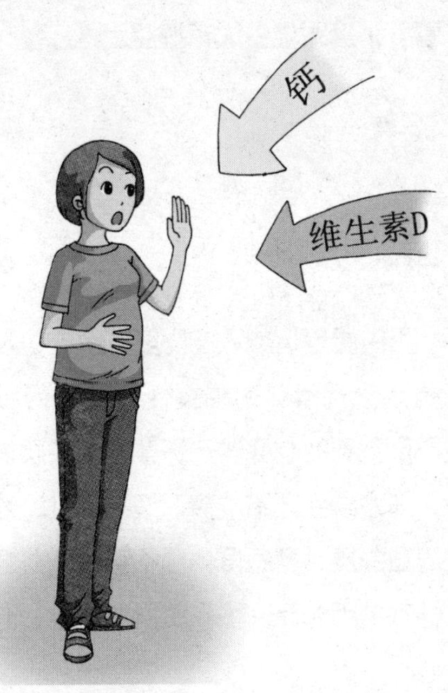

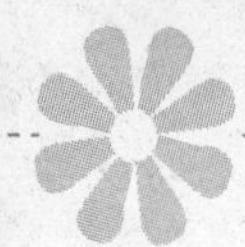

这些物质一旦不足，就会影响胎儿的正常发育。而怀孕1～3个月这一关键时期，正是准妈妈容易发生妊娠反应的时期，约有半数准妈妈会出现恶心、呕吐、不想进食等早孕反应，从而大大影响营养的摄取。因此，妊娠早期胎儿的营养来源很大一部分要依靠准妈妈体内的储备，即孕前的饮食。可喜的是，有许多营养素可以提前摄取并在人体内贮存相当长的时间。比如，脂肪的贮存时间可达20～40天，维生素C能贮存60～120天，维生素A能贮存90～365天，铁能贮存125天，碘能贮存1000天，钙能贮存2500天。这就给女性在孕前摄取营养为孕期做准备创造了有利条件。从准妈妈早期需要和某些营养素的贮存时间看，女性在怀孕前就应注意补充营养，这对优生大有裨益。

26 女性孕前为何要补充蛋白质

蛋白质是构成人的内脏、肌肉以及健脑的基本营养素。如果女性在孕前摄取蛋白质不足就不容易怀孕；怀孕后蛋白质供应不足，则会导致胚胎发育迟缓。此外，准妈妈缺乏蛋白质，产后母体也不容易恢复。有的女性就是因为产前蛋白质摄取不足，分娩后身体一直虚弱，还会出现多种并发症。

含有丰富蛋白质的食物有牛肉、瘦猪肉、鸡肉、肝类、鱼、蛋、牛奶、乳酪等；植物性食物中含蛋白质丰富的有黄豆及其制品、大米、小麦、小米、红薯、花生等。成年人每千克体重每天应摄取蛋白质1克～1.5克，而准备生孩子的女性每天应摄取1.5克～2克，这样才能为怀孕做好准备。

27 女性孕前必须补钙吗

钙是形成骨骼与牙齿的主要成分，是胎儿发育过程中不可缺少，而且用量较多的一种物质。因此，女性在怀孕前必须补钙，以供胎儿生长发育所需。钙还可以加强母体血液的凝固性，安定精神，防止疲劳，对将来哺乳婴儿也有利。如果准妈妈钙摄入不足，胎儿会从母体中夺取钙质，进而造成准妈妈腰酸腿痛，还可出现软骨症。

女性怀孕后所需钙要比平常多2倍，这些钙只靠临时摄入是不能满足的，必须在产前贮存，才能为孕后提供物质条件。钙能够在人体内贮存的时间比较长，这就决定了孕前补钙的可能性。含钙丰富的食物有鱼类、牛奶、乳酪、海带、虾皮、银耳、大豆及其制品、核桃仁、西瓜子、南瓜子等。

 女性孕前为何要补铁

铁质是血色素的主要成分，女性在怀孕中期以后因为胎儿迅速成长每天都要吸收约5毫克的铁质，使母体血液中的铁质减少而容易发生贫血。准妈妈贫血不但不利于胎儿的生长发育，而且在分娩时会出现低热或迟缓出血等并发症，出血量也会增加，致使产后母体恢复较慢，甚至可能造成致命的伤害。

当准妈妈发现缺铁时再补铁为时已晚，而且现用现补也无法保证不缺铁。为了防止女性怀孕中期发生缺铁性贫血以及给分娩时贮存足够的铁，除了孕期注意补充铁质外，在孕前就要开始有意识地多摄取铁质。因为铁可以在体内贮存4个月之久，在孕前3个月补充铁是很合适的。含铁丰富的食物有猪肝、猪肾、猪血、牛肉、猪肉、蛋黄、芝麻酱、黑木耳、黄豆、芹菜、白菜、海带、香菇、田螺、牛肝、羊肝、鸡肝等。

 女性孕前为何要补锌

锌是人体内一系列生物化学反应所必需的多种酶的重要组成成分，对人体的新陈代谢活动有重大影响。缺锌会导致味觉及食欲减退，减少营养物质的摄入，影响生长发育。锌对女性怀孕和胎儿生长发育都有重要作用，准妈妈缺锌会影响胎儿，导致胎儿生长发育迟缓，身材矮小，甚至出现胎儿畸形。所以，在准备怀孕时要注意补充锌。成人每天锌的需要量大约为2.2毫克，准妈妈应在此基础上增加一些。

含锌丰富的食物有豆类、小米、萝卜、大白菜、牡蛎、牛肉、猪肉、茶叶、干酪、花生酱、鸡肉、面粉等。

 什么是叶酸

叶酸是一种水溶性B族维生素，因最初是从菠菜叶中提取得到的，故称为叶酸。食物中的叶酸进入人体后转变为四氢叶酸，在体内发挥生理作用。体内缺乏叶酸，会直接影响细胞的分裂和增殖。在血液系统则表现为血红蛋白合成减少，红细胞不能成熟，从而导致巨幼细胞性贫血。

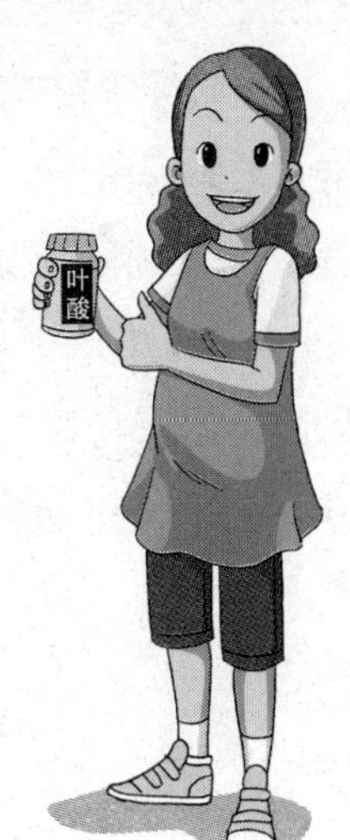

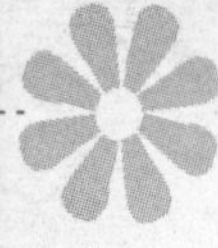

31 女性孕前为何要补充叶酸

如在妊娠早期缺乏叶酸，则会影响胎儿大脑和神经系统的正常发育，严重时将造成无脑儿和脊柱裂等先天畸形，也可因胎盘发育不良而造成流产、早产等。目前已经证实，准妈妈孕早期叶酸缺乏是胎儿神经管畸形发生的主要原因。因此，在怀孕前后补充叶酸，可以预防胎儿发生神经管畸形。

32 应该怎样补充叶酸

绿叶蔬菜中，如菠菜、生菜、芦笋、龙须菜、油菜、小白菜、甜菜等都富含叶酸；谷类食物中，如酵母、麸皮面包、麦芽等；水果中，如香蕉、草莓、橙子、橘子等，以及动物肝中均富含叶酸。叶酸遇热会被破坏，因此建议食用上述食物时不要长时间加热，以免破坏食物中所含的叶酸。营养学家曾推荐准妈妈每天吃一只香蕉，因为香蕉富含叶酸与钾元素。另外，还可补充一些富含叶酸的奶粉。为预防神经管缺陷，也可以口服药物，如斯利安 0.4 毫克 / 日，或叶维胶囊 0.4 毫克 / 日，孕前 3 个月和孕后 3 个月口服。

33 女性孕前为何要补充维生素

维生素不仅是人体生长发育的必需，同样是生殖功能正常的需要。小鼠实验表明，缺乏维生素可使小鼠不孕、死胎、畸形或生长发育缓慢。人体维生素缺乏时也有同样的情况，不易怀孕，怀孕了胎儿亦容易有缺陷，如骨骼发育不全、抵抗力弱、贫血、水肿、皮肤病、神经炎，还可导致流产、早产、死胎，或影响子宫收缩导致难产。因此在孕前就应有意识地补充维生素，多进食肉类、牛奶、蛋、肝、蔬菜、水果等。

34 孕前饮食有哪些禁忌

❶ 应尽量选用新鲜天然食品，避免食用含食品添加剂、色素、防腐剂的食品。水果等要洗净后再食用，以避免农药残留。

❷ 不要过多饮用咖啡、茶以及其他含咖啡因的饮料和食品。某些国外专家研究后认为，咖啡因作为一种能够影响到女性生理变化的物质可以在一定程度上改变女性体内雌、孕激素的比例，从而间接抑制受精卵在子宫内的着床和发育。

❸ 避免吃腌制食品，这类食品虽然美味，但内含亚硝酸盐、苯丙芘等，对身体很不利。

4 过敏性体质的人慎食致敏食品。食用可能致敏食物对胎儿的影响尚未引起人们的重视，但事实上，致敏食品很可能会引起流产、早产，导致胎儿畸形等多种恶性后果。因此，孕前应该慎食。

 女性孕前为何忌食棉子油

研究发现，有些女性长期不怀孕或怀孕后出现死胎可能与长期食用棉子油有关。黑棉子油是一种粗制棉油，含有大量棉酚，为国家规定允许数值的 10 ~ 90 倍不等。如果女性孕前长期食用棉子油，其子宫内膜及内膜腺体就会逐渐萎缩，子宫变小，子宫内膜血液循环逐年下降，不利于孕卵着床而造成不孕。即使孕卵已经着床，也会造成营养物质缺乏，使已植入子宫内膜的胚胎或胎儿不能继续生长发育，出现死胎现象。因此，女性在怀孕前应忌食棉子油。

 肥胖的女性孕前为何要限制胆固醇的摄入

身体肥胖的女性如果怀孕前不注意限制胆固醇的摄入，身体会更加胖起来，容易引起不孕。另外，胆固醇摄入过多会聚集在血液里，出现血管硬化，供血不足，内分泌失调，即使怀孕对胎儿生长发育也不利。所以，无论从女性健康还是从成功受孕讲，身体肥胖的女性怀孕前都应控制胆固醇的摄入。

含胆固醇多的食物有猪脑、鸡蛋黄、猪腰、墨斗鱼、鱿鱼、奶油、对虾、羊油、带鱼、胖头鱼、牛油、猪油、鲤鱼、大黄鱼、甲鱼、肥猪肉、海参等，准备怀孕且身体又较肥胖的女性应限制这些食物的摄入。

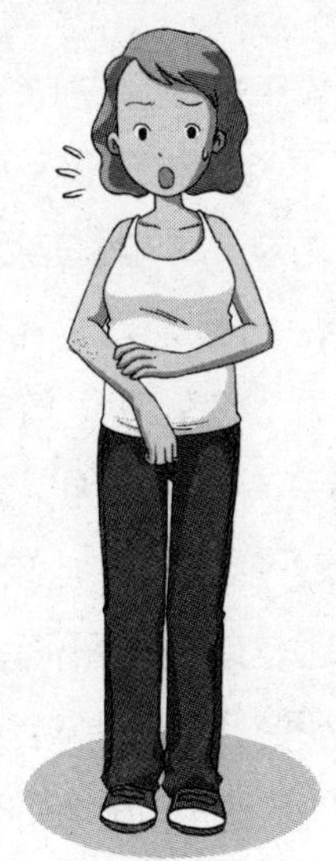

 男性缺乏维生素 A 对生育有何影响

一般来说，正常成年男性每日需要维生素 A2200U 或 4 克维生素 A 原（胡萝卜素）。男性如果维生素 A 缺乏，其精子的生成和精子活动能力都会受到影响，甚至产生畸形

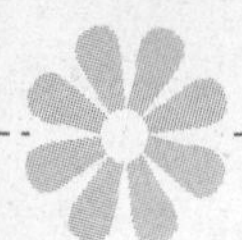

精子，影响生育，所以妻子准备怀孕丈夫要补充维生素A。富含维生素A的食物有动物肝、肾、乳汁、蛋黄等。植物食品中富含胡萝卜素（维生素A原在人体内可转化成维生素A）的有胡萝卜、辣椒、杏、苜蓿、南瓜、菠菜、韭菜、芹菜叶、雪里红、苋菜、荠菜等。

38 男性缺锌对生育有何影响

锌在人体中含量约为1.5克，男性主要集中分布于睾丸、附睾和前列腺等组织中，精液中含量尤为丰富，比血浆的锌含量高出50～100倍。锌缺乏可导致睾丸萎缩，精子数量少、质量差，使生殖功能降低或不育。即使精子有授精能力，其妻流产率也高，且易引起子代的畸形。缺锌影响生殖机能的主要原因是其影响精子代谢、精子膜稳定性。临床研究证明，给缺锌的男性补充锌剂后，精子的数量和质量均有明显的改善。

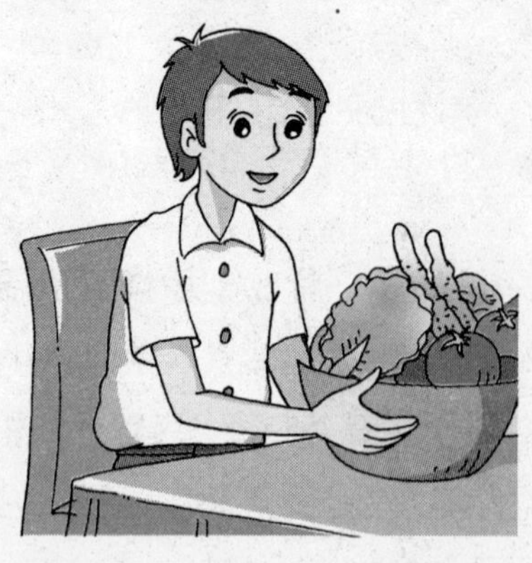

39 男性缺锰对生育有何影响

现代医学研究证明，微量元素对男性的生殖内分泌功能有重要影响，特别是影响到精液的质量。锰的不足或缺乏能引起睾丸组织结构上的变化，使生精细胞排列紊乱，精子细胞的结构发生异常。

40 男性缺铜对生育有何影响

铜的不足或缺乏能降低精子穿透宫颈黏液的能力，也能导致精子浓度的明显下降。在不育男子的精液中铜离子浓度有明显的改变。

41 男性缺硒对生育有何影响

硒的不足可引起睾丸发育和功能受损，附睾也会受到很大影响。缺硒的男性性欲减退，且精液质量差，影响生育质量。

42 哪些食物有助于增加精子数量、提高精子质量

鳝鱼、泥鳅、鱿鱼、带鱼、鳗鱼、海参、墨鱼、蜗牛，以及山药、银杏、冻豆

腐、豆腐皮等有助于增加精子数量，提高精子质量。下面介绍两个能让精子保持活力、提高性生活质量的日常食疗法：

❶ 韭菜、鲜虾仁各 150 克，鸡蛋 1 斤，白酒 50 毫升（糯米酒较佳）。韭菜炒虾仁、鸡蛋，喝白酒，每天 1 次，10 天为 1 疗程。适用于肾阳亏衰者。

❷ 海参适量，糯米 100 克。先将海参浸透，剖洗干净，切片煮烂，后加入糯米，煮成稀粥，调味服食。适用于肾精亏损者。

对于阳虚体质出现少精者，也可食动物的睾丸，如羊睾丸之类，自然也可同服鹿茸，或加服食用蚁，以温阳补肾，并增加精液锌含量，提高精子质量和数量。

43 哪些食物有利于排毒

夫妻二人应在计划怀孕前至少 6 个月的时候，从日常饮食中注意摄取以下食物：

❶ **畜禽血**

猪、鸭、鸡、鹅等动物血液中的血蛋白被胃液分解后，可与侵入人体的烟尘发生反应，以促进巨淋巴细胞的吞噬功能。猪血中富含氨基酸、铁、铜、锌、铬、钴、钙、磷、钾、硅等人体必需的营养素，尤其适宜体弱及贫血者食用。每周应该吃 1 ~ 2 次畜禽血。

❷ **春韭**

又称起阳草，富含挥发油、硫化物、蛋白质、纤维素等营养素。春韭温中益脾、壮阳固精，其粗纤维可助吸烟、饮酒者排泄体内毒物。

❸ **海鱼**

含多种不饱和脂肪酸，能阻断人体对香烟的反应，增强身体的免疫力。海鱼另有“脑黄金”之称。

❹ **豆芽**

无论黄豆、绿豆，发芽时产生的多种维生素都能够消除体内的致畸物质，并且促进性激素生成。

44 孕前使用空调有哪些注意事项

研究证明，室内空气污染度比室外高 20 倍以上，尤其是装有空调的房间，更易造成污染。目前，在医院治疗空调病的患者已出现了明显的上升势头。因为大多数空调不具有空气交换及负离子发生设备，在运转过程中空调所提供的是再循环空气，缺少人体必需的负氧离子。这种空气很不新鲜，会降低人体的抵抗力，所以孕前不宜长时间使用空调。

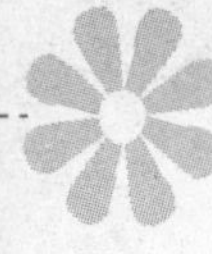

45 孕前运动有哪些注意事项

现代科学表明，夫妇经常通过体育锻炼保持身体健康，能为下一代提供较好的遗传素质，特别是对提高下一代心肺功能的摄氧能力、减少单纯性肥胖等遗传因素方面产生显著的影响。孕前锻炼的时间每天应不少于 15 ~ 30 分钟，一般在清晨进行，锻炼的适宜项目有跑步（慢跑）、散步、健身操、打拳等，在节假日还可以进行登山、郊游等活动。

46 准妈妈小心电磁波辐射

随着办公室计算机的普及，许多单位都已人手一台计算机，虽然目前还没有任何医学证据直接证明计算机所发出的电磁波会影响胎儿的发育，不过有部分流行病学调查结果显示，有其风险性。虽然计算机屏幕所放出的电磁波很微弱，但对受精卵仍有一些潜在的影响。在受精卵刚开始发育的时候，细胞、基因、蛋白质的复制过程中，牵扯到电流的流动，医学文献目前已有报道显示，微量电磁波确实会改变钙离子通过细胞膜的速度，所以发育初期的胚胎，暴露在电磁波中可能会引起不正常的细胞分裂，甚至产生复制错误的现象，了解电磁波的特性后，尽量将影印机置于离座位较远的地方，改变计算机的位置，减少电磁波的辐射。

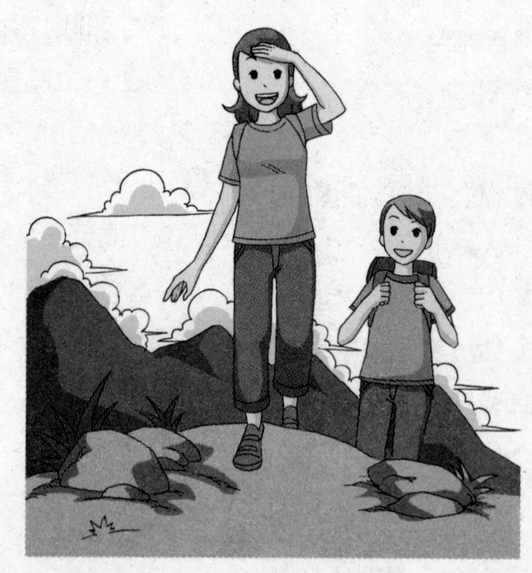

PART 2

孕期——甜蜜的盼望

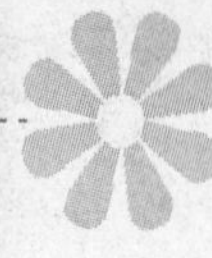

第一节 健康妊娠第1月

JIAN KANG REN SHEN DI YI YUE

怀孕第1个月母体有哪些变化

怀孕1个月指从末次月经开始的那天算起的4周时间。这个月的前半个月受精卵还没有着床，大约在第三周末受精卵才会植入子宫内膜中。这时候，大多数准妈妈不会感觉到新生命的开始。但也有的人会出现类似感冒的症状：浑身无力，发烧或发冷；也有些出现嗜睡的症状。

怀孕第1个月胎儿的生长发育情况如何

如果准妈妈的月经周期为28～30天，妊娠第2周末精卵结合。受精后约4天，受精卵分裂成细胞团沿着输卵管到达子宫。第3周，细胞团脱去外膜，为着床作准备。第4周，胚胞已牢固地植入子宫里。妊娠第一个月称为胎芽期，胎芽身长0.5厘米～1厘米，约重1克，无颈部，身体呈两等份，头非常大，占了身长的一半，头部直接连着躯干，还带有尾巴。心脏部分已形成，但还没有成人的模样，状如小海马。

怀孕第1个月胎儿的大脑发育情况如何

在胎儿整个生长发育过程中，脑是最先发育的部分。怀孕1个月左右，是受精卵细胞分裂的旺盛时期，类似脑的原型形成。怀孕第3周时，其外胚层开始形成神经管；第4周时，便分化出3个原始的脑泡，即菱脑、中脑和前脑。

怀孕第1个月准妈妈应注意哪些问题

妊娠第1个月是胎儿神经管、四肢、眼睛开始分化的时期，胚胎对放射线及毒性物质非常敏感。此时一旦遇到有害物质，这些组织和器官的细胞就停止发育而残缺不全，出现畸形。但这一时期大多数准妈妈并不知道自己已经怀孕，极易因为生活中的不注意对胎儿造成危害。所以，计划怀孕的女性要密切注意自身的生理变化，注意以下几点：

❶ 不要到剧院、舞厅、商店等人群密集的地方，避免与流感、风疹、传染性肝炎等患者接触。

❷ 尽量不要用药。病毒和药物都可能影响宝宝的发育。

❸ 远离电磁污染。听音响、看电视时要保持一定的距离。尽量少用电脑、微波炉、手机等。暖气刚停的时候，不要睡电热毯，因为它可以产生电磁场，对准妈妈和胎儿存在危害。

❹ 避免饮浓茶、浓咖啡及可乐型饮料，准妈妈最理想的饮料是白开水。

❺ 洗衣要用肥皂，不宜用洗衣粉；洗碗要选用不含有害物质的洗洁精。

❻ 切生肉后一定要洗手；炒菜、吃涮羊肉时一定要把肉炒熟、涮透，以防生肉中的弓形体原虫感染胎儿。

❼ 淘米、洗菜不要将手直接浸入冷水中，寒冷刺激有诱发流产的危险。没有热水器的家庭要买几副胶皮手套。

❽ 培养良好的饮食习惯，不挑食，不偏食，保持营养平衡。

❾ 在医生指导下继续补充叶酸，它将最大限度地保护受精卵不发生畸形。

准妈妈为什么要增加营养

准妈妈自怀孕初期身体机能就会发生变化，不但自身需要更多的营养，而且还要将营养供给胎儿，故妊娠期母体的营养状况对胎儿的生长发育极其重要。要想生出健康的孩子，必须有健康的母亲。

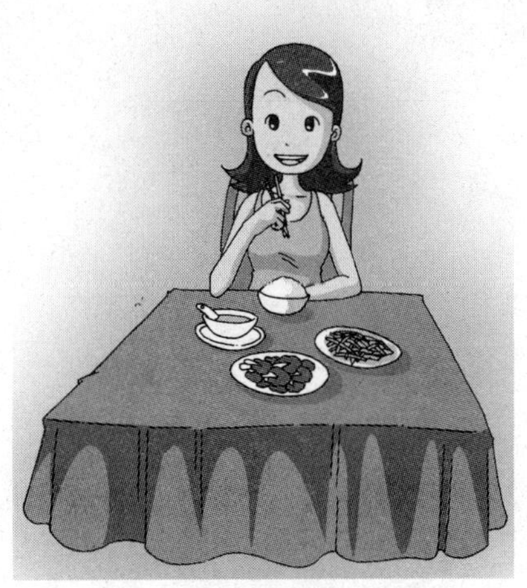

1 准妈妈的营养除了对胎儿生长发育不可缺少外，还要供给与胎儿有密切关系的不断增长的子宫、胎膜、脐带及胎盘的需要。

2 在整个妊娠期，为了增强准妈妈的抵抗力，提高防御各种疾病的能力，需要营养。

3 增加营养可以增强分娩时的娩出力，预防分娩时过多出血，为产后授乳及育儿等方面的体力消耗做准备。

6 孕早期有必要大补营养吗

怀孕初期，早孕反应可能会在一定程度上影响准妈妈的胃口。在饮食上，一般不提倡大补营养，主要以自己的喜好为主，想吃什么就吃什么。吐得比较厉害的准妈妈要注意吃一些清淡、易消化的食物。等进入孕中期早孕反应消失再补营养也来得及。

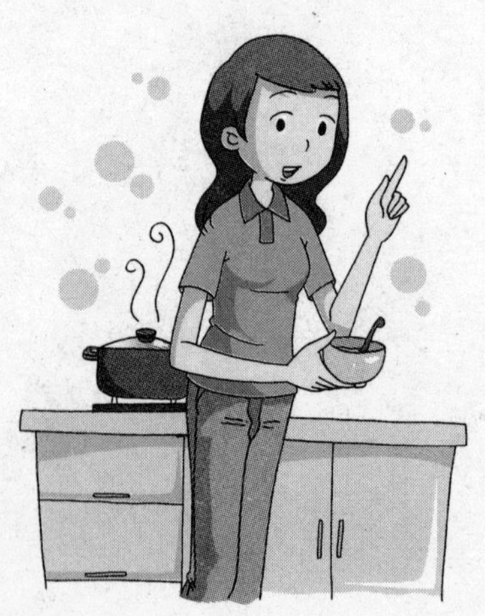

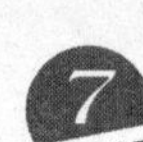

7 孕期为什么应摄入足够的蛋白质

蛋白质是孕期需求量最大、最重要的营养成分。蛋白质对身体来说，犹如大厦的砖块，母体和胎儿身体生长、细胞修复等全得依靠它。除此以外，蛋白质还能提供能量。正常女性每天约需 46 克蛋白质，怀孕期每天的需求量上升到 75 克～100 克。

蛋白质在肉、鱼、奶酪、蛋、大多数坚果、干豌豆、蚕豆和小扁豆中含量最高，在谷物类如米、小麦、燕麦、大麦和玉米中也含量丰富。蛋白质应在一日三餐中分别摄入，并根据自己的口味及身体所需的其他营养素来合理选择食物。例如，豌豆、蚕豆和小扁豆可与米饭、面糊等一起摄入；花生中的蛋白质通常与面包共进时更易被人体吸收；动物蛋白在没有碳水化合物的情况下更容易被消化。

8 孕期为什么应摄入足够的热量

妊娠过程中，母体大量贮存脂肪，胎儿新组织生成，能量消耗高于未妊娠时。在妊娠前 10 周，热能消耗量每天增加 50 千卡左右，以后逐渐增加，到孕 20 ～ 30 周每天增加 80 千卡。我国营养学会推荐的供给量标准为：怀孕中、晚期每天增加 200 千卡热能，全程应增加体重 12.5 千克左右，怀孕中、晚期每周增重应为 0.3 千克～0.5 千克。如孕期热量供应不足，人就会消瘦、精神不振、皮肤干燥、骨骼退化、脉搏缓慢、体温降低、抵抗力减弱，影响胎儿正常发育。准妈妈膳食热能的主要来源应为碳水化合物，如各种谷类和薯类食品。

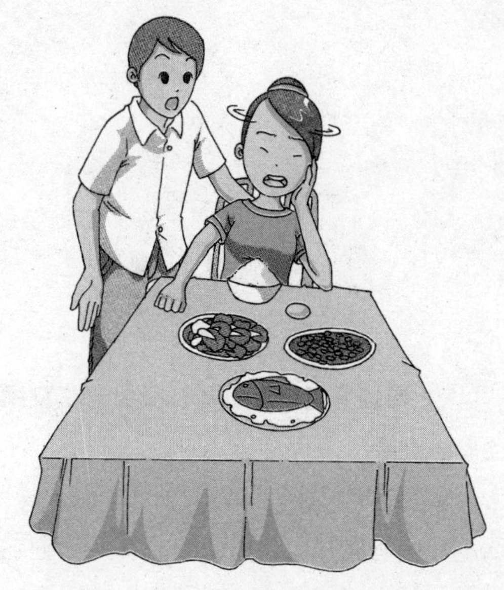

9 孕早期有哪些饮食原则

孕早期是胎儿从受精卵经分裂、着床直到形成人体的阶段。胎儿的细胞分化、器官形成主要发生在这一时期，尤以人体最重要的器官——脑和神经系统的发育最为迅速。同时，这一时期也是准妈妈体内发生适应性生理变化的时期。因此，这一时期的营养和膳食安排对准妈妈的健康和胎儿的发育均具有十分重要的作用。

孕早期的膳食应当做到营养全面、平衡适量，既要防止由于强烈的妊娠反应而引起的营养素缺乏，又要防止某些营养素摄入过多。其具体要求是：

1 保证优质蛋白质的供给

除母体生理变化所需的蛋白质外，胚胎发育过程中也以一定速度贮存蛋白质。例如，妊娠 1 个月时，蛋白质的贮存速度为每天 0.6 克。由于早期胚胎缺乏氨基酸酶类的合成能力，所需的氨基酸不能自身合成，全部需由母体供给。因此，妊娠早期每日蛋白质的摄入量应保证 40 克，相当于 200 克粮食加 2 个鸡蛋和 50 克瘦肉。

2 保证适当的能量供给

妊娠早期基础代谢增加不明显，胚胎生长缓慢，母体体重、乳房和子宫等组织变化不大，胎儿所需的能量主要由胎盘以葡萄糖转运形式提供，而脂肪的氧化和异生功能则很差。因此，在妊娠早期，每天必须摄入 200 克～300 克的碳水化合物（如面粉、大米、玉米、小米、薯类、食糖等），以免因饥饿而使母体血中酮体蓄积，并积聚于羊水中为胎儿所利用。研究表明，胎儿利用酮体后将对大脑发育产生不良影响，使胎儿出生至 4 岁时的智商低于正常儿童。

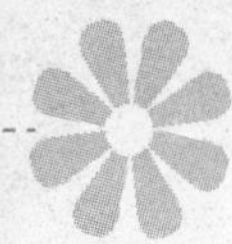

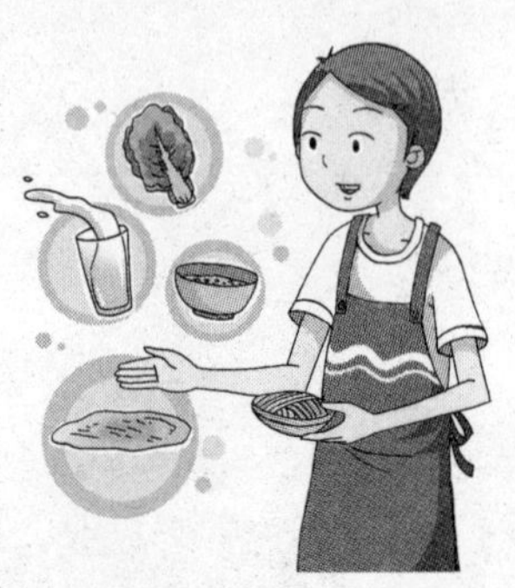

3 保证充足的无机盐、微量元素及维生素的供给

胚胎早期锌缺乏可导致胎儿生长迟缓，骨骼和内脏畸形，还可使中枢神经细胞的分裂和分化受到干扰，导致中枢神经系统畸形。铜摄入不足，也可导致胎儿骨骼、内脏畸形。因此，在妊娠早期，应注意补充锌、铜、铁、钙等矿物质及维生素。

4 合理调整每日的膳食构成

主食以米、面为宜，每日应保证200克~300克；杂粮以小米、玉米、豆类等为宜，每日25克~50克；蛋类（鸡蛋、鸭蛋）50克；牛乳220毫升；动物类食品（畜禽类肉及其内脏、水产类）100克~150克；蔬菜（其中绿叶蔬菜占2/3）200克~400克；水果50克~100克；植物油15克~20克。

此外，为减轻孕早期的妊娠反应，应少食多餐。烹调时注意清淡，避免过分油腻和刺激性强的食品。妊娠反应较轻的一般不必治疗，如果影响进食可少量服用B族维生素。

10 孕期最容易忽视的营养素有哪些

调查表明，孕期最容易忽视的营养素，一是水，二是清新的空气，三是阳光。

1 水

除了必要的食物营养之外，水也是必需的营养物质，但水却经常被人们所忽视。众所周知，水占人体体重的60%，是人体体液的主要成分，饮水不足不仅会引起干渴，同时还会影响到体液的电解质平衡和养分的运送。调节体内各组织的功能，维持正常的物质代谢都离不开水。所以，在怀孕期间要养成多喝水的习惯。

2 清新的空气

有些准妈妈因为怕感冒，不经常开窗，从而影响空气的流通，长此以往，会影响准妈妈的健康。因此，一定要注意室内空气的清新。

3 阳光

阳光中的紫外线具有杀菌消毒的作用，更重要的是通过阳光对人体皮肤的照射，能够促进人体合成维生素D，进而促进钙质的吸收和防止胎儿患先天性佝偻病。

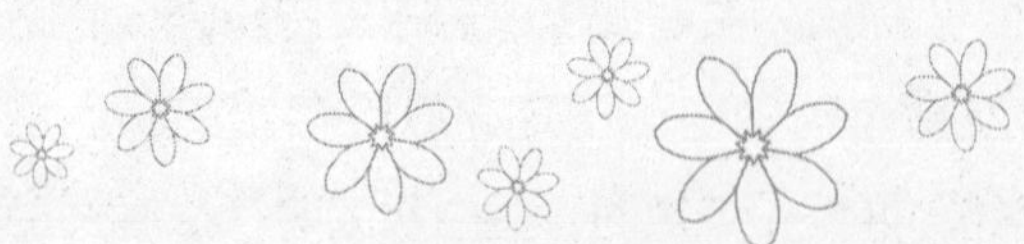

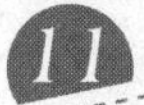

哪些食物准妈妈不能吃

❶ 螃蟹、海带和甲鱼会造成出血、流产。

❷ 薏米和马齿苋易促使子宫收缩，诱发流产。

❸ 杏及杏仁的热性及其滑胎特性对固胎不利。

❹ 黑木耳具有活血化淤之功，不利于胚胎的稳固和生长。

❺ 山楂会造成子宫收缩。

❻ 罐头食品含有添加剂，准妈妈摄入过多将对胎儿不利。

❼ 冷饮等过冷的食物会使胃肠血管突然收缩，消化功能减弱而出现腹泻、腹痛等症状。

❽ 汽水会消耗准妈妈体内的铁质，从而导致贫血，影响胎儿发育。

❾ 油条中会加入一定量含有铝的明矾，铝可以通过胎盘进入胎儿大脑，造成胎儿大脑发育障碍。

12 哪些食物准妈妈不宜多吃

❶ 菠菜中的草酸影响人体对钙、锌的吸收，准妈妈食入过多会降低体内钙、锌的含量，影响胎儿的生长发育。

❷ 现代饲料中添加了过多的催肥剂，并在动物肝脏中蓄积，食入过多猪肝，可能会使胎儿致畸。

❸ 久存的土豆生物碱的含量很高，吃多了会影响胎儿的发育。

❹ 某些作料，包括花椒、八角、桂皮、五香粉、辣椒等多食会导致准妈妈便秘。

❺ 准妈妈大量饮用含咖啡因的饮料和食品后会出现恶心、呕吐、头痛、心跳加快等症状，咖啡因还会通过胎盘进入胎儿体内，影响胎儿发育。

13 准妈妈能否节食

某些年轻的准妈妈怕怀孕发胖影响体形，或怕胎儿太胖分娩困难，常常节制饮食，尽量少吃，这种做法是十分有害的。女性怀孕以后，新陈代谢变得旺盛起来，与妊娠有关的组织和器官也会发生增重变化，子宫要增重 670 克，乳房要增 450 克，还需贮备脂肪 4500 克，胎儿重 3000 克～4000 克，胎盘和羊水重 900 克～1800 克。总之，女性在孕期要比孕前增重 11 千克左右，准妈妈体重增加、身体发胖都是必然和必要的，大可不必担心和控制。

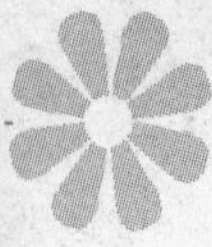

14 为什么准妈妈不宜偏食

准妈妈如果偏食，营养摄入单调，使体内长期缺乏某些营养物质或微量元素，就会造成营养不良，增加妊娠合并症的发生概率，如贫血或骨质软化症等。同时母体不能为胎儿生长发育提供所需的营养物质，会造成流产、早产、死胎或胎儿宫内发育不良等，或造成胎儿出生后瘦小、先天不足，以致多病、喂养困难。另外，胎儿期缺乏营养，如缺乏蛋白质、不饱和脂肪，会造成胎儿脑组织发育不良，以致出生后智力低下，成为人们所说的低能儿。

15 为什么准妈妈不宜吃刺激性食物

因为辛辣物质会随母体的血液循环进入胎儿体内，给胎儿以不良刺激。从准妈妈身体方面来说，怀孕后大多呈现血热阳盛的状态，而这些辛辣食物从性质上说都属辛温，会加重血热阳盛的状态，使体内阴津更感不足，加剧准妈妈口干、生目疮、心情烦躁等症状，从而不利于胎儿的正常发育。

16 准妈妈口味偏重对胎儿有影响吗

不少女性在妊娠期间由于妊娠反应而致口淡无味，喜进咸食。由于准妈妈在生理上的特殊变化容易引起体内水、钠潴留，因此专家警告，过咸食物对准妈妈和胎儿有害。因为进食盐分太多，会加重体内水、钠潴留而出现水肿，增加心脏和肾的负担，对准妈妈的心、肾功能不利，会诱发妊娠高血压综合征，不利于胎儿生长发育。因此，准妈妈必须限制食盐摄入量。

 准妈妈饮食是越淡越好吗

提倡准妈妈吃淡些，并不是说越淡越好。食盐进入人体即分离成钠离子和氯化物离子，氯化物保持细胞及周围水的平衡，这对生命至关重要。钠离子帮助控制血的含量及血压，对于心脏和肌肉的收缩是非常重要的。同时，肾脏能防止我们所摄入的过多的食盐留在体内。当食盐过量时，肾脏就会过滤、排泄掉；当缺少食盐时，肾脏只排泄水而保留钠。如果准妈妈体内缺盐，甚至几乎没有盐，那么准妈妈就会发生肌肉痉挛、恶心、抵抗力降低，母腹中的胎儿也将深受其害。

专家指出，准妈妈每日食盐摄取量大约是4克～10克，这其中1克～2克的食盐应来自含有钠的食品，另一部分则靠我们做饭做菜时添加进去。

 准妈妈宜吃热性香料吗

八角茴香、小茴香、花椒、胡椒、桂皮、五香粉、辣椒等热性香料都是调味品，但不适宜准妈妈食用。女性怀孕后体温相应增高，肠道也较干燥，而热性香料其性大热且具有刺激性，很容易消耗肠道水分，使胃肠腺体分泌减少，造成肠道干燥、便秘或粪石梗阻。肠道发生秘结后，准妈妈必然用力屏气解便，这样就引起腹压增大，压迫子宫内的胎儿，易造成胎动不安、胎儿发育畸形、羊水早破、流产、早产等不良后果。所以，准妈妈不宜吃热性香料。

 为何准妈妈不宜多服滋补药品

有些准妈妈喜欢服用滋补药品，以求强身健体，利于胎儿生长发育，这是一种认识上的误区，准妈妈在妊娠期间不宜多吃滋补药品。药物（包括各种滋补药品）进入人体后要经过某些器官的吸收、分解、代谢，多会产生一定的毒性作用或过敏反应。同时，准妈妈体内的酶系统也会发生某些变化，使药物在代谢过程中不易解毒或难以排出，常可蓄积中毒。有些药物在母体可通过胎盘直接影响胎儿生长发育，甚至发生流产或死胎。

 孕早期服用人参需要注意什么

体弱的准妈妈在孕早期可适当进补人参，提高自身免疫力，抵御外来病菌的侵入，并能增进食欲。研究表明，人参可明显增加机体红细胞膜流动性，具有明显的抗缺

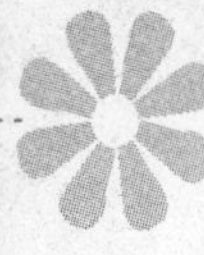

氧作用，对血液循环有明显改善作用，还能增强心肌收缩力，对胎儿的正常发育可起到促进作用。在孕早期，中医主张服用红参，体质偏热者可服用生晒参。

21 孕期吃水果有哪些注意事项

1 忌用菜刀削水果

因为菜刀常接触生肉、鱼、生蔬菜，会把寄生虫或寄生虫卵带到水果上。

2 吃水果后应漱口

有些水果含有多种发酵糖类物质，对牙齿有较强的腐蚀性，食用后若不漱口，口腔中的水果残渣易造成龋齿。

3 水果要适量

把水果当饭吃其实是不科学的。尽管水果营养丰富，但并不全面，尤其是蛋白质及脂肪相对较少，而这两种物质也是胎儿生长发育所不能缺少的。

4 饭后不要立即吃水果

饭后立即吃水果会造成胀气和便秘，因此，宜在饭后半小时或饭前 1 小时吃水果。

22 水果是吃得越多越好吗

一般来说，准妈妈每天摄取 500 克水果已经足够。因为水果除了提供维生素、膳食纤维外，其他营养成分并不多，反而含糖量不少，多吃极易造成热量积聚，导致肥胖等疾病。近年来，准妈妈因暴食水果而引发妊娠糖尿病的例子屡见不鲜。准妈妈在怀孕期间体重增加 12.5 千克左右属于正常，如过量摄取糖分将使准妈妈的体重超标、胎儿过大，分娩时容易发生大出血，产后体形也很难恢复。

23 孕期有哪些水果不能吃

1 山楂，俗称棠株、山里红。由于它能活血化淤、消积破气，故对胎儿极为不利，甚至会引起流产。

2 胎动不安和胎漏下血者应忌吃西瓜。

3 早孕反应较重时应忌吃荔枝和龙眼肉。

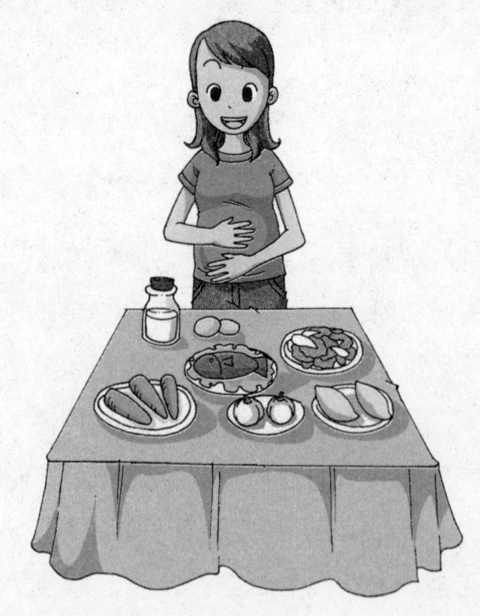

24 为什么不能用水果代替蔬菜

水果香甜可口，营养丰富，食用方便，适合准妈妈日常食用。但是，水果所含的营养成分不能够代替蔬菜。水果与蔬菜的主要营养成分都是碳水化合物，以及不同质和量的维生素、无机盐、纤维素、各种酶类和某些特殊的营养物质，但水果粗纤维素含量及其特殊营养成分不如根茎绿叶类蔬菜。例如，苹果只含有细纤维素，而芹菜富含粗纤维素，二者营养及药用价值各异，不可以相互替代。准妈妈在选购食品时，一定要讲究各种水果及蔬菜的搭配，注意荤素及颜色的协调。

准妈妈每天应该喝多少水

怀孕后，准妈妈要适量多喝白开水，保证母胎的需要。饮水量大约每天 1 升 ~ 1.5 升为宜。准妈妈的饮水量还要根据自己活动量的大小、体重、季节、气候的冷暖、地理环境的干燥与潮湿等多种因素来决定，酌情增减。如果进水量过少，血液浓缩，血中代谢废物的浓度就会升高，不仅排出不顺利，而且尿路感染的机会也会增加，这对胎儿的新陈代谢不利，对准妈妈的皮肤护理和保养也不利。

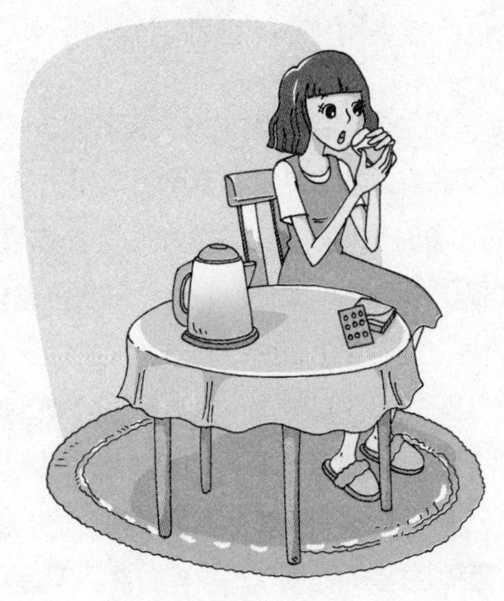

准妈妈饮水过多有哪些危害

准妈妈每天必须喝足够的水，但也不能过量。大量喝水后，人体易产生疲倦感，食欲大减，还使人感到昏昏沉沉的。这是因为饮水过多冲淡了血液，全身细胞气体交换就会受到影响，而脑细胞一旦缺氧，人就会变得迟钝。专家指出，肾功能正常的人每天最多只可排出 10 升 ~ 20 升尿液。如果饮水过量，肾脏来不及将多余的水排出体外，体内积存的水分便会稀释血液，出现低血钠现象。钠是维持人体细胞渗透压的重要电解质，血钠过低会影响机体的各种机能。

另外，准妈妈喝水过多也会引起或加重水肿。

 准妈妈喝什么水比较好

水是生命之源，也是六大营养素之一，人不可缺水。水可从饮料或食物中补充，身体内代谢时也可产生“内生水”补充需要。准妈妈要补充水，喝什么为好？开水经过煮沸消毒，清洁卫生，应是水分补充的主要来源。准妈妈不要喝生水，以防腹泻或被传染其他疾病。咖啡及浓茶具有较强的兴奋性，应该少喝。矿泉水有许多微量元素，可以饮用。市场供应的许多饮料含糖分高，不宜多饮。准妈妈及产妇不论喝什么饮料，均不宜冰镇时间过长，太冷的饮料对消化道有刺激，过急大量喝进去可使胃肠血管痉挛、缺血，以致胃痛、腹胀、消化不良等。

 准妈妈需要使用净水器吗

随着人们生活水平的提高，矿泉水、纯净水的概念逐渐深入人心，而且现在有些地区的水污染很严重，经过水厂处理的水并不一定能达到饮用的要求，所以很多有条件的家庭都使用上了净水器，净化水管中流出的水，又保持原本水中的有益活性成分和微量元素。

目前，国际上流行的净水器是用高分子超细纤维制作净水材料，以新型高效抗菌活性炭作为吸附介质，采用了熔喷高效滤芯深层过滤新技术。这类净水器纳污量大，过滤精度高，处理水流量大，不仅能清除水中的异味、色度、悬浮物，有效吸附水中的有毒有害物质、致癌有机物，还能向水中释放出有益于人体健康和机体平衡的微量元素，且具有杀菌和抑菌的作用。对准妈妈来说，家里条件允许的话，可以配备净水器。

 准妈妈为何不宜饮用含咖啡因的饮料

如果口服咖啡因，剂量1克以上会导致中枢神经系统兴奋、呼吸加快、心动过速、失眠、眼花、耳鸣等。服用1克以下也会由于对胃黏膜的刺激，致使某些人出现恶心呕吐、眩晕、心悸、心前区不适等症状。

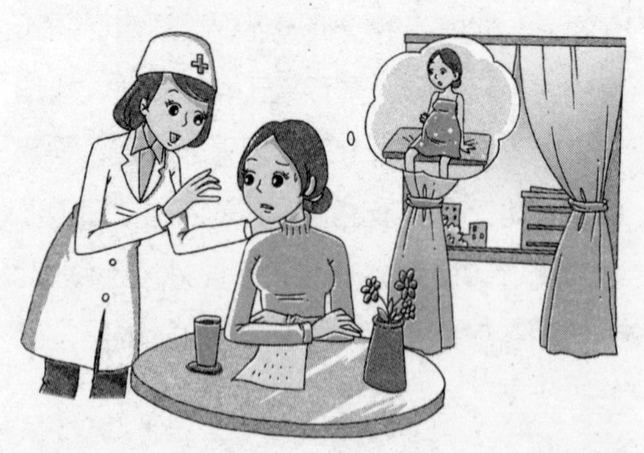

咖啡因可能会引起遗传性疾病，因为咖啡因的化学结构与人类遗传基因 DNA 大分子中的一个酸的原子核非常类似，咖啡因可能与 DNA 结合，使细胞发生变异。德国科学家还证明咖啡因能破坏人体细胞的染色体。胎儿对咖啡因特别敏感，咖啡因能迅速通过胎盘作用于胎儿。1 瓶 340 克的可乐型饮料含咖啡因 50 克～80 克，若准妈妈过量饮用可乐型饮料，胎儿则会直接受到咖啡因的影响。为了未来宝宝的健康，准妈妈应避免饮用含咖啡因的饮料。

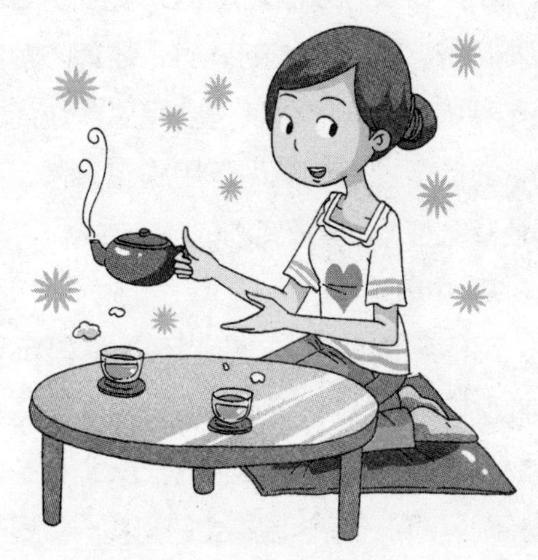

30 准妈妈为什么不宜饮浓茶

茶叶中含有大量的鞣酸，鞣酸可与食物中的铁元素结合，形成一种不能被机体吸收的复合物。准妈妈如果过多饮用浓茶易引起妊娠期贫血，也将给胎儿留下先天性缺铁性贫血的隐患。科学家进行试验，用三氯溶液作为铁质来源给人服用，发现饮白水者铁的吸收率为 21.7%，而饮浓茶水者铁的吸收率仅为 6.2%。

此外，茶叶中含有 2% ～ 5% 的咖啡因，如果每日喝 5 杯浓茶，就相当于服用 0.3 毫克～ 0.35 毫克的咖啡因。咖啡因具有兴奋作用，会刺激增加胎动，甚至危害胎儿的生长发育。有关专家已经证实，准妈妈若每天饮 5 杯浓红茶，就可能使新生儿体重减轻。

31 哪些茶适合准妈妈喝

我们国家有悠久的茶文化，因此很多人习惯于喝茶。以下几种茶适合准妈妈饮用：

1 功能茶

由植物的叶或茎煎炒而成的，不含咖啡因的功能茶，比如薄荷茶、柠檬马鞭草茶、菩提茶、玫瑰花茶、树莓叶茶等。薄荷茶和柠檬马鞭草茶非常适合妊娠反应剧烈的时候饮用。玫瑰花茶富含维生素 C，有很好的美容效果，同时还有利于铁的吸收，因而有消除贫血的功效，非常适合在妊娠中期饮用。以西洋菩提树为原料制成的菩提茶可以有效地提高睡眠质量，一般在睡觉前饮用。

❷ 谷物茶

将大麦煎炒煮制而成的大麦茶是不含咖啡因的，麦香怡人的同时，还有防止血液黏稠的功效。黑豆茶是由黑豆煎炒而成的，豆皮中含有抗氧化作用的花青素，另外还富含对人体健康有利的胚芽成分。

❸ 中国茶

用花朵制成的菊花茶是不含咖啡因的，因此比较适合孕妇饮用。黄山贡菊茶能驱除体热，黄山云雾茶富含维生素 C，枸杞茶能滋补明目，陈皮茶能健胃止咳消痰，金银花茶能抗炎解热抗菌，胖大海茶能改善便秘、降血压、润喉利咽，红枣茶能消除贫血、润喉利咽。

32 准妈妈为何不宜服用热补品

准妈妈由于周身血液循环系统中的血流量明显增加，心脏负担加重，子宫颈、阴道壁和输卵管等部位的血管都处于扩张、充血状态，加上内分泌功能旺盛，容易导致水、钠潴留而产生水肿、高血压等病症。再者，准妈妈由于胃酸分泌量减少，胃肠道功能减弱，会出现食欲不振、胃部胀气、便秘等现象。在这种情况下，如果准妈妈经常服用温热性的补药、补品，比如人参、鹿茸、鹿胎胶、鹿角胶、桂圆、荔枝、胡桃肉等，势必导致阴虚阳亢、气机失调、气盛阴耗、血热妄行，加剧孕吐、水肿、高血压、便秘等症状，甚至引发流产或死胎等。

33 孕早期性生活有哪些注意事项

为了保证胎儿的健康，妊娠头 3 个月应避免性交。因为此时胚胎正处于发育阶段，特别是胎盘和母体子宫壁的连接还不紧密，如果进行性生活，很可能使子宫受到震动，导致胎盘脱落，造成流产。即使性生活时十分小心，由于准妈妈盆腔充血，子宫收缩，也有可能造成流产。

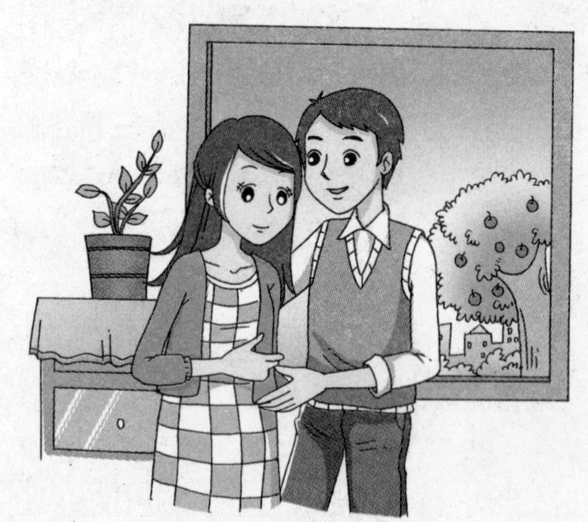

34 孕期性生活可能导致哪些问题

孕期性生活可能会引起不良的情况主要有：

❶ **可能引起出血**

妊娠期盆腔充血，阴道中颈变软，性生活的碰撞可能引起黏膜、血管破裂而引起出血。

❷ **可能引起感染**

妊娠晚期过性生活可能将外界的细菌带入阴道内，若不久临产，这些细菌可沿着已开放的子宫口进入体内，引起产褥感染。

❸ **可能引起流产、早产**

性交的刺激可引起子宫收缩，导致流产或早产。

❹ **可能引起胎膜早破、胎盘早期剥离等并发症**

妊娠期腹部隆起，性交不便，如果碰撞了腹部，有可能促使胎盘与子宫壁过早分离，或者使子宫内压增高，引起胎膜早破。所以，在怀孕期间性交可以，但也要看身体情况，慎重决定。

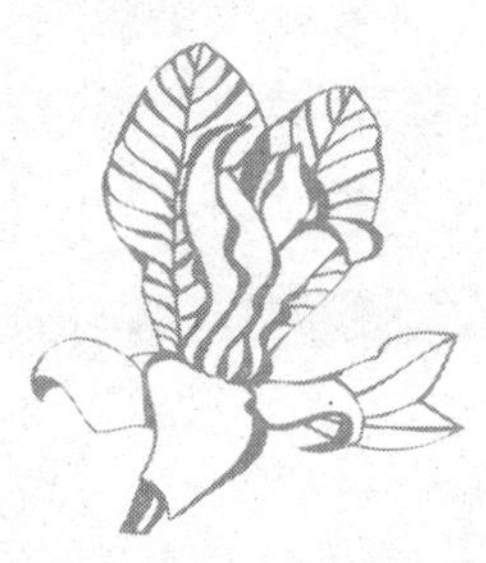

35 什么情况应禁止性生活

准妈妈有以下情况应禁止性生活：有出血和腹痛的症状；有多次流产的记录；有严重的妊娠期合并症、妊娠中毒症；妊娠36周以后；阴道或宫颈有明显炎症，性交易造成上行感染，引起胎膜发炎、早产等情况。

36 怀孕以后可以有性交以外的亲密行为吗

一般来说，孕前接吻、拥抱、抚慰、性交都算正常，但怀孕后就要有所选择。不宜肛交，因肛交会刺激子宫口，诱发流产或早产。怀孕期间应该是丈夫的禁“口”期，怀孕后阴道分泌物会增加，会破坏口交时的气氛和美感。曾有因口交引起空气栓塞而导致准妈妈死亡的报告案例。

37 孕期应如何保护乳房

孕期乳腺之间有许多纤维组织开始生长，乳房逐渐变大，乳头周围的皮脂腺也肥大隆起，此时应该注意以下几点：

❶ 切不可挤压乳房。睡眠时应侧卧或仰卧，俯卧会使乳房受到挤压。

❷ 不要穿过紧的内衣，更不要束胸，即便到了妊娠后期，乳房明显增大、出现下垂时，也不要穿过紧的胸罩，以免影响乳腺的发育，甚至造成腺管的阻塞，使产后乳汁排出不畅，导致乳腺炎。

❸ 勤洗澡，勤换内衣，保持乳房的清洁。特别是产前3～4个月，要经常用温开水清洗乳头，将皮肤皱褶处擦洗干净，既可以保持乳房的卫生，也可以增加乳头表皮的韧性，以经得起喂奶时婴儿的吸吮。如果乳头内陷，擦洗的时候用手轻轻外拉把乳头捏出来。凹陷的乳头常常积存污垢，可以先涂上植物油，使其变软，然后再用温水和肥皂清洗干净。

❹ 如果在孕期乳房出现异常疼痛和外形的改变，应立刻找医生治疗指导，切不可自己乱治，以免影响产后哺乳。

❺ 如果乳房出现胀痛，用一只手握住对侧的乳房，轻轻按摩，两手交替进行。

❻ 禁止使用丰乳霜或减肥霜。许多准妈妈嫌自己的乳房小而搽用丰乳霜，也有嫌自己的乳房大而使用减肥霜，这是不可取的。不管是丰乳霜还是减肥霜，都含有一定的激素或药物成分，孕期使用会影响乳房的正常发育。

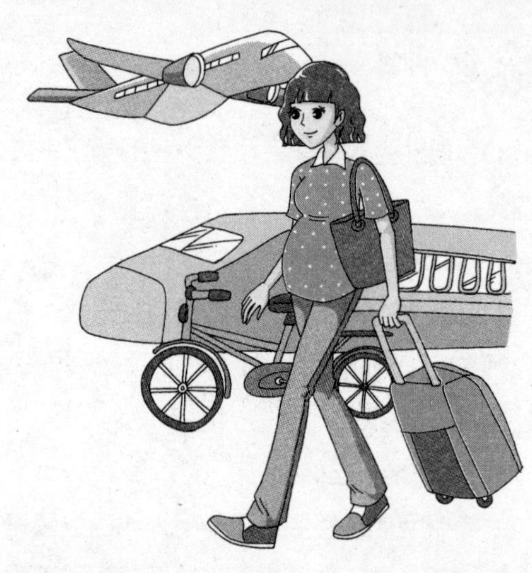

38 准妈妈为什么不宜去拥挤的场所

人多拥挤的场合容易发生意外，如在广场看节目，就有可能挤倒人。准妈妈由于身体不便，最容易出现问题。人多拥挤的地方空气污浊，会造成胸闷、憋气，胎儿的供氧也会受到影响。人多拥挤的场合必然人声嘈杂，形成噪声，这种噪声对胎儿发育十分不利。拥挤的场合易传播疾病。公共场合中各种致病微生物的密度远远高于其他地区，尤其在传染病流行的期间和地区，准妈妈很容易染上病毒和细菌性疾病。这些病毒和细菌对于一般健康人来说可能影响不大，但对准妈妈和胎儿来说都是十分危险的。

 39 孕早期准妈妈为何不宜多用洗涤剂

因为洗涤剂中的一些化学成分能够使受精卵变性或坏死。准妈妈在怀孕早期过多使用洗衣粉、洗发精、浴液会被皮肤吸收，贮存在体内，使受精卵外层细胞膜变性，造成流产。若女性经常使用洗涤剂，体内吸收达到一定浓度，在受精 48 小时后，即可使卵细胞变性、孕卵死亡，这也是女性不孕的原因之一。

 40 准妈妈为什么不宜开着灯睡觉

电灯光会对人体产生一种光压，长时间照射会引起神经功能失调。而且灯光以每分钟 50 次的速度抖动，当室内门窗紧闭时，与污浊的空气产生含有臭氧的光烟雾，对居室内的空气形成污染。白炽灯光中只有自然光线中的红、黄、橙 3 色，缺少阳光中的紫外线，不符合人体的生理需要。荧光灯发出的光线带有看不见的紫外线，短距离强烈的光波能引起人体细胞发生遗传变异，容易诱发畸胎或皮肤病。因此，准妈妈应在睡觉前关灯，同时将窗户打开 10 ~ 15 分钟，让有害物质自然飘出窗外。白天在各种灯光下工作的准妈妈，应该特别注意到室外晒太阳。

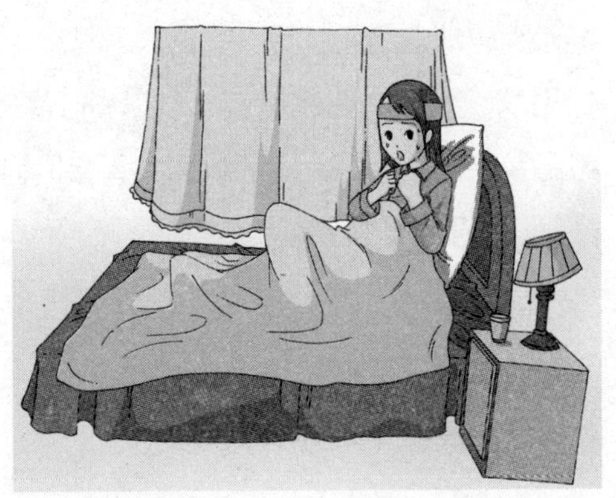

 41 准妈妈如何正确洗澡

由于胎儿生长发育的需要，妊娠期母体各系统发生一系列适应性变化，例如准妈妈的汗腺和皮脂腺分泌旺盛，并且由于盆腔充血，阴道白带也较非孕期明显增多，因而准妈妈要经常洗热水澡，勤换内衣，保持皮肤、外阴清洁，避免感染。准妈妈洗热水澡不但可清洁皮肤，还可通过温热刺激加速母体的血液循环，消除机体疲劳，改善母子间的物质代谢，热水浴对母子都大有益处。传统的沐浴方法有盆浴、淋浴、擦浴等数种，对准妈妈来说淋浴最为理想，既能防止洗浴的液体流进阴道，导致感染，又可根据准妈妈身体条件调节合适的水温。盆浴会使全身的肌肉、血管扩张，造成子宫胎盘血流量暂时减少。

 静电对准妈妈有什么危害

秋冬两季的气候相对干燥，许多人都会受到静电困扰，如握手、拉门把手、按电梯按钮、脱毛衣，甚至开水龙头都会“触电”。静电可致准妈妈体内孕激素水平下降，继而引发流产或早产。持久的静电还可引起人体血液的pH值升高，血钙减少，尿中钙排泄量增加，对准妈妈的危害更大。同时，静电还会使人感到疲劳、烦躁和头痛。所以，准妈妈应特别注意防止静电。

 准妈妈如何防止静电伤害自己

居室内最好避免使用化纤地毯、装饰物和塑料质地的饰物，卧室内尽量不要摆放电器，房间要经常通风换气，以增加室内温度。不要长时间待在高楼大厦和电脑聚集的办公室里，应适当到户外活动。使用保湿性能好的护肤品，以保证皮肤含有充足的水分。最好穿纯棉或真丝材料的内衣、内裤，以减少静电的不良刺激引起的身体不适。洗衣服时最好选用防静电的洗涤剂，或放入适量柔顺剂。多吃些含维生素C、维生素A、维生素E和酸性的食物，如卷心菜、西红柿等。

 准妈妈睡电热毯好吗

冬季使用电热毯有方便、卫生、加热速度快等优点，深受许多家庭欢迎。但是，电热毯通电后会产生磁场，这种电磁场会影响胎儿的细胞分裂，导致正常分裂的细胞发生异常改变。对这种磁场影响最敏感的是胎儿的骨骼细胞，从而会使胎儿骨骼发育异常而致畸形。因此，准妈妈最好不用电热毯。

 哪些有害物质会影响胎儿的大脑发育

胎儿的脑细胞在逐渐形成的时候，如果出现有害物质进入体内，必然阻碍脑部的发育。我们将这些有害物质称为刺激。刺激又可分为有形的刺激与无形的刺激。无形的刺激指的是准妈妈的心理状态。准妈妈的心理状态会造成母体荷尔蒙的变化，经过胎盘传达到胎儿的脑部。有形的刺激，指的是能够毫无阻碍地进入脑神经细胞的有害物质，例如酒精、水银、一氧化碳、枯叶剂、香烟、毒品及药品，等等。有形刺激会直接阻碍脑部及身体器官的发育。

46 养猫会导致胎儿畸形吗

由于猫是一种弓形虫的终宿主，养猫的女性极易受其影响而染上弓形虫病，通过胎盘侵染胎儿。弓形虫属原生动物门、孢子虫纲、球虫目艾美尔科，是一种人畜共患的寄生虫病的病因。胎儿受弓形虫的先天感染，可导致流产、死产、婴儿弓形虫病。在美国，每年大约出生3000名先天性弓形虫病患儿，而在其他的一些西方国家，每千名活产婴儿中大约也有1～7名患有弓形虫病。大部分受感染的胎儿没有症状，但却埋下了隐患，因为其中很大一部分可能会在成年后约二三十岁时发病，出现视力不足、失明及智力障碍、癫痫，甚至死亡。

对准妈妈而言，最重要的是远离弓形虫。这主要应从以下几方面着手：消灭病猫，少与猫咪接触；搞好环境卫生，特别是水、粪管理，防止猫粪污染水源、食物和饲料；遵守个人卫生和饮食卫生；不吃生的或不熟的肉和生乳、生蛋等；饭前便后要洗手。此外，由于妊娠初期感染本病多引发胎儿严重畸形，故遇此情况应进行人工流产；药物治疗仅适用于怀孕4～5个月以后的准妈妈。但不管属于何种情况，使用何种药物，都要在医生指导下进行。

47 如何预防胎儿唇腭裂

造成胎儿唇腭裂畸形的因素主要包括遗传因素及环境因素。有20%左右的唇腭裂患儿显示存在遗传因素，在他们的直系或旁系血亲中有类似的畸形存在，但这种遗传性可以因生活条件的改变或新陈代谢的变异而发生变化，不是一成不变地遗传给后代。

在妊娠头3个月内患风疹的准妈妈，出生的婴儿很多患有唇腭裂。除风疹病毒外，准妈妈被其他病毒感染也可导致婴儿先天畸形。妊娠期间胎儿受到撞击；准妈妈在怀孕早期长期缺氧；准妈妈服用某些影响代谢的药物、某些化学物质中毒也可导致胎儿先天畸形。另外，还有精神因素，尤其是强烈的精神刺激，也可能导致胎儿畸形。

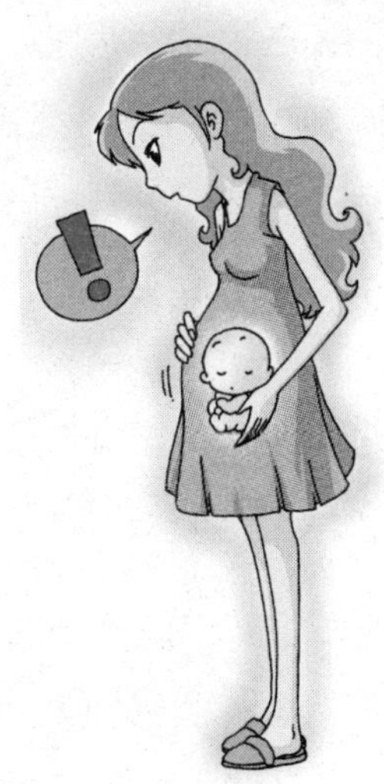

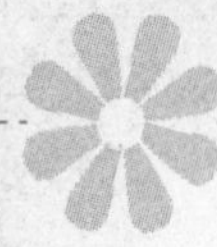

48 噪声对准妈妈和胎儿有什么危害

噪声对人体健康的危害越来越引起人们的重视。长期生活在噪声污染的区域会使人烦躁不安、情绪不稳，影响食欲、休息和睡眠，长期受噪声影响还可致听力下降。噪声对准妈妈的危害更大，不仅影响准妈妈中枢神经系统的机能，还可使胎心加快、胎动增加，对胎儿极为不利。高分贝噪声可损害胎儿的听觉器官，并使准妈妈内分泌功能紊乱，诱发子宫收缩而引起早产、流产、新生儿体重减轻及先天性畸形。有调查研究证实，准妈妈若受过 85 分贝以上的噪声影响，胎儿在出生前就会丧失听觉的灵敏性。胎儿内耳蜗处在生长发育阶段，极易遭受噪声损害，大量低频率噪声可进入子宫被胎儿听到，从而影响其耳蜗发育。胎儿内耳受到噪声影响，可使脑的部分区域受损，严重影响大脑的发育。因此，孕期应尽量避免噪声的影响。

49 汽油味对准妈妈和胎儿有哪些危害

飞机、汽车及摩托车等机动车辆所使用的动力汽油对人体的危害较大，因为这种油为了防震防爆，都加入了一定量的四乙基铅，故又称为乙基汽油。乙基汽油燃烧时，四乙基铅即分解释放出铅，随废气排放到大气中。据调查，空气中的铅有 60% 来源于汽油。据报道，1976 ~ 1980 年，美国将汽油中的铅含量标准降低了一半，美国人血液中的铅含量随之降低了 37%，这充分说明了汽油中的铅对人体的影响之大。

准妈妈通过呼吸吸到体内的铅会在血液中沉积，进而对人体包括腹中的胎儿产生危害，可引起胎儿铅中毒和先天性发育畸形。因此，准妈妈不宜多闻汽油味。此外，乙基汽油中的四乙基铅毒性剧烈，短时间内吸入含有高浓度四乙基铅的气体或皮肤大量接触吸收后，均可能发生急性中毒。倘若由于用嘴呼吸或不慎误服，则会通过消化道吸收而引起严重中毒。

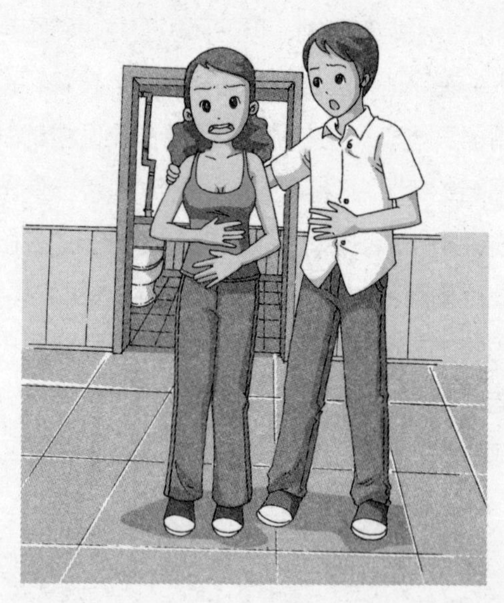

准妈妈可以注射乙型肝炎疫苗吗

乙型肝炎疫苗主要适用于生活在乙型肝炎高发区、配偶或家庭成员有乙肝者的准妈妈。首次注射后隔 1 个月、6 个月再各注射 1 次，共注射 3 次。如果准妈妈本人乙肝表面抗原阳性或乙肝表面抗体阳性则不必再注射。

准妈妈可以注射乙型脑炎疫苗吗

注射乙脑疫苗对准妈妈、胎儿均无害，但不必常规注射，有必要时可按要求注射。

准妈妈可以注射狂犬疫苗吗

在狂犬病流行区，准妈妈如被狗或其他动物咬伤，或者在非流行区被疯狗或疑似疯动物咬伤，都应注射狂犬疫苗。在咬伤的当天和之后的 3、7、14、30 天，各注射狂犬疫苗 1 针。严重咬伤，如上肢、头面部或身体多处被咬伤者，应立即注射狂犬病免疫球蛋白或注射抗狂犬病血清，然后再按上述程序注射狂犬疫苗。

准妈妈不能注射哪些疫苗

并非所有的免疫接种都是安全的，如水痘、风疹、麻疹、腮腺炎、甲肝都是病毒性减毒活疫苗，准妈妈不宜注射。此外，准妈妈应禁用口服脊髓灰质炎疫苗及百日咳疫苗。另外值得注意的是，凡有流产史的准妈妈，为安全起见，均不宜接受任何免疫接种。

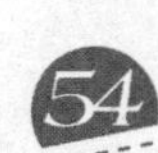

准妈妈注射疫苗应注意什么

打防疫针就是将生物制品接种到人体内，使人产生对传染病的抵抗力，以达到预防传染病的目的。这种防病方法又叫人工免疫。准妈妈接到打防疫针的通知时，应向防疫医生反映自己的怀孕情况，以及疾病史、过敏史等，由医生决定打针还是不打针以及打哪种针。

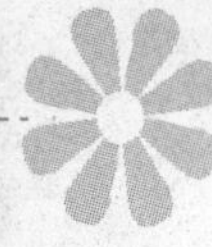

55 准妈妈注射乙肝疫苗应注意什么

目前常用的乙肝疫苗为灭活疫苗，一类是血源疫苗，经过严格的消毒处理；另一类是各种基因工程疫苗，这些乙肝疫苗是非常安全的。准妈妈注射后可引起免疫反应，保护准妈妈免遭乙肝病毒的感染，有益于健康。接种的乙肝疫苗也不会进入胎儿体内，因此不会影响胎儿。

准妈妈注射乙肝疫苗应注意以下两点：一是注射前先验血查乙肝 5 项指标，如乙肝表面抗体阴性，表示未受到乙肝病毒感染，即可常规注射 3 支疫苗；二是接触过乙肝病人，怀疑自己受到感染者，可先注射 1 支免疫球蛋白，然后再验血，如乙肝表面抗原或乙肝表面抗体为阳性，则不需要打乙肝疫苗了；如都是阴性，可常规注射 3 支疫苗。

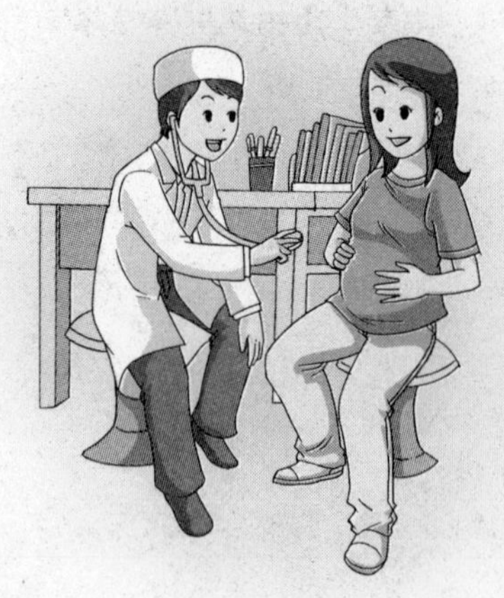

56 准妈妈用药的原则是什么

准妈妈不可滥用药物，孕期如需服药应注意以下几点：

❶ 孕早期（孕 1 ~ 3 个月）尽可能避免用药。药物的致畸作用主要与药物性质、用药时胚胎发育阶段、胎儿对药物的敏感性、药物剂量的大小以及用药时间长短有关。妊娠的头 3 个月是胎儿的器官分化、发育、形成阶段，3 个月以后，除生殖器官和中枢神经系统进一步发育外，胎儿的多数器官均已形成。

❷ 有病需要用药时应请教医生，不要自行服药。

❸ 禁止服用目前已明确有可能使胎儿致畸的药物，在有多种药物可供选择的情况下，应尽量选取临床使用时间较长、相对安全、对胎儿毒副作用小的药物，尽量避免大剂量、长时间或多种药物一起使用。病愈或基本痊愈后要及时停药，以达到既去除母体疾病，又无损胎儿的目的。

❹ 患有慢性病需要长期服药的准妈妈，妊娠后应根据病情适当减少药物用量，或选用对胎儿影响较小的药物。

❺ 注意胎龄和用药之间的关系。药物对胎儿的影响，除了取决于药物的性质之外，用药时的胎龄也很重要。一般来说妊娠 3 个月以内是致畸敏感期，尤其孕 3 ~ 6

周影响最大，如果发生畸形也最严重，因此在怀孕头3个月用药要特别慎重。妊娠4个月以后，致畸机会减少，但可能造成功能异常。还有用药的剂量、持续时间或反复使用孕期不宜使用的药物，都会加重对胎儿的影响。

为了减少孕期用药的危险，在慢性病未痊愈前尽量不要怀孕。平时注意孕期营养和卫生保健，少生病，少用药。

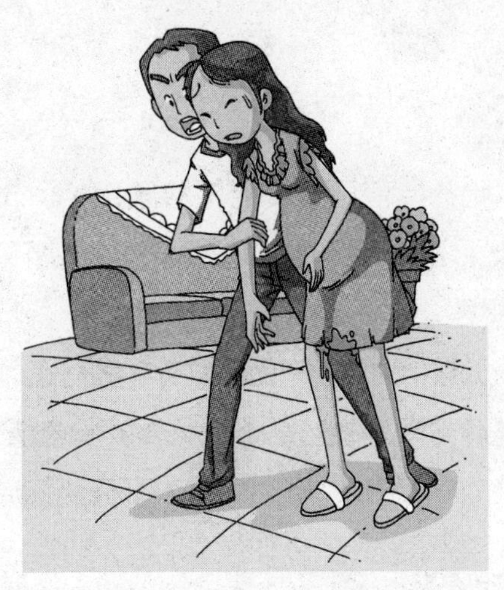

 哪些西药不利于胎儿发育

❶ 抗生素类

如四环素类药可导致骨骼发育障碍、牙齿变黄、先天性白内障等；链霉素及卡那霉素可导致胎儿先天性耳聋并损害胎儿肾脏；氯霉素可使胎儿骨髓机能受抑制、新生儿肺出血；磺胺（特别是长效磺胺）可导致新生儿黄疸。

❷ 镇静药

甲丙氨酯可导致胎儿发育迟缓、先天性心脏病；安宁片造成发育迟缓；巴比妥类可导致胎儿指（趾）短小，鼻孔通连。

❸ 解热镇痛药

阿司匹林或非那西汀可导致胎儿骨骼畸形、神经系统或肾脏畸形。

❹ 激素

雌激素可造成胎儿上肢短缺（海豹样）、女婴阴道腺病、男婴女性化；孕激素可造成女婴男性化、男婴尿道下裂；可的松可造成无脑儿、唇腭裂、低体重畸形；甲状腺素也会引起胎儿畸形。

❺ 抗肿瘤药

环磷酰胺可造成胎儿四肢短缺、外耳缺损、腭裂；6－硫嘌呤可造成胎儿脑积水、脑脊膜膨出、唇裂、腭裂。

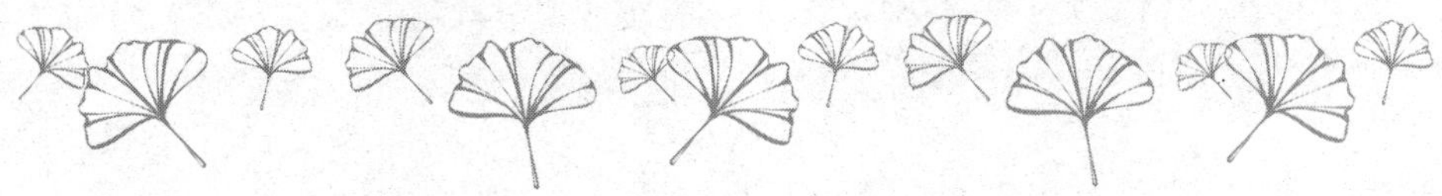

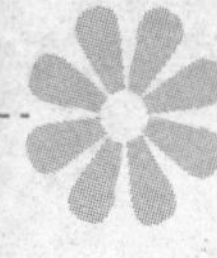

58 药物对不同时期的胚胎有什么影响

胎儿发育可分受精与着床期（孕5周前）、胚胎期（孕5～10周）及胎儿期（孕10周后）。第一期孕卵细胞分裂活跃，但功能未分化，对毒性轻的药物，孕卵可通过代偿继续发育，毒性重的则会干扰孕卵着床而流产。孕5周起，母胎间血液循环已经建立，孕5～10周是胚胎器官发生期，细胞已高度分化，药物毒性如杀伤部分细胞则无法代偿而产生形态及功能上的畸形。畸形的类型与器官发育阶段及用药的时间、途径、剂量均有关系。孕10周后，胎儿脏器已形成，但胎儿肝、肾解毒能力差，常因中毒影响胎儿成长和某些器官功能。因此，为避免胎儿畸形，在胚胎器官形成期，准妈妈用药要特别慎重。

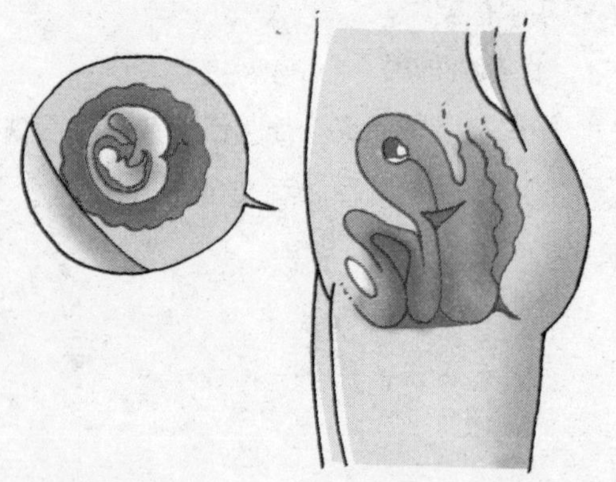

59 孕期用错药怎么办

准妈妈如果服错了药，应主要从服药时间及相关症状来考虑是否对胎儿有影响。

1 孕3周以内

服药时间发生在怀孕3周（停经3周）以内，称为安全期。一般来说，这个时候有害药物会导致自然流产；如果没有任何流产现象及其他症状，则表示药物对胎儿并没有造成不良影响，可以继续妊娠。

2 孕3～8周

是胎儿主要器官分化发育的时期，胚胎对于药物的影响最为敏感，因此称高敏期。应根据药物毒副作用的大小及相关症状加以判断，如果出现阴道出血则不宜盲目保胎，应根据医生的建议考虑终止妊娠。

3 孕8～20周

此时，胎儿的各个器官进一步发育，对于药物的毒副作用同样较为敏感，但一般不会引起流产，致畸程度也相对较低，称为中敏期。可根据医生的建议考虑继续妊娠，但要在晚期做羊水、B超扫描或胎儿镜检查。

4 孕20周以后

胎儿的各个脏器已基本发育成熟，对药物的影响敏感性较低，称为低敏期。但也可能出现发育异常或局限性损害，因此也应给予重视。

准妈妈忌用的中草药有哪些

从近几年的有关研究看，有些中草药对准妈妈及胎儿有一定的不良反应，其中最常见的危害是引起流产、早产以及死产等，如中草药中的红花、枳实、蒲黄、麝香等，能兴奋子宫，使子宫紧张性增高，甚至引起子宫痉挛性收缩，造成胎儿宫内缺氧而发生死产。另一些中草药可使肠蠕动增加，反射性地引起子宫强烈收缩，造成流产和早产，如芒硝、大黄、大戟、商陆、巴豆、芫花、牵牛、甘遂等。还有一些中药本身就具有一定的毒性反应，如斑蝥、生南星、附子、乌头、蜈蚣、朱砂、雄黄等，其所含的生物碱以及矿物质成分，可以进入胎盘直接影响胎儿。

祖国医学认为，妊娠期主要是忌活血破气、滑利攻下、芳香渗透、大热有毒之品。

1 活血可使血液循环加速，迫血下流，而促胎外出。迫血随气行，气乱则无力固胎。活血破气类药物主要有桃仁、红花、三棱、莪术、泽兰、苏木、刘寄奴、益母草、牛膝、水蛭、虻虫、乳香、没药等。

2 滑利攻下类药物主要有滑石、冬葵子、甘遂、大戟、芫花、薏苡根、巴豆、牵牛子、木通等，此类药物多具通便利尿、泻下通府的作用，气耗则胎失固摄，胎儿下坠。

3 大辛大热类药物主要有附子、肉桂、川乌、草乌等，这些药物性热而燥，辛热走窜，迫血妄行，燥能伤津，对胎儿不利，且多有不同程度的毒性，有堕胎之弊。

4 芳香渗透类药物主要有麝香、草果、丁香、降香等，多辛温香燥，有疏通气机的作用，气行则血行，以迫胎外出。

5 有毒之品如水银、朱砂之类，有直接伤胎、腐胎的作用，严禁服用。

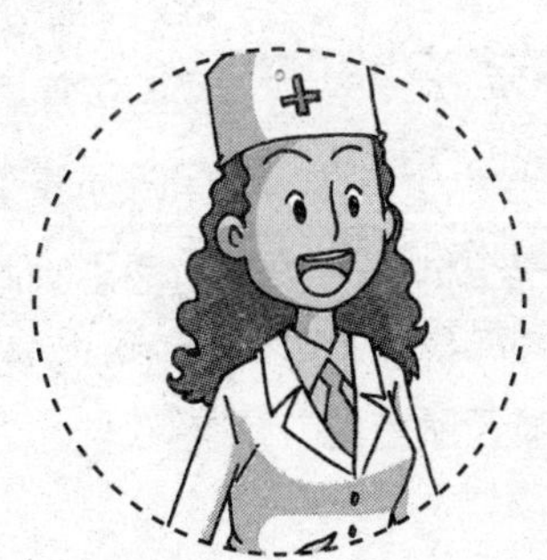

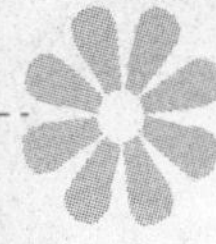

准妈妈忌用的中成药有哪些

准妈妈忌用的中成药有：牛黄解毒丸、大活络丹、至宝丹、六神丸、小活络丹、跌打丸、舒筋活络丹、苏合香丸、牛黄清心丸、紫血丹、黑锡丹、开胸顺气丸、复方当归注射液、风湿跌打酒、十滴水、小金丹、玉真散、失笑散等。这些中成药对准妈妈均有明显伤害，必须禁用。

准妈妈慎用的中成药有哪些

准妈妈慎用的中成药有：藿香正气丸、防风通圣丸、上清丸、蛇胆陈皮末等。

准妈妈自行服退热止痛药有什么危害

绝大多数准妈妈在妊娠期间或多或少用过药，其中有一部分准妈妈是未经医生开处方而自行服药的。对这些非处方用药，医务人员无法控制，准妈妈自己也不知其害，故无法避免有害作用的发生。孕期服药最常见的是因感冒、头痛、发热而服阿司匹林、氯苯那敏等退热止痛药，这类药物如果在怀孕早期服用，可能引起胎儿骨骼畸形或导致心血管、神经系统及肾脏的先天性缺陷；如在妊娠晚期或临产前服用，可使预产期延长、分娩时宫缩无力、死产率增加。

准妈妈过量服用维生素C和叶酸有什么危害

适当地服些维生素 C 和叶酸，可以预防和减少先天性畸形的发生，但如果大剂量或长期服用，尤其是使用过期、变质的维生素 C，可影响生殖功能或引起死胎。

妊娠期服用中药会影响胎儿的肤色吗

不少准妈妈在妊娠期间会发生妊娠呕吐、妊娠水肿、高血压以及先兆流产等妊娠反应或疾病，有时医生会开些中药调服，以保母子健康。但有些父母担心妊娠期间吃中药会影响胎儿肤色，怕生一个“黑”孩子。准妈妈吃中药真能影响胎儿的肤色吗？

人体皮肤的颜色与遗传、生活环境以及饮食等因素有关，特别是与体内黑色素的合成和沉着有密切关联。皮肤颜色的深浅主要取决于人体表皮内黑色素的含量。皮肤颜色的黑与白，在于黑色素细胞产生黑色素小体的大小、形状、数量以及黑色素小体黑色素化的程度，这些与准妈妈服中药没有联系，准妈妈生病后服中药不会使胎儿的皮肤变黑。

准妈妈能抹清凉油、风油精吗

从优生角度考虑，准妈妈不宜涂用清凉油或风油精。清凉油中含有樟脑、薄荷、桉叶油等，风油精的主要成分之一是樟脑，樟脑会通过皮肤吸收进入体内，然后再通过胎盘屏障进入羊膜腔内作用于胎儿，严重的可导致畸胎、死胎或流产。

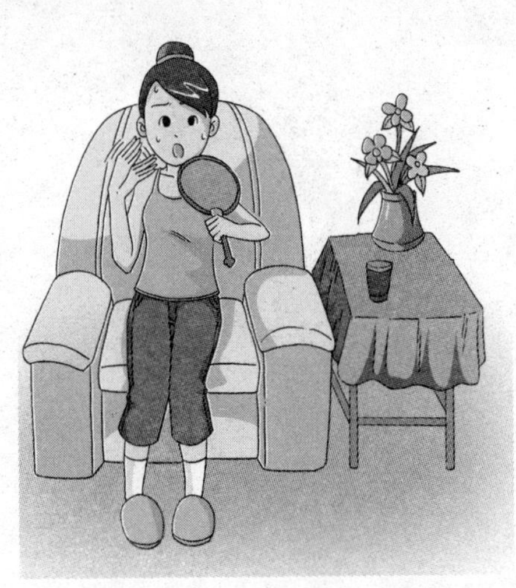

准妈妈能服用驱虫药、泻药吗

肠寄生虫病，特别是蛔虫病，在卫生习惯不太好的人群中相当普遍，患者多是采用吃驱虫药和泻药的方法进行治疗。但如果准妈妈患有肠寄生虫病，若无紧急症状，一般不要服药进行驱虫。因目前所用的各种驱虫药均有不同程度的毒性和副作用，妊娠期间，特别是妊娠早期，胎儿处于器官分化阶段，准妈妈不宜服用有毒性药物。此外，驱虫时需要在服药时加些泻药，而泻药可使肠蠕动增快，易引起流产、早产，故孕期也不宜使用。

为什么准妈妈不宜长期服用板蓝根

许多准妈妈为了预防感冒，经常服用板蓝根冲剂，认为其无毒副作用。但事实上，如果长期大剂量地服用板蓝根，在肝脏的解毒能力下降时会引起蓄积中毒，出现消化系统和造血系统损害，如上消化道出血、白细胞减少等。而怀孕期间，准妈妈的免疫力降低，更易中毒，所以准妈妈不宜长期服用板蓝根。

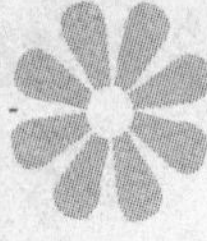

69 为何准妈妈不宜服用阿司匹林

阿司匹林作为解热镇痛药，广泛用于受寒、头痛、发热及其他部位的疼痛，但千万不要忘记它对人类优生的影响。阿司匹林对优生的影响表现在两个方面：一是导致胎儿畸形。一项调查研究发现，有144名在妊娠期服用过大量阿司匹林的准妈妈，其后代的严重畸形率是4.2%。二是阿司匹林能够抑制血小板聚集胶原和降低血小板因子的活性，干预血小板的聚集并延长分娩时的出血时间。这些影响发生在服用小剂量的药物之后，而且在停药后其影响可维持5～7天。产前服用此药，分娩时产妇出血明显增多，还能引起胎儿在产前和产程中出血。因此，准妈妈应该避免服阿司匹林，包括索米痛片、感冒宁等一些含有阿司匹林的药物。

70 为何准妈妈需慎用六神丸

六神丸是家庭常备药之一，具有清热解毒、消肿止痛之功效。但它含有蟾酥，其有效成分为蟾毒素。一旦过量就会中毒，快则20分钟，慢则0.5～2小时，个别在12小时以上。六神丸还会引起过敏反应，24小时内表现为：瘙痒难忍，喉头水肿，吞咽困难；严重者会出现过敏性休克、胸闷、心悸、呼吸急促、面色苍白、头晕昏睡、四肢湿冷等，需立即抢救。这与用量无关，而且不论内服、外用均会发生。此外，六神丸含麝香等成分，会引起子宫收缩，故准妈妈禁用。

71 得知怀孕前服用过禁用药怎么办

准妈妈在得知怀孕前服用过一些准妈妈禁用的药，可以到医院咨询一下。一般来说，如果服药时尚为早期胚胎，还没有着床，对胎儿的影响不大。而且通常准妈妈吃的只是些感冒药、胃药，药量不大，不会有很大影响，不必过于担心。但如果吃得多，且服药时间长，或者是抗病毒药物，对胎儿是有影响的，需要引起重视，应该立即到医院检查咨询。

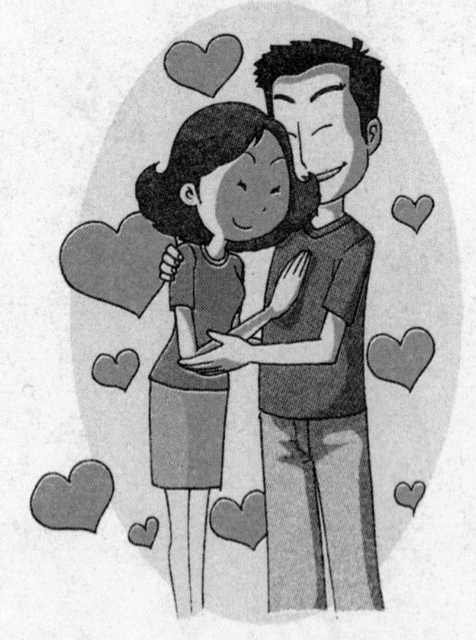

 孕前服用了避孕药怎么办

避孕药能通过胎盘到达胎儿血液。一般育龄女性经常服用的避孕药大多是人工合成的雌激素、孕激素以及合成孕激素。合成孕激素中的甲地孕酮、炔诺酮对胎儿及新生儿均有毒性作用，可以引起女胎男性化、外生殖器发育异常等畸形，如阴蒂肥大、阴唇融合粘连、假两性畸形。因此，在怀孕后服用避孕药或服避孕药时怀孕，可能会使胎儿染色体畸变的概率增大，出生后发生脊柱、肛门、心脏、食管、四肢畸形。但是否发生畸形还要取决于胎儿所处的发育时期，药物的种类、理化性质、剂量，持续使用时间以及通过胎盘的速度，器官对药物的敏感性，应咨询相关医生以决定是否继续妊娠。

 准妈妈如何防治早期感冒

普通感冒和流行性感冒都是呼吸道传染病。孕期患普通感冒的人很多，对胎儿影响不大，但如果较长时间体温持续在39℃左右，则有可能导致胎儿畸形。流行性感冒简称流感，病原是流感病毒，借空气和病人的鼻涕、唾液、痰液传播，传染性很强，常引

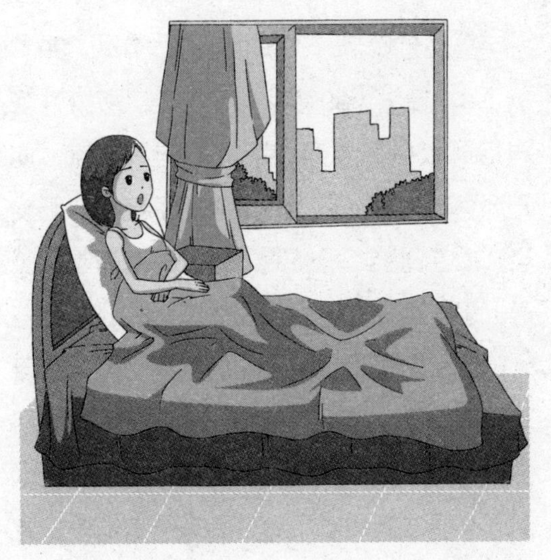

起大流行。流感病毒不仅能使胎儿发生畸形，高热和病毒的毒性作用也能刺激子宫收缩，引起流产、早产。

准妈妈患感冒应及时控制感染，排除病毒，同时采取措施降温。患轻度感冒的准妈妈可多喝开水，注意休息、保暖，口服感冒清热冲剂或板蓝根冲剂等。感冒较重有高烧者，除需做一般处理外，还应尽快采取措施去热降温。可用物理降温法，如额、颈部放置冰块等；也可选择使用药物降温。在选用解热镇痛剂时，听从医生建议，避免使用对准妈妈、胎儿和新生儿有明显不良影响的药物，例如阿司匹林之类的药物。

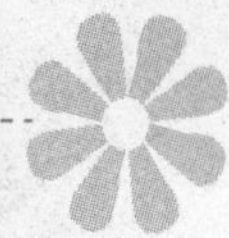

74 准妈妈如何防治早期发热

发热分低热（38℃以下）、中热（39℃以下）、高热（39℃以上）3类，感染性疾病均可致机体发热，最常见的是感冒，此外还有急性扁桃体炎、肺炎、肺结核、胆囊炎、急性肾炎、急性阑尾炎、绒毛膜羊膜炎等。这些炎症除了引起发热以外，还有一些别的症状及表现。孕早期病毒性感染可致流产、胚胎停止发育或畸胎，晚期急性炎症可诱发宫缩而致早产、胎儿宫内缺氧等，因此，一旦准妈妈发热应立即去医院就诊，查明病因，并判断是否可继续妊娠，及时对症治疗。准妈妈不要随意自行服药，用药前必须征得医生的同意。

75 丈夫在妻子怀孕期间应当注意哪些方面

丈夫对妻子应体贴、照顾，给准妈妈创造一个愉快舒适的环境，让她有一个平和愉快的心态。家庭生活要以准妈妈为中心，以便其顺利度过孕期。孕期性生活要节制，怀孕初期受精卵刚刚着床，胎盘尚未完全形成，过度强烈的性生活会使子宫出血与收缩，容易造成流产，所以，尽管准妈妈体态没什么改变，不妨碍过性生活，但孕早期（孕1～3个月）应避免性生活。怀孕后期，准妈妈体态改变较大，要避免撞击其膨大的腹部。准妈妈外阴及阴道柔软、充血，容易受伤，动作应轻柔些。预产期前1个月，子宫对外界的刺激较为敏感，易导致早产、早破水和感染，应停止性生活。

76 夫妻怎样相敬如宾

准妈妈和丈夫之间应该有良好的感情交流，要相互理解、相互信任、体贴入微、相敬如宾。丈夫在妻子怀孕期间，应该主动承担较重的家务劳动。妻子不应存有“怀孕有功”的念头，适当地做些较轻的家务活也是有益无害的。丈夫下了班，妻子可以温柔地问一声“累了吧？”然后递上一杯热开水。这时丈夫即使再疲劳也不觉得，对怀孕的妻子也就更加体贴、关心、爱护。如果在这些生活琐事上处理得当，便会使这一时期夫妻的感情更加深厚，从而使夫妻双方彼此感到更幸福美满。准妈妈的情绪也会处于适合胎儿生长发育的最佳状态。

 什么是胎教

所谓胎教，从广义上讲就是在妊娠期间，准妈妈除了要重视自身的健康和营养外，还要重视周围环境的影响，努力培养积极的心理状态和情绪体验，以便让胎儿在胎内环境中受到良好的感应，使其出生后健壮而聪明。狭义的胎教是指通过一定的手段，如对话、抚摸准妈妈腹部、听柔和的音乐、适当的锻炼等对胎儿进行早期教育。

 为什么要进行胎教

进行胎教的目的是通过外界的刺激，促使胎儿接收更多的优良信息，让他发育得更好、更聪明、更健康、更美丽。研究人员的调查结果表明，接受过胎教的孩子有一些明显的特点：

❶ 不爱哭，很容易养成良好的生活习惯，听到播放过的胎教音乐或母亲哼唱的催眠曲能很快入睡。

❷ 易于与人交流，喜欢笑，不认生。

❸ 语言接受和理解能力都比较强，发音比较早，能够较早地理解别人的表情，聪明伶俐。

 什么是情绪胎教

胎儿孕育在母体中，最早接触的声音就是妈妈的心跳和脉搏，从心跳的频率当中胎儿能直接感受到妈妈的喜怒哀乐。因此控制情绪，保持心境平和应该是准妈妈进行胎教的第一步。

 什么是营养胎教

给胎儿提供充足的营养，保证孩子的发育良好是准妈妈不能缺少的胎教环节。了解孕期的生理特点，平衡和科学饮食对胎教是至关重要的。

 什么是环境胎教

胎儿的生活环境即母体本身，也是胎儿抵挡外界有害物质的第一道屏障。因此准妈妈不仅要格外注意自身的健康，不吸烟（哪怕是被动的）、不酗酒，而且还要特别留意远离噪声和嘈杂的人群。

 什么是抚触胎教

轻柔的抚摸是准父母与胎儿最早的触觉交流。准父母可以通过手感受胎动，胎儿也可以通过温柔的爱抚感受到父母的爱。抚触胎教最好在同一时间、以同样的手法进行，形成规律后，就能感受到胎儿的反应。先要确定胎儿的位置，从胎头开始，然后沿背部到臀部和四肢，动作轻柔有序，以5～10分钟为宜。如果胎儿用力蹬腿，说明他不喜欢，最好马上停止。如果胎儿在抚摸后有蠕动的反应，说明他喜欢这种抚摸。

83 什么是音乐胎教

美妙的音乐可以促进脑神经元的发展与沟通，不仅对胎儿有好处，就连准妈妈也能在音乐中放松自己的情绪。音乐应当选择舒缓轻柔的，节奏过于强烈或声音过大对胎儿来说都只是一种噪声。不一定非要选择世界名曲，做家务时随口哼唱的儿歌也可以成为很好的胎教音乐。

 什么是语言胎教

语言是父母与胎儿交流最直接的手段。你可以喃喃自语，也可以对着宝宝诉说。不过研究显示，胎儿对于准爸爸低沉、浑厚的声音反应最为积极。所以准爸爸是给胎儿进行语言胎教的不二人选。

 什么是运动胎教

运动能使准妈妈吸入更多的新鲜氧气，加速体内废物的排出，有效地缓解孕期的不良反应，让胎儿能够更加顺利地度过整个孕期。

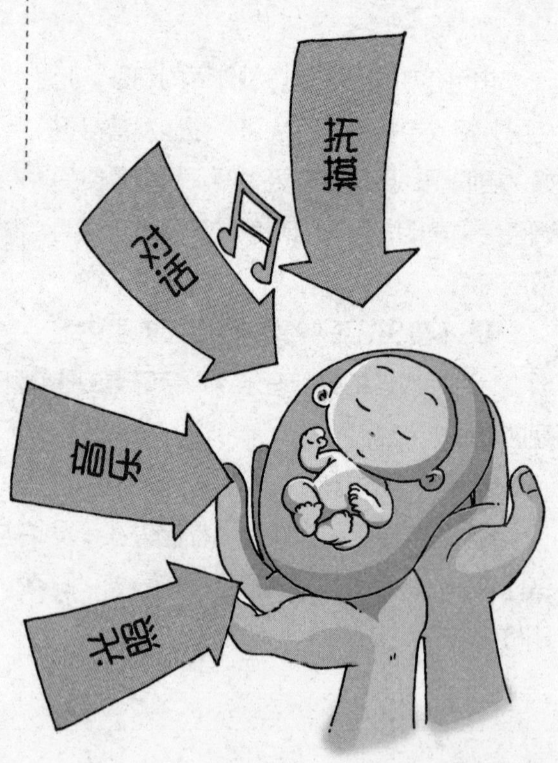

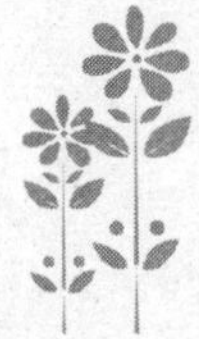

第二节 健康妊娠第2月

JIAN KANG REN SHEN DI ER YUE

1 怀孕第2个月母体有哪些变化

❶ 月经期不来潮

健康女性的月经一向是按月来潮，如果过了期还不来，首先应该想到可能是怀孕了。一般来说，如果月经过了1周，医生大致能查出是否怀孕；如果过期1个月，怀孕就比较容易肯定了。有一部分女性虽然已经怀了孕，但是在该来月经的时候仍然行经一两次，不过经血比平常要少，日期也短些。

❷ 胃口发生变化

有些女性在月经期过后不久的时候（1～2周）就开始发生胃口的改变。平常喜欢吃的东西现在不爱吃了，吃过1次的食品第2次就不爱吃了。有些人简直不想吃或甚至要呕吐，有些人很想吃些酸味的东西。一般经过半个月至1个月，这些症状就会自然地消失。

❸ 乳房发生变化

在怀孕初期，乳房会增大一些，并且会变得坚实和沉重一些。乳房会有一种饱满和刺痛的感觉。乳头周围深黄色的乳晕上小颗粒显得特别突出。

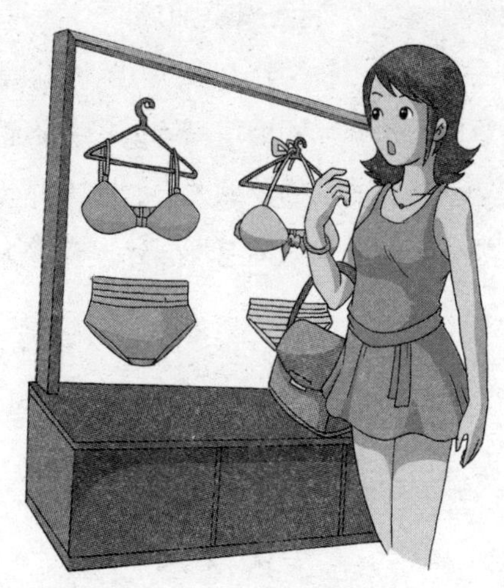

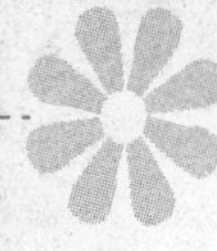

④ 尿频

在怀孕初期，许多女性有尿频的情形，有的每小时 1 次。这是一种自然现象，用不着治疗。

⑤ 精神疲乏

在怀孕初期，许多女性感到疲乏，没有力气，想睡觉。不过这个时期不会太长，很快就可以过去。

一般说来，有正常性生活的女性，在月经周期一周以后仍不来潮，可用早孕试纸自己检查验证一下，但最好还是咨询医生以确定是否真的怀孕了。

基础体温呈现高温状态，这种状态将会持续到 14 ~ 19 天。身体懒惰发热，下腹部和腰部稍微凸出，乳房发胀，乳头时有阵痛，颜色变暗，排尿次数增加，心情烦躁，胃部感到恶心，并且出现孕吐情形，有些人甚至会出现头晕、鼻出血、心跳加速等症状。这些都是怀孕初期特有的现象，不必过于担心。此时子宫如鹅卵大小，比未怀孕时大一点儿，但准妈妈腹部表面还没有增大的变化。

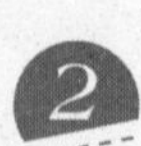

2 怀孕第 2 个月胎儿的生长发育情况如何

妊娠 2 个月时，胎儿已发育成人的形状了，已能辨别出头、躯干的轮廓，尾巴也小

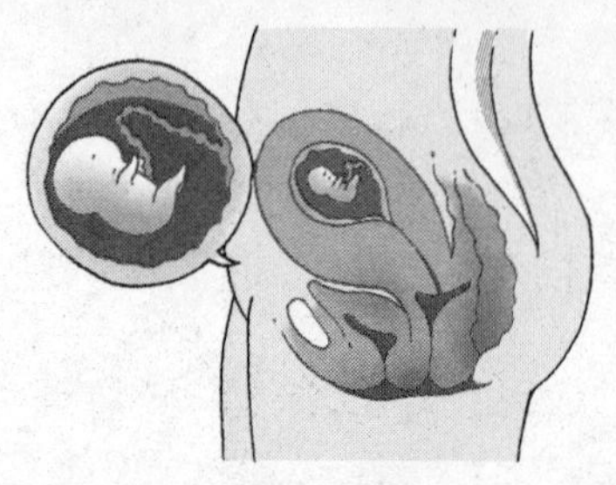

了一些，身长 2 厘米 ~ 3 厘米，重量约为 4 克。由于脑和脊髓细胞就占了 80%，神经管的前端逐渐发达，所以，头部的重量几乎就是整个身体的重量。手、脚已分明，甚至 5 个手指、脚趾都有了，连指尖长指甲的部分也能看得出来了。眼睛、耳朵、嘴也大致出现了，已经像人的脸了，但是，眼睛还分别长在头的两个侧面。骨头还处于软骨状态，有弹性。胃、肠、心脏、肝脏等内脏已初具规模，特别是肝脏在明显发育。神经管鼓起，大脑急速发育。从外表上还分不出性别，但内外生殖器官的原基已能辨认。羊膜腔里积有羊水，胎儿漂浮在里面。母体和胎儿的联系进一步加强，开始准备制造胎盘，而且出现了形成脐带的组织。

3 怀孕第 2 个月胎儿的大脑发育情况如何

受孕后的第 20 天左右，胚胎中已有大脑原基存在。怀孕第 2 个月时，大脑里沟回的轮廓已经很明显。

怀孕第2个月准妈妈应注意哪些问题

❶ 选择你所信赖的医院和医生，开始产前保健。

❷ 这期间是胚胎内脏发育形成期，对各种致畸因素尤为敏感，因此，要少到或不到人多的公共场合，避免接触放射线、化学毒物等有害物质，避免各种病毒感染，尽量避免患上传染病。

❸ 如果在工作中需要搬运重物，千万不要勉强。

❹ 怀孕初期会出现恶心、呕吐等妊娠反应，身边时常准备几个塑料袋，以备呕吐时急用。放松精神，不要给自己太大的压力。集中精力工作是缓解妊娠反应的一种有效方法。

❺ 要注意补充水分。上班前别忘了在包里带上几个水果，有条件的话也可以带些可口的饭菜作为工作餐。

❻ 由于妊娠反应和体质的变化，你也许会感到心情焦躁，要注意控制情绪，可以听些轻音乐，做做深呼吸。

❼ 不要擅自服药。必须服药时，要在医生指导下服用，以免药物引起胎儿畸形。

❽ 孕早期应避免性交，因为此时胎盘尚未形成，性生活会引起子宫强烈收缩，引起流产。

❾ 警惕宫外孕，即受精卵在宫腔以外的地方着床，多在怀孕第2个月末时出现破裂。表现为准妈妈感觉肚子突然像刀割一样疼痛，有时会很快休克。此时应立即去医院，否则有生命危险。

什么是绒毛细胞检查

绒毛细胞的染色体与胚胎是一致的，取绒毛细胞诊断有无遗传病和胎儿性别准确率很高。怀孕40～70天是做这项检查的最佳时间，可以诊断出各种染色体病和先天性代谢病。若发现胚胎有病应做人工流产。这项检查既避免了有缺陷胎儿的出生，也免去了孕中期引产的痛苦，对于胎儿和准妈妈没有什么不良影响，即使孩子出生后也不会引起生长发育的异常。

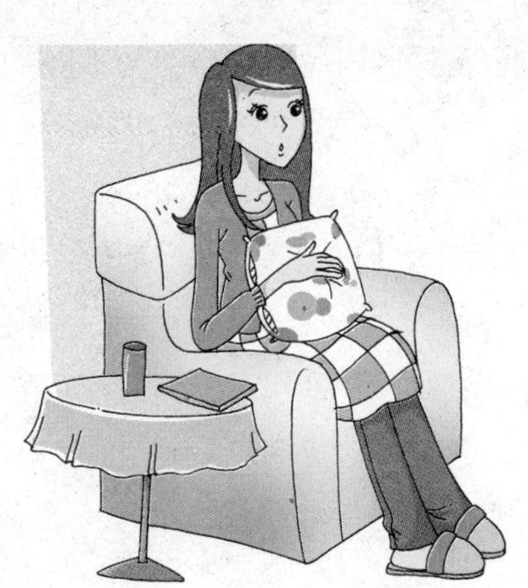

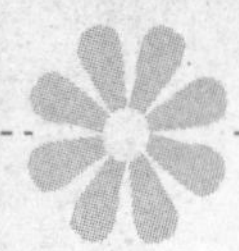

6 什么是甲胎蛋白检查

甲胎蛋白是早期胚胎特有的一种蛋白质，怀孕第6周开始在胎血中出现，14～20周达到高峰，此后逐渐降低。甲胎蛋白可进入母血中，虽然比胎血中浓度低很多，但只需取母血就可进行检查。甲胎蛋白数值异常低时，发生先天愚型儿的比例明显增高，所以可作为监测先天愚型儿的一种手段。

7 怎样计算预产期

计算预产期可使准妈妈掌握胎儿的正常分娩时间，做好孕期各阶段的保健。其计算法通常是以末次月经来潮第一天算起，月份加9或减3，日数加7（阴历加15）。例如：末次月经第一天是1994年6月3日，预产期的月份数则等于6（末次月经的月份数）－3＝3月份，日数则等于3（末次月经的第一天日数）＋7＝10，即1995年3月10日为预产期。但要注意，预产期计算得准确与否，还要看月经周期是否正常。正常的月经周期为28天一次月经。要是月经周期不规律，如40天才来一次月经，预产期则应往后延。

8 什么是羊水

子宫内羊膜腔中的液体称为羊水。怀孕初期，母体血液经由胎盘，通过绒毛膜及羊膜渗透进入羊膜腔，形成羊水。因此，羊水的成分与母体血浆相似，但蛋白质含量与钠离子浓度稍低。怀孕过程中，羊水通过母体和胎儿间的交换保持量的平衡。妊娠两个月时羊水量是5毫升～10毫升，孕4个月时250毫升，妊娠9个月时约1000毫升，达到高峰。随着怀孕周数越来越大，胎儿在羊水交换中扮演的角色也越来越重要。胎儿开始有消化道吞咽、泌尿系统排尿、呼吸道羊水出入及皮肤羊水吸收等，羊水的成分也发生很大改变。在羊水里含有与胎儿生长发育密切相关的蛋白质、脂类、酶类、激素、糖和无机盐，也有胎儿的一些代谢产物及从胎儿皮肤、消化道、呼吸道、泌尿道上皮脱落下来的细胞。

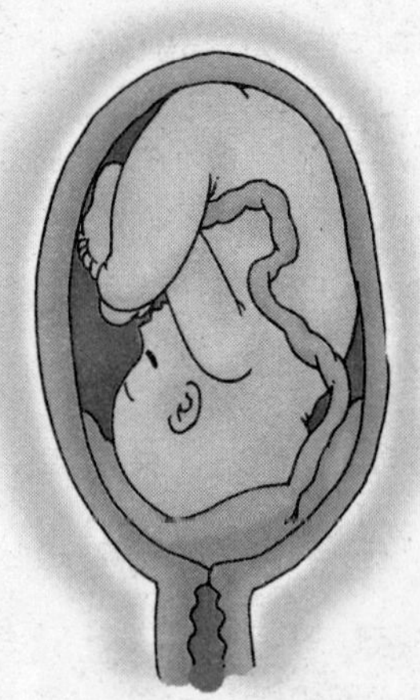

9 羊水从何而来

羊水是无色透明的碱性液体，其中 90% 以上是水分，另外含有无机盐、尿素、尿酸、肌酐、胎脂和胎儿上皮细胞等。羊水中 AFP 量可作为监测胎儿有无畸形的指标，通过羊水中胎儿细胞染色体的检测，可对胎儿进行遗传性疾病的筛查。

羊水是从何而来的呢？羊水的来源、量和成分随孕周不同而有变化。妊娠初期，羊水主要是母体血清通过胎盘进入羊膜腔的透析液，少量来自胎盘表面和脐带表面的渗出。当胎儿血循环形成后，胎儿体内水分和小分子可经尚未角化的胎儿皮肤渗出，构成羊水的一部分。此时的羊水成分除蛋白质和钠含量偏低外，与母亲血清成分极相似。

妊娠 11 ~ 14 周时胎儿肾脏已有排泄功能，因此妊娠中期以后胎儿排出的尿液是羊水的重要来源，此时羊水中肌酐、尿素、尿酸逐渐增多（肾脏排泄产物）。羊水的去处，一部分靠胎膜吸收，一部分靠胎儿吞咽后经胃肠道吸收到胎儿的血循环中，还有一部分经胎盘循环进入母亲血液中。妊娠晚期，脐带也可吸收羊水。胎儿有泌尿或消化道畸形时可致羊水过少或过多。所以当羊水量异常时，应警惕有无胎儿畸形。

羊水不断产生又不断吸收，在不同孕期总量不一。在妊娠 4 ~ 6 月，羊水量相对较多，胎儿的活动空间大；随着胎儿长大，羊水量相对减少，胎儿在子宫内的活动空间变小；足月妊娠时，羊水量为 800 毫升 ~ 1000 毫升。

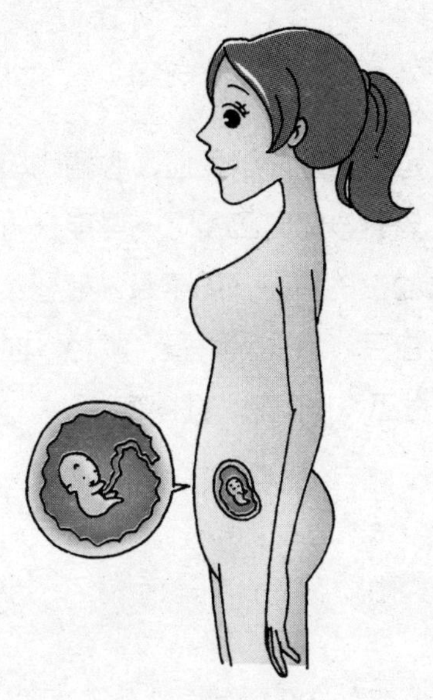

10 羊水有什么作用

羊水能防止羊膜与胎儿体表相粘连，保护胎儿免受外来的伤害；使胎儿周围环境温度保持相对恒定；胎儿在宫腔内有一定限度的活动；供给胎儿一定的营养；临产后羊水还可传导宫腔压力，促使宫颈口扩张；破膜时羊水还有冲洗阴道的作用，可减少感染。

11 怀孕第2个月饮食应该注意什么

准妈妈出现早孕反应，心情比较烦躁，食欲比较差，此时应多吃一些能开胃健脾、使心情愉悦的食品，如苹果、枇杷、石榴、米汤、白豆、赤豆、鸭蛋、鲈鱼、白萝卜、白菜、冬瓜、淮山药、红枣等。

12 准妈妈为何爱吃酸

大多数女性在怀孕后都喜欢吃酸，这是有原因的：

1 生理上的需要

女性怀孕后，胎盘分泌的某些物质有抑制胃酸分泌的作用，能使胃酸显著减少，消化酶活性降低，并会影响胃肠的消化吸收功能，从而使准妈妈产生恶心欲呕、食欲下降、四肢瘫软乏力等症状。由于酸味能刺激胃分泌胃液，有利于食物的消化与吸收，所以多数准妈妈都爱吃酸味食物。

2 营养上的需要

从营养角度来看，一般怀孕2～3个月后，胎儿骨骼开始形成。构成骨骼的主要成分是钙，但是要使游离钙形成钙盐在骨骼中沉积下来，必须有酸性物质参与。此外，准妈妈多吃酸性食物有利于铁的吸收，促进血红蛋白的生成。维生素C也是准妈妈和胎儿所必需的营养物质，对胎儿形成细胞基质、生产结缔组织、心血管的生长发育、造血系统的健全都有着重要的作用，维生素C还可增强母体的抵抗力，促进准妈妈对铁质的吸收作用，而富含维生素C的食物大多数呈酸性。因此，准妈妈吃些酸性食物可以为自身和胎儿提供较多的维生素C。

然而，食酸应讲究科学，最好选择既有酸味又营养丰富的西红柿、樱桃、杨梅、石榴、橘子、酸枣、葡萄、青苹果等新鲜水果，这样既能改善胃肠道不适症状，也可增进食欲，加强营养，有利于胎儿的生长，一举多得。

13 准妈妈为何应多吃鱼

准妈妈多吃鱼不但对自己身体有益，更重要的是对胎儿的生长发育非常有利。鱼类是重要的动物性食物，营养价值极高，对胎儿的脑及神经系统的发育非常有益。鱼肉组织柔软细嫩，比畜禽肉更易消化。鱼肉蛋白质含量丰富，85%～90%为人体需要的各种必需氨基酸，而且比例与合成人体蛋白质的模式也极为相似，可利用率极高。鱼类脂肪含量不高，但鱼类脂肪多为不饱和脂肪酸，熔点低，因此95%左右可被人体消化吸收。鱼类含无机盐稍高于肉类，是

钙的良好来源。海鱼中不饱和脂肪酸高达 70% ~ 80%，有益于胎儿大脑和神经系统的发育。海产鱼类的肝脏中含有丰富的维生素 A、维生素 B、维生素 D。

14 准妈妈吃鱼应注意什么

近来有多项报告指出，海洋污染严重，许多鱼肉残余的汞含量足以威胁胎儿的神经发育。因此，专家建议准妈妈应尽量避免摄取含汞量高的鱼类，如旗鱼、方头鱼、大西洋鲔鱼、马鲛鱼等。不过，大部分的鱼其实含汞量并不高，适合准妈妈食用的海鱼主要有鲑鱼、龙鳕鱼等。

准妈妈要吃鱼，但是最好不要吃鱼油，因为鱼油会影响凝血机能，准妈妈吃多了可能会增加出血概率。所以千万要记住：准妈妈要多吃鱼，但不要乱吃鱼油！

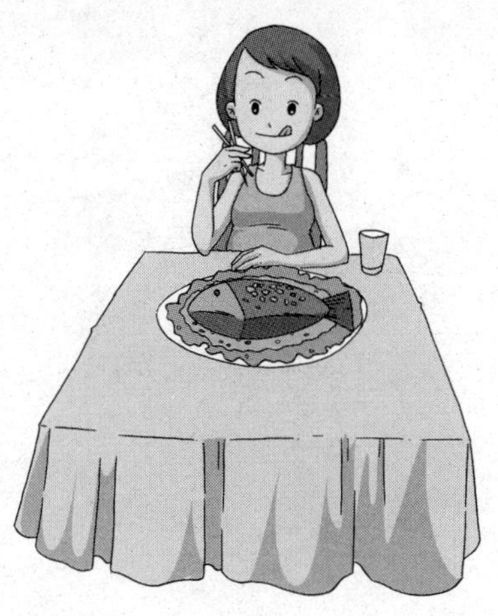

15 哪4种鱼准妈妈不宜吃

美国食品和药物管理局提醒准妈妈及计划怀孕的女性，要避免吃鲨鱼、鲭鱼王、旗鱼及方头鱼，因为这 4 种鱼的汞含量可能会影响胎儿大脑的生长发育。汞进入准妈妈体内，可以破坏胎儿的中枢神经系统，造成胎儿认知能力低下，有调查显示每年受汞影响的儿童约有 6 万名。

金枪鱼因为所含的汞少而没被列入准妈妈禁食范围。但有人认为，女性在怀孕期间多吃罐装的金枪鱼也是不好的。

不过，如果有哪位准妈妈偶尔吃了旗鱼，也大可不必惊慌，因为吃这些鱼的危害在于汞的长期积累，偶尔吃一两顿是没什么大碍的。准妈妈应尽量吃不同种类的鱼，不要集中吃一种，而且每周平均吃鱼量不要超过 340 克，这样就不用担心汞的摄入量超标了。

16 准妈妈为何应多喝牛奶

牛奶含有丰富的优质蛋白质，其消化吸收率可达 98% ~ 100%。准妈妈每日应摄入蛋白质 13 克 ~ 18 克，平均 15 克。因此，准妈妈每日饮用 500 克牛奶即可满足对蛋白质的需求。牛奶中还含有几乎全部已知的维

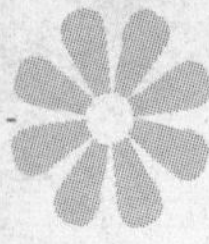

生素和矿物质，特别是含有大量的钙，约为1000毫克~1100毫克/升，不仅含量丰富，而且吸收率高达70%，一般的补钙食品仅为30%左右。由此可见，牛奶是准妈妈极优的钙源。因此，在准妈妈的膳食构成中增加乳与乳制品的比例，对于提高准妈妈及胎儿的营养水平、增强体质具有重要意义。

17 喝豆浆对准妈妈有何益处

大豆富含优质蛋白质（含量高达40%），是植物中唯一类似于动物蛋白质的完全蛋白质，并且大豆蛋白不含胆固醇，可降低人体血清中的胆固醇，这一点又优于动物蛋白。大豆蛋白中人体必需的八种氨基酸配比均衡，非常适合人体的需要。

人体对大豆蛋白的吸收多少与食用方式有关，其中，干炒大豆的蛋白消化率不超过50%，煮大豆也仅为65%，而制成豆浆蛋白消化率则高达95%左右。因此，准妈妈每天喝一杯豆浆不失为摄取优质蛋白的一个有效方法。

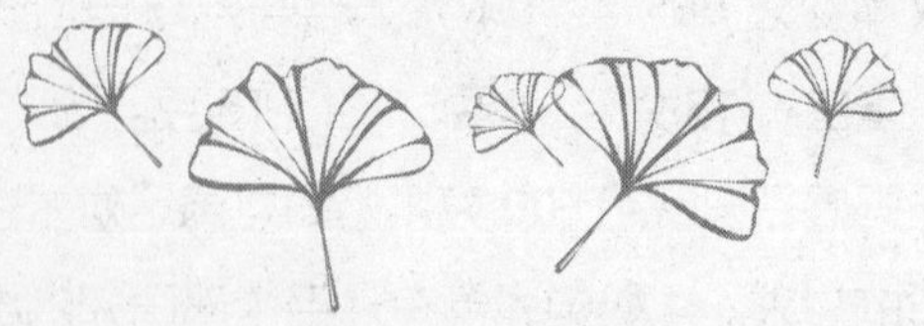

18 为什么准妈妈不宜多吃豆制品

豆制品营养丰富，可以减肥，防治高血压、心脏病，降低血脂等，因此受到很多人的青睐，适量吃些豆制品对人体健康是大为有益的。但是，准妈妈过多食用豆制品却不利于健康。因为，摄入豆制品过多，人体正常铁元素的吸收功能将会受到抑制，从而导致准妈妈出现不同程度的疲倦、嗜睡、贫血、身体无力等症状。而且，豆制品含有丰富的蛋氨酸，准妈妈如果长期过多食用豆制品，蛋氨酸在酶的作用下，可转变为同型半胱氨酸，会损伤动脉管壁内皮细胞，促使胆固醇和甘油三酯沉积于动脉壁中，极易造成动脉硬化。

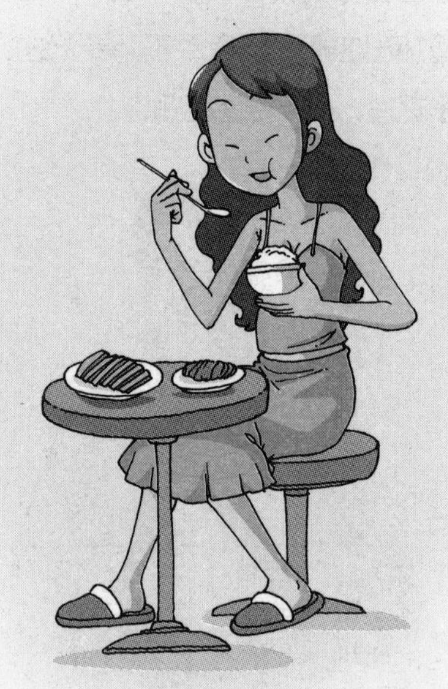

19 孕早期为何应多吃核桃

核桃富含不饱和脂肪酸、磷脂、蛋白质等多种营养素，1 千克核桃仁相当于 5 千克鸡蛋或 9 千克鲜牛奶的营养，并有补气养血、温肺润肠的作用。核桃营养成分的结构对于胚胎的脑发育非常有利。准妈妈每天应吃 2 ~ 3 个核桃。嚼核桃仁还可防治牙本质过敏。

20 孕早期为何应多吃芝麻

芝麻富含脂肪、蛋白质、糖、芝麻素、卵磷脂、钙、铁、硒、亚油酸等，具有营养大脑、抗衰美容的功用。可以将芝麻捣烂，加上适量白糖，每日上、下午用白开水各冲服一杯，不但能增强准妈妈的抵抗力预防感冒，又可防止宝宝患皮肤病。

21 什么是早孕反应

准妈妈在怀孕早期会出现食欲不振、厌食、轻度恶心、呕吐、头晕、倦怠甚至低热等反应，这是准妈妈特有的生理反应——早孕反应，一般在妊娠第 6 周出现，以后逐渐明显，在第 9 ~ 11 周最重，一般在孕 12 周前自行缓解、消失。大多数准妈妈能够忍受，对生活和工作影响不大，无须特殊治疗。

早孕反应中有一种情况是妊娠剧吐，起初为一般的早孕反应，但逐日加重，表现为反复呕吐，除早上起床后恶心、呕吐外，甚至闻到做饭的味道、看到某种食物就呕吐，吃什么，吐什么，呕吐物中出现胆汁或咖啡色渣样物。由于严重呕吐和长期饥饿缺水，机体便消耗自身脂肪，使其中间代谢产物——酮体在体内聚集，引起脱水和电解质紊乱，形成酸中毒和尿中酮体阳性。准妈妈皮肤发干、变皱，眼窝凹陷，身体消瘦，严重影响身体健康，甚至威胁准妈妈生命。

22 为何会出现早孕反应

有关早孕反应的产生一般与以下因素有关：

1 与绒毛膜促性腺激素的作用有关。支持这一观点的证据为妊娠反应出现时间与准妈妈血中绒毛膜促性腺激素出现时间吻合。

2 与自主神经功能失调有关。

3 与准妈妈的精神类型有关。一般而言，神经质的人妊娠反应较重。

4 与准妈妈的情绪有关。消极的情绪会加重早孕反应。

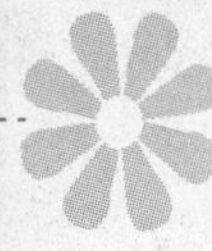

23 怎样克服早孕反应

早孕反应一般不会太重，准妈妈大多可以平稳度过反应期。下面几点可供准妈妈参考：

1 了解一些相关的医学知识

明白孕育生命是一个自然的生命过程，是苦乐相伴的，增加自身对早孕反应的耐受力。

2 身心放松

早孕反应是生理反应，多数准妈妈在一两个月后就会好转，因此要以积极的心态度过这一阶段。

3 选择喜欢的食物

能吃什么就吃什么，能吃多少就吃多少，不强迫自己。

4 积极转移注意力

生命的孕育是一件很自然的事情，要正确认识怀孕中出现的不适，学会调整自己的情绪。闲暇时做自己喜欢做的事情，邀朋友小聚、散步、聊天都可以。整日情绪低落是不可取的，不仅会加重自身的早孕反应，而且不利于胎儿的发育。

5 家人的体贴

早孕期间，准妈妈身体和心理都有很大变化，早孕反应和情绪的不稳定会影响到准妈妈的正常生活，这就需要家人的帮助和理解。家人应了解什么是早孕反应，积极分担家务，使准妈妈轻松度过妊娠反应期。

6 正确认识妊娠剧吐

一般的早孕反应是不会对准妈妈和胎儿造成不利影响的，但妊娠剧吐则不然。如果呕吐较严重，不能进食，就要及时就医。当尿液检查酮体为阳性时，则应住院治疗，通过静脉输液补充营养，纠正酸碱失衡和水电解质紊乱。

24 能否用药物控制孕吐

怀孕初期，大部分的准妈妈都会有早孕反应，时间长短随个人体质而不同。即使是同一位准妈妈，也会因为不同的怀孕次数而表现出不同的症状。准妈妈不宜擅自利用药物抑制孕吐。准妈妈应保持身心平衡，注意饮食，吃些清淡和有助于缓解呕吐的食物，必要时可接受医师的指导。倘若一日孕吐数次，身体显得相当虚弱，就应住院进行治疗，每天可接受适量的葡萄糖、盐水、氨基酸液等点滴注射，以迅速减轻症状，一般1～2周即可出院。

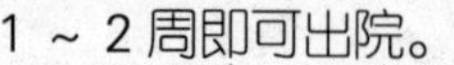

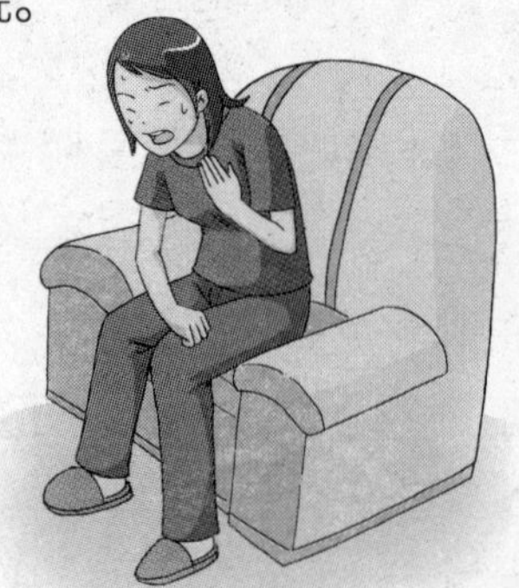

25 怎样利用饮食改善孕早期的恶心、呕吐

怀孕以后，最早感觉出来的不舒服就是恶心、呕吐，这是由于内分泌的改变而引起的。早孕反应一般可通过调节饮食得到改善。准妈妈的恶心、呕吐多发生在早晨起床和空腹时，因此，早晨刚起床未刷牙时，可先吃一些自己喜爱的食物，例如苏打饼干、烤面包或水果，不让肚子空着才好。觉得不舒服时，可以喝点儿热茶或热牛奶，热开水中加点儿柠檬汁亦可。吃后休息一下再慢慢起身。呕吐厉害时，更应避免吃高温的食物。食后尽量保持安静，多休息，少运动。应少食多餐，避免油腻的食物。辣椒等刺激性调味剂尽量少吃，以免过于刺激肠胃。

26 准妈妈如何防治低钾血症

妊娠期由于剧烈的呕吐，致使消化液大量丢失（消化液中钾的含量比血浆中钾的含量还要高），加上不能进食，钾的摄入量不足，使血钾降低，从而出现低钾血症。患有低钾血症的病人可以出现肌肉无力、精神委靡、表情冷漠，重者甚至会出现昏睡、死亡，若不及时治疗，可危及母婴生命。

准妈妈在妊娠反应期防止低钾血症的关键是提高食欲，保证进食，从食物中获得充足的钾。要增加食欲，应从以下 3 个方面入手：

1 要保持乐观的情绪

如果准妈妈能懂得妊娠反应是正常的生理现象，保持良好的心理状态和乐观的情绪，把进食当做一项任务来完成，反应再重也要吃，就能多吃一些。

2 要进行适当的活动

适当的活动可以促进胃排空，减轻饱胀感，进而刺激食欲；同时也能分散注意力，减少对自己身体不适的过分关注。适当的活动包括散步、听音乐、简单的家务劳动或者并不耗费较多体力的工作。当然如果反应较重，呕吐剧烈，不能进食，还得适当休息。必要时还应及时就医，输液补钾，以免延误病情。

3 选择可口的饮食

应尽量迎合自己的口味，想吃什么就吃什么。同时也要摸索自己的反应规律，争取在反应轻的时候多吃些。少食多餐也能减轻恶心、呕吐的发生。此外，可尽量多吃含钾较多的食物，如香蕉、红枣、花生、海带、紫菜、豆类等，以补充因呕吐丢失的钾。

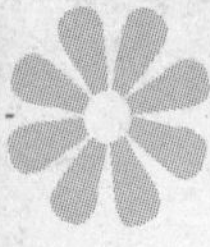

27 上班的准妈妈怎样应对孕吐

上班的准妈妈在办公室、上下班的路上可能会突然感到要吐，需要事先做好准备。平时随身携带毛巾和漱口用品，上下班时注意沿途的公用设施，计算去卫生间的最快路程。做一个有弹性的时间表，估计一下自己的承受力和可能遇到的困难，把工作安排好。

28 准妈妈为何会出现尿频现象

准妈妈尿频是一个普遍现象，这种现象在孕期前 3 个月和最后 1 个月表现最为明显。人体内膀胱位于子宫的前方，子宫多呈前倾位。怀孕后，子宫逐渐增大倾向膀胱，使膀胱受压，因而膀胱内尿量不多即有尿意。准妈妈的这种尿频只是尿的次数多些，但无局部烧灼感或痛感，与泌尿系统感染不同，不是病症。

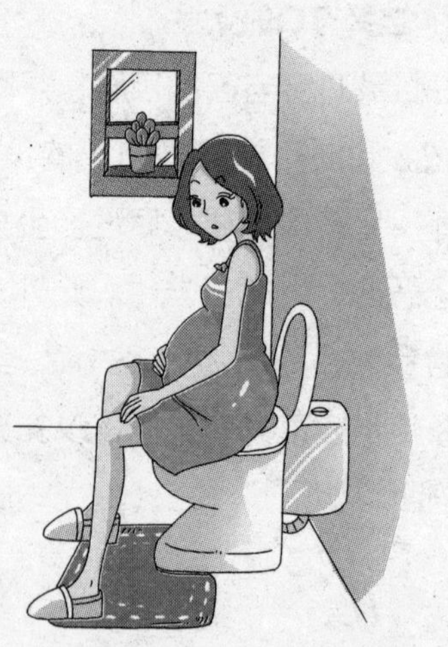

29 准妈妈为何会感觉乳房胀痛

大多数准妈妈在停经 40 天左右开始感觉双乳发胀、疼痛，乳房增大，而且乳头、乳晕变黑、变大。这是由于在受孕初期，卵巢黄体继续分泌孕激素及雌激素，同时胎盘绒毛也大量分泌这两种激素造成的。乳房胀痛是一种正常的生理现象，为乳房进一步增生、发育所致，为以后泌乳作了生理铺垫，准妈妈大可不必为此紧张。

30 怎样应对孕早期的乳房不适

刚怀孕的准妈妈乳房可能会出现刺痛膨胀和瘙痒感，这也是怀孕早期的正常生理现象。可以采用热敷、按摩等方式来缓解乳房的不适。每天用手轻柔地按摩乳房，促进乳腺发育。经常清洗乳头。

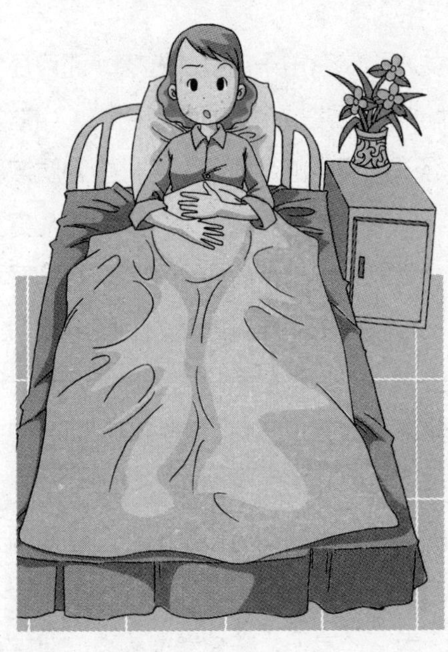

31 孕早期如何治疗头疼、失眠

怀孕初期容易头疼，应尽量避免服用止疼药，只要度过这个时期，头疼症状就会不治而愈。也有些准妈妈会出现类似失眠、倦怠等精神方面的症状，可以请医生诊治。全身懒洋洋、无精打采通常是受到荷尔蒙改变的影响，并非生病引起，不必太过紧张。失眠或睡眠不足也是受到荷尔蒙增加的影响。脑部受到刺激就会失眠，反之则会睡眠不足。睡眠不足甚至失眠时最好找医生诊疗，因为失眠会加重早孕反应。

32 为什么准妈妈容易发生晕厥

无明显诱因突然发生头晕、跌倒即晕厥，晕厥是孕早期常见的现象。发生的原因主要有：血管舒缩中枢不稳定，久立、久坐时血液淤滞于下肢及内脏；在高温环境或沐浴的水温过高时，皮肤血管扩张使回血量减少，导致低血压及暂时性脑缺血。此外，还可见于妊娠反应伴发的低血糖情况。

如能避免久坐、久立及剧烈的下肢活动，防止突然的体位改变，不在高温环境中久留及避免沐浴时水温过高，实行少食多餐或正餐间加以辅助餐，则可保持血压及血糖水平稳定，减少晕厥的发生。

头晕时应就地蹲、坐或躺下，以免发生意外损伤。有条件时可针对原因处理，如由于低血压引起者，可饮用咖啡或茶水；低血糖引起者可以喝糖水。若发作频繁或伴有其他症状，应到医院查明原因。

33 如何缓解孕早期的疲劳、嗜睡

准妈妈的身体承受着额外的负担，会变得特别容易疲倦、嗜睡，这种疲倦感在孕早期和孕晚期尤为明显。专家建议，怀孕期间，准妈妈想睡就睡，不必做太多事，尽可

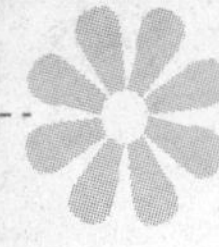

能多休息，早睡觉。以下是一些缓解疲劳的方法：

1 想象

想象一些自己喜欢去的地方，例如公园、农家小院、海边、小溪、高山、一望无际的平原等，把思绪集中在美好的景色上，可以使人精神饱满、心旷神怡。

2 聊天

聊天是一种排解烦恼、有益心理健康的好方法，不仅可以释放和减轻心中的种种忧虑，而且可以获得最新的信息。在轻松愉快的聊天中，很容易忘却身体的不适。

3 按摩

闭目养神片刻，然后用手指尖按摩前额、双侧太阳穴及后脖颈，每处16次，可健脑养颜。

4 听胎教音乐

选择一些优美抒情的音乐或胎教磁带来听，以调节情绪。

5 发展兴趣

动手制作一些小玩具、小动物、小娃娃，或学习插花艺术，或为即将出生的宝宝做一些小衣物。

6 散步

去洁净、安全、充满鸟语花香的公园或其他场所散步。

34 准妈妈发怒有什么危害

发怒不仅有害于自身的健康，而且还会殃及胎儿的正常发育。据最新研究，当准妈妈发怒时血液中的激素和有害化学物质浓度剧增，并通过胎盘屏障进入羊膜，胎儿身上便会“复制”出母亲的心理状态，并承袭下来。发怒，还能使准妈妈体内血液中的白细胞减少，从而降低机体的免疫功能，使后代的抗病能力减弱。同时，准妈妈在怀孕初期发怒可能是胎儿形成腭裂和兔唇的一个不可忽视的原因，因为此时正是胎儿口腔顶和上颌骨的形成阶段。

临床上还发现，性情暴躁易怒、愤世嫉俗、处处敏感多疑、心胸狭窄的准妈妈，流产率要高于正常准妈妈的3～5倍。总之，准妈妈易发怒，有百害而无一利。

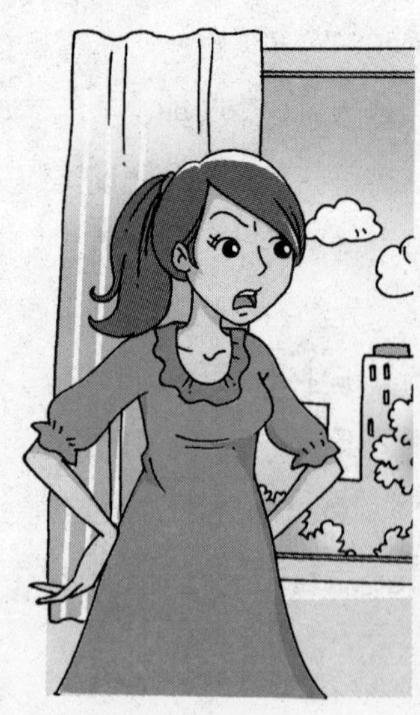

 准妈妈为什么会情绪不稳

一般来说，妊娠对每一个盼望做母亲的女性都是一件喜事，因此大多数准妈妈在妊娠期情绪都是乐观的。但妊娠也给女性带来一些问题，以致部分准妈妈会发生情绪不稳定现象。如早孕反应使准妈妈的进食受到影响，严重者可出现恶心、呕吐等不适；孕中期以后腹部逐渐增大，给准妈妈行动带来不便；孕期如出现一些合并症涉及母婴的安全，更给准妈妈带来对继续妊娠及分娩的担忧。此外，对今后生活安排的考虑也会使准妈妈的情绪不稳，严重者甚至烦躁、失眠。

要解决这些问题，可以向医生请教，了解孕期应掌握的必要的医学知识，并与医生积极配合，进行治疗。在生活问题上应多与丈夫、家人商量，求得合理安排。总之，要积极对待妊娠及分娩，尽量克制自己不稳定的情绪，以愉快的心情及做母亲的希望和责任度过妊娠及分娩阶段。

 准妈妈的情绪对胎儿有什么影响

科学研究表明，虽然母胎之间没有直接的神经传递，但当准妈妈情绪发生变化时，体内就如同经历了一段“坏天气”，可激发起体内自主神经系统的活动，自主神经系统控制的内分泌腺就会分泌出多种多样的不同激素，这些激素在母体向胎儿输送养分时，经由脐带进入胎盘，使胎盘血液的化学成分发生变化，从而使胎儿间接性地与母亲体内建立起神经介质传递关系，刺激正处在身体和神经发育关键时刻的胎儿。

不同的情绪会产生不同的激素，有的有益，有的有害，会对胎儿产生不同的影响。因此，准妈妈应该注意精神修养，做到心怀博大，性情开朗，情绪平和，举止端正，抛弃和避免悲伤、急躁、焦虑、愤怒等不良的情绪。积极的情绪影响，不仅对胎儿健康发育有利，而且对胎儿出生后的性格、智力以及身体发育都有着良好的促进作用。

 准妈妈驱散抑郁悲观情绪的方法有哪些

有的女性怀孕后，情绪会变得异常低落，总感到烦闷，神情沮丧，打不起精神。如果忧郁情绪持续一段时间，会造成准妈妈失眠、厌食、性功能减退和自主神经紊乱。有忧郁心境的准妈妈往往缺乏活力，神情处于懒散状态。忧郁心理又会使准妈妈心情压抑，体内血液中调节情绪和大脑各种功能的物质含量偏低，直接影响到胎儿的正常发

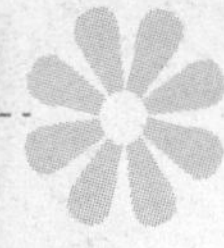

育。受母亲的影响，这样的孩子出生后好委屈，长时间啼哭。长大后又会表现为缺乏自信心，感情脆弱，郁郁寡欢。由此可见，忧郁不利于胎儿身体和情商的发育和发展。

为此，有了忧郁心理的准妈妈，一定要积极调理自己的心态。积极的人生观是克服忧郁心理的基础。同时准妈妈要努力跳出个人小圈子，多到户外呼吸新鲜空气，多参加社会活动，出外游玩。随着精神的放松，心情也会随之变得开朗起来，平日里我们在生活中寻找乐趣，多做一些适当的文体活动，如下棋、唱歌、欣赏优美轻松的音乐，这些活动都十分有助于调节人的情感。多和乐观开朗的人接触，多与人交流思想，敞开胸怀，开阔视野，有助于消除内心忧郁的症结。

做丈夫的此时可别被妻子的情绪所感染，相反要多体谅和理解妻子。妻子情绪上的变化，很大程度是由生理上的变化引起的，妻子委屈地哭，绝不是你们之间的感情出了什么问题。面对情绪低落的妻子，丈夫要尽量表现出宽宏和温馨，引导妻子控制自己的情绪，多为孩子着想，因为低落的情绪对胎儿的发育实在没有什么好处。丈夫要启发妻子对孩子的一片爱心，转移妻子对烦恼事情的注意力。尽量多陪妻子做一些开心的事，和妻子一起读有关书籍，欣赏音乐，和妻子到户外重温一下恋爱往事，这样既可以增进夫妻之间的感情，也会使妻子心里充满爱意和甜蜜，妻子的这种情感会随时传递给腹内的胎儿，使胎儿在一片爱心中茁壮成长。

38 准妈妈为何爱发脾气

妻子怀孕后爱发脾气的现象很常见。随着怀孕的好消息到来，夫妻俩往往都很激动，并且怀着幸福的憧憬。可好景不长，一向活泼开朗的妻子变得郁郁寡欢，愁眉不展，常常因为生活中的小事大动肝火，脾气暴躁。孕期焦虑是一种心理变化，即将成为

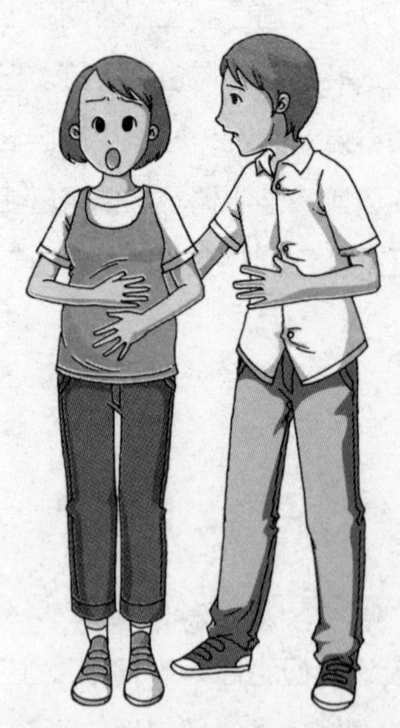

母亲的妻子心情都比较复杂。准妈妈身心将经历重大变化，会考虑胎儿是什么样，自己是否会变得很胖，如何扮演母亲角色，住房、婆媳关系、经济压力、工作安排等问题经常会困扰她们。因此丈夫应该体谅妻子，不要和妻子争执，平时要多和妻子沟通交流。许多问题要说出来，达成一致意见，乐观地共同面对。情形严重的，可请求心理咨询医生和精神科医生的帮助。

有些准妈妈脾气变坏也有疾病的原因。轻微的如妊娠反应，60% ~ 80% 的准妈妈会有不同程度的肠胃不适，有的还会持续整个孕程。

39 怎样调节准妈妈的消极情绪

作为未来的母亲，必须拥有平稳、乐观、温和的心境，只有这样才能使胎儿的身心得到健康的发展。但是，妊娠反应的不适、身体的疲劳、对分娩的恐惧、对孩子健康的忧虑以及工作中的矛盾、生活中的烦恼等因素，常常左右着准妈妈的情绪，使其忧虑不安，甚至变得易冲动、爱发脾气，这对于胎教来说是十分不利的。怎样才能摆脱消极情绪呢？不妨试试以下几种方法：

1 告诫法

在孕期生活中要经常这样告诫自己："不要生气，不要着急，宝宝正在看着呢。"

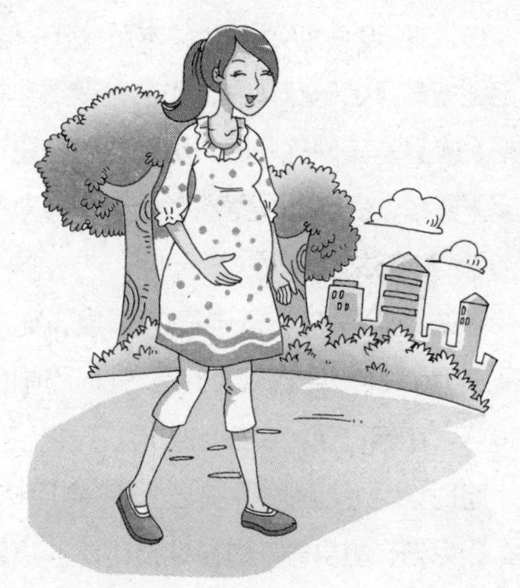

2 转移法

消除烦恼的办法之一就是离开不愉快的环境，可以通过一些自己喜欢的活动，如听音乐、看画册、郊游等，使自己的情绪由焦虑转为欢乐。

3 释放法

这是相当有效的情绪调剂方法，可以通过写日记、给好朋友写信，或向可靠的朋友述说自己的处境和感情等方式，使烦恼烟消云散。

4 社交法

闭门索居只会使自己郁郁寡欢。相反，广交朋友，将自己置身于乐观向上的人群中，充分享受友情的欢乐，就会从中得到满足和快慰。

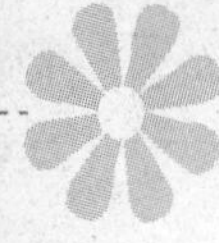

5 协调法

每天抽30分钟到附近草木茂盛的宁静小路上散散步、做做体操，心情会变得非常舒畅，尤其是美妙的鸟鸣声更能帮助自己消除紧张情绪，使自己深受感染而自得其乐。

6 美容法

不妨经常改变一下自己的形象，如变一下发型，换一件衣服，点缀一下周围的环境等，使自己保持良好的心境。

同时，还应注意不要过多地食用肉、鱼、巧克力、甜食等，过量地食用这些食物可使自身体液酸性化、血中茶酸胺水平增高，从而出现烦躁不安、爱发脾气、容易伤感等消极情绪。

40 什么是流产

孕期不足28周而胎儿提前产出称为流产。如发生在孕12周前称为早期流产，如发生在孕13～28周之间称为晚期流产。流产的胎儿一般不能存活。

41 为什么会流产

引起流产的主要原因是由于精子或卵子有缺陷，或二者均有缺陷所致，也不排除外界因素的影响。属于母体方面的原因有：

1 内分泌失调

早期妊娠时如果卵巢黄体功能不全，以致产生的孕激素不足，使子宫蜕膜发育不良而影响孕卵着床及发育；甲状腺功能减低时甲状腺素分泌不足，细胞的新陈代谢降低，从而影响胎儿发育。

2 生殖器官疾病

如子宫畸形（双角、纵隔子宫等）、子宫肌瘤，尤其是黏膜下子宫肌瘤，影响胚胎生长的环境而致流产。

3 子宫颈内口松弛

由于胎囊、胎儿逐渐长大，而增加了对子宫颈的重力和压力，使原来松弛或较为松弛的子宫颈内口不能承受，引起胎膜早破而发生晚期流产。

4 急性传染病，如流感、肺炎

细菌或病毒可通过胎盘进入胎儿血内引起胎儿中毒、感染而死亡，高热也可引起子宫收缩以致流产。

5 母体严重慢性疾病

如严重的心、肝、肾疾病，或引起胎儿缺氧，或引起胎盘损害而发生晚期流产。母儿血型不合。由于母体产生抗胎儿抗体以致胎儿无法在宫内继续生长而流产。

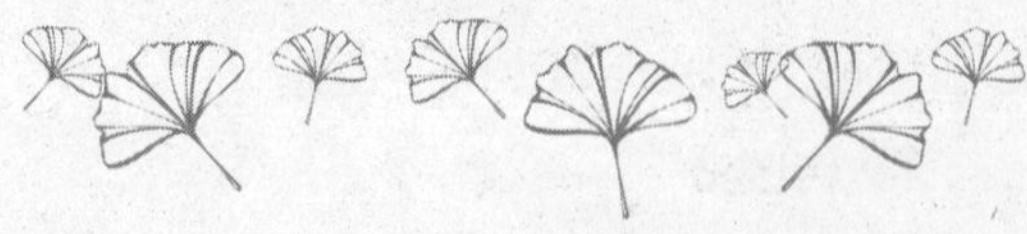

42 怎样预防流产

孕期准妈妈应注意卫生，预防并及时治疗急性传染病，尽量避免接触有害物质。对于内分泌失调、生殖器官疾病及慢性内科疾病应根据病情决定是否可以妊娠，并应在治疗后或病情稳定之后再妊娠。母儿血型不合可以早期检查发现并治疗。

什么是不全流产

指部分妊娠物已排出体外，尚有部分残留在子宫内，一般都是由不可避免流产发展而来。由于准妈妈子宫内有残留物，子宫不能收缩，以致流血不止，甚至出血过多而休克。诊断明确后应立即刮宫，必要时补液、输血、抗菌素预防感染。

什么是完全流产

胎儿及胎盘等胚胎组织自子宫完全排出，常发生于 4 ~ 6 个月的妊娠。阴道出血量明显减少或停经，腹痛消失。经检查子宫已接近正常大小，宫口已关闭或逐渐关闭。一般不需特殊处理，但排出物必须检查。

什么是过期流产

指胚胎在子宫死亡已超过 2 个月但仍未自然排出者。多数患者曾有过先兆流产症状，其后阴道出血不多，妊娠反应消失。检查子宫小于停经月份，B 超检查胎动及胎心消失，胚胎小于孕月。确诊后应尽早排空子宫。过期流产，由于胎儿死亡，胎盘释放凝血活酶进入血液循环，易发生凝血机能障碍，导致播散性血管内凝血。

什么是习惯性流产

自然流产连续发生 3 次以上，称为习惯性流产。这种流产每次都发生在同一个妊娠月份，主要是由于夫妇双方染色体异常、母体的黄体功能不全或母亲子宫发育不良、子宫畸形、子宫肌瘤等引起。

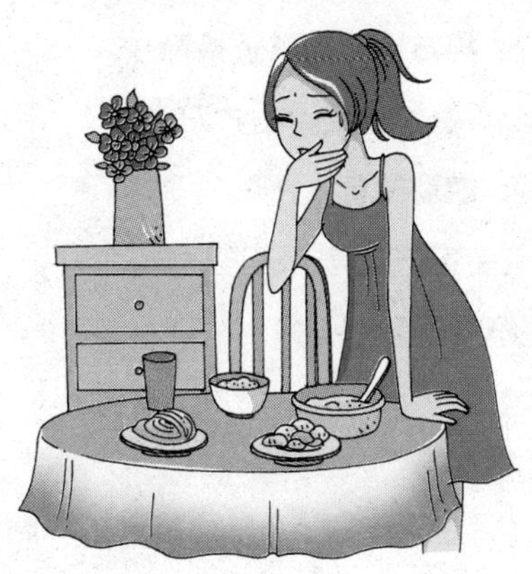

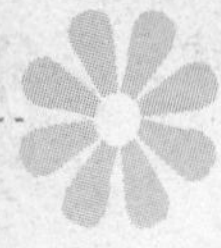

47 习惯性流产患者应做哪些检查

若多次不明原因流产，夫妇双方应一起到医院做如下检查，找出流产的原因，及早进行对症治疗。

1 全身性疾病检查

主要看是否患有糖尿病、贫血、甲状腺病、慢性肾炎、高血压等。

2 染色体检查

夫妇一方染色体异常往往是引发胚胎染色体异常和自发性流产的重要原因。

3 妇科检查

主要看是否存在子宫畸形，比如双子宫、单角子宫、纵隔子宫、子宫腔粘连等，子宫是否有肌瘤。这些因素都会影响胚胎的着床，因而发生流产。

4 卵巢功能的测定

做阴道涂片检测体内的雌激素水平，或测定基础体温。

5 男方精液的常规检查

观察精子的数目和活力。

6 血型检查

主要看夫妇双方的血型是否存在 ABO、Rh 系统内的血型不合。

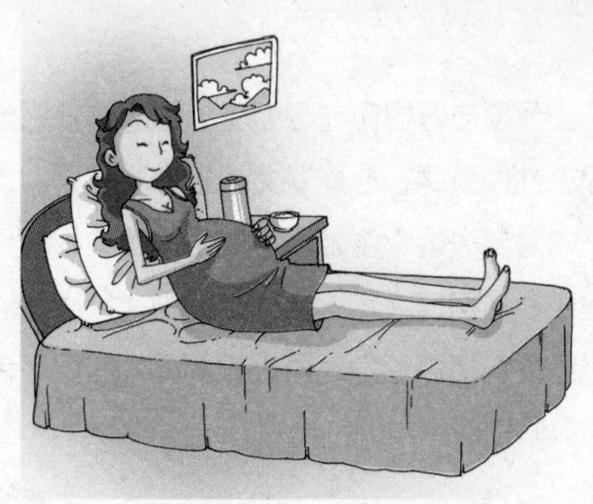

48 习惯性流产患者能否再怀孕

若是夫妇双方染色体异常所致流产，则要避免怀孕，如果已经怀孕，应该立即给胎儿做检查，如有异常必须终止妊娠；黄体功能不健全或患全身疾病的女性，应在医生的指导下，做孕激素和所患疾病的治疗；子宫畸形的女性应该先做手术矫正治疗，恢复正常再怀孕；其他不适宜怀孕的女性以不妊娠为宜，或在医生的具体指导下妊娠。

49 怀孕初期易流产的原因是什么

怀孕 2 个月内是最容易流产的时期，流产的原因除了人为疏忽外，受精卵本身不完全，或是染色体异常，也会发生流产，属于人体的自然淘汰，准妈妈不必过于自责。流产最早出现的症状是出血，然后下腹部疼痛。一有出血情况，应马上找医生诊察，并卧床休养。有时也会因为胎盘剥落引起出血，医生会化验排出物，以了解流产原因。

50 怀孕初期应如何预防流产

即使尚未证实怀孕，但只要出现有可能怀孕的症状就要开始小心生活作息，妊娠最初 3 个月应避免性生活，注意劳逸结合，尽量少出入人多的公共场所，避免各种疾病，避免剧烈运动、吸烟、酗酒等。一旦觉得身体不舒服应尽快找医生治疗，并遵照医生指示用药，直到痊愈。

51 出现流产先兆怎么办

先兆流产是指仅有流产的先兆，表现为有少许阴道血性分泌物或少许阴道出血，伴有轻微下腹部疼痛。经检查子宫大小与孕月相符，宫口未开。妊娠试验阳性，超声波检查有胎心搏动。如果超声波检查或绒毛膜促性腺激素连续测定结果均显示胎儿仍然存活，则 90% 以上的准妈妈仍可度过早孕阶段。卧床休息、充足的营养、孕激素、对胎儿无害的镇静药物等，都对先兆流产的治疗有良好的效果。

如经过检查属于黄体功能不全而出现流产先兆，可以给予黄体酮进行保胎，但要在医生的指导下使用。

52 准妈妈为什么不宜盲目保胎

有很多准妈妈怕流产或稍有流产征兆，就采取保胎措施，此种做法并非明智之举。造成流产的原因错综复杂，其中孕卵异常是早期流产的主要原因之一。也就是说，夫妻某一方的精子或卵子有缺陷，与对方的生殖细胞结合后形成异常孕卵，这种异常孕卵在子宫内不能发育成熟，绝大多数

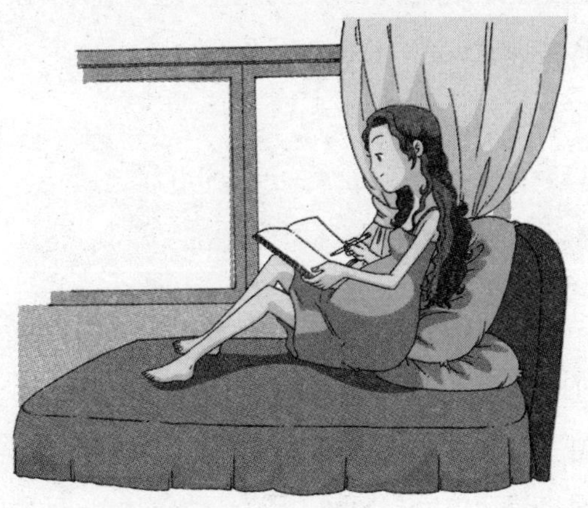

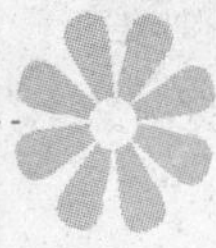

在早期死亡、流产。此种流产无法保胎，而且也没有必要保胎。这种流产是人类自身的一种重要的自然淘汰，是去劣存优的一种自然生殖选择，所以这种自然流产不必惋惜。准妈妈及其家属应学习一些优生知识，在确实不能保胎时，应及时终止妊娠，顺其自然。

如果流产是由于准妈妈存在着影响胎儿生长发育的不良因素，如生殖器官的疾病（子宫黏膜下肌瘤）和子宫严重畸形等，流产常常也是不可避免的，即使保胎也保不住。所以，对此类流产进行保胎也是没有意义的。

此外，还有一部分人的流产是由于妊娠期患了急、慢性疾病，如流感、肝炎、肺炎、心脏病、严重贫血等，此种情况能否保胎也应根据准妈妈病情的恢复情况而定。若准妈妈病情较重，且在治疗过程中使用了大量对胎儿有影响的药物，也不应盲目保胎，以免顾此失彼，影响母子健康。

53 如何用黄体酮安胎

黄体酮的利用效应可因准妈妈黄体功能的差别而有所不同，对于黄体功能健全的女性来说，注射过量的黄体酮可使黄体萎缩，孕激素产生受到抑制，影响胚胎的生长与发育；黄体功能不健全的患者注入黄体酮，则有利于蜕膜生长和早期孕卵的发育。

一般来说，发育正常的胚胎是不容易流产的。因此，在不明原因的情况下要到医院请医生检查，确属黄体不全者才可注射黄体酮，这对保胎是有积极意义的。如果不听从医生指导，盲目地使用黄体酮，可能会引起胎儿性器官的畸形发育。所以，要慎用黄体酮安胎，如确有必要使用，也应去医院由医生着手进行。

 什么是宫外孕

宫外孕又叫异位妊娠，即受精卵着床于子宫腔以外并开始发育，大多发生于曾做过人工流产手术的年轻女性身上。宫外孕也是一种怀孕，其反应往往与正常妊娠差不多，如停经，恶心、呕吐等，孕检尿液也呈阳性反应，有时还会出现阴道少量出血，好像是先兆流产。

因为胎儿没有足够的发育空间，所以宫外孕的结局只有流产或者孕卵着床处发生破裂。

宫外孕中最常见的是输卵管妊娠，在全部宫外孕患者中约占 95% ~ 98%。这种类型的宫外孕最明显的症状就是腹痛，往往表现为一侧隐痛或坠痛。如果已发生流产或输

卵管破裂，则下腹一侧往往出现撕裂样疼痛。此时，由于出血过多，患者会出现面色苍白、烦躁不安、脉搏加快、皮肤湿冷、血压下降等症状。

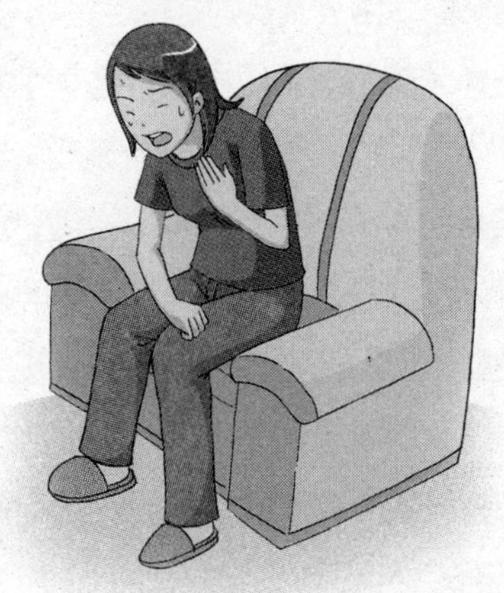

为什么会发生宫外孕

引起宫外孕的常见原因是输卵管炎症及粘连，如慢性输卵管炎、结核、子宫内膜异位等，积极防治上述疾病可起到一定的预防作用。另外，带环妇女偶尔可发生宫外孕，也应提高警惕。

宫外孕有哪些表现

宫外孕典型症状可归纳为停经、腹痛、阴道流血 3 大症状。育龄女性月经过期，突然出现下腹痛，持续或反复发作，可伴有恶心、呕吐、肛门下坠等不适，应考虑是否是宫外孕。部分患者有不规则阴道出血，一般少于月经量（注意千万不要将此误认为月经）。宫外孕是妇科一种危险的急腹症，必须对之保持高度的警惕，一旦有上述现象出现应立即去医院检查确诊。医生根据检查所见，早期诊断及处理，可减少或防止腹腔内出血。

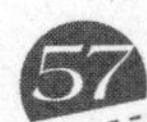

发生宫外孕怎么办

由于输卵管的管腔很小，管壁很薄，这样的条件根本不能让受精卵“定居”，更不许它生长发育，所以宫外孕往往在几个星期内就可发生流产或输卵管破裂。一旦发生宫外孕，需要及时抢救，立即输血以补充失血，并进行开腹手术，切除病灶，否则失血过多可能造成严重后果。对一些轻症患者，如内出血不多，一般情况下可应用中西医结合的非手术治疗方法。如在治疗过程中不见成效，应立即改行手术治疗。

准妈妈怀孕后仍有月经怎么办

怀孕必然会导致闭经，但少数女性在确定妊娠以后，在原来应行经的时间仍出现少

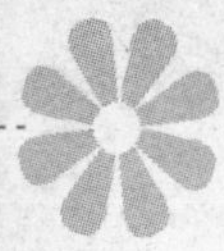

量阴道出血，常被误认为是“月经”。这种现象常在怀孕的头一个月出现，也有个别人在孕3～4个月内按期出现少量流血，医学上把这种现象称为“盛胎”或“垢胎”。这种情况常见于双子宫的准妈妈，不受孕的一侧子宫蜕膜出血。但也有些出血的真正原因不十分清楚，可能是孕卵着床时的一种生理反应，也有先兆流产等妊娠并发症的可能。所以，已确定怀孕又有阴道流血时，应去医院查清情况，弄清出血原因，进行适当处理。

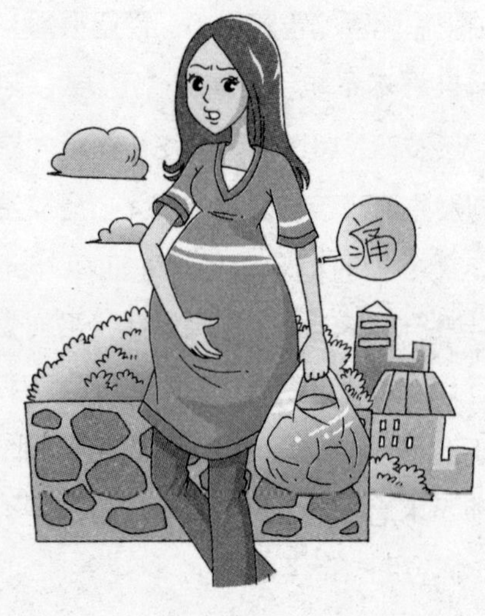

59 准妈妈腹痛怎么办

许多准妈妈会抱怨腹部这边抽一下、那边痛一下，这主要是因为怀孕后子宫膨胀，压迫到附近的组织与器官，再加上骨盆腔充血，造成腹部不适。疼痛程度轻微的话，可以不去理会它，也不需要服药。然而，并不是所有怀孕期间的腹痛都是正常的，如果有下列情形时，就必须请医生诊治：

1. 腹痛并伴有阴道出血，表示出现怀孕的并发症，如流产、子宫外孕、早产、胎盘早剥等。
2. 腹痛并伴有尿频现象，可能是膀胱发炎。
3. 剧烈腹痛，可能是卵巢囊肿扭转，也可能是盲肠破裂引发的腹膜炎，或尿路结石。
4. 腹痛并伴有上吐或下泻，可能是肠胃炎。

60 引起准妈妈阴道流血的原因是什么

孕期阴道流血的主要原因是先兆流产、宫颈糜烂、宫外孕或葡萄胎，应引起足够重视。宫颈糜烂引起的出血和先兆流产的出血在出血量、时间、颜色上很难鉴别，所以要及时到医院检查。宫颈癌也可能引起孕期阴道流血，但发生率很低，可通过孕早期宫颈涂片检查早期发现。过度的性生活，吃巧克力过多，吃辣椒、桂圆等热性、刺激性食物都会加重出血症状。

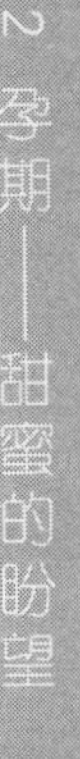

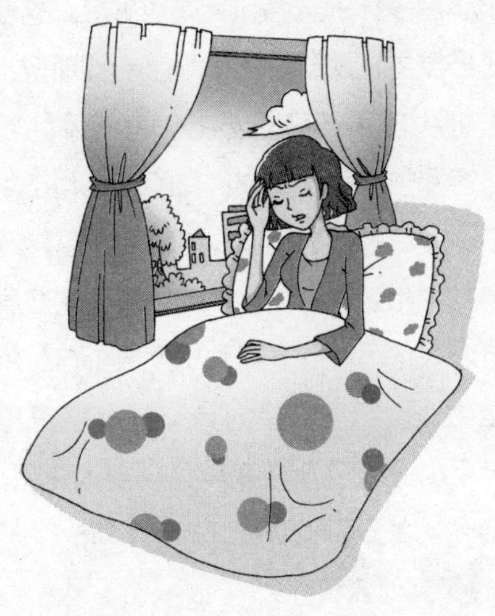

61 婚后第一胎做人工流产好吗

许多新婚夫妻不想过早要孩子，但由于缺乏避孕知识意外怀孕了，就要进行流产。从科学角度考虑，婚后第一胎不宜做人工流产。人工流产手术作为避孕失败后的补救措施，对绝大多数女性的健康不会产生太大的影响，但也有部分女性可能会引起一些并发症，如盆腔炎、月经病、宫腔粘连、输卵管阻塞等，甚至影响以后生育。未生育过的女性宫颈口较紧，颈管较长，子宫位置也不易矫正，容易造成手术时的损伤和粘连。尽管人工流产并发症经过治疗大多是可以痊愈的，但也有少数久治不愈。

62 带环怀孕的胎儿能要吗

宫内节育环是目前最常用的避孕方法之一，但也可以发生避孕失败而带环怀孕，原因大多与环的脱落或异位（多为环下移）有关。据统计，带环怀孕的胎儿约半数会发生流产、早产甚至死胎等情况。如果节育环套在胎儿颈部、体部、四肢等，会造成胎儿的发育畸形。但如果节育环已脱落或位于胎囊外，则对胎儿不会有影响。因此，一般认为，带环怀孕应尽量流产；但若因某些特殊情况不宜流产时，也可以继续妊娠分娩，关键是在怀孕中晚期，应定期做B超检查以观察节育环的位置，以确保节育环在胎囊外。

63 孕早期接触了致畸物质怎么办

许多女性最初不知自己已受孕，感染了病毒、服用过药物或照过X射线。当发现已经怀孕后，担心病毒、药物、射线会给胎儿的发育带来不利影响，便想终止妊娠。但是，进行人工流产可能会带来习惯性流产、妇科炎症等并发症，影响女性的身心健康和今后的生育。

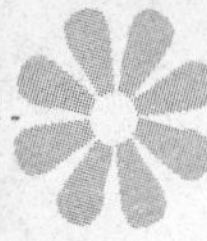

若是发现自己在怀孕后接触了致畸物质，首先要头脑冷静，认真核对自己停经的天数和所接触的致畸物质的时间、种类、有害作用的大小。有害物质的致畸作用及其大小与受孕的天数有很大关系。一般来说，受精后2周之内是安全期；2～4周内可以产生致畸反应；4～6周（末次月经的42～56天）左右对致畸物的刺激特别敏感，是产生先天性畸形的关键时期；妊娠3个月以后，对外来刺激相对有了一定的抵抗力，致畸的危险性越来越小。因此，接触有害物质的具体时间特别重要，应请医生分析生育畸形儿的风险，然后再作出是否继续妊娠的决定。

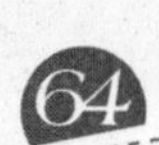

64 孕期有哪些常见的牙周问题

孕期较常见的牙周问题有以下几种：

❶ 妊娠牙龈炎

这是孕期最常见的牙周疾病，表现为牙龈肿痛，刷牙、进食时出血。防治的方法是去除牙结石，早晚刷牙，饭后漱口，保持口腔卫生。多吃富含维生素的食物，也可适当服用多种维生素片。

❷ 妊娠性牙龈瘤

这是指在准妈妈牙龈的某个部位上长出一个小瘤子样的东西，不痛也不痒。这种小瘤子多发生在两牙之间的牙龈乳头部位，有一个细小的蒂连在牙龈上。有的颜色特别红，容易出血，比较软；有的颜色和正常牙龈差不多，不容易出血，比较硬。这种牙龈瘤的发生和妊娠有关，并随妊娠期的发展而逐渐增大，但长到直径1.5厘米左右时就会停止生长。产后，当内分泌逐渐恢复正常时，它也会随之渐渐变小，甚至消失不见，所以不必急于手术切除。

❸ 其他症状

怀孕期间，也可偶尔见到牙周囊袋加深、牙齿容易动摇等症状。事实上，口腔卫生不良及原先有牙龈炎的准妈妈，都可能发生牙周问题。所以，怀孕前要先做口腔检查与预防治疗，怀孕期间也应定期检查并做好口腔清洁卫生。

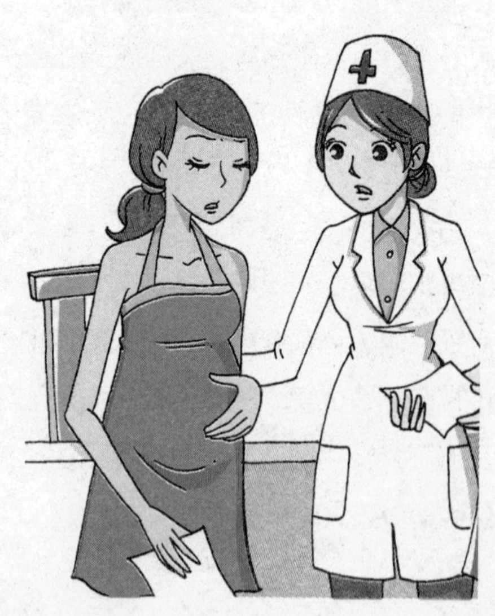

 孕早期能进行牙科治疗吗

最好能在怀孕前先做牙齿检查，因为孕期不适合做牙齿治疗，若牙齿出现紧急状况，也只是做暂时性的症状治疗，拔牙或任何侵入性治疗则应延至产后再进行。

怀孕前期，即怀孕的前3个月，是胚胎器官发育与形成的关键时期，脑神经与心血管系统、五官、牙齿、四肢等器官都在这个阶段成形，所以最易受外来影响。服用不当药物或X光照射剂量过高，可导致流产或胎儿畸形。准妈妈若在此期间经历牙齿疼痛及看牙的焦虑与压力，可能对胎儿及准妈妈都有不良影响。所以，这个时期若非紧急状况，医师不建议进行牙科治疗。

 准妈妈能否拔牙

大量临床资料表明，在妊娠最初的2个月内拔牙可能引起流产；妊娠8个月以后拔牙可能引起早产；只有3～7个月时拔牙，才相对安全一些。因此，妊娠期除非遇到必须拔牙的情况，一般不宜拔牙。妊娠期对各种刺激的敏感性增加，即使轻微的不良刺激也有可能导致流产或早产。有习惯性流产、早产的准妈妈更要严禁拔牙。

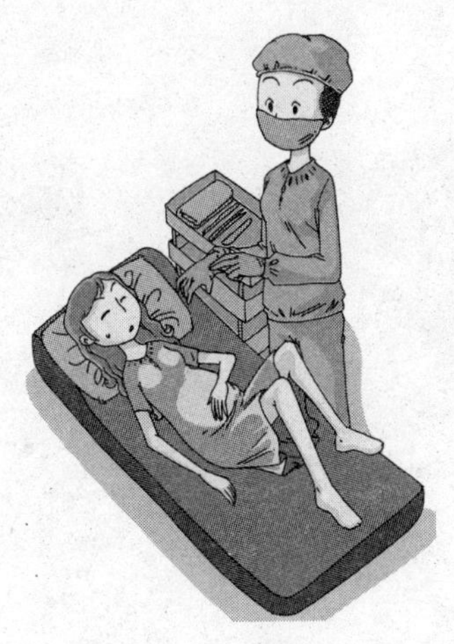

67 如何防治孕期牙龈肿胀与出血

女性妊娠期间，常有牙龈水肿，牙龈显得肥厚而松软，颜色由淡红色变为深红色或紫红色，而且容易出血，嘴里经常黏糊糊的，刷牙的时候出血更多，这就是妊娠性牙龈炎。如果妊娠性牙龈炎急性发作，除有上述表现外，还可出现牙龈疼痛，给准妈妈带来精神负担。妊娠2～3个月和产前2个月炎症的发展比较厉害，出血现象也比较严重。

妊娠期牙龈出血多由于阴虚胎火发炎，灼伤齿龈血络，迫血外渗所致。可用滋阴清火、护养齿龈的方法治疗：牛地12克，丹皮6克，黄芩9克，知母6克，菊花6克，麦冬9克，芦根30克，连服7剂，牙龈出血即会明显减少或消失。

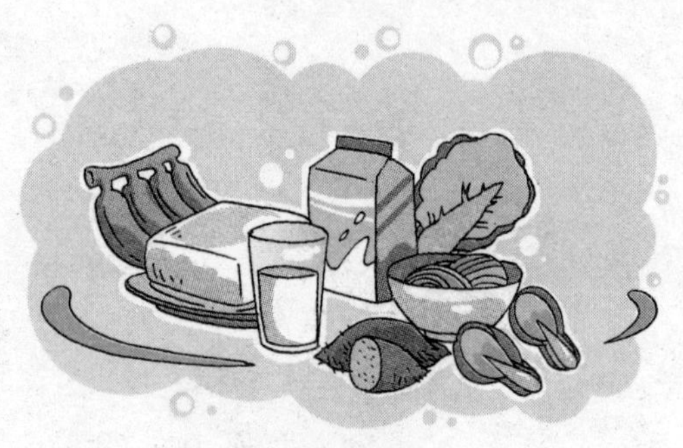

68 妊娠牙龈炎患者宜吃哪些食物

有些准妈妈在怀孕后的前3个月，出现牙龈红肿、出血、疼痛以及红鼻等现象，这是妊娠牙龈炎的症状。妊娠牙龈炎发生的原因主要是怀孕后雌激素增多，牙齿毛细血管充血、扩张、脆性增大。另外，也与妊娠造成的维生素缺乏和微量元素相对不足，使唾液在夜间分泌量减少，对口腔冲刷作用下降，造成牙齿感染有关。

妊娠牙龈炎可在准妈妈的饮食上加以调理，要多吃含维生素C的蔬菜和水果，如大白菜、苋菜、苹果、梨等。维生素C能增加机体抵抗力，防治坏血病，可治疗牙龈肿胀出血、牙床溃烂、牙齿松动，防治贫血。如果出血较多或有贫血症状，还要多吃含铁丰富的食物，以利补血。

69 准妈妈患甲状腺功能亢进对母婴有影响吗

甲状腺功能亢进（甲亢）是指甲状腺激素增多造成机体的神经、循环及消化等系统兴奋性增高，代谢亢进，其中以恶性突发性甲状腺肿多见，是一种自身免疫性疾病。患甲亢的准妈妈应由产科医师及内分泌医师共同监护母婴情况，主要是控制病情，定期检查甲状腺功能，调整药量，使准妈妈甲状腺功能处于非妊娠的高限，选择致畸可能性小的药物，禁用放射性碘治疗。孕期通常不采用手术治疗甲状腺，仅在妊娠中期药物治疗无效，个别严重患者方考虑手术。定期B超检测，以便及时发现胎儿畸形、宫内生长迟缓或胎儿甲状腺肿。临产期加强管理，密切观察，避免感染、高热、精神刺激，防止甲亢危象。病情稳定而无产科指征，可以阴道分娩，做好新生儿复苏准备。

70 怎样应对妊娠期哮喘

怀孕期间，有3%的准妈妈不同程度地患有哮喘病。哮喘对准妈妈及胎儿都有影响，约有1/3的哮喘患者孕期病情加重，在病情加重的准妈妈中，妊娠第29～36周时最为严重。但严重哮喘只要给予恰当的处理，不会对妊娠及分娩产生不良后果。相反，若不能有效地控制哮喘发作，就会给准妈妈及胎儿带来很大的危害。

那么，如何预防和面对哮喘呢？

❶ 在怀孕前期（最好在准备怀孕之时）就与医生一起对近期的哮喘史进行讨论，以便在怀孕时调整生活作息或用药的方式、习惯，以减缓哮喘发作的次数与症状。如果在怀孕期间哮喘还是发作了，那么有必要进一步向医生咨询。在怀孕的各个不同的阶段，尽管使用相同的药物，可能在疗效上也会有所不同。

❷ 尽量避免接触香烟或其他污染物等过敏原。留意睡觉的环境，最好在床边放一台空气清新机，以随时保持空气的清新。

❸ 随时保持鼻腔的干净与畅通。

❹ 哮喘快要发作时应该当机立断，立即求诊，使用适当的药物进行治疗，不要一直拖到哮喘整个发作起来之后才治疗。

怀孕第 2 个月怎样进行胎教

妊娠 2 个月时，胎儿的精气在母体的子宫内生成，必须谨慎护理，不要随便惊动他。这正是胚胎发育最关键的时刻，这时胚胎对致畸因素特别敏感，因此要慎之再慎，不可滥用化学药品，或接触对胎儿有不良影响的事物。在养胎护胎与胎教措施的选择方面同受孕 1 个月时所不同的是要在思想感情上确立母儿同安的观念，以便很好地在精神与饮食营养上保护胎儿。需要强调指出的是，这时准妈妈的反应多数比较明显，容易因饮食量过少而导致营养缺乏，应注意营养的均衡摄入。

你想象中的孩子是什么样的

怀孕后，准妈妈总是在心中一遍遍地描绘着自己所希望的孩子的形象。首先，这些美好的愿望能在言行、举止和生命中表现出来，正因为先有了愿望，然后才有了新的生命。从胎教的角度来看，准妈妈的想象能通过意念构成胎教的重要因素，转化渗透在胎

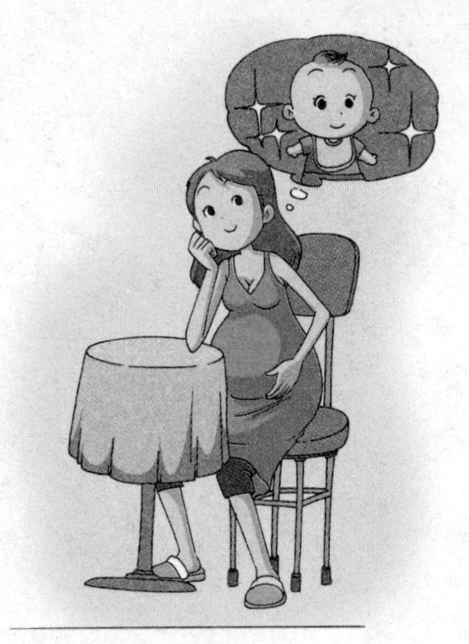

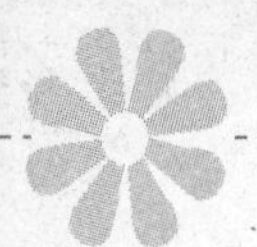

儿的身心感受之中，影响胎儿的成长过程。因此，准妈妈完全可以强化“想要这样的孩子”的愿望，盼望着他的到来，用自己的意念塑造理想中的胎儿。

具体地说，从受孕开始，就应该积极地设计孩子的形象，把美好的愿望具体化、形象化，想象着孩子应具有什么样的相貌、什么样的性格、什么样的气质等。常常看一些喜欢的儿童画和照片，仔细观察夫妻双方以及双方父母的相貌特点，取其长处进行综合，在头脑中形成一个清晰的印象，并反复进行描绘。对于全面综合起来的具体形象，以“就是这样一个孩子”的坚定信念在心底默默地呼唤，使之与腹内的胎儿同化。久而久之，所希望的东西将潜移默化地变成胎教，为胎儿所接受。

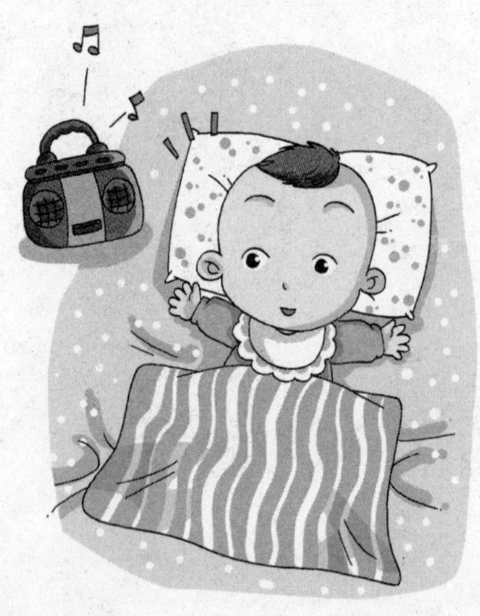

 73 除遗传因素外，胎儿的性格还受哪些因素影响

事实证明，准妈妈如果能在怀孕期间拥有良好的环境和心态，并且能坚持对腹中的宝宝进行适当的胎教，那么宝宝出生后，拥有乐观开朗性格和健全人格的可能性就会大大增加。

怀孕期间，准妈妈心情的好坏是决定宝宝性格好不好的一个至关重要的因素。随着宝宝一天天长大，宝宝和妈妈的心灵感应也会日渐明显。如果妈妈心情好，宝宝自然也会安静愉快；如果妈妈的心情乱糟糟，那么宝宝也会躁动不安、缺乏耐性。所以为了腹中的宝宝着想，准妈妈应该时时刻刻注意自己的情绪，即便是遇到特别让人生气的事，也要懂得随时调整自己的心态，尽量排除不良情绪，让自己尽快恢复平静。

准妈妈所处的家庭环境也往往是影响宝宝性格的重要因素。如果宝宝所处的家庭纷争不断，那么在妈妈腹中的宝宝自然就会接收这些不良的信息，他的情绪和性格也会随之受到影响。夫妻之间发生磕磕碰碰的事在所难免，但为了孩子，准妈妈和准爸爸应该学会控制自己的情绪，相互谅解，尽量避免发生正面冲突。由于身材变形、身体不适或者对生育的恐惧等一系列的原因，不少准妈妈在怀孕期间情绪非常不稳定，所以此时准爸爸更应该付出耐心和爱心来关怀呵护自己的妻子。

准父母的一些不良习惯也很容易导致胎儿的性格发生偏差，这些不良习惯包括吸烟、喝酒、饮酒、大量食用垃圾食品、听刺耳激烈的音乐等，而宝宝受其影响，有可能形成烦躁易怒、思维偏激、内向自闭、难以驾驭的性格。所以，为了拥有一个健康的孩子，准父母应该考虑在怀孕期间完全戒除这些不良习惯。

74 胎儿的生长环境对其日后的性格有什么影响

虽然人的性格是在其社会实践过程中逐步形成的，但人之初的心理体验为日后的性格形成打下了基础。母亲的子宫是胎儿接触的第一个环境，小生命在这个环境里的感受将直接影响到出生后性格的形成和发展。如果这里充满和谐、温暖、慈爱的气氛，那么胎儿幼小的心灵将受到同化，意识到等待自己的那个世界是美好的，进而逐步形成了热爱生活、果断自信、活泼外向等优良性格的基础。反之，倘若夫妻生活不和谐，不美满，甚至充满了敌意和怨恨，或者是母亲不欢迎这个孩子，从心理上排斥、厌烦，那么胎儿就会痛苦地体验到周围这种冷漠、仇视的氛围，随之形成孤寂、自卑、多疑、怯弱、内向等性格的基础。显然，这对胎儿的未来会产生不利影响。

因此，未来的父母应把握这一特点，为孩子一生的幸福着想，尽力为腹内的小生命创造一个充满温暖、慈爱、优美的生活环境，使胎儿拥有一个健康美好的精神世界，使其良好性格的形成有一个好的开端。

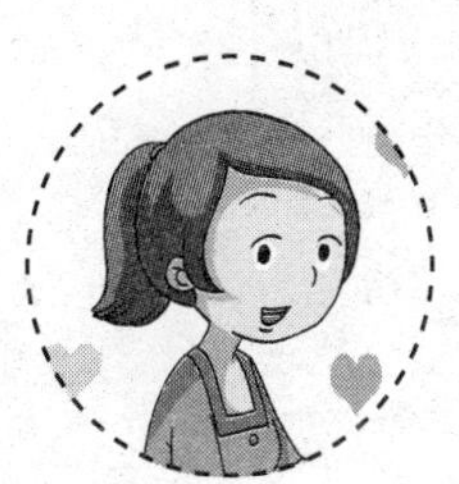

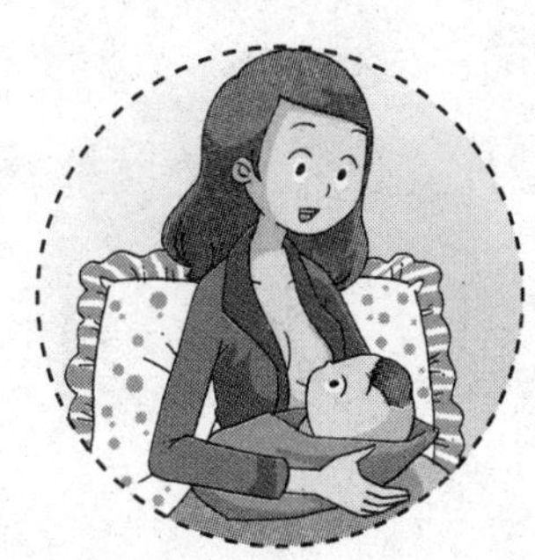

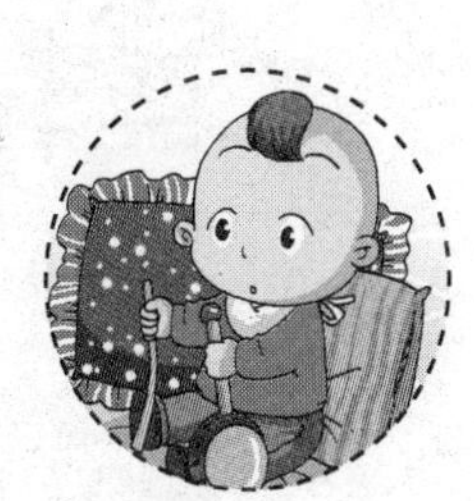

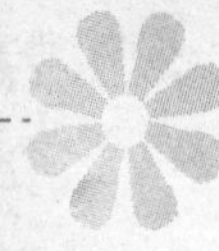

75 为什么要给准妈妈创造和谐的家庭气氛

准妈妈的整个妊娠过程，绝大多数的时间是在家庭中度过的，家庭气氛和谐与否对胎儿的生长发育影响很大。和谐的家庭气氛是造就身心健康的后代的基础。在和睦相处的氛围中，准妈妈得到的是温馨的心理感受，胎儿也能在如此良好的环境中获得最佳熏染，从而促进身心的健康发育。

要创造好的家庭氛围，夫妻双方都要加强修养。夫妻之间要互敬、互爱、互勉、互慰、互谅、互让，经常交流感情，彼此相敬如宾，尤其是丈夫更要积极热忱地为妻子及腹内的孩子服好务，不断地给准妈妈的精神与饮食上输入营养，扮演好准爸爸的光荣角色，使妻子称心，胎儿也感到惬意。

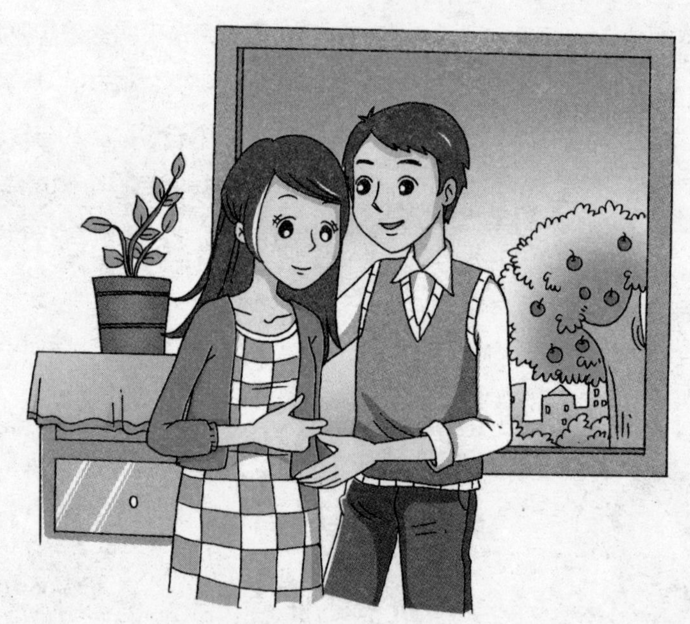

第三节 健康妊娠第3月

JIAN KANG REN SHEN DI SAN YUE

1 怀孕第3个月母体有哪些变化

准妈妈的妊娠反应渐渐消失。这时候，用胎儿心脏检测器可以听到胎心音。母体的基础体温持续高温。下腹部的隆起还不明显，子宫如握拳大，压迫子宫周围组织，准妈妈会感觉下腹部有压迫感，或出现脚后跟抽筋。尿频仍持续，易有腹胀及便秘。

2 怀孕第3个月胎儿的生长发育情况如何

此时胎儿的体重约20克，和孕4～7周相比，猛然增长了3～4倍以上。身长7厘米～9厘米，尾巴完全消失，躯干和腿都长长了，头还是显得大，下颌和脸颊发达。更重要的是已长出鼻子、嘴唇四周、牙龈和声带，眼睛上已长出眼皮，和以前比更像个人脸了。因为皮肤还是透明的，所以可从外部看到皮下血管和内脏等。心脏、肝脏、胃、肠等更加发达，肾脏也渐发达，已有了输尿管，因此，胎儿可进行微量排泄了。骨骼开始逐渐变硬（骨化），已长出指甲，眉毛、头发也长出来了。这时，从外表可清楚地区分性别了。内生殖器的分泌机能也活跃起来。脐带也长长了，胎儿可在羊水中自由转动。

3 怀孕第3个月胎儿的大脑发育情况如何

第3个月，虽然准妈妈尚未实际感到胎儿的存在，但胎儿已经可以进行旺盛的生长活动啦。此时脑细胞的发育进入了第一个高峰时期。

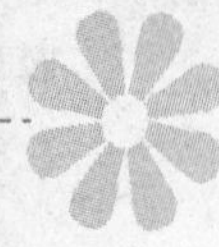

4 怀孕第3个月准妈妈应注意哪些问题

1 和怀孕两个月时一样，此时也容易流产，在生活细节上尤其要留意小心，应避免搬重物或长途旅行。平常如有做运动的习惯仍可保持，但必须选择轻松且不费力的运动，如舒展筋骨的柔软体操或散步等，避免剧烈运动。至于家务事，可请家人分担，不要勉强。上下楼梯要平稳，尤其应注意腹部不要受到压迫。下腹不可受寒，注意保暖。如果感觉下腹疼痛或有少量出血，就可能是流产的征兆，应立刻到医院就诊。

2 上班时，应保持愉快的心情，以免因心理负担过重、压力太大而影响胎儿的发育。

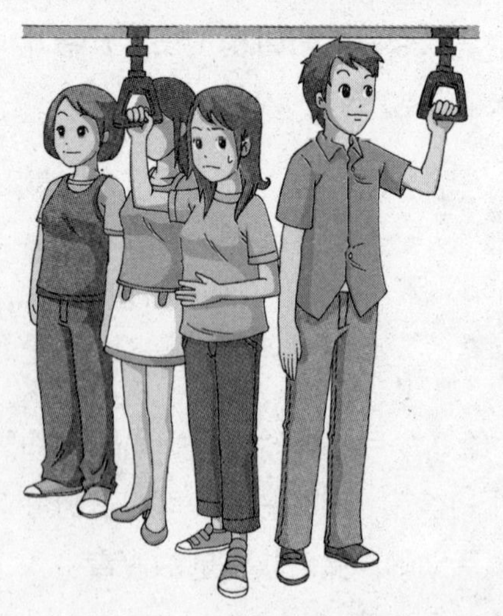

3 在这个阶段，夫妻最好不要同房。防止性生活后子宫收缩，会引起腹痛，还可导致流产。

4 为预防便秘，最好养成每日定时上厕所的习惯。

5 此期间会阴部分泌物增加，易滋生病菌，应该每天淋浴，以保持身体清洁。

6 从这个时期开始，准妈妈必须每月进行一次孕期检查。如未进行梅毒、贫血和血型检查的，这时应该检查了，有病应在这时尽快治疗。

5 为什么要进行产前检查

产前检查是孕期保健的重要项目，它是对准妈妈进行定期的、常规的健康检查，以了解准妈妈的健康状况，有无合并症，能否承担妊娠。同时也诊查胎儿的情况，如胎位、胎心及发育是否正常。

6 什么时候开始进行产前检查

第一次产前检查的常规时间在孕6周后12周前，要对全身及生殖器官进行检查。孕6个月前，1个月复查一次。孕7～8个月时，2周检查一次。孕8个月后每周检查一次。

7 到哪里进行产前检查

确诊怀孕后，准妈妈在孕 12 周时需到街道医院进行初次产前检查，并建立孕妇联系保健手册。以后的产前检查可以选择在二级医院或分娩所在的医院进行。

8 做 X 线检查会不会伤害胎儿

X 线属于一种电磁波，其波长短、能量高，若不在严格控制下使用，将会对人体产生损伤，其损伤程度与放射设备、放射时间、放射剂量、射线与人体的作用方式、外界环境、个体差异等因素有关。正常人在一次放射检查中安全照射量最高为 2.58×10^{-2} 库仑 / 千克。一般来讲，胸部透视在一星期以内总的累计时间（放射时间）不超过 12 分钟，胃肠检查不超过 10 分钟，对人体是安全的。虽然 X 线摄片的照射剂量较大，但偶尔拍一次片或 X 线透视一次（放射治疗除外）对身体健康并无大碍。但育龄期女性，特别是准妈妈，其卵子、胚胎或胎儿对放射线高度敏感，即使是明显低于正常人可以耐受的放射剂量，也会造成母体和胎儿的损害。所以，准妈妈应该避免进行放射检查。

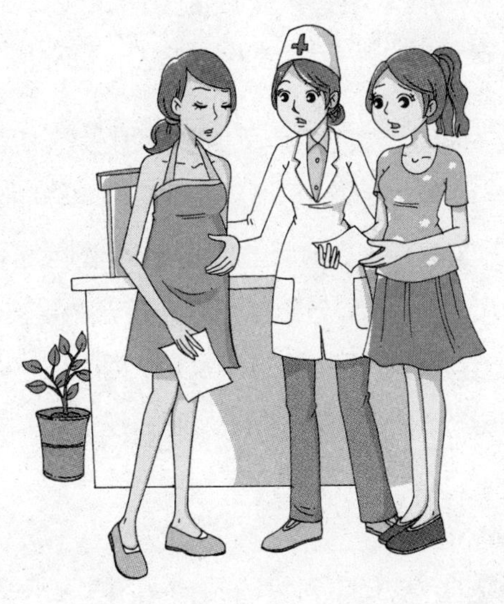

9 孕早期能做 B 超吗

怀孕后胚胎发育的早期，特别是在妊娠 31 ~ 64 天期间，是胚胎分化和形成的关键时期，是胚胎的高敏阶段，此时 B 超检查有可能造成胚胎发育异常。因为 B 超使用的高频超声波，波长短，能量集中，强度大，振动较强烈，会引起许多特殊反应，结果可产生机械、热、光、电、化学及生物等多种效应。我国临床发现，对怀孕 6 ~ 9 周的准妈妈做超声扫描后，取绒毛组织分析，发现染色体 DNA 受损。因此，孕早期的准妈妈应慎做或少做 B 超。如果有明显适应证必须要做，应以少剂量、小的辐射强度和最短的辐射时间为宜。

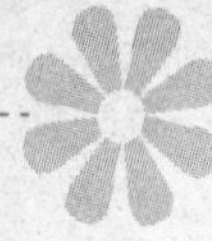

10 什么时候做 B 超检查比较合适

一般认为在怀孕早期要尽量少做 B 超检查。不过特殊情况例外，例如怀孕早期阴道流血者，需做 B 超检查以确定胚胎是否存活、能否继续妊娠、有无异常妊娠等。B 超安全检查时间一般是在孕 5 个月以后，因为超声波对胎龄越大的胎儿影响越小。

11 准妈妈能做 CT 检查吗

准妈妈怀孕头 3 个月内接触放射线可能引起胎儿脑积水、小头畸形或造血系统缺陷、颅骨缺损等严重恶果。CT 是利用电子计算机技术和横断层投照方式，将 X 线穿透人体每个轴层的组织，它具有很高的密度分辨力，要比普通 X 线强 100 倍。所以，做一次 CT 检查受到的 X 线照射量比 X 线检查大得多，对人体的危害也大得多。因此，准妈妈做 CT 检查会产生严重的不良后果。所以，如果不是病情需要，准妈妈最好不要做 CT 检查。如果必须做 CT 检查，应在准妈妈腹部放置防 X 线的装置，以避免和减少胎儿畸形的发生。

12 整个孕期要进行几次妇科检查

在整个孕期检查中，需要做两次妇科检查，通常不会对胎儿造成伤害。第一次妇科检查在孕早期，检查目的是了解准妈妈生殖器官有无畸形、肿瘤，比如阴道纵隔、双子宫、盆腔包块以及怀孕的子宫与停经月份不相符合等；同时可检查阴道白带有无真菌、滴虫等病原体感染。第二次妇科检查则是在孕 24 周以后，要了解骨盆的大小，做骨盆内测量，初步估计一下胎儿是否能自然分娩，必要时取阴道白带做细菌培养及药物敏感试验，以便指导分娩前合理的药物治疗。孕 36 周以后应该避免不必要的妇科检查。若准妈妈有习惯性流产史，妇科检查更应慎重，避免再次流产。

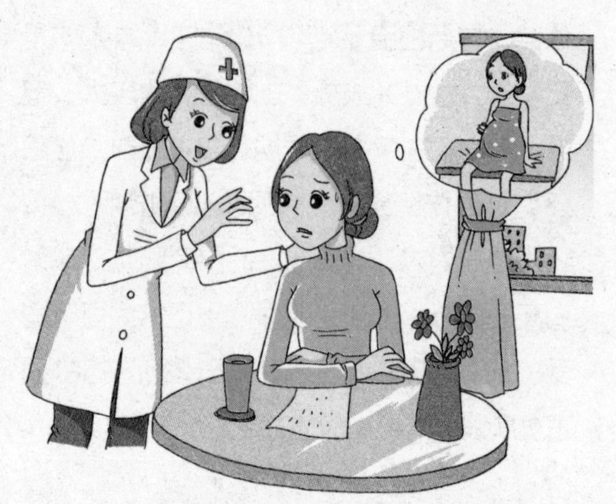

 妇科检查会造成流产吗

女性怀孕以后定期做产前检查是为了母婴的健康，有时为了弄清怀孕的情况需做一些妇科检查。不少准妈妈对此不理解，甚至认为做妇科检查会引起流产，因而拒绝医生检查。早孕时做妇科检查是通过阴道、腹部双合诊了解子宫的大小和质地，以确诊是否早孕，也给以后子宫的变化提供基础情况。在有宫外孕或可疑肿块时更需进行此项检查，以尽早诊断，及时处理。

医生在做妇科检查时，尤其在考虑到有妊娠可能时，动作会很轻柔，所以妇科检查不会影响胚胎发育，也不会造成流产机会的增加。检查时准妈妈应积极主动配合，精神不要紧张，腹部应当放松，这样可以使检查顺利进行。

 什么时候检查血红蛋白

血红蛋白由铁和蛋白结合而成，是红细胞的重要组成部分。血红蛋白对人体非常重要，红细胞输送氧和二氧化碳的功能主要就是通过它实现的。孕期血容量约增加 50%，红细胞约增加 30%，血液相对稀释，血红蛋白低于 100 克 / 升以下称之为“生理性贫血”。我国准妈妈半数以上有贫血，这是值得重视的。血红蛋白产前检查应每 1 ~ 2 个月复查一次；妊娠后半期除了膳食供给蛋白和铁，还需要补充铁剂，以防贫血。准妈妈如有贫血要积极治疗。

 为什么要定期进行尿常规检查

产前查尿主要检查的是蛋白质、糖，以及显微镜下红细胞、白细胞、管型等。正常准妈妈尿液不应有或仅有微量蛋白，不含糖，显微镜高倍视野下白细胞不得超过 5 个，不应有红细胞及管型。

蛋白尿是妊娠高血压综合征的 3 个主要征象之一，为了预防及掌握病情变化，产前检查尿蛋白是必不可少的一项。尿蛋白的出现，表示肾脏有组织和功能上的损害。根据尿蛋白多少分为 -（正常）、±（微量）、+、++、+++、++++。凡尿蛋白等于或大于 ++ 应住院观察、治疗；尿蛋白在 +++ 以上说明病情严重，应综合临床、化验、B 超、胎心监护等考虑终止妊娠，以免胎死宫内。

出现尿糖，可能是妊娠期肾脏排糖阈降低或糖尿病，需结合血糖、葡萄糖耐量曲线的检查给予诊治。

16 准妈妈产前为什么要检查血型

❶ 为输血作准备

分娩时有可能出血的产妇应提早验好血型，备好血液，如果不能及时输血，延误抢救时机，大出血的产妇就会有生命危险。

❷ 预防新生儿溶血症

如果发生 ABO 或 RH 血型不合，导致红细胞破坏过多，胎儿或新生儿就会出现黄疸、贫血等症状，即新生儿溶血症。重者可在 24 小时内出现黄疸，并能损害脑组织，引起核黄疸、脑瘫，造成终生残疾，或因心力衰竭而死亡。

17 什么是胎盘

胎盘是在胎儿生长发育过程中出现的附属组织，由母体的子宫底蜕膜和胚胎绒毛构成。胎盘于怀孕 6 ~ 7 周开始形成，孕 4 个月完全形成，到胎儿足月时胎盘重约 500 克 ~ 600 克，为胎儿体重的 1/6。

胎盘是胎儿与母体之间进行物质交换的重要器官，是胚胎母体组织的结合体，是胎儿和母体联系的纽带，没有胎盘，胎儿无法存活。

18 胎盘有什么作用

胎盘的作用十分重要，没有胎盘胎儿无法存活，胎盘不正常胎儿也容易发生畸形。胎盘的具体作用如下：

❶ 母体与胎儿气体交换的通道

氧气是维持胎儿生命的最重要的物质。母体和胎儿之间氧气和二氧化碳通过胎盘进行交换，替代胎儿呼吸系统功能。胎儿血红蛋白对氧气的亲和力强，能从母体血中获得充足的氧气，胎儿代谢产生的二氧化碳通过绒毛间隙直接向母体扩散。

❷ 母体提供营养物质的通道

胎儿需要的各种营养物质如糖类、蛋白质、脂肪、水分、维生素和无机盐，都是通过胎盘从母体获得的。胎盘中还含有多种酶，如氧化酶、水解酶、还原酶等，可将来自母体的复杂化合物分解后为胎儿所用，或可将葡萄糖合成为糖原、氨基酸合成为蛋白质再供给胎儿。

❸ 胎儿的排泄物通道

胎儿代谢产生的废物，如尿素、尿酸等，经胎盘进入母血，再通过母亲排出体外。

❹ 可以帮助胎儿抵御外来侵害

胎盘作为一道屏障，可阻止母体内的细菌、原虫、大分子药物等进入胎儿体内，母血中的抗体能通过胎盘，胎儿从母体获得抗体，出生后短时间内（半年）有被动免疫力。但这种屏障作用极有限，如各种病毒以及分子量小的药物、弓形虫、衣原体和螺旋体，均可通过胎盘感染胎儿。

5 释放激素和酶，促进胎儿生长

胎盘能分泌大量的激素和酶，如绒毛膜促性腺激素、胎盘生乳素、雌激素、孕激素和催产素酶等，维持妊娠并促进胎儿生长。

19 什么是胎盘功能不全

胎盘是联系胎儿和母体极其重要的器官，其功能正常与否关系到胎儿发育甚至胎儿安危。如果胎儿与母体之间发生了血液交换障碍，就会影响胎儿发育甚至危及胎儿生命，这种异常称为胎盘功能不全。凡母体、胎儿或胎盘异常时，均可能引起胎盘功能不全。引起胎盘异常的可能有下列几种常见因素：

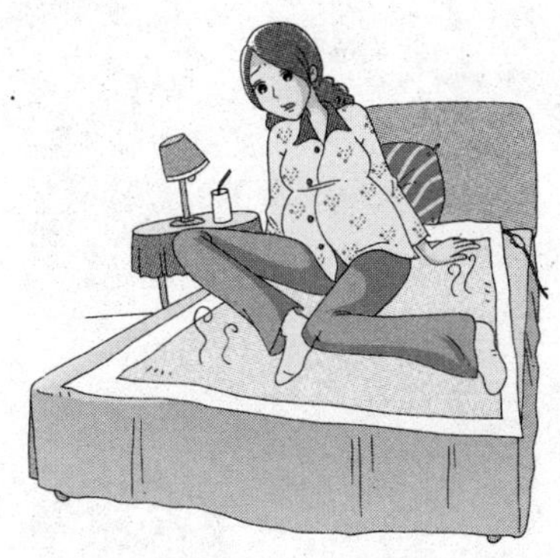

1 母体因素

当准妈妈患高血压、妊娠高血压综合征、糖尿病、肾脏疾病、心肺疾患、贫血、营养不良、子宫肌瘤等疾病，或吸烟、长时期仰卧等，可致胎盘血管痉挛、变形而阻碍胎盘血循环，或致胎盘血流量减少，引起胎盘功能不全。

2 胎儿因素

常见于多胎妊娠、胎儿畸形等。

3 胎盘因素

小胎盘、前置胎盘、胎盘血栓栓塞、胎盘早期剥离、绒毛膜羊膜炎、感染等。另外，过期妊娠时胎盘老化，绒毛发生出血性栓塞或纤维素沉积、钙化等，也可致胎盘功能不全。

孕妇在产前检查中发现存在上述情况时，要警惕胎盘功能异常，进行胎盘功能测定，以保障胎儿安全。

20 如何才能知道胎盘功能是否正常

胎盘如同结构复杂的工厂，它能产生很多酶、激素和蛋白质等产物。当其功能出现异常时，它所产生的物质量也会发生异常，通过对有关物质的测定可以了解胎盘功能是否正常。

一般来说，常用的方法是尿雌三醇测定：女性怀孕 32 周以后，就可以动态测定 24 小时尿中雌三醇含量，若单次测定值小于 10 毫克 /24 小时，或动态监测值突然下降 30% ~ 40%，则提示胎盘功能减退。

此外还有其他方法可以帮助测定，如：

1 血雌三醇值测定

2 血胎盘生乳素（HPL）值测定

足月孕时小于 4 微克 / 升或突然下降 50% 以上，提示胎盘功能减退。

3 血催产素酶测定

若动态测定值急剧降低或持续呈低值，提示胎盘功能不全。

4 阴道脱落细胞检查

一般在孕晚期进行。若明显偏离正常值，表明胎盘功能减退。

此外，还可配合胎动记数、B 超检查等结果综合分析。上述检查结果会受到孕周、妊娠合并症、胎儿等因素影响，有时需要多次检查或多种方法同时检查。一旦确诊胎盘功能减退，医生将根据孕周、胎儿成熟情况进行改善胎盘功能状况处理或适时终止妊娠。

21 怀孕第 3 个月饮食应该注意什么

准妈妈仍可能有早孕反应，情绪仍会波动，还容易发生便秘。膳食大致与第 2 个月相似，但必须增加含纤维素较多的新鲜蔬菜。

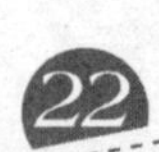

22 准妈妈补充营养应注意哪些问题

女性怀孕后，为了胎儿的健康成长，特别注重营养的补充。但是，补充营养不可盲目进食，要注意以下几个方面：

1 不要过多地增加主食，而应增加副食品的种类和数量，尤其要注意摄入足够的蛋白质类营养物质。

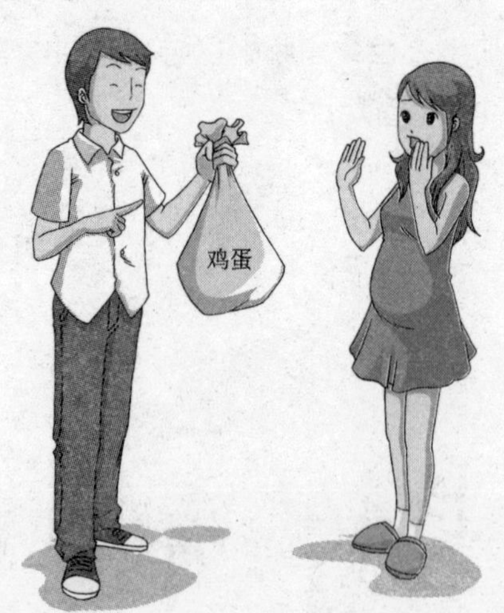

❷ 饮食要多样化，避免挑食、偏食，做到营养均衡、全面。

❸ 要因人而异。根据准妈妈的具体情况，注意因地、因时、因条件地安排膳食，使饮食尽可能地符合准妈妈自身的要求，避免盲从。常吃精米、精面的准妈妈应多补充维生素 B，而常吃杂粮和粗粮者则不必作此补充。夏季可多吃新鲜蔬菜，秋季可多吃新鲜水果。身材高大、劳动量和活动量大的准妈妈应多补充一些营养物质。不喜欢吃肉、蛋、乳制品的准妈妈易缺乏优质蛋白质，可适当多吃豆类和豆制品，也可补充优质蛋白质。

准妈妈全吃素食好不好

有些女性担心身体发胖，平时多以素食为主，怀孕后加上妊娠反应，就更不想吃荤食了，结果形成了全吃素食。这种做法是很不科学的。荤食大多含有一定量的牛磺酸，再加上人体自身能合成少量的牛磺酸，因此饮食正常的人一般不会缺乏牛磺酸。准妈妈对牛磺酸的需要量比平时要多，本身合成牛磺酸的能力又有限，如果再全吃素食，素食中很少含有牛磺酸，久而久之，必然造成牛磺酸缺乏。准妈妈缺乏牛磺酸，胎儿出生后易患视网膜退化症，个别甚至导致失明。

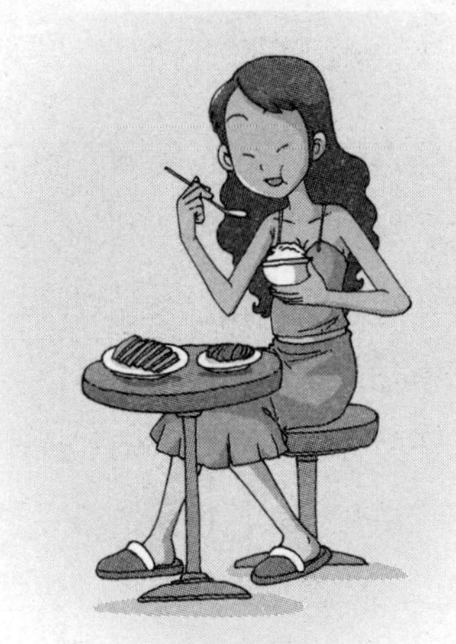

准妈妈不吃早餐好不好

有的准妈妈有不吃早餐的不良习惯，这对身体非常不利。人们通常上午工作劳动量较大，所以在工作前应摄入充足营养，才能保证身体需要。准妈妈除日常工作外，更多一项任务，就是要供给胎儿营养。如果准妈妈不吃早餐，不仅饿了自己，也饿了胎儿，不利于自身的健康和胎儿的发育。为了克服早晨不想吃饭的习惯，准妈妈可以早点儿起床，起床后饮一杯温开水，通过温开水的刺激和冲洗作用激活器官功能，使肠胃功能活跃起来。早饭前活动一段时间，比如散步、做操和参加家务劳动等，加速前一天晚上剩余热量的消耗以产生饥饿感，促使多吃早饭。

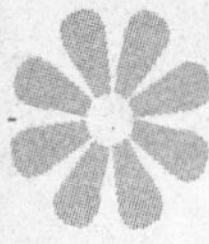

准妈妈晚餐为何不宜多吃

有些准妈妈白天忙忙碌碌，到了晚上则大吃特吃，这对健康也是不利的。晚饭既是对下午劳动消耗的补充，又是对晚上及夜间休息时热量和营养物质需求的供应。晚饭后人的活动毕竟有限，晚间人体对热量和营养物质的需求量并不大，特别是睡眠时，只要能提供较少的热量和营养物质，使身体维持基础代谢的需要就够了。如果晚饭吃得过饱，营养摄入过多，会增加胃肠负担，特别是饭后不久就睡觉，人在睡眠时胃肠活动减弱，更不利于消化食物。

准妈妈吃罐头食品好不好

罐头食品味美、方便，便于家庭保存，许多人喜欢食用。但是，妊娠早期准妈妈过多食用含有食品添加剂的罐头，对胎儿的发育是不利的。罐头食品在生产过程中往往加入一定量的添加剂，如人工合成色素、香精、甜味剂和防腐剂等，这些都是人工合成的化学物质，对胚胎组织有一定影响。在胚胎早期（受孕 20 ~ 60 天），细胞和组织严格按一定步骤和规律进行繁殖和分化，这时的胎儿对一些有害化学物质的反应和解毒功能尚未建立，在此期间如果受到这些有害物质的影响，容易导致畸胎的发生。

而且，罐头的保鲜期一般为半年至 1 年，市场上出售的罐头食品往往存放时间较长，甚至超过保鲜期，质量已经发生变化。另外，罐头食品在制作、运输、存放过程中如果消毒不彻底或密封不严，就会导致食品被细菌污染。细菌在罐头内生长繁殖，可产生对人体有害的毒性物质，若被人误食后可造成食物中毒，其危害相当严重。

准妈妈吃方便食品好不好

现在市场上各种方便食品很多，如方便面、饼干等，有些准妈妈喜欢吃这些方便食品，有的因工作繁忙将方便食品作为主要食品。准妈妈过分依赖方便食品是造成营养不良的一个主要原因，因为方便食品一般只含有蛋白质，必要的脂肪酸往往不足。研究表明，在怀孕早期要形成良好的胎盘及其丰富的血管，特别需要脂肪酸，脂肪酸对胎儿大脑的发育也有好处。如果准妈妈过分依赖方便食品，就会使脂肪酸摄入不足。

28 孕期饮食与胎儿视力有什么关系

最新研究发现，孕期食用油质鱼类（如沙丁鱼和鲭鱼）、含钙丰富的食物、含胡萝卜素的食品以及绿叶蔬菜都有助于胎儿的视力发育。

29 准妈妈多吃玉米好不好

玉米富含镁、不饱和脂肪酸、粗蛋白、淀粉、矿物质、胡萝卜素等多种营养成分，镁能够帮助血管舒张，加强肠壁蠕动，增加胆汁，促使人体内废物的排泄，有利于身体的新陈代谢。玉米含谷氨酸等多种人体所需的氨基酸，能够促进大脑细胞的新陈代谢，有利于排除脑组织中的氨。红玉米子富含维生素 B_2，准妈妈常吃可以预防及治疗口角炎、舌炎、口腔溃疡等核黄素缺乏症。玉米油富含维生素 E，常吃不仅能美容，而且能降低血液中胆固醇的含量，防治动脉硬化及冠心病。玉米的胚芽及花粉富含天然维生素 E，常吃可以增强体力及耐力，有效地防治妊娠巨幼红细胞性贫血。玉米须煎水代茶饮，有利尿、降压、清热、消食、止血、止泻等功效，可用于防治妊娠高血压综合征、肝胆炎症以及消化不良等疾病。黄玉米中含有维生素 A，对人的智力、视力都有好处。玉米脂肪中的维生素含量较多，可防止细胞氧化、衰老，从而有益于胎儿智力的发育。玉米中粗纤维含量较多，多吃玉米有利于消除便秘和肠的健康，也间接有利于胎儿智力的开发。有一种甜玉米，天冬氨酸、谷氨酸含量较高，亚油酸、油酸等不饱和脂肪酸含量也很高，这些营养物质都对胎儿智力的发育有利。

30 准妈妈多吃红薯有什么好处

红薯富含淀粉，其氨基酸、维生素 A、维生素 B、维生素 C 及纤维素的含量都高于大米与白面。它还富含人体必需的铁、钙等矿物质，是营养全面的长寿食品。美国和日本两国的科学家联合研究表明，红薯含有类似雌性激素的物质，准妈妈食用后能使皮肤白嫩细腻。红薯中含有黏蛋白，是一种多糖和蛋白质的混合物，属于胶原和黏多糖类物质。这种物质可促进胆固醇的排泄，防止心血管脂肪沉淀，维护动脉血管的弹性，从而能有效地保护心脏，预防心血管疾病。

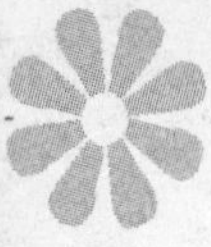

31 准妈妈为什么不宜多吃精米、精面

有的准妈妈只吃精米精面，殊不知经过细加工的精米精面，其中所含的微量元素和维生素常常已流失掉，准妈妈缺乏微量元素会引起早产、流产、死胎、畸胎等严重后果。未经过细加工的食品或经过部分加工的食品，其所含营养尤其是微量元素更丰富，多吃这些食品可保证对准妈妈和胎儿的营养供应。因此，准妈妈要多食用一些普通的谷类和面粉，避免造成营养素缺乏。

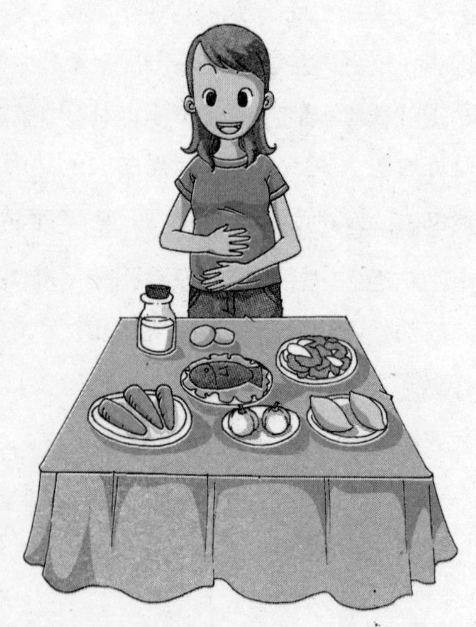

32 为何准妈妈在孕早期不宜多吃动物肝脏

孕早期正是胚胎发育分化的时期，最易受营养成分的影响。动物肝脏，尤其是鸡、牛、猪肝含维生素 A 丰富，100 克肝所含的维生素 A 的平均值为每日规定正常饮食量所含维生素 A 值的 4 ~ 12 倍。大量的维生素 A 会引起胚胎发育异常，很可能由于它干扰胎儿神经上皮细胞内的 DNA 合成，使细胞分裂周期延长，导致细胞增殖速度减慢，数量减少，从而表现出组织生长、分化异常。有人认为，过量的维生素 A 阻碍了胎儿腭的生长发育，使两侧腭叶未能及时吻合形成腭裂。

33 准妈妈多吃鸡蛋好不好

鸡蛋富含营养物质，许多体虚、大病初愈者及孕产妇都喜欢多吃鸡蛋，以补充营养，增强体质。然而，吃鸡蛋过多会出现许多副作用，如腹胀、眩晕、四肢无力，严重的可导致昏迷，现代医学称这些症状为蛋白质中毒综合征。

体虚、大病初愈者及孕产妇肠胃机能都会有所减退，若在此时大量食用鸡蛋，就会增加消化系统的负担。如果体内蛋白质含量过高，在肠道中就会造成异常分解，从而产生大量的氨，这种氨是有毒的。一旦氨溶于血液中，此时未完全消化的蛋白质就会在肠道中腐败，分解出羟、酚等化学物质，这些化学物质对人体毒害很大。

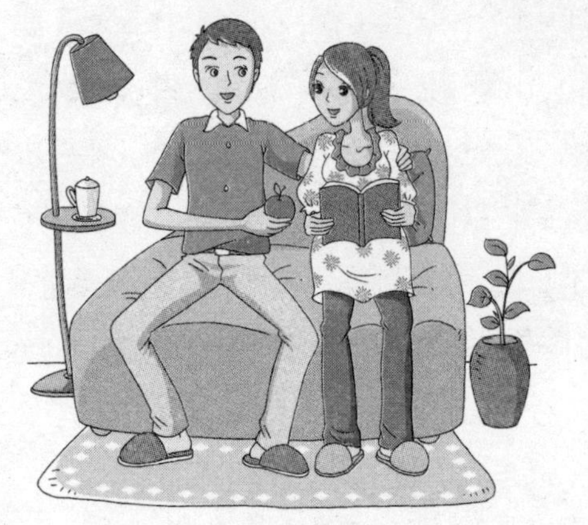

 准妈妈多吃鱼肝油好不好

准妈妈可以适量吃些鱼肝油，因为鱼肝油所含的维生素 D 可促进人体对钙和磷的吸收，但准妈妈体内如果积蓄维生素 D 过多则对胎儿不利。研究表明，如果准妈妈体内维生素 D 含量过多，会引起胎儿主动脉硬化，影响其智力发育，导致肾损伤及骨骼发育异常。资料表明，如果准妈妈过量服用维生素 A（鱼肝油的主要成分之一），会出现进食锐减、头痛及精神烦躁等症状。

 为什么准妈妈不宜多吃油条

在美国长岛地区，长期流行着一种神经系统疾病，后经过科学家试验，发现当地土质中铝的含量高得惊人。又有人用富含铝的饲料喂养动物或直接把铝注入猫的脑内，结果这些动物都变成了痴呆。也有科学家解剖了一些因痴呆而死亡的病人，同样发现其大脑中含有高浓度的铝元素，最高者可达到正常人的 30 倍以上。由以上试验判断，过多摄入铝对人的大脑极为不利。炸油条时，每 500 克面粉就要用 15 克明矾，明矾正是一种含铝的无机物。也就是说，如果准妈妈每天吃两根油条，就等于吃了 3 克明矾。这样天天积蓄起来，其摄入的铝就相当惊人了。准妈妈体内的铝会通过胎盘侵入胎儿的大脑，影响大脑发育，增加痴呆儿发生的概率。

 为什么准妈妈不宜吃桂圆

桂圆能养血安神，生津液，润五脏，是一味食疗佳品。但是，由于桂圆味甘温，内有痰火者及患有热病者不宜食用，尤其是准妈妈更不宜进食。女性怀孕后，阴血偏虚，

阴虚则滋生内热，因此准妈妈往往有大便干燥、小便短赤、口干、胎热、肝经郁热等症状，如果这时再食用性热的桂圆，非但不能产生补益作用，反而增加内热，容易发生动血动胎、漏红腹痛、腹胀等先兆流产症状，严重者可导致流产。

37 准妈妈食用致敏性食物有什么危害

准妈妈食用致敏性食物不仅能导致流产、早产、胎儿畸形，还可使婴儿患多种疾病。美国学者研究发现，约有 50% 的食物对人体有致敏作用，只不过其有隐性和显性之分。过敏体质的准妈妈可能对某些食物过敏，这些致敏食物经消化吸收后，可从胎盘进入胎儿血液循环中，妨碍胎儿的生长发育，或直接损害胎儿的某些器官，如肺、支气管等，从而导致胎儿畸形或罹患疾病。

38 准妈妈怎样预防食物过敏

可从以下 5 个方面进行预防：

1 以往吃某些食物发生过过敏现象，在怀孕期间应禁止食用。

2 不要吃过去从未吃过的食物或霉变食物。

3 在食用某些食物后如发生全身发痒、出荨麻疹、心慌气喘、腹痛、腹泻等现象，应考虑到是食物过敏，立即停止食用这些食物。

4 不吃易过敏的食物，如辛辣刺激性食物。

5 食用异性蛋白类食物，如动物肉、肝、肾、蛋类、奶类、鱼类，应烧熟煮透。

39 妊娠期怎样保养皮肤

妊娠期间因为激素的关系，皮肤容易失去光泽，有的准妈妈皮肤类型有所改变。所以，在妊娠期要特别注意保养皮肤。

1 勤洗脸。早晚两次，洗干净后搽上护肤品，但要注意选择天然的产品。夏天容易出汗，要增加洗脸次数。勤洗脸不光是为了去掉油垢，也可使心情愉快。

2 不要让强烈的阳光直接照在脸上，散步或外出时要戴帽子，可适当在脸上搽些防晒霜，以保护皮肤。

3 每天进行脸部按摩。这样既可加快皮肤的血液流通，增进皮肤的新陈代谢，又能预防皮肤病，保护皮肤的细嫩，使皮肤的机能在产后早日恢复。

40 准妈妈孕期皮肤会有哪些变化

由于怀孕时荷尔蒙的变化，大部分准妈妈皮肤都会有一些改变，只是轻重不同而已。

1 色素沉淀

尤其是乳晕、阴部及腹部中央更为明显，约有 70% 的准妈妈两颊出现妊娠斑（俗称蝴蝶斑）。以上部位色素加深，分娩后会自行消退，但有时退得不完全。

2 妊娠纹

准妈妈常在腹部、大腿外侧及乳房出现一些皮肤萎缩纹，它会因个人体质、遗传因素及荷尔蒙因素而有不同程度的变化。妊娠纹在病理上的变化是表皮变薄、变平，而真皮层内的胶原纤维变质，弹性纤维变少。

3 血管变化

由于女性荷尔蒙的增高，使血管产生变化，在怀孕 2 ~ 5 个月时，可在脸、颈、上胸部、手臂等处出现蜘蛛般的血管痣，手掌则可能出现红斑。

4 皮肤纤维瘤

在怀孕后期可能出现一些皮肤颜色或褐色柔软的小肉球，好发于颈侧、上胸部及乳房下，有一部分在分娩后会自然脱落，但也有一部分会一直生存，可以电疗除去。

5 青春痘

有些准妈妈会在脸部长青春痘，或是原来的青春痘更加严重。

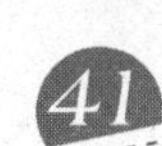

41 怀孕期间能到美容院美容吗

怀孕期间最好不到美容院美容，因为怀孕后皮肤很敏感，稍有不慎就容易引起皮肤问题；而且，做美容不可能改变内分泌的变化，因此对防止面部出现妊娠斑不会有太大的作用。最主要的是，美容产品的成分对胎儿是否安全很难有定论。所以，为胎儿着想，妊娠期间最好不要做美容。平时自己护肤、洁肤也应选择纯天然的护肤品。

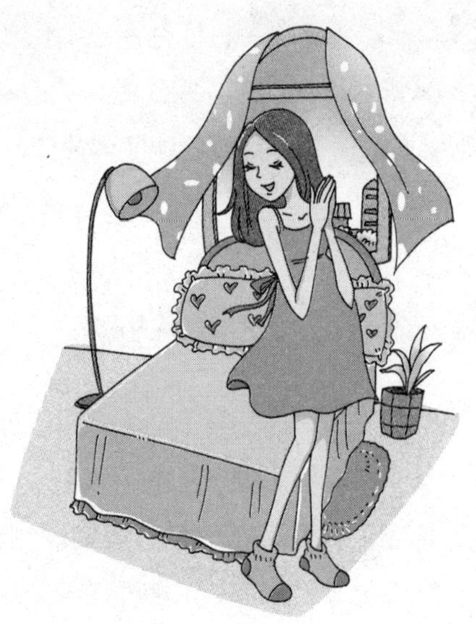

42 准妈妈去美容院美容对胎儿有哪些影响

❶ 做美容时长时间保持平卧的固定姿势对胎儿不利。

❷ 专业的美容漂白可能会影响胎儿的内分泌。

❸ 美容时若使用电流护理，即使电流很弱也会流遍全身，可能对胎儿造成影响。

❹ 如果接受足部反射疗法和压点式按摩，会对胎儿有所刺激，产生不良反应。

❺ 美容时若进行桑拿，超过53℃的高温会增加流产的机会。

❻ 怀孕期间毛发会受荷尔蒙影响而暂时加快生长速度和增加数量，但是用电疗的方法清除体毛会令准妈妈更加烦躁，对胎儿有不利影响。

❼ 妊娠前3个月，任何香气对胎儿和准妈妈来说都太过刺激，因此香熏护理不宜在孕早期使用，也不建议后期使用。

43 怀孕后能涂指甲油吗

目前市场上销售的指甲油大多是以硝化纤维为基料，配以丙酮、乙酯、丁酯、苯二甲酸等化学溶剂和增塑剂及各色染料制成，这些化学物质对人体有一定毒性作用。准妈妈大多数喜吃零食，指甲油中的有毒化学物质很容易随食物进入准妈妈体内，并能通过胎盘和血液进入胎儿体内，日积月累，影响胎儿健康。此外，有的准妈妈指甲脆而易断，往往也是由于涂指甲油造成的。准妈妈去医院做产前检查时尤应注意不要涂指甲油，因为指甲的颜色有时需作为诊断的参考，如贫血、心脏病等。

 怀孕后能抹口红吗

口红由各种油脂、蜡质、颜料和香料等成分组成，其中油脂通常采用羊毛脂，羊毛脂除了会吸附空气中各种对人体有害的重金属微量元素，还可能吸附大肠杆菌进入胎儿体内，而且还有一定的渗透性。准妈妈涂抹

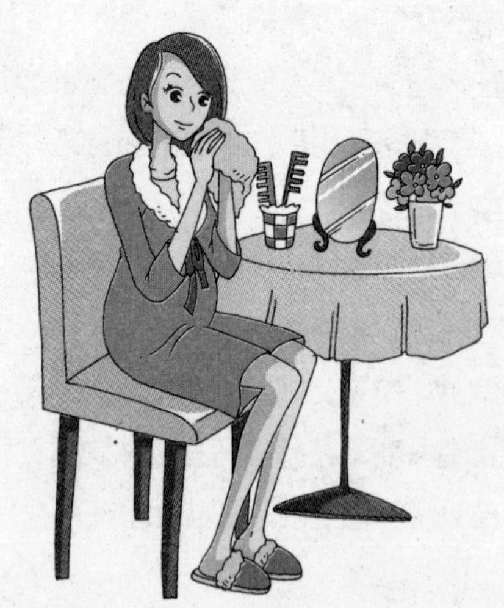

口红以后，空气中的一些有害物质就容易被吸附在嘴唇上，并随着唾液侵入体内，使准妈妈腹中的胎儿受害。鉴于此，准妈妈最好不涂口红，尤其是不要长期涂口红。

45 妊娠期怎样保护好头发

准妈妈应认真洗发、梳发、护发，不然很可能会造成产后掉发。最好不要在怀孕期间烫发、染发，烫发、染发使用的产品有可能对胎儿造成影响。应避免在太冷的空调房中剪发以及给头发做护理，而且应该注意身体状况，以先行预约的方式来减少等待时间。怀孕后期腹部凸出难以弯身，必须减少自己洗发的次数，最好到发廊，或要求家人帮助。孕期及产后的发型以短发为宜。

46 孕早期准妈妈如何选择睡姿

早期妊娠（孕 1 ~ 3 个月）期间，胎儿在子宫内发育仍在母体盆腔内，外力直接压迫或自身压迫都不会很重，准妈妈主要是采取舒适的体位，如仰卧位、侧卧位均可。但要改变以往的不良睡姿，如趴着睡觉或搂抱一些东西睡觉等。

47 孕期适不适合戴隐形眼镜

准妈妈最好不戴隐形眼镜：

1. 怀孕期间内分泌发生变化，可使准妈妈角膜组织轻度水肿，角膜中心的厚度增加，如果此时戴隐形眼镜，更加重了眼角膜的缺氧，使其敏感度降低，易于发生角膜损伤。

2. 女性在怀孕期间泪液分泌减少，而且泪液中的黏液成分增多，戴上隐形眼镜，眼前常有异物感，感到眼干、磨眼而不舒服。

3. 女性在怀孕期间，结膜小动脉会发生挛缩，血流量减少，若此时因戴隐形眼镜发生结膜炎会比平时更加痛苦。

4. 准妈妈眼角膜的弧度也会发生一些变化，约有 50% 的准妈妈不能戴原来的隐形眼镜，需要更换屈光度大小合适的镜片。

5. 准妈妈怀孕期间会出现眼压下降、视野缩小等现象，都会增加戴隐形眼镜的不适感。

如果工作需要必须戴隐形眼镜则应注意眼的卫生保健。

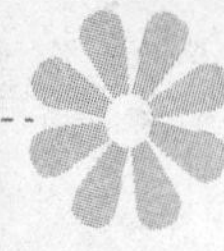

48 准妈妈骑车有什么讲究

准妈妈骑自行车上下班比挤公共汽车好处多，因为骑车不但能适量运动，还能避免因乘公共汽车遭受碰撞、挤压而发生意外。但骑车要注意以下几点：

1. 要调节车座的高度和坡度，以座位舒适为宜；坐垫套应选用海绵坐套，以缓冲车座对会阴部的压力。

2. 不宜长途骑车，骑车速度不要过快，以防因下肢劳累、盆腔过度充血而影响胎儿的发育。

3. 最好骑女式斜梁车，这样上下车比较方便，也可避免遇紧急情况下不来车而造成的骑跨伤或跌伤。

4. 在妊娠后期，为预防羊水早破或早产不宜再骑自行车，最好乘车或步行上下班，以确保母子安全。

49 准妈妈可以开车吗

准妈妈中有不少人是上班族，有的还是开车族。开车时长时间固定在车座上，准妈妈盆腔和子宫的血液循环都会比较差。开车还容易引起紧张、焦虑等不良情绪，不利于胎儿的生长发育。如遇紧急刹车，方向盘容易冲撞腹部，引起破水。怀孕期间，准妈妈的反应会变得比较迟钝，开车容易发生危险。所以，准妈妈最好不要开车。

如果必须开车，准妈妈应注意以下几点：

1. 时速请勿超过 60 公里。

2. 避免紧急刹车。

3. 每天沿熟悉的路线行驶，而且连续驾车不要超过 1 小时。

4. 不要在高速公路上开车。

5. 孕 32 周以上的准妈妈最好不要开车。

6. 开车时请系好安全带。

50 准妈妈能坐飞机吗

乘坐飞机的优点是快，适宜长途旅行，几个小时的旅程不会使准妈妈感到不便，对胎儿也没有影响。有人怀疑飞机飞得很高，人会缺氧。对这点不必顾虑，因为民用飞机是气密坐舱，氧气供应正常，但有人乘飞机容易晕吐，所以怀孕早期最好避免乘坐。一般航空公司规定，准妈妈怀孕第 7 个月后不要乘坐飞机，以免准妈妈早产或在机舱里分娩。另外，患有高血压、心脏病的准妈妈最好不要乘坐飞机。

51 准妈妈坐车时应不应该系安全带

任何人坐车时都应系好安全带，准妈妈更不例外。孕期由于腹部较大，系安全带可能有点儿不舒服。但为了安全着想，防止车祸对母子的危害，应克服一下，或者选择较为舒适的安全带。目前还没有安全带对胎盘或子宫造成损伤的记录，因而不必担心。一旦发生事故，应立即去当地产科医院检查。

52 准妈妈不宜从事哪些类型的工作

准妈妈应回避下列工作：

1. 接触有刺激性物质或有毒化学物质的工作。
2. 受放射线辐射的工作。
3. 经常抬举重物的工作。
4. 频繁上下楼梯的工作。
5. 震动或冲击能波及腹部的工作。
6. 长时间站立的工作。
7. 高度紧张、不能适当休息的工作。
8. 在室温过高或过低的地方作业的工作。
9. 远离别人、独自一人进行的工作。

53 怀孕后皮肤瘙痒是怎么回事

妊娠后皮肤瘙痒可能是患了妊娠皮肤瘙痒症，这是妊娠期的一种特有症状，常发生在怀孕第6个月后，也有在孕早期就开始的，一般分娩后症状会很快地消失。引起妊娠瘙痒症的原因可能是受到血液中持续高浓度雌激素的影响，也可能是准妈妈胆囊排空时间延长，造成胆汁淤积，使胆盐和胆酸含量增高，因此刺激皮肤发生瘙痒；还有人认为它是一种遗传病，有这种症状的准妈妈，她的妈妈和姐妹也有过同样的情况。需要提醒的是，当胆汁淤积引起黄疸时，要注意与病毒性肝炎加以区分。

若瘙痒不影响准妈妈的生活和睡眠，只是感到有些痒，大可不必去管它。但若瘙痒得厉害，可以在医生的指导下止痒。不要用肥皂水擦洗，也不要用手去搔抓痒处，以免抓破皮肤引起感染。

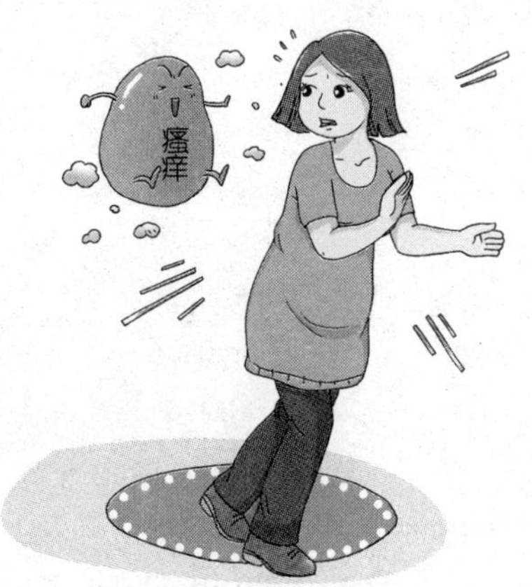

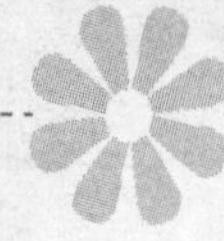

54 经前乳房疼痛会在怀孕后加重吗

乳房疼痛是经前期综合征的一种表现，是由于月经周期中，体内激素失衡等原因引起的，一般不需要治疗。怀孕后，孕期血循环增加会造成乳房增大、突出，也会出现乳房疼痛，甚至比月经前乳房疼痛更严重，这都是正常的生理现象，不必过于担心。

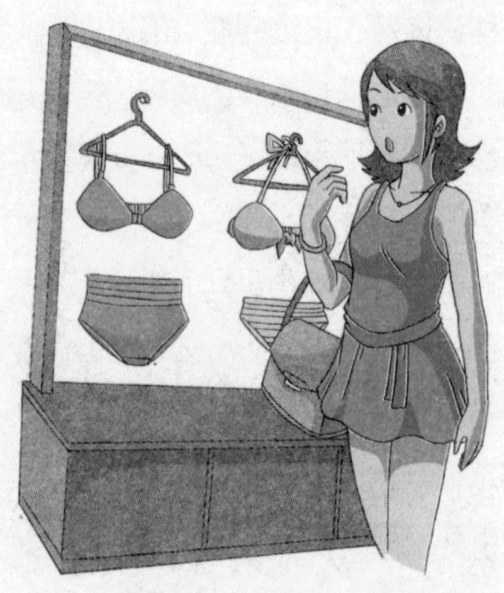

55 什么是葡萄胎

女性怀孕后，在子宫内生长的不是胎儿，而是无数成串的大小不等的透明水泡，大者像葡萄，小者像绿豆，医学上称之为葡萄胎。

葡萄胎是由于早期妊娠的绒毛滋养细胞增生过度及其间质水肿而形成，胎盘绒毛水肿、变性，绒毛变为小水泡，由绒毛细带相连，累累成串，形状像未成熟的葡萄。水泡的大小不一，小的如米粒，大的直径可达 1 厘米 ~ 2 厘米。水泡为半透明体，用肉眼即可辨认。由于绒毛滋养细胞可发生不同程度的增生和突变，所以可形成完全性和部分性葡萄胎两种。其中多数为完全性葡萄胎，其胎盘绒毛全部变为水泡状，无胎儿、脐带或胎膜存在。少数为部分葡萄胎，其胎盘绒毛只有部分发生水肿变性或血管内有核红细胞，常有胚胎、胎儿或脐带。

56 葡萄胎有什么表现

有以下情况应考虑是否患有葡萄胎：

❶ 育龄女性月经过期，出现恶心、呕吐等早孕反应，但常较一般为重。

❷ 由于葡萄状物与子宫壁剥离而引起阴道出血，或持续不断，或间断反复发生，时多时少。有时在血块中可见到一些葡萄样的大小不等的水泡状物，如大片脱落可引起阴道大出血。

❸ 半数患者可发现腹部明显增大，与妊娠月份不符，往往妊娠 2 ~ 3 个月而腹部

却像4～5个月大小，且无胎动。少数患者由于葡萄状物坏死或部分排出，子宫也可与妊娠月份相符，甚至小于妊娠月份。

❹ 有些患者还可出现高血压、水肿、蛋白尿等现象。因此，凡出现月经过期、阴道流血或腹部增大迅速等现象，应立即去医院检查。医生根据妇科各项检查及B超呈落雪状图像改变而确诊为葡萄胎。若将阴道流出的水泡状物送病理检查，则更容易确诊。

据报道，有10%～20%的良性葡萄胎可发生恶变，国内统计，绒毛癌有60%继发于葡萄胎或有葡萄胎史。总之，葡萄胎虽属良性，但恶变的可能性很大。要防止恶变，应争取早期诊断、早期治疗，不能麻痹。准妈妈如果发现以上表现，应立即去医院诊治，切勿延误！

57 如何防治葡萄胎

由于葡萄胎是良性疾病，因此在确诊后不要过分紧张。确诊后首先应尽快清除葡萄胎，一般一次不能吸净，往往需要2～3次，直到无葡萄状物为止。同时严密随诊，至妊娠试验转为阴性，一般至少2年。若随诊中发现妊娠试验一直不转阴，或阴性后又转阳，或出现其他异常现象，如阴道流血、咯血等，则应警惕葡萄胎恶变的可能，需作进一步的检查以确诊。

58 什么是恶性葡萄胎

恶性葡萄胎又叫做侵蚀性或破坏性葡萄胎，其特点是葡萄胎组织能侵入到子宫肌肉层深部或转移到其他器官内。侵入到肌肉的葡萄胎绒毛能继续发展，并可破坏子宫肌肉，穿透子宫壁和血管，造成腹腔内大出血。绒毛随着血流转移至阴道、肺或其他器官后，同样形成局部组织坏死和出血。因这种葡萄胎很容易转移，并对被侵入的组织器官具有很强的破坏性，所以称之为恶性葡萄胎。

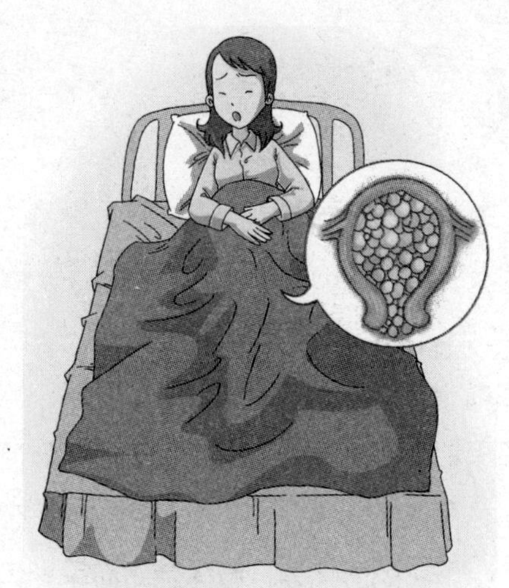

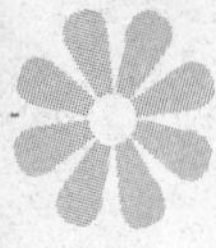

59 恶性葡萄胎有什么症状

恶性葡萄胎完全来源于葡萄胎，它可出现在葡萄胎排出之前，但更多出现在葡萄胎排出之后。有不少患者其转移病灶是出现在子宫切除术后，甚至在绝经后若干年。因此，在葡萄胎排出后出现不规则阴道流血时，应警惕恶性葡萄胎生成的可能，要立即去专科医院做进一步检查。恶性葡萄胎最常见的症状是阴道不规则出血，占其症状的78.5%；其他还可出现子宫增大、黄体囊肿和转移病灶症状，如肺、阴道、脑等重要器官的转移症状，当这些症状出现时已经处于晚期。恶性葡萄胎并不可怕，只要及时发现，及时去医院检查，及时治疗，绝大多数是可以治愈的。

60 葡萄胎患者以后还能否怀孕

患过葡萄胎后对再次妊娠并无影响，但再次发生葡萄胎的可能性仍然存在。一般主张HCG阴性，随诊2年后再怀孕。但目前HCG检测技术和B超技术有所提高，怀孕后可早期明确诊断是正常妊娠还是葡萄胎，所以，有人主张HCG阴性，随诊1年左右待月经正常即可怀孕，但怀孕后应早期行B超检查，排除再次葡萄胎的可能。

61 孕早期患急性肝炎怎么办

妊娠早期如患肝炎，会使恶心、呕吐、进食差等早孕反应加重；而早孕反应又会影响肝内营养物质的补充，使肝炎病情加重。因此，在妊娠早期如合并急性肝炎，最好做人工流产。

62 准妈妈患心脏病应注意什么

患有心脏病的人怀孕后应特别注意预防心力衰竭，可从以下几方面入手：

1. 定期进行产前检查，及时发现心力衰竭的早期征象。怀孕20周以前应每两周进行一次产前检查。怀孕20周后尤其是孕32周以后，发生心力衰竭的机会增加，应每

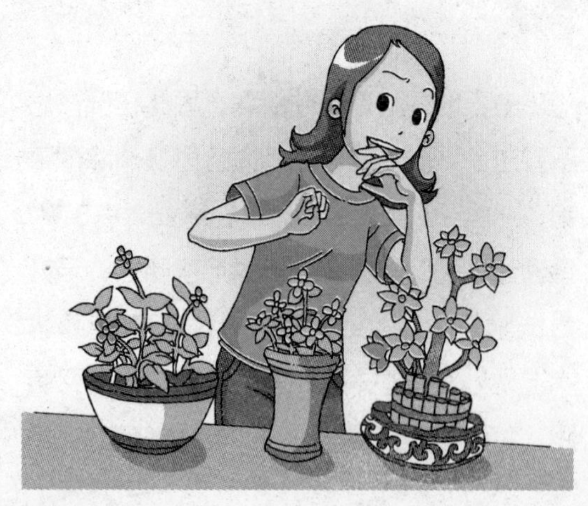

周进行一次产前检查。患心脏病且有发绀的准妈妈，应在预产期前3周住院；其他心脏病患者即使无任何症状，也应在预产期前2周住院。

2 注意避免过度劳累及情绪激动，保证充分的休息，每天至少保证10小时的睡眠。

3 采取高蛋白、高维生素、低盐、低脂肪饮食。怀孕期间适当控制体重，整个孕期体重增加不宜超过10千克，以免加重心脏负担。从怀孕中期开始，食盐的摄入量每天不应超过4克～5克。

4 积极预防和及早纠正各种妨碍心脏功能的因素，如贫血、维生素B缺乏、心率失常、妊娠高血压综合征等。

5 预防各种感染，尤其是上呼吸道感染。心脏病患者身体抵抗力差，易发生各种感染，特别是感冒，而任何感染都会造成心脏负担加重，引起心力衰竭。

63 孕期可以做心脏手术吗

由于怀孕期间血流动力学发生改变，使心脏的血储备能力下降，影响心脏手术后的恢复，加上手术中的用药和体外循环对胎儿均可产生不利影响，因此一般不主张在怀孕期间做心脏手术。若怀孕早期出现循环障碍，准妈妈又不愿意做人工流产终止妊娠，

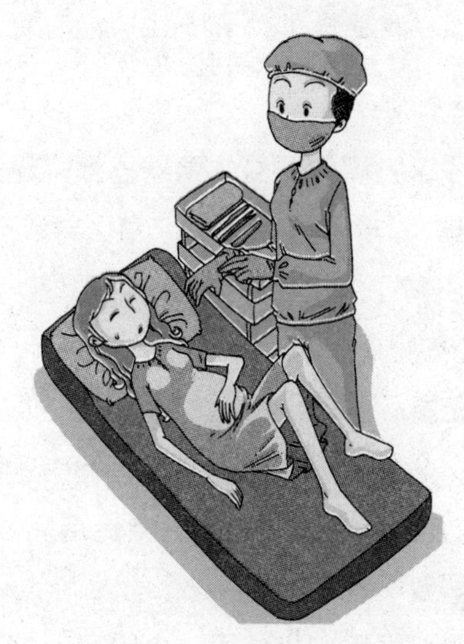

内科治疗效果又不好，且手术操作又不复杂，可考虑手术治疗。手术应选在怀孕早期即怀孕12周以前进行，手术以前及手术后应注意保胎和预防感染。

64 心脏病患者孕期对饮食有什么要求

妊娠心脏病患者要多食高蛋白、高热量食物，并从怀孕第4个月起要少吃盐，还要注意满足维生素的摄入，以维持机体的需要，防止发生贫血。因为维生素B_1缺乏可引起心脏功能失调。专家建议，发生妊娠合并心脏病的准妈妈，宜多吃一些高蛋白的鸡蛋、豆腐以及其他豆制品，还要多吃一些含铁丰富的动物肝脏及绿叶蔬菜。

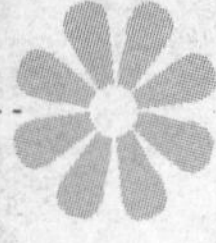

子宫肌瘤对准妈妈及胎儿有何影响

子宫肌瘤为女性生殖器官最常见的良性肿瘤，多见于中年女性，常可导致不孕。子宫肌瘤可生长于子宫的任何部位，对妊娠的影响也各有特点。

黏膜下子宫肌瘤生长在子宫最内层，肌瘤伸入宫腔，表面不易触及，但由于肌瘤改变了宫腔的形状，可影响受精卵着床，从而导致不孕或流产。

肌壁间肌瘤较多见，小肌瘤仅表现为子宫增长，较大肌瘤可有结节不平感，妊娠期子宫血运丰富，肌瘤在良好的营养状况下随子宫增长而迅速增大，易出现红色变性，病人表现为剧烈下腹痛、恶心呕吐、体温及白细胞升高。

浆膜下子宫肌瘤在子宫最表层，表面易触及，对妊娠影响不大，但较大的浆膜下肌瘤及子宫颈部、峡部、阔韧带部肌瘤可阻碍先露下降，造成梗阻性难产。子宫肌瘤一般为多发，多发性子宫肌瘤可影响子宫收缩，增加难产度，使产后出血量增多。

妊娠合并子宫肌瘤怎么办

早孕期应注意生活起居，以防流产。妊娠期如无不适症状可不必干预。如果肌瘤生长迅速，出现红色变性，一般采取保守治疗，疼痛多能自行缓解，多数准妈妈可继续妊娠。妊娠后期若肌瘤不影响产道，尽量从阴道分娩。多发性子宫肌瘤影响子宫收缩，应严密观察产程并在产后防止出

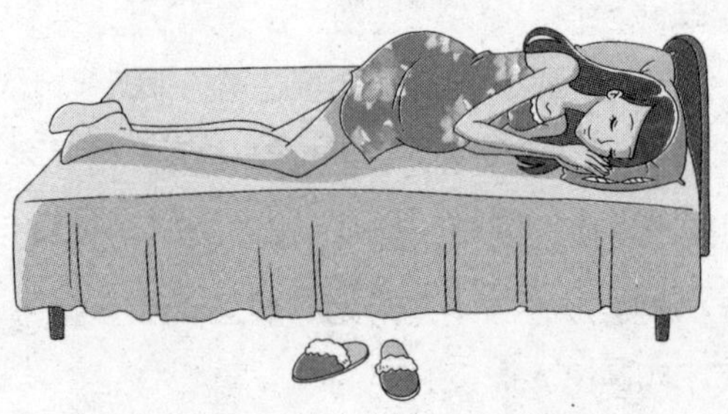

血。若因宫缩乏力、产道受阻或为抢救胎儿需剖宫产时，手术中是否切除肌瘤或切除子宫，必须根据病情需要，征求患者及家属意见后再决定。因为妊娠后的子宫血运丰富，肌瘤生长较大，此时手术摘除肌瘤创面大、出血多，而产后随子宫复原肌瘤也会随之缩小。

孕期患尖锐湿疣对母儿有何影响

尖锐湿疣是人类乳头瘤病毒感染引起的一种增殖性疾病，常发于潮湿的皮肤及黏膜处，如外阴部、阴道、子宫颈、肛门周围及

尿道黏膜，传播途径主要是性行为。准妈妈在怀孕期间，子宫颈的分泌物增多，阴道及外阴处的环境变得湿润，加之局部血液供应增多，尖锐湿疣会增长得很快，患病的准妈妈能自行发现外阴部有赘生物或出血。人类乳头瘤病毒侵入人体潜伏期为 2 周到 12 个月，它可在分娩时使胎儿受到影响，以致胎儿出生后即患上喉乳头瘤。

68 孕期怎么防治尖锐湿疣

怀孕早期患有尖锐湿疣的准妈妈，若湿疣只是少数散在或表现出很小的乳头状，可暂不进行治疗，密切观察即可。在此期间一定要注意外阴的清洁，勤洗、勤换内裤，终止性生活及其他部位的肉体接触，使用的浴巾、浴盆要定期煮沸消毒。要求终止妊娠的准妈妈，可在妊娠终止月经来潮后进行复查，根据病情的发展情况决定是否需要治疗或怎样治疗。有些准妈妈在妊娠终止后尖锐湿疣可能会自行消失。少数准妈妈随着孕周的增加，尖锐湿疣明显增大，呈现出菜花状或团块状，病变范围增大，此时应考虑治疗。

尖锐湿疣的治疗采用局部治疗、物理治疗及手术切除等。局部病变可在医生的指导下使用一些特效外敷药物，如洁疣平；物理治疗为电灼、激光及冷冻，准妈妈可在孕 20 周后采用冷冻治疗，这种方法较为安全。若是尖锐湿疣生长快，药物治疗不理想，又不适宜做高频电灼或冷冻治疗，可以采用激光汽化切割手术治疗，对于病变广泛的准妈妈非常适合。准妈妈阴道内有巨大的尖锐湿疣时，应该考虑剖宫产，避免新生儿发生吸入感染。

孕期患腮腺炎有哪些危害

流行性腮腺炎是比较常见的传染病，儿童多发，准妈妈也占有一定比例。引起腮腺炎的病原体主要是腮腺炎病毒，它不但能侵犯人的腮腺，还能侵犯人体的其他组织。由于腮腺炎病毒是细胞溶解性的病毒，它能感染女性卵巢，导致卵巢炎症，并使卵巢细胞遭到破坏，甚至能通过胎盘感染胎儿。

准妈妈妊娠头 3 个月内患流行性腮腺炎，胎儿死亡率明显增加，大约为 27.3%。这些胎儿的死亡常发生在准妈妈感染此病的第二周内。死亡的原因主要是母亲的生殖腺（卵巢）受到感染，导致内分泌失调。研究发现，在女性妊娠期患流行性腮腺炎后的流产物中，有严重的坏死性绒毛膜炎和胎盘血管炎；并在胎儿组织内分离出腮腺炎病毒；还发现有的准妈妈因患腮腺炎而导致胎儿畸

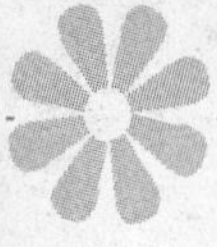

形。因此，准妈妈在妊娠头3个月内要特别注意预防腮腺炎，必要时可给准妈妈注射恢复期血清或丙种球蛋白，接种后的免疫力可以维持2～3周。

70 孕期感染水痘对母儿有什么影响

如果准妈妈在怀孕期间感染水痘，胎儿也很有可能被感染，而引起先天性水痘症候群，其症状包括先天性白内障、视神经萎缩、脑炎、大脑萎缩、智障及癫痫等。先天性水痘症候群的发生与怀孕周数有关，如果起疹时间在孕20周以前，约有2%～5%的机会引起先天性水痘症候群；孕20周以后感染，胎儿通常很少会引起先天性症状。如果准妈妈在生产前4天到产后2天起了水痘皮疹，则此时新生儿通常会被感染，引起全身性水痘感染，并有可能合并肺炎及肝脏衰竭。

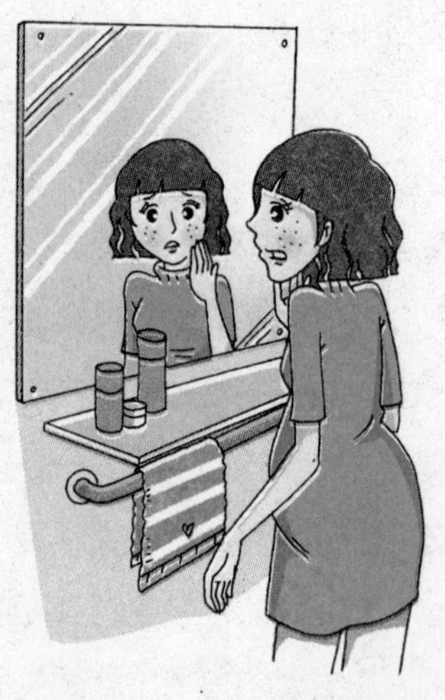

71 准妈妈患荨麻疹对胎儿有无影响

荨麻疹是一种常见的过敏性疾病，多发生于先天性过敏体质人群中。由于受到某些刺激物（医学上称为致敏原）的刺激引起全身或局部的血管通透性改变，出现风团状皮肤损害或水肿。造成过敏的刺激物有多种，每位荨麻疹患者的病因各不相同，如寒冷、尘埃、花粉、药物、寄生虫等。过敏体质有遗传倾向，但荨麻疹并非遗传病，不是母亲有荨麻疹其子代也一定患荨麻疹，有一点可以肯定，荨麻疹不会造成胎儿畸形。

72 准妈妈患风疹还能继续妊娠吗

风疹是由风疹病毒引起的出疹性传染病。绝大多数人一生中都曾感染过风疹，但由于临床症状轻，而且有些人呈隐性感染，所以不被人注意。但是，准妈妈患了风疹情况就完全不同了，风疹病毒可影响腹中的胎儿，造成严重后果。

风疹病毒是一种危险的致畸因素。早孕3个月内是胚胎器官形成的重要时期，此时准妈妈受染，病毒可以通过胎盘感染胎儿。受染时间越早危害越大，或导致胚胎夭折、流产，或影响胚胎发育，产生多种先天性损害，称为先天性风疹综合征。此综合征主要表现有：白内障、青光眼、视网膜病变及小眼球、耳聋、先天性心脏病、中枢神经系统（小头畸形、脑炎、智力障碍）或骨损害，肝脾肿大，血小板减少，新生儿出生体重低下等。有些症状于出生后即表现出来，有些则经数月至数年才出现。因此，准妈妈若确诊为风疹感染，应行人工流产术终止妊娠，切不可抱着侥幸心理继续妊娠。但要注意风疹不是风疹块（荨麻疹），应请医生确诊。

73 准妈妈如何预防风疹

目前，先天性风疹症候群并无理想的治疗方法，最好的治疗就是预防，孕前打疫苗是最重要的。准妈妈在知道怀孕之后应立即检查是否已有抗体，如果没有就属于易被传染的人，怀孕初期应避免出入拥挤的公共场所，以免被感染。

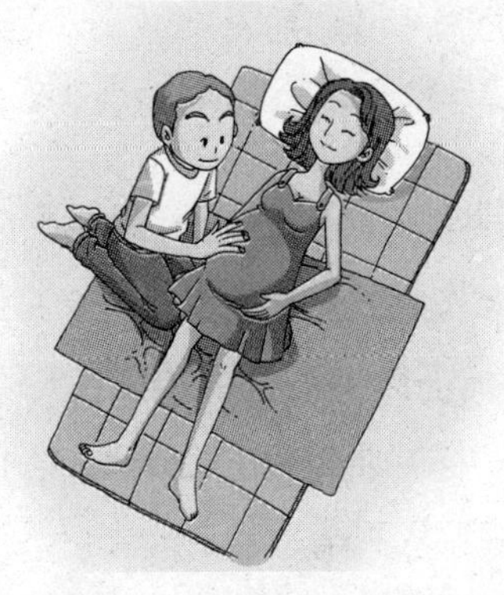

74 孕早期感染单纯疱疹病毒对胎儿有什么影响

人类单纯疱疹病毒（HSV）根据抗原性的不同，分为Ⅰ型和Ⅱ型。HSVⅠ型初感染多在幼儿期，感染部位主要在腰部以上（以口唇皮肤与黏膜交界处、牙龈、角膜，眼部、脑部多见）。HSVⅡ型感染部位以生殖器为中心（外阴、阴道、宫颈、臀及下肢等），主要为性交传染，故以青年女性多见。国内生殖道HSV感染多合并真菌及β－链球菌感染，国外常合并淋病及梅毒感染。人类感染HSV后病毒可在体内潜伏，一定条件下再活化而表现出症状。最初感染HSV称初感染（急性型），症状明显。潜伏病毒再活化者（再发型）症状较轻。

妊娠期HSV感染病程长，症状重，多伴有白色念珠菌感染。HSV可通过胎盘感染胎儿，早孕期感染HSV者约1/3引起流产，未流产的胎儿先天性畸形率较无感染者高3倍。

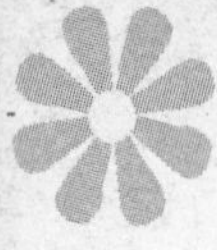

75 经常抚摸胎儿有哪些积极作用

妊娠期间，准妈妈经常抚摸腹内的胎儿，可以激发胎儿运动的积极性，并且可以感觉到胎儿在腹内活动而发回给母亲的信号。这是一种简便有效的胎教运动，值得每一位准妈妈积极采用。

正常情况下，在怀孕3个月时胎儿即开始活动，其活动项目丰富多彩，有吞吐羊水、眯眼、握小拳头、咂拇指、伸展四肢等。大约在怀孕4个月时，准妈妈即可感觉出有胎动了。最初抚摸胎儿，由于胎儿的月份还小，准妈妈一般不容易感觉出胎儿所发回的信号，而随着胎儿月份的增长与妊娠的逐步体会，渐渐地就会发觉每当抚摸腹内的小家伙以后，他就会用小手来推或用小脚来踹母亲的腹部。

通过对胎儿的抚摸，沟通了母子之间的信息，并且也交流了感情，从而激发了胎儿运动的积极性，可以促进胎儿出生后动作的发展，如翻身、抓、握、爬、坐、立、走等，都有可能比没有经过运动训练而出生的婴儿要早一些。在动作发育的同时也促进了大脑的发育，从而会使孩子更聪明。

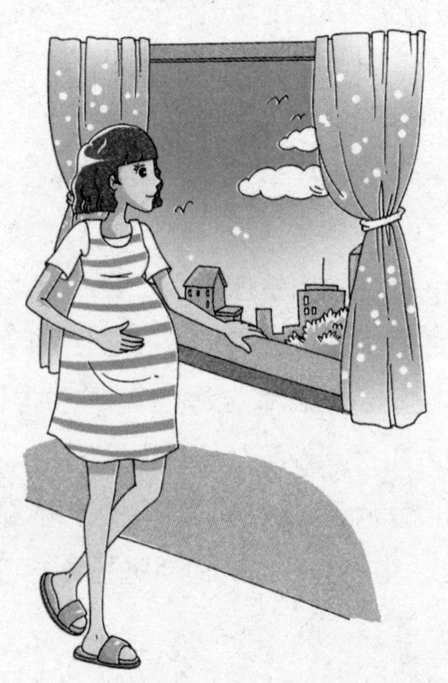

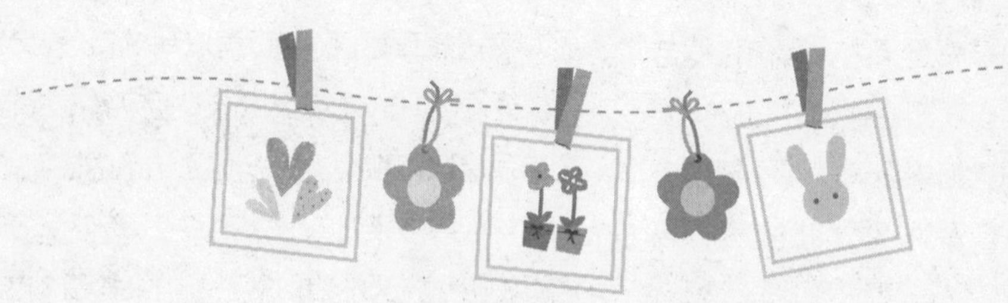

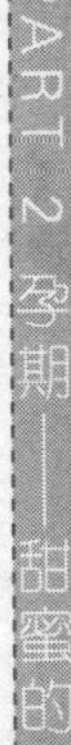

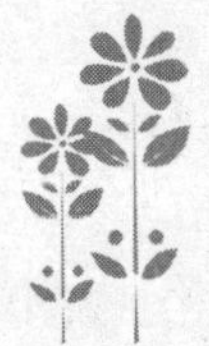

第四节 健康妊娠第4月

JIAN KANG REN SHEN DI SI YUE

1 怀孕第4个月母体有哪些变化

从本月起进入孕中期。孕吐已结束，准妈妈的心情会比较舒畅，食欲开始增加。尿频与便秘现象渐渐恢复正常，但分泌物仍然不减。这个阶段结束时，胎盘便已成形，流产的可能性已减少许多，可算进入安定期了。此时，子宫如小孩头部般大小，已能由外表约略看出腹部隆起的情形。基础体温下降，会持续到分娩。

2 怀孕第4个月胎儿的生长发育情况如何

本月末，胎儿体重约150克，身长也长至13厘米，皮肤颜色进一步变红，同时也变厚了，这有利于保护胎儿的内脏。脸上长出叫做胎毛的细毛。胎儿的胳膊、腿能稍微活动了，这是因为骨头和肌肉已经发达、结实了的缘故。不过，母体还感觉不到胎儿的活动。胎儿心脏的搏动也更加有力了，内脏几乎全部形成。胎盘也形成了，与母体的联结更加紧密，流产的可能性已大大降低。由于胎盘长出，改善了母体供给胎儿的营养，胎儿的生长速度加快。胎膜长结实了，羊水的数量也从这个时期开始急速增加。

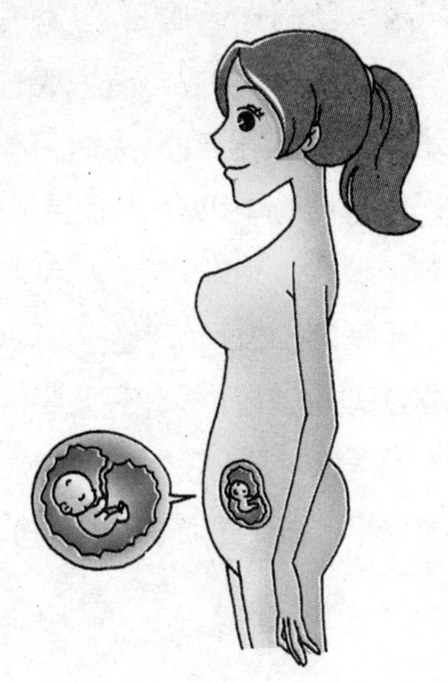

3 怀孕第4个月胎儿的大脑发育情况如何

胎儿的脑细胞仍处于迅速发育的高峰阶段，并且偶尔出现记忆痕迹。

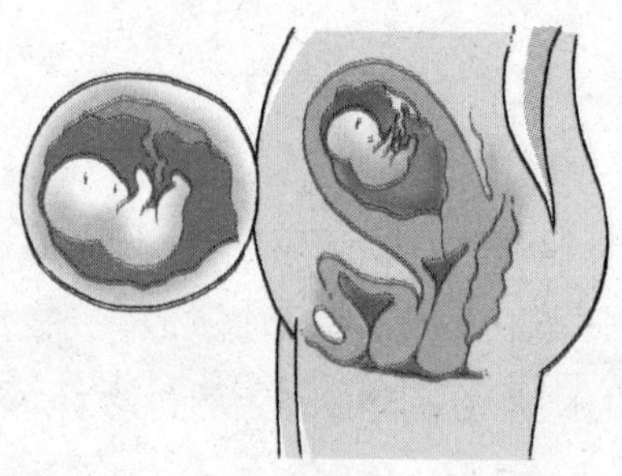

4 怀孕第4个月准妈妈应注意哪些问题

孕吐及压迫感等不舒服的症状消失，身心安定，但仍须小心。此时乃胎盘完成的重要时期，最好保持身心的平静，以免动了胎气。

为了使胎儿发育良好，必须摄取充分的营养，蛋白质、钙、铁、维生素等营养素要均衡，不可偏食。此时有可能出现妊娠贫血症，因此对铁质的吸收尤其重要。

准妈妈身体容易出汗，分泌物增多，容易受病菌感染，每天必须淋浴，并且勤换内衣裤。

5 怀孕第4个月准妈妈应该做些什么准备

1 准妈妈应多学习有关怀孕、分娩的各项知识，除了可消除怀孕期间的不安及恐惧外，也有助于顺利分娩。

2 为了使生产较为轻松，最好开始做些孕期体操，但应以体能负荷的范围为限，千万不可过分勉强。

3 再过一个月，平时的衣服就会穿不下了，应趁着身体情况良好时准备一些孕期服装，包括加大、宽松的内衣裤。

4 上街理发时，可请师傅设计一个易梳洗、易整理的发型，除了让人看起来清爽外，自己心情也愉快。

5 孕4个月是能够发现较为罕见的葡萄胎的时期，如果发现内裤上沾有黑色的碎血块，有时还有鲜血流出（当然也有流产的可能），应去医院检查。怀有葡萄胎时，多数情况下胎儿已在子宫内死亡，组成胎盘的绒毛组织发育异常，准妈妈尿中有大量促性腺激素，出现水肿及尿蛋白，妊娠初期反应严重。

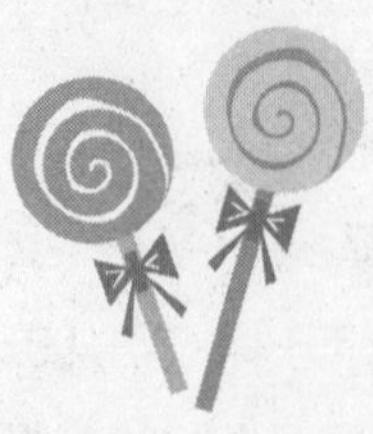

为什么高危妊娠者要做羊水穿刺检查

羊膜腔穿刺术，主要用于高危妊娠女性。羊水与胎儿的关系密切，羊水中有胎儿皮肤、消化道、泌尿道等处脱落的细胞以及胎儿代谢的产物。在B超的协助下，在怀孕15周前做羊膜腔穿刺抽取羊水，将羊水中的细胞沉淀后接种培养，可以得到胎儿的细胞染色体，以诊断有无染色体病。除了高龄准妈妈外，曾生过染色体异常儿的女性，夫妇一方为染色体平衡易位基因携带者，都应做这项检查。

虽然羊水穿刺有可能引起流产，但是大量资料报道证明，流产的可能性并不比自然流产率高，其他的并发症也很低，一次穿刺成功率可达99%，是目前应用最广泛，且安全可靠度高的诊断手段。高龄女性一旦怀孕，在适宜的时间必须去医院做羊水穿刺检查，若诊断出怀有先天愚型儿，则应该及时终止妊娠。

抽取羊水会影响胎儿发育吗

羊水穿刺一般在妊娠16～20周进行，因为此时羊膜腔趋于快速增长阶段，加上胎儿较小，穿刺一般不会伤及胎儿，必要时可在B超监护下穿刺。另外，羊膜腔穿刺只抽取15毫升～20毫升羊水，与羊水总量相比极少，因而也不会影响胎儿的生长发育。

什么情况下需要做羊水穿刺

有下列情况的准妈妈应做羊水穿刺：

1. 35岁以上的准妈妈。
2. 以前生过有出生缺陷儿的准妈妈。
3. 家庭中有出生缺陷分娩史的准妈妈。
4. 准妈妈本人或丈夫是出生缺陷儿。

9 准妈妈可以注射破伤风疫苗吗

我国新生儿破伤风的发病率较高，是威胁新生儿生命的一大因素。准妈妈接种破伤风类毒素可以预防胎儿感染破伤风。在怀孕第4个月注射第1针，剂量为0.5毫升（含5个单位），间隔6周或更长时间后注射第二针，剂量同前。第二针最迟应在预产期前4周注射。如果注射时间太接近分娩时间，就不能保证分娩时母体产生足够的抗体。如果准妈妈已感染破伤风，则不宜使用破伤风类毒素，否则可能会引起过敏反应。使用人血破伤风免疫球蛋白不会引起过敏。

10 妊娠中期准妈妈有哪些营养原则

妊娠中期的营养原则是：保证较高的热量、蛋白质，适当增加脂肪、碳水化合物的摄入量，增加肉类、鱼虾类、蛋类及豆制品食物的供给，多吃蔬菜和水果。

1 较高的热量

较高的热量是通过多吃主食获得，孕中后期每天应当摄入400克～500克的主食。适当增加脂肪的摄入量，可通过增加肉类食物实现。

2 蛋白质

蛋白质的获得主要通过增加肉、鱼虾、蛋、豆制品的摄入来实现。

3 增加牛奶的摄入量

孕中后期为保证钙及维生素的摄入量，每天应饮用500毫升以上的牛奶或奶制品。不能耐受牛奶者可改用酸奶。为了补钙，还必须经常吃些虾皮。有人认为多吃肉类可以补钙，这是错误的，肉类食品中所含钙质微乎其微。

4 多吃蔬菜、水果

补充维生素、纤维素、无机盐及矿物质。

11 怀孕4个月饮食营养包括哪些

进入本月，准妈妈的情况已经大有改善，早孕的不适反应基本消失，流产的危险也变得很小，但是对于饮食营养的关注则丝毫不能减少。此时应该增加各种营养素的摄入量，满足胎儿迅速生长及母体营养素存储的需要。

1 增加主食摄入。应选用标准米、面，搭配一些杂粮，如小米、玉米、燕麦片等。

2 增加动物性食物。动物性食品所提供的优质蛋白质是胎儿生长和准妈妈组织增长的物质基础。此外，豆类以及豆制品所提供的蛋白质质量与动物性食品相仿。对于经济条件有限的家庭，可适当选食豆类及其制品，以满足机体需要。动物性食品提供的蛋白质应占总蛋白质的1/3以上。

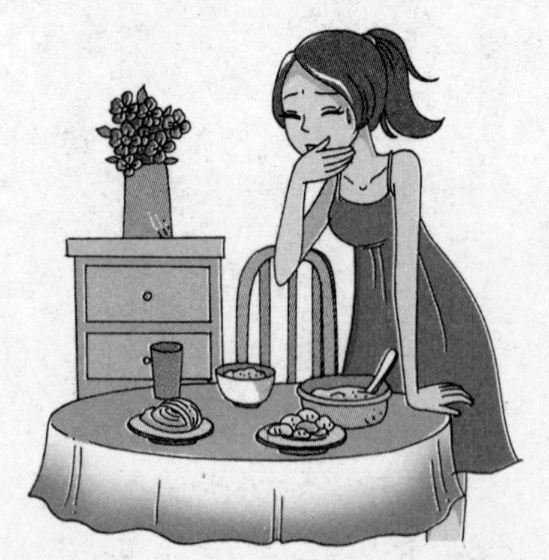

3 应尽量避免食用过分刺激的食物，如辣椒、大蒜等。每天早晨最好喝一杯开水。此外，还要避免过多脂肪和过分精细的饮食，一定要保证铁元素和维生素的摄取。

12 准妈妈是吃得越多越好吗

在整个孕期中，准妈妈体重应增加9千克～15千克，食量比平时增加10%～20%。现在很多准妈妈生怕产前营养不够，只要认为是对胎儿有帮助的东西，蛋白粉、叶酸、鱼肝油等滋养补品不论多贵都会买来吃，一天吃上好几顿。专家提醒，如果吃得过多，体形过胖，反而不利于准妈妈和胎儿的健康，营养并非越多越好。

营养专家指出，准妈妈的饮食应多种多样，均衡营养。如果准妈妈吃得太多、太好，而运动又太少，就会造成摄入和消耗不均衡，导致超重，不仅在孕期容易导致并发症，不利于胎儿成长，在分娩时也会有困难，产后难以恢复。超重的准妈妈应及时咨询营养医生，调整饮食结构，合理调配营养。

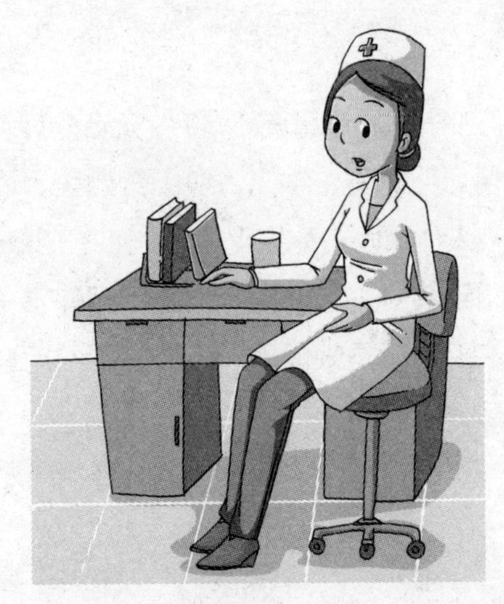

13 为什么说坚果有益于胎儿补脑

在食物的分类中，坚果都被归为脂肪类食物，高热量、高脂肪是它们的特性，但是坚果含有的油脂虽多，却多以不饱和脂肪酸为主。对于胎儿大脑的发育来说，需要的第一营养成分就是脂类（不饱和脂肪酸）。据研究，脑细胞由60%的不饱和脂肪酸和35%的蛋白质构成。另外，坚果类食物中还含有15%～20%的优质蛋白质和十几种重要的氨基酸，这些氨基酸都是构成脑神经细胞的主要成分，同时还含有对大脑神经细胞有益的维生素 B_1、维生素 B_2、维生素 B_5、维生素E及钙、磷、铁、锌等。因此，无论是对准妈妈还是对胎儿，坚果都是补脑益智的佳品。

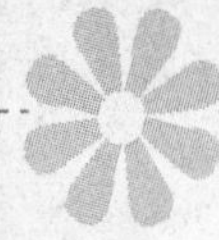

14 为什么准妈妈宜多吃花生

花生蛋白质含量高达30%左右，其营养价值可与鸡蛋、牛奶、瘦肉等媲美，而且易被人体吸收。花生皮还有补血的功效。花生可与黄豆一起炖汤，也可以和莲子一起放在粥里或是米饭里，但最好不要用油炒着吃。

15 准妈妈吃生姜有什么讲究

准妈妈吃生姜应该注意以下几点：

❶ 食量适度。生姜属热性食物，而准妈妈很容易口渴，因此要少吃生姜。

❷ 准妈妈生有痱子、疖疮、痔疮、肾炎、咽炎或上呼吸道有感染时不宜吃生姜，以防病情加重。

❸ 腐烂的生姜会产生一种毒性很强的有机物——黄樟素，它能损害肝细胞。所以，千万不能食用烂姜。

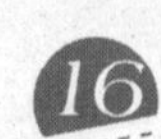

16 准妈妈为什么不宜过多吃肉

准妈妈多吃肉食不利，一是不符合民族饮食习惯，违背了人体消化系统的功能要求。中国的传统饮食以粮食和蔬菜为主，人体的消化吸收功能也比较适应这种以粮食和蔬菜为主的素食结构。现代脑营养研究得知，脑所需要的几种重要营养素，如不饱和脂肪酸、维生素C、维生素B、维生素A、维生素E、蛋白质、钙等物质，主要存在于植物性食物中。故而准妈妈应以植物性食物为主，多吃粮食和蔬菜，多吃干鲜果和植物性蛋白质（如大豆），才符合科学规律。二是肉食不易消化吸收，且营养不全面。三是吃肉食过多会导致准妈妈和胎儿体重过重，造成难产。所以，准妈妈要适当控制肉食，多吃植物性食品。

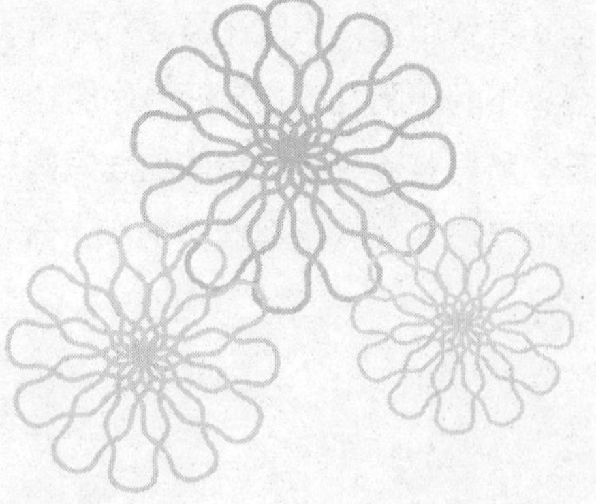

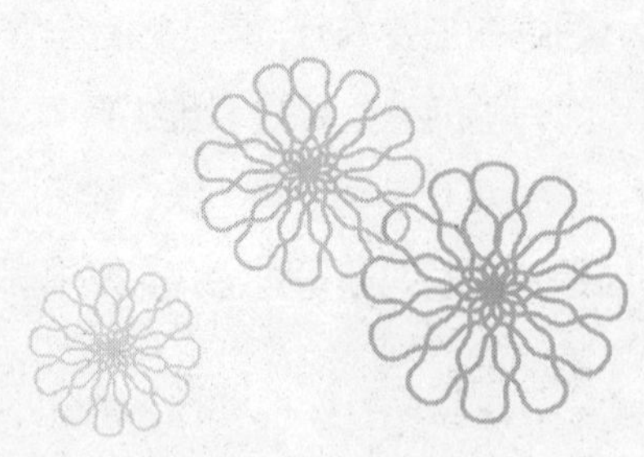

17 准妈妈吃黄鳝有什么好处

黄鳝又称长鱼，是准妈妈的滋补佳品。每 100 克鳝鱼肉中含蛋白质 18.8 克、脂肪 0.9 克、磷 150 毫克、钙 380 毫克、铁 16 毫克、维生素 A428 国际单位，还含有黄鳝素 A、B 及硫胺素等，是一种高蛋白、低脂肪的食品。它性温、味甘、无毒，入肝、脾、肾三经。据《本草拾遗》记载："鳝，补虚损，治妇人产后恶露淋漓，血气不调，除腹中冷气肠鸣。"它能够补中益气，治虚疗损，是身体虚弱、营养不良者的理想滋补品。

准妈妈常吃黄鳝可以防治妊娠高血压。鳝鱼头能够治疗痢疾与积食不消。其皮可以治疗女性乳房硬肿疼痛。其血甘咸无毒，可以祛风、活血、壮阳，还可以治疗面神经麻痹所引起的口眼歪斜。日本营养学家研究表明：清炖黄鳝可以治疗糖尿病。

黄鳝的食用方法很多，炒、爆、烧、炸、拌、煎、焖、炖、蒸、煮都可以。不过，黄鳝一旦死亡，就和蟹与鳖一样，体内细菌大量繁殖并产生毒素，故以食用鲜活黄鳝为佳。

18 准妈妈为什么不能缺钙

钙在人体内 99% 存在于骨骼和牙齿中，其余部分存在于血液和组织内。钙为骨骼和牙齿所必需；此外，人体的凝血过程也需要钙的参与；钙的另一重要作用是参与调节神经肌肉和内脏活动。怀孕时机体对钙的需求量增加，为非孕时的 2 倍以上。怀孕第 2 个月，胎儿骨骼开始形成，到孕中期生长速度更快，对钙的需求明显增加。如果准妈妈钙摄入不足，优先供给胎儿需要，准妈妈就会因为钙不足出现下肢抽搐，甚至骨质疏松，近年还发现低血钙与妊高征的发生有一定关系。

准妈妈缺钙，胎儿也可能产生先天性佝偻病和缺钙抽搐。

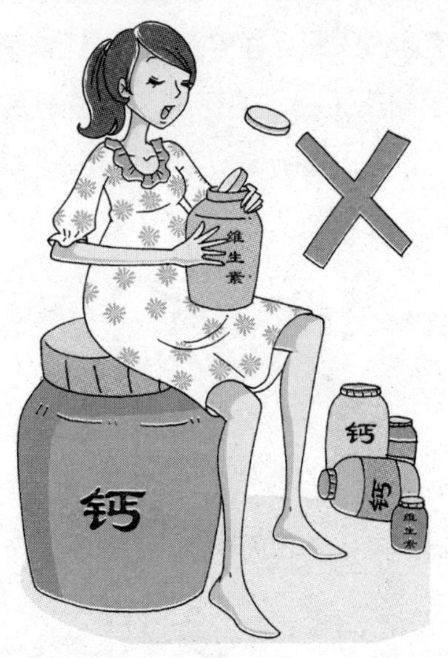

19 准妈妈每天应摄入多少钙

准妈妈在孕早期钙贮留极少，孕中期也不多，自孕7个月开始每日贮留钙200毫克~300毫克，孕8个月胎儿牙齿和骨骼加速钙化，每日可贮钙280毫克~300毫克。我国营养学会推荐，准妈妈每日钙供给量，孕中期为1000毫克，孕晚期、哺乳期为1200毫克。

20 为什么说药物补钙不如食物补钙

药物补钙不如从食物中摄取钙经济、安全。药物补钙需体内铁与其他营养物共同作用才易被吸收；过度补钙会致胎儿头颅骨变硬，增加分娩困难。从食物中补钙是明智之举。富含钙的动物性食品有牛奶和奶制品、鱼或鱼的加工品，如虾米、海鱼干、沙丁鱼、鱼卵等；植物性食物有豆类、海藻类、葱类、萝卜干等。

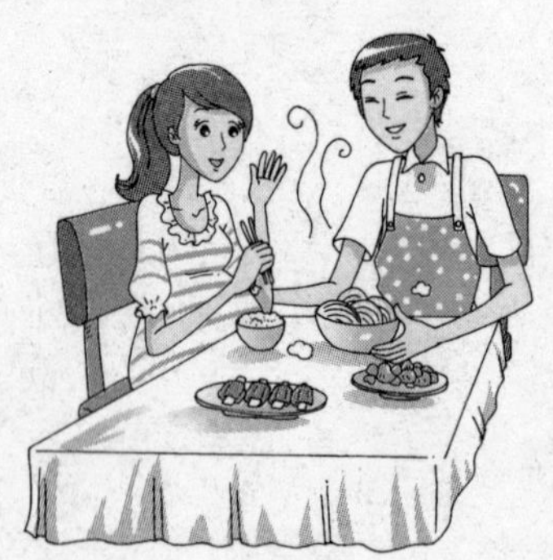

21 骨头汤有利于补钙吗

人们普遍认为骨头内含钙量多，所以常常靠喝骨头汤来补钙。营养学家认为，用骨头熬汤，能溶解到汤中的钙量极其有限。同时，骨油大量地溶入汤中，其中含大量的饱和脂肪酸，不利于消化吸收。胎儿组织器官分化所必需的脂类是由食物中的不饱和脂肪酸形成的。以食物补钙是正确的补钙方法之一，但不要首选骨头汤。

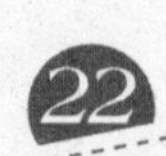

22 准妈妈过多食用高钙食品好吗

有些准妈妈盲目地大量服用高钙食品，这样对胎儿的生长是很不利的。因为长期大量食用高钙食品会引起食欲减退、皮肤发痒、毛发脱落、感觉过敏、眼球突出、血中凝血酶原不足及维生素C代谢障碍等。同时，血中钙浓度过高，还会出现肌肉无力、呕吐和心率失常等，这些对胎儿生长都是没有好处的。有的胎儿出生时已萌出牙齿，一种可能是婴儿早熟的缘故，另一种可能则是由于准妈妈在妊娠期间大量服用维生素A和钙制剂或高钙食品，使胎儿的牙滤泡在宫内过早钙化而萌出。因此，准妈妈不要随意服用大量的高钙食品和含钙制剂。如果因治病需要，应按医嘱服用。

23 膳食中有哪些因素会影响钙的吸收

在妊娠的整个过程中，准妈妈及时补充钙是非常重要的。可惜人体对钙的吸收能力很小，而且钙的吸收还要受食物中其他因素的影响。了解这些影响因素后，可以适当地调整膳食结构，以提高准妈妈对钙的吸收和利用。

❶ 影响钙的吸收和利用的最重要因素是人体里维生素 D 的多少。维生素 D 是鱼肝油的主要成分，它可以促进钙的吸收，维持血液中钙、磷的正常比例，钙、磷的比例失调，骨骼不能钙化，会造成软骨病。所以，在补钙的时候必须要有维生素 D，钙才能被充分吸收利用。人体中的维生素 D 主要是由皮肤在日光中紫外线的照射下合成的，所以应该多在户外活动，多晒太阳。另外，还要多吃含维生素 D 丰富的食物，如蛋黄、动物肝脏、奶类和肉类。鱼肝油只是在必要的时候服用，同时要严格掌握剂量，以免造成维生素 D 中毒。

❷ 膳食中的蛋白质可以增加小肠吸收钙的速度。蛋白质在消化过程中所释放出来的氨基酸，特别是赖氨酸和精氨酸，可以与钙形成人体容易吸收的物质。

❸ 乳糖也可以增进小肠吸收钙的速度。膳食中的酸性物质可以使钙保持溶解状态，因而也能促进钙的吸收。

❹ 膳食中的钙和磷必须保持一定的比例才能促进钙的吸收，任何一种元素过多均可以干扰钙和磷的吸收。营养学家建议钙与磷最理想的比值，婴儿是 1 ∶ 5，在 1 岁时降为 1 ∶ 1，以后一直维持 1 ∶ 1。

❺ 膳食中的植酸和草酸可与钙形成不溶性的植酸钙和草酸钙，影响钙的吸收，例如谷类食物含植酸较多，以谷类食物为主时，应同时供给更多的钙质。

24 准妈妈为什么要补锰

锰可直接影响人体的生长发育，它的作用是维持骨骼的生长、血液的形成，以及蛋白质、核酸的合成和糖类、脂肪的正常代谢。成年人缺锰，会出现食欲下降、体重减轻、性激素水平降低以及性功能障碍等现象。准妈妈缺锰不仅会影响到胎儿的健康，严重的还会导致准妈妈出现惊厥甚至死亡。

25 哪些食物含锰较多

食物中含锰量高的有干果、粗粮、干豆类和绿叶蔬菜，其中谷类是人体锰最重要的来源，每公斤小麦含锰量常常在 10 毫克以上。

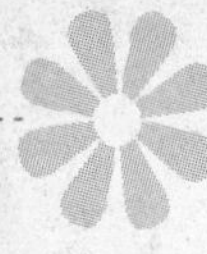

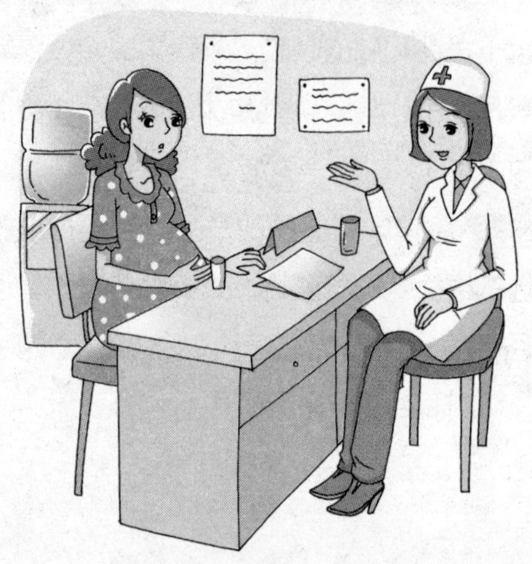

26 准妈妈为什么会出现缺铁性贫血

缺铁性贫血是准妈妈较为普遍的病症。导致这种病的主要原因有：

❶ 怀孕后母体需血量明显增加，对铁的需要量也会相应增加。胎儿自身造血及身体的生长发育都需要大量的铁，这些铁只能靠母体供给。

❷ 分娩时的出血及婴儿出生后的乳汁分泌也需在孕期储备一定量的铁。

准妈妈要想通过普通膳食摄取铁质来满足以上需求是很困难的，所以孕期缺铁性贫血较为常见。

27 如何治疗孕期缺铁性贫血

一般服用铁剂 10 天左右，贫血症状就会开始减轻，连续服用 2 ~ 3 个月，贫血可得到纠正。常用的口服药是硫酸亚铁，每次 0.3 克 ~ 0.6 克，每日 3 次；也可服用 10% 枸橼酸铁胺 10 毫克，每日 3 次，或葡萄糖酸亚铁、右旋糖苷铁等。服用铁剂的同时最好加服维生素 C100 毫克，可有利于铁的吸收。服药要坚持，不可间断，而且在贫血被纠正后还应继续服药 1 ~ 2 个月，此时每天服药 1 次即可。

28 准妈妈是否需要适当补锌

锌是人体必不可少的微量元素，没有锌就没有生长发育。锌是酶的活化剂，参与人体内 80 多种酶的活动和代谢，它与核酸、蛋白质的合成，与碳水化合物、维生素的代谢，与胰腺、性腺、脑垂体的活动等关系十分密切，发挥着非常多、也非常重要的生理功能。

有关专家指出，缺锌是现代人的普遍现象，中国人的膳食结构和饮食习惯使得每天的锌摄入量仅为人体正常需要量的 40% ~ 60%，这是远远不够的。怀孕的女性担负着自身和胎儿两个人的需要，缺锌的情况更普遍一些，应该经常做检查，在医生的指导下适量补锌，这对孕期保健和胎儿正常发育都很有意义。

成年人每日摄入 16 毫克 ~ 20 毫克的锌基本上可以维持机体的需要，而准妈妈对锌的需要量则要高出一倍才行，达不到这个量，就属于缺锌了。缺锌主要会影响胎儿在宫内的生长，会使胎儿的脑、心脏、胰腺、甲状腺等重要器官发育不良，也会导致胎儿出生后上述器官功能不全或者患病。对准妈妈自身来说，缺锌一方面会降低自身免疫力，容易生病，从而殃及胎儿；另一方面，会造成准妈妈味觉、嗅觉异常，食欲减退，消化和吸收功能不良，这样势必影响胎儿的发育。

29 补锌应吃些什么

对多数准妈妈来说，可通过饮食途径补锌，如经常吃些牡蛎、动物肝脏、肉、蛋、鱼以及粗粮、干豆等含锌丰富的食物，还可常吃一点儿核桃、瓜子等含锌较多的零食，都能起到较好的补锌作用。同时，准妈妈要尽量少吃或不吃过于精致的米、面，因为小麦磨去了麦芽和麦麸成为精面粉时，锌已大量流失了。另外，还可通过冲调含锌的奶粉来补锌。

30 准妈妈是否需要适当补碘

碘缺乏是导致育龄女性孕产异常的危险因素之一。碘是甲状腺素的组成成分，甲状腺素能促进蛋白质的生物合成，促进胎儿生长发育。妊娠期甲状腺功能活跃，碘的需要量增加，这样就易造成妊娠期摄入量不足，特别是我国有很多地区属于缺碘区，更易造成准妈妈缺碘。准妈妈如果缺碘就会造成胎儿甲状腺发育不全，导致胎儿甲状腺功能低下，引起甲状腺肿、死胎、流产、先天畸形、聋哑等，还会严重影响胎儿的智力发育。为了准妈妈自身的健康和胎儿的正常发育，准妈妈必须注意补碘，尤其在缺碘地区更要注意吃些含碘丰富的食物。补碘应吃些

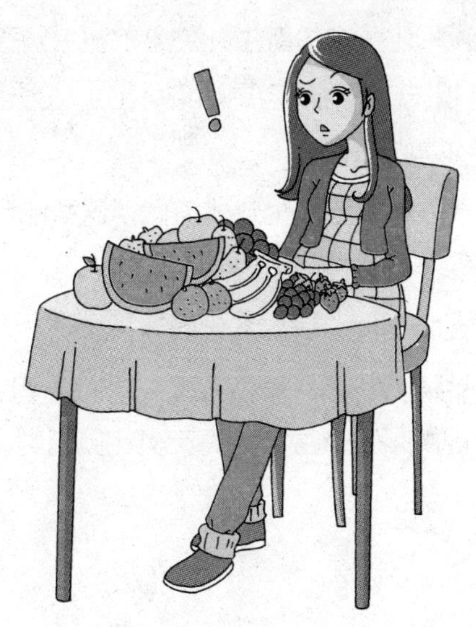

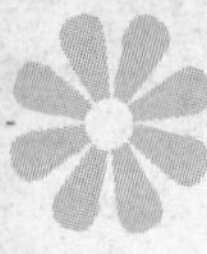

什么？最好的补碘食品为海产品，如海带、紫菜、鱼肝、海参、海蜇、蛤等，甜薯、山药、大白菜、菠菜、鸡蛋等也含有碘，均可适量多吃一些。

31 准妈妈为何要谨防铜缺乏

研究发现，铜含量低极易导致胎膜变薄，脆性增加，弹性和韧性降低，从而发生胎膜早破。胎膜早破可造成下列后果：

1 可引起早产。

2 直接导致胎儿子宫内缺氧。这是因为胎膜破裂羊水流尽后，子宫收缩直接作用于胎儿，易引起胎儿缺氧。如果胎膜破裂时间较长，胎膜绒毛发生炎症，也极易导致胎儿窘迫。

3 还可增加新生儿感染的机会。破膜时间越长，胎儿越容易感染，出生后最常见的感染为肺炎。

4 可导致新生儿体重低，这可能与营养不良、代谢缺陷导致铜不足有关。

由此可知，铜对准妈妈非常重要。人体内的铜通常以食物摄入为主。含铜量高的食物有动物肝脏、豆类、海产类、贝壳类、蔬菜、水果。

32 准妈妈适当摄入维生素A有何好处

维生素A又名视黄醇，主要存在于海产品，特别是鱼类的肝脏中。植物组织内存在的β－胡萝卜素在人体内可还原成两分子维生素A，成为维生素A来源的另一途径。妊娠期胎儿机体生长发育以及母体各组织的增长和物质储备均需要大量的维生素A。动物研究发现，妊娠期维生素A缺乏可引起流产、胚胎发育不良、幼年动物生长停滞及骨、齿形成不良，维生素A严重不足时，可导致动物骨骼和其他器官畸形。但摄入过量的维生素A同样有可能引起胎儿畸形和影响胎儿的正常发育。我国营养学会推荐的准妈妈维生素A的供给量标准与非妊娠女性一致，皆为1000微克当量视黄醇（即3300国际单位）。

富含维生素A的食物有哪些？维生素A最好的食物来源是各种动物的肝脏、鱼肝油、鱼卵、牛奶、禽蛋以及核桃仁等。胡萝卜素的良好来源是有色蔬菜，如菠菜、苜蓿、胡萝卜、豌豆苗、辣椒、甜薯、韭菜、雪里红、油菜、苋菜、雄菜、茼蒿以及杏、杧果等。

33 准妈妈适当摄入维生素 B_1 有何好处

维生素 B_1 又称硫胺素，是抗脚气病维生素。研究发现，若人体硫胺素不足，不仅会使糖类代谢发生障碍，还将影响机体的整个代谢过程，而且由于丙酮酸不能继续代谢，还会影响氨基酸与脂肪的合成。人们长期大量食用精白的米和面粉，而又缺乏其他杂粮和多种副食品的补充，易造成硫胺素的缺乏。准妈妈硫胺素不足会更加明显地表现为疲倦、乏力、小腿酸痛、心动过速等，这是妊娠期间母体及胎儿代谢水平增加，对热能需要增加，随之也要求硫胺素供给增加的缘故。

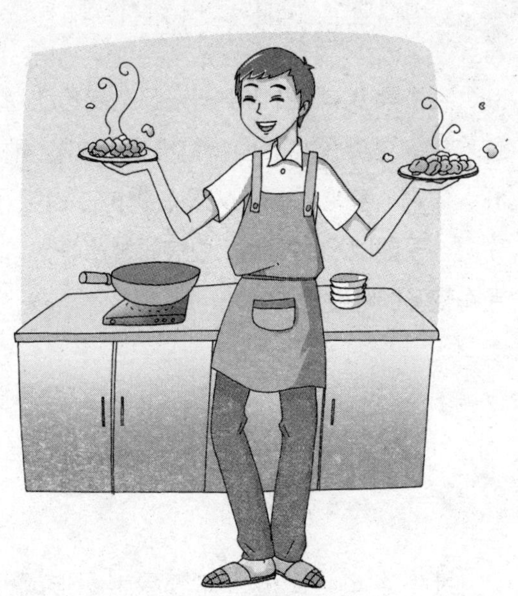

34 准妈妈适当摄入维生素 B_2 有何好处

维生素 B_2 又称核黄素，是机体中许多酶系统重要辅基的组成成分。妊娠期母体代谢旺盛，核黄素需要量有明显增加。研究发现，妊娠后 4 个月尿核黄素排量明显下降，而分娩后便迅速回升。妊娠期核黄素缺乏可引起或促发孕早期妊娠呕吐，孕中期口角炎、舌炎、唇炎，早产儿发生率增加。因此，必须重视孕期核黄素的补充。

35 哪些食物中富含维生素 B_2

维生素 B_2 存在于多种食物中，一般动物性食物的含量比植物性食物高，以动物内脏最为丰富，如羊肝、牛肝、猪肝、猪心、羊肾、牛肾、猪肾、鸭肝以及鳝鱼、海蟹、鸡蛋、牛奶等。植物性食物中，如黄豆、菠菜、苋菜、空心菜、盖菜、金花菜、雪里红、韭菜、海带、黑木耳、紫菜、花生仁等，维生素 B_2 的含量也比较丰富。

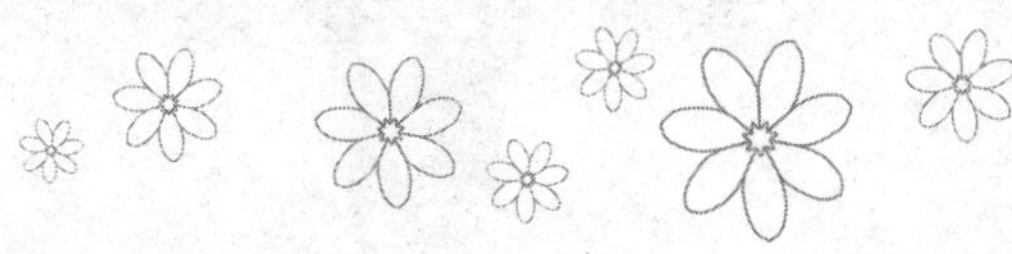

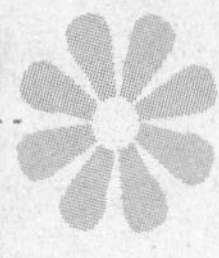

36 准妈妈适当摄入维生素 B_6 有何好处

维生素 B_6 是中枢神经活动、血红蛋白合成及糖原代谢所需的辅酶，人体缺乏维生素 B_6 可引起小细胞低血色素贫血、神经系统功能障碍、脂肪肝、脂溢性皮炎等。妊娠时雌雄激素的增加，使色氨酸代谢、维生素 B_6 的需要量增加。此外，妊娠时血稀释，准妈妈血中维生素 B_6 可降至孕前水平的 25%。胎儿在 5 个月时其中枢神经系统增长正值高峰，维生素 B_6 最为需要，因而必须重视维生素 B_6 的摄入。动物肝脏、葵花子、花生仁、核桃、黄豆中含维生素 B_6 较多。

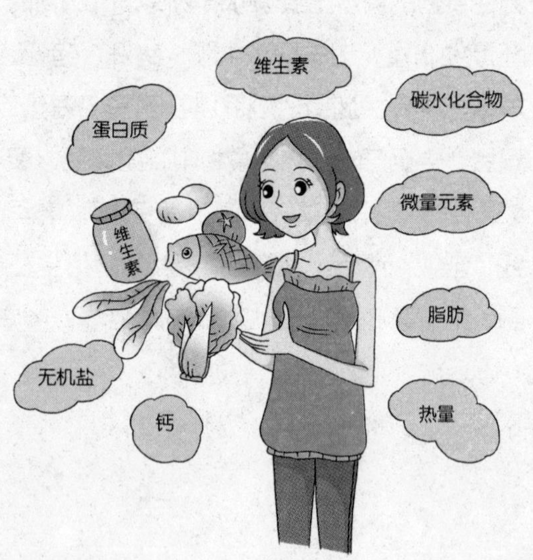

37 准妈妈适当摄入维生素 B_{12} 有何好处

维生素 B_{12} 能促进红细胞生成，维护神经髓鞘的代谢与功能。妊娠期维生素 B_{12} 供给不足，准妈妈常有巨幼红细胞性贫血，新生儿也可患贫血。在妊娠过程中，胎儿不断将维生素 B_{12} 贮存于肝脏，至足月时胎儿体内可积存约 30 微克的维生素 B_{12}。如果准妈妈食物中缺乏维生素 B_{12}，新生儿也会缺乏维生素 B_{12}，这对新生儿发育不利，甚至使之贫血。也有的专家指出，准妈妈食物中缺乏维生素 B_{12}，胎儿的畸变发生率也可能增加。所以，维生素 B_{12} 对准妈妈非常重要。

38 哪些食物中富含维生素 B_{12}

维生素 B_{12} 在食物中的来源主要是动物性食品，豆类经发酵也含有维生素 B_{12}。牛肝、牛肾、猪心、虾、火腿、鸡肉、鸡蛋、牛奶、干酪以及臭豆腐、豆豉、黄酱等，均含有较多的维生素 B_{12}。

39 准妈妈适当摄入维生素 C 有何好处

维生素 C 可促进人体胶原组织形成，

维持骨骼、牙齿的正常发育，又参与叶酸转化为四氢叶酸的过程，且对铁的吸收有利，故孕期不能缺少。近年的调查表明，城市中准妈妈的维生素 C 摄入量已接近需要量，而农村中准妈妈的维生素 C 摄入量仍然偏低。

40 哪些食物富含维生素 C

含维生素 C 丰富的食物有：柿子椒（红、青）、菜花、雪里红、白菜、西红柿、黄瓜、四季豆、荠菜、油菜、菠菜、苋菜、白萝卜、酸枣、山楂、橙子、柠檬、草莓、鸭梨、苹果等。但是在制作食物时，切不可烧、煮过度，以免损失维生素 C。

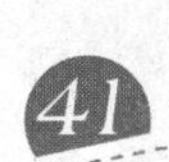

41 准妈妈适当摄入维生素 D 有何好处

缺乏维生素 D 可致准妈妈骨质软化、骨盆畸形，可使胎儿骨骼钙化以及牙齿萌出受影响，严重者可发生先天性佝偻病。为了预防小儿佝偻病，准妈妈在孕期应吃些含有维生素 D 的食物，如动物肝脏、蛋黄等，常到室外晒太阳，并适当参加劳动。怀孕后半期和哺乳期女性应口服维生素 D，每天 1.5 万单位，或每月注射1 ~ 2次，每次40万 ~ 80万单位。低血钙而致抽筋的准妈妈应及时治疗。我国推荐的准妈妈维生素 D 供给量为 107 微克 / 天。海鱼、禽畜肝脏、蛋、奶中维生素 D 含量较多。

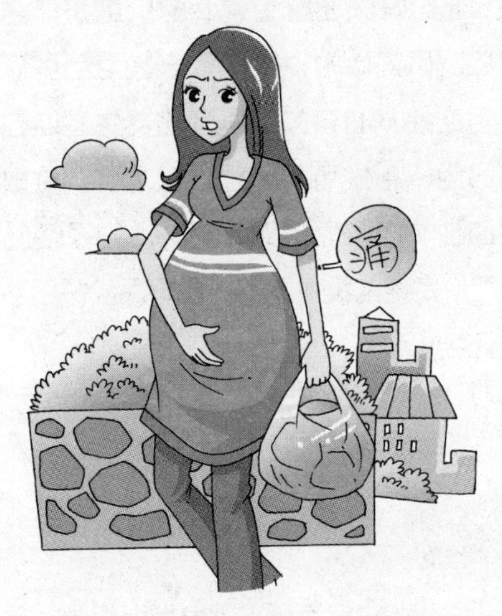

42 准妈妈适当摄入维生素 E 有何好处

维生素 E 又名生育酚，广泛存在于绿色植物中，动物体内含量较少。维生素 E 能促进人体新陈代谢，增强机体活力，维持正常的循环功能，能维持骨骼、心肌、平滑肌和心血管系统的正常功能。维生素 E 还是高效抗氧化剂，可保护生物膜免遭氧化物的损害。

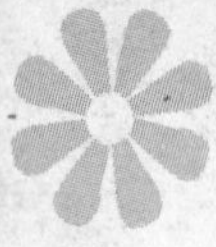

准妈妈保证维生素 E 的供给是非常必要的。研究认为，维生素 E 缺乏与早产婴儿溶血性贫血有关。早产儿发生溶血性贫血时用 α－生育酚治疗，其水肿、过敏和溶血性贫血等症状即行消失。为了使胎儿贮存一定量的维生素 E，准妈妈应每日多加 2 毫克摄入量。

43 哪些食物富含维生素 E

维生素 E 广泛分布于植物组织中，几乎所有绿色植物都含有此种维生素。麦胚油、玉米油、菜子油、花生油及芝麻油等，也是维生素 E 的良好来源。此外，猪油、猪肝、牛肉以及杏仁、土豆中也含有维生素 E。

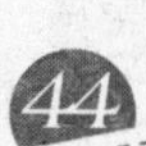

44 准妈妈过量补充维生素 A 有哪些危害

准妈妈对维生素 A 的日需要量为 5000 国际单位，不足或过量（超过 10 倍以上）都可致畸胎。美国国家健康中心对准妈妈提出忠告，过量服用维生素 A、鱼肝油等，会影响胎儿大脑及心脏的发育，诱发先天性心脏病和脑积水，脑积水过多又易导致精神反应迟钝。

45 准妈妈过量摄入维生素 D 和钙有哪些危害

维生素 D 和钙摄入过多，可导致特发性婴儿高钙血症，表现为囟门过早关闭、腭骨变宽而突出、鼻梁前倾、主动脉窄缩等畸形，严重的还伴有智商减退。故准妈妈在怀孕前期每天摄钙 800 毫克，孕中期钙的适宜摄入量为每天 1000 毫克，孕晚期及哺乳期均为每天 1200 毫克，不宜再多。

46 准妈妈需要补充复合维生素吗

维生素对于维持人体平衡很重要，是人体的重要营养素。截至目前，科学界已发现的维生素有 27 种，它们在人体内的含

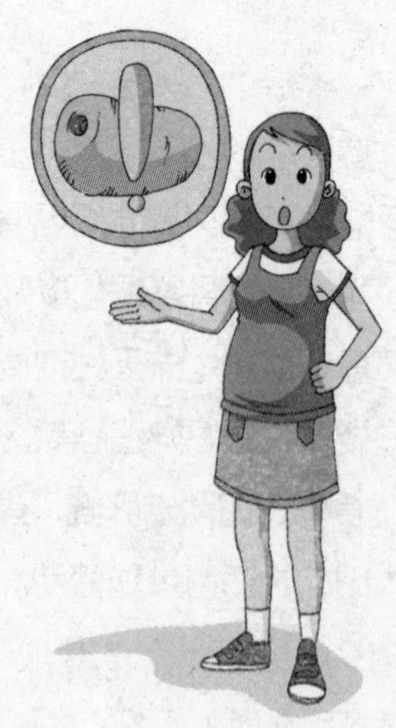

量很少，既不是构成组织的原料，也不是供应能量的物质，但却是维持机体正常生命活动所必需的营养素。对身体而言，它们各具作用，无法相互替代。

维生素广泛存在于食物之中，一些维生素人体也能自己生产一些。保持健康的规律的生活方式和良好的饮食习惯，可以得到大多数所需的维生素。但孕期对于维生素的需要量比平时增加了，每个人的生活习惯和饮食习惯不同，各地区经济条件和食物购买的方便程度不同，不少准妈妈的饮食达不到营养师推荐的饮食量。因此一些准妈妈自孕早期，甚至孕前就开始补充复合维生素的制剂，希望以此达到胎儿和自身所需的营养要求。准妈妈补充复合维生素要注意以下几点：

❶ 要选择专为孕期设计的产品

目前生产多种维生素的厂家很多，维生素制剂更是数不胜数。对于准妈妈来说，最好选择专门配方的多种维生素。这种专为孕期设计的多种维生素按国际推荐量的孕妇每日需要量作标准，按一定的比例配方。

❷ 复合维生素的用量要因人而异

市场出售的复合维生素片都是以平均身高、正常体重范围的准妈妈为标准进行剂量设计的。一些进口或是合资的产品，可能是按美国或是欧洲配方生产的，用量比国产的维生素剂量大。身体正常、身材较小的准妈妈在平衡饮食的基础上，每天补充推荐量的一半复合维生素片即可，这样的吃法相对来说更为安全一些。

❸ 不是每个准妈妈都要补充复合维生素

如果准妈妈能够做到食物品种多样化，不挑食，不偏食，荤素搭配，喜欢吃新鲜蔬菜和水果，奶、蛋和荤菜能每天保证，没有出现维生素缺乏的症状，完全可以不补充复合维生素片。

47 服用复合维生素会有副作用吗

有些准妈妈怀有"是药三分毒"的心理，这也是不必要的。一般市售的复合维生素片的成分最多达到人体每日需要量的2倍，对于大多数维生素来说，人体需要量和中毒量之间至少有数十倍的差距，因此只要不是长期大量服用，是不至于引起中毒或依赖等不良反应的。

48 服用复合维生素应该注意些什么

如果平时有慢性疾病或孕期并发症，使用任何药物都最好经产科医生确认后决定。不同的疾病可能有一些特殊的维生素营养需

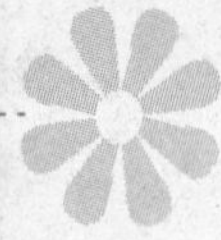

求，每个人的要求也不同，不能同样对待。大多数复合维生素片中还加有钙、铁、碘、锌等矿物质，一些对微量元素有特殊要求的准妈妈不宜自己随意补充，如孕前患有甲亢、甲减或肝豆状核变性（铜蓝蛋白缺乏症）的患者，在补充这类制剂时要特别小心，以防产生严重后果。

49 准妈妈为什么不宜多吃冷饮

准妈妈在怀孕期胃肠对冷热的刺激非常敏感，多吃冷饮会使胃肠血管突然收缩，胃液分泌减少，消化功能降低，从而引起食欲不振、消化不良、腹泻，甚至引起胃部痉挛，出现剧烈腹痛现象。

准妈妈的鼻、咽、气管等呼吸道黏膜往往充血并有水肿，如果贪食冷饮，充血的血管突然收缩，血流减少，可致局部抵抗力降低，使潜伏在咽喉、气管、鼻腔、口腔里的细菌与病毒乘虚而入，引起咽喉痛哑、咳嗽、头痛等，严重时还能引起上呼吸道感染或诱发扁桃体炎等。

有人发现，腹中胎儿对冷的刺激也很敏感，当准妈妈喝冷水或吃冷饮时，胎儿会在子宫内躁动不安，胎动会变得频繁。因此，准妈妈吃冷饮一定要有节制。

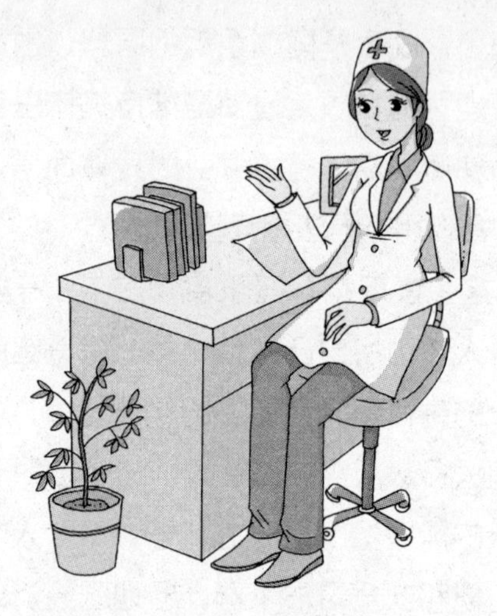

50 准妈妈喝酸奶有什么好处

酸奶是将消毒牛奶加入适当的乳酸菌，放置在恒温下经过发酵制成的。由于酸奶改变了牛奶的酸碱度，使牛奶中的蛋白质发生变性凝固，结构松散，容易被人体内的蛋白酶水解消化。另外，牛奶中的乳糖经发酵，已水解成能被小肠吸收的半乳糖与葡萄糖，因此可避免某些人喝牛奶后出现的腹胀、腹痛、稀便等乳糖不耐受症状。由于乳酸能产生一些抗菌作用，因而酸奶对伤寒、痢疾等病菌，以及肠道中的有害生物的生长繁殖也能起到一定的抑制作用。乳酸菌在肠道里能合成人体必需的多种维生素，对准妈妈、产妇更为适宜。但是，切不可把保存不当受到污染而腐败变酸的坏牛奶当做酸牛奶喝。

51 准妈妈吃蜂王浆能促进胎儿大脑发育吗

对人和动物大脑的研究结果证实，神经胶质细胞和人的思维、记忆、计算和判断力紧密相关。神经胶质细胞是由特殊的蛋白质及多种氨基酸组成的，它主要来源于动物蛋白质。蜂王浆中含有大量的特殊蛋白质和氨基酸，食用蜂王浆能给大脑组织提供神经胶质细胞合成的重要原料，同时还能给神经胶质细胞提供营养，增加神经胶质细胞的数量，随之也可提高人的智力。

女性妊娠后需要从食物中摄取足够数量的优质蛋白质，供胎儿生长发育之用。特别是 3 ~ 4 个月的胎儿，正是脑神经细胞开始形成和增殖的时期，非常需要营养；到了孕 6 个月至出生后的一段时间内，又是脑神经细胞的激增期，且脑神经细胞发育具有一次完成的特点，故准妈妈若能摄取适量蜂王浆，使该营养素通过胎盘进入胎儿体内，就可促进胎儿脑组织细胞的生长发育。

市场销售的蜂王浆有多种剂型，有鲜王浆、冻干蜂王浆粉剂、胶囊剂、口服液等。其中，从保鲜度、品质、口感和剂量掌握来看，以冻干粉胶囊剂型为佳。口服一次 1 ~ 2 粒（250 毫克 / 粒），一日 2 ~ 3 次。

52 为何准妈妈不宜吃火锅涮肉

很多准妈妈都喜欢吃火锅涮肉，尤其在天气寒冷时。然而，大多数牛、羊体内均有寄生虫，人们无法用肉眼看见。吃火锅时只是把肉片在热汤里烫了一下就捞出来，不可能将寄生虫烫死，准妈妈吃后若感染疾病，可引起流产、早产、胎儿畸形甚至死胎。因此，准妈妈最好不吃火锅涮肉。

53 孕中期的性生活原则有哪些

妊娠中期可以有性生活，但应注意性交姿势，不要压迫准妈妈腹部，也不能仰卧过久，可采取侧卧、女上位或床边性交，阴茎插入不宜过深。准妈妈身体不适，如腹痛、腹胀、阴道流血时不要同房。

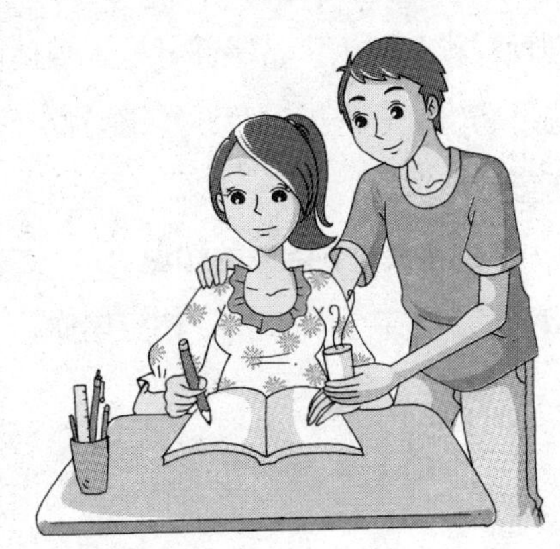

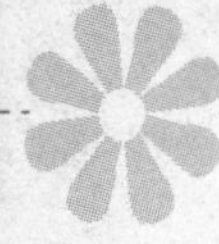

54 孕期怎样为母乳喂养作准备

如果决定要用自己的乳汁喂养胎儿，那么从怀孕开始就应该为将来的母乳喂养进行各方面的准备。

❶ 注意孕期营养

母亲营养不良会造成胎儿宫内发育不良，还会影响产后乳汁的分泌。在整个孕期和哺乳期都需要摄入足够的营养，多吃富含蛋白质、维生素和矿物质的食物，为产后泌乳作准备。

❷ 注意对乳头和乳房的保养

乳房、乳头的正常与否会直接影响产后的哺乳。在孕晚期，可在清洁乳房后用羊脂油按摩乳头，增加乳头的柔韧性；使用宽带、棉制胸罩支撑乳房，防止乳房下垂。乳头扁平或凹陷的准妈妈，应在医生指导下使用乳头纠正工具进行矫治。

❸ 定期进行产前检查

发现问题及时纠正，保证妊娠期身体健康及顺利分娩，是准妈妈产后能够分泌充足乳汁的重要前提。

❹ 了解有关母乳喂养的知识

取得家人的共识和支持，树立信心，下定决心，这样母乳喂养才容易成功。

55 怎样选择怀孕期间的内衣

要选择吸水性强、有伸缩性的材料制作的内衣，最好使用纯棉制品。内衣应勤洗勤换，所以还要选购易洗及柔软的衣料。因孕前要经常检查和进行乳房保养，所以还应注意选购容易穿、脱的胸罩。肚子相当大时，三角短裤就不能再穿了。短裤和衬裤都不要松紧带，以免勒着肚子，压迫胎儿，最好使用有伸缩性的带子以便根据腹围的变化进行调节。

56 准妈妈能否穿三角内裤

女性平时大多喜欢穿三角内裤，因为其舒适贴身，还可显示女性的形体美。但是怀孕后，准妈妈腹部逐渐变大，再继续穿三角内裤就不合适了。为避免腹部着凉，最好选用能把腹部全部遮住的肥大短裤。此外，女性妊娠期容易出汗，阴道分泌物增多，穿三角紧内裤不利于透气和吸湿，容易发生妇科炎症，所以最好换成宽松、透气性好的内裤。

57 怎样选择怀孕期间的外衣

应该选择那些宽大的、穿在身上不感到紧、并能使鼓起的肚子不太明显的服装，颜色和面料可根据个人的爱好选择，但以简单、朴素为好，这样可以给人以精神振奋和愉快的感觉。大红、大绿或花哨的图案会增加准妈妈的臃肿感，竖条状花纹能使准妈妈显得相对苗条一些。

准妈妈为何不宜穿紧身衣裤

随着人们生活水平的不断提高，许多年轻女性为了展示女性的风采，喜欢穿紧身衣裤。这对一般女性来说无可非议，而已怀孕的女性穿紧身衣裤则会产生不良影响。女性怀孕后，因胎儿的生长发育，腹部膨大隆起，体内激素水平改变，乳房逐渐丰满，胸围增大。如果衣裤过紧，一方面限制胎儿的生长及活动，导致胎位不正，影响胎儿的生长发育，另一方面还可阻碍准妈妈自身的血液循环，使准妈妈感到不适，甚至可引起外阴和下肢静脉曲张、水肿等。因此，准妈妈的穿着应选择宽松式的衣服，裤腰带、胸罩不要过紧，更不要裹胸、束腰。衣着面料最好选用吸水性强、通气性好的棉布，不宜选用化纤制品。

59 怎样选择适合孕期穿的鞋

怀孕之后，身体的重心发生变化，一双合适的鞋对于保证行走安全有着极为重要的作用。选鞋时应注意以下几点：

1. 有能支撑身体的宽大后跟。
2. 鞋跟的高度在 2 厘米左右。
3. 鞋底上有防滑纹。
4. 宽窄、长短适度。
5. 鞋的重量较轻。

准妈妈为何不宜穿高跟鞋

准妈妈不要穿高跟鞋，一则高跟鞋稳定性差，稍不注意就会出现扭脚、摔跤等现象，而孕期跌跤有时会出现早产、流产等情况；二是为保持重心，穿高跟鞋时腰和后背都要稍向后仰，这样容易产生腰痛。但平底鞋也不理想，走路时的振动会直接传到脚上。

61 怎样选择适宜的卧具

1. 床的高度最好略高于准妈妈的膝盖 40 厘米 ~ 50 厘米。床铺过高易使人产生紧张感，影响睡眠。若床铺过低，则易受潮，寒湿、湿热之地气如果冲入准妈妈体内，则

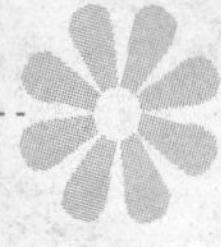

会对准妈妈及胎儿的健康产生影响。

❷ 床铺的面积应该宽大，这样睡眠时便于自由翻身，有利于气血流畅、筋骨舒展。一般来说，床铺最好长于准妈妈身高的20厘米～30厘米，宽于准妈妈身宽40厘米～50厘米。

❸ 床的软硬度以木板床上铺10厘米厚的棉垫为宜。其他的床，如南方的竹榻、藤床、棕绷床，也较符合养生要求。现代的弹簧钢丝床、沙发床、席梦思的弹性过大、过软，不适合准妈妈休息。

62 准妈妈为什么不宜睡席梦思床

❶ 准妈妈的脊柱较之正常状态腰部前屈更大，睡席梦思床及其他沙发床会对腰椎产生严重影响。仰卧时其脊柱呈弧形，使已经前屈的腰椎关节摩擦增加；侧卧时脊柱也向侧面弯曲。长此下去，使脊柱的位置失常，压迫神经，增加腰肌的负担。因此，准妈妈睡席梦思床既不能消除疲劳，又不利于生理功能的发挥，还可引起腰痛。

❷ 席梦思床不利于翻身。正常人的睡姿在入睡后是经常变动的，一夜辗转反侧可达20～26次。研究认为，辗转翻身有助于大脑皮质抑制的扩散，提高睡眠效果。然

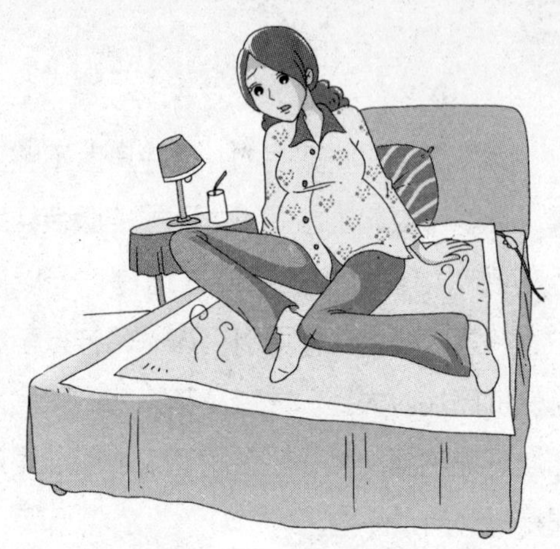

而，席梦思床太软，准妈妈深陷其中不容易翻身。准妈妈仰卧时，增大的子宫压迫腹主动脉及下腔静脉，导致子宫供血减少，对胎儿不利，准妈妈还可出现下肢、外阴及直肠静脉曲张，有些人因此而患痔疮。右侧卧位时，上述压迫症状消失，但胎儿可压迫准妈妈的右输尿管，使之易患肾盂肾炎。左侧卧位时上述弊病虽可避免，却可造成心脏受压，胃内容物排入肠道受阻，同样不利于准妈妈健康。

63 孕期应如何选择床上用品

枕头以9厘米（平肩）高为宜。枕头过高会迫使颈部前屈，从而压迫颈动脉。而颈动脉是大脑供血的通路，受阻会使大

脑血流量降低，从而引起脑缺氧。被子应选择全棉布包裹的棉絮，因为化纤成分容易刺激肌肤，引起皮肤瘙痒。夏季防蚊最好选择蚊帐，蚊帐不仅能避蚊防风，还可以吸附空气中的尘埃，从而起到清洁空气的作用。

64 准妈妈做饭应注意哪些问题

准妈妈做饭时应注意以下几点：

1 淘米、洗菜时尽量不用手接触冷水，尤其是在冬季更应注意，因着凉受寒有诱发流产的危险。

2 厨房最好安装抽油烟机，因为油烟对准妈妈尤为不利，可危害腹中胎儿。炒菜使用的油温度不要过高。

3 烹饪过程中注意不要使煤气灶直接挤压肚子，以保护胎儿。

4 早孕反应较重时，不要到厨房去，因油烟和其他气味可使恶心、呕吐加重。

65 准妈妈洗衣服应注意哪些问题

1 不宜用很凉的水洗，可适当加些热水。

2 洗衣服时姿势要稳，不宜取蹲位，以免压迫胎儿，影响其血液循环。

3 洗衣服时用力不宜过猛，搓板不要顶着腹部，避免胎儿受压。

4 怀孕早期洗衣时不宜使用洗衣粉，因为洗衣粉里的化学物质可损害受精卵。

5 晒衣服时动作宜轻柔，不要向上伸腰，晒衣绳应低一些。

66 孕中期准妈妈如何选择睡姿

中期妊娠（孕 4 ~ 7 个月），要注意保护腹部，避免外力的直接作用。若准妈妈羊水过多或双胎妊娠，则应采取侧卧位，否则会产生压迫症状。若准妈妈感觉下肢沉重，也可采取仰卧位，下肢用松软的枕头稍抬高。

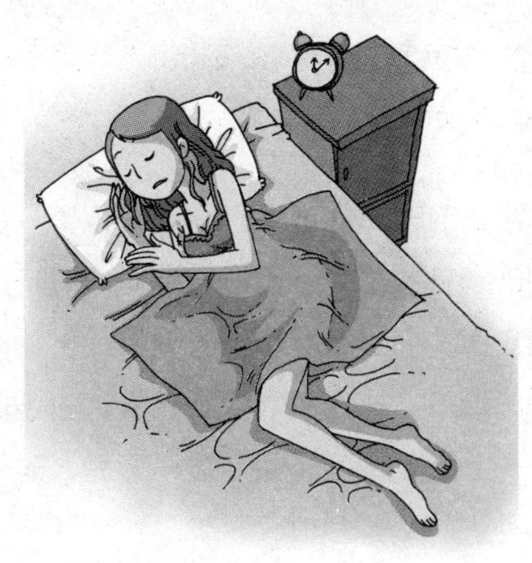

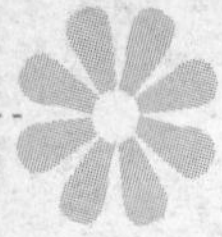

67 怀孕时是否需要适当的劳作

准妈妈在妊娠期间坚持适宜的家务劳动，对母子健康都有益。因为，适宜的家务劳动可增加准妈妈的活动量，防治孕期最容易出现的便秘，还可增进准妈妈的食欲，改善准妈妈睡眠。同时，有助于预防准妈妈发胖，对体内胎儿的正常发育也是非常必要的。

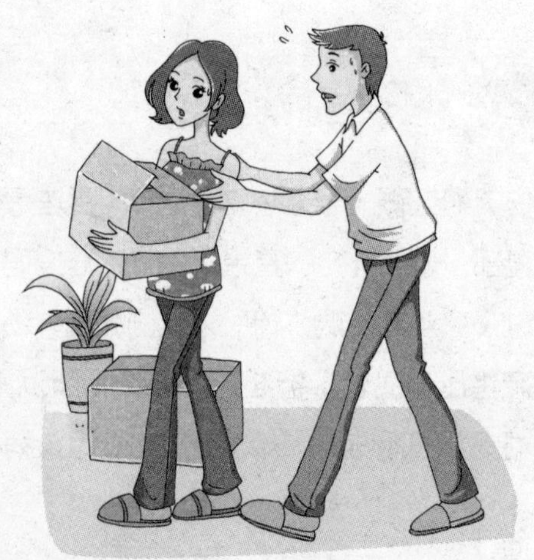

68 妊娠期间可以到海外旅行吗

妊娠中的海外旅行应尽可能取消。旅行前的精神紧张或不安很容易对妊娠造成不良影响，而且旅行中长时间采取坐的姿势也有流产、早产的危险。另外，由于时差等关系而使睡眠不足、过于疲劳，对生产有害无益。

另一个必须考虑到的是预防接种的问题。出国旅行时，因目的地不同而有各种不同的预防接种规定，如果不加以注意，常会招致意外的危险；妊娠晚期的接种还会引起阵痛。基于上述这些理由，除非万不得已，妊娠期间还是取消旅行比较安全。

69 准妈妈运动有什么好处

1 有利于胎儿的发育

运动能促进血液循环，增加胎儿氧的供给和废物的排出，能刺激胎儿的大脑、感觉器官、平衡器官以及循环和呼吸功能的发育。

2 调节准妈妈的情绪

适度运动能解除准妈妈的疲劳，调节准妈妈的神经系统功能，保持一种良好的心理状态，对胎儿发育有利。

3 有利于分娩

适当运动能避免准妈妈肥胖，减少妊娠水肿和高血压的发生；使胎儿及与分娩直接有关的骨盆关节和肌肉受到锻炼，为顺利分娩创造有利条件。

孕期多做些适当运动是一种很好的间接胎教，可以促进胎儿的大脑和骨骼发育，有助于宝宝出生后形成良好性格。

需要提及的是妊娠保健操要在医生的指导下进行。

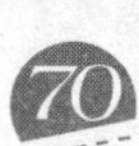

70 经常散步对准妈妈有什么好处

散步是一种非常适宜准妈妈的运动。人的双脚上有无数的神经末梢与大脑紧密相连，并与体内各个器官有脉体连接。同时，脚部也是足三阴经的起点及足三阳经的终点。加之踝关节以下有 60 多个穴位，经常散步就会刺激这些穴位，增强血脉，调理脏腑，疏通经络，从而改善全身器官组织的功能。因此，散步具有健身防病、促进睡眠、促进消化吸收和排泄的作用。只要天气和身体允许，孕妈妈最好经常去户外散步。散步的地点适宜选择在林荫道、江边、公园或郊外等空气新鲜又人少的地方。这样，孕妈妈不仅可以欣赏风景，排遣内心的孤独或不安感，还可促进身体的血液循环，增强腹部肌肉及骨盆肌肉和韧带的力量，在分娩时顺利生出宝贝。

71 准妈妈散步应注意些什么

1. 不要去闹市散步，这些地方的空气中汽车尾气含量很高，过多吸入会对胎儿的大脑发育造成影响。

2. 散步要讲究科学，刚开始时最好步子放慢一些，散步距离约 1 公里左右，先每周 3 次，逐渐增加距离。

3. 散步时尽量避开有坡度或有台阶的地方，特别是在孕晚期，以免增大摔倒的概率。

4. 天气太热时，不宜在上午 10 点至下午 3 点之间去散步。

72 准妈妈为什么不宜在马路上散步

准妈妈在清新的环境里散步对胎儿是有好处的，但不宜在繁华的街道上散步。街道上车辆川流不息，其所排放的尾气中含有一些致癌致畸物质，会严重影响准妈妈及胎儿的健康。调查显示，汽车尾气中的一氧化碳与人体血红蛋白的结合能力为氧气的250倍，这对人体的呼吸循环系统会产生严重的危害，从而引起呼吸道感染和哮喘，使肺功能下降。同时，汽车的马达轰鸣声、刺耳的高音喇叭声等噪声还会对准妈妈及胎儿的健康造成极为不利的影响。所以准妈妈不宜在马路上散步。

73 准妈妈游泳为何有利于顺产

许多国外专家研究发现，职业游泳女性、热带地区经常游泳的女性及长期从事水

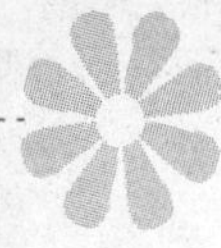

上作业的女性，如下海采贝的女性、女潜水员等，怀孕后经常坚持游泳，分娩时大多顺产。有实验表明，举办准妈妈游泳训练学校，凡参加游泳训练的女性，在分娩时都很顺利。同时，分娩过程缩短一半，并且有些胎位不正常的准妈妈在训练中胎位恢复了正常，从未发生过流产或早产。研究得知，准妈妈在游泳中身体得到了锻炼，产力明显增加，胎儿在腹内的运动也会增多，调整胎位的机会增多。

74 准妈妈游泳应注意哪些问题

游泳是准妈妈夏季最佳的解暑运动，不仅可使准妈妈身体得到清凉，还可通过游泳锻炼而使准妈妈腹部肌肉得到加强，对未来分娩有利。准妈妈游泳应注意以下几点：

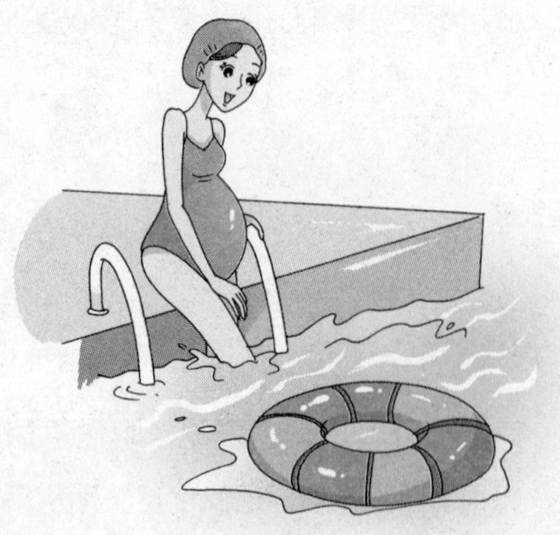

1 游泳前要做体检，听取医生意见看是否可以游泳及游泳时应注意什么。

2 准妈妈游泳必须选择正规游泳池，水温在30℃左右，清洁卫生。

3 准妈妈游泳要有亲人、朋友一同前往，以随时照应，保证安全。

4 准妈妈游泳动作不宜剧烈，可以做水中漂浮，轻轻打水，仰泳更适合准妈妈。

5 准妈妈游泳要避开游泳池人多的时间段。如在室外泳池游泳，还要避开阳光强烈的时间段，上午10时至下午4时不宜去游泳。

6 准妈妈若身孕未满4个月，或有流产、早产、死胎史，或阴道出血、腰部疼痛、妊娠高血压综合征、心脏病者不宜游泳，另外妊娠晚期也不要去游泳。

75 如何通过运动增加产道弹性

怀孕3个月后，如果已过了妊娠反应期，身体各方面没什么异常反应，准妈妈可以在医生指导下进行体操训练，持续到32～35孕周。以下的运动不仅可强化准妈妈的心肺功能，消耗身体脂肪，预防妊娠高血压综合征，还有助于增强分娩的耐力。

❶ 身体靠在椅背上，轻轻吸气，并以中断排尿的方法用力收缩肛门，维持片刻后呼气放松。这个动作一般做 10 ~ 15 次，可增加肛门和会阴部肌肉的弹性，避免分娩时会阴部肌肉被撕伤。

❷ 趴在床上，两手与肩同宽，深深低着头，腰背部向上拱起呈圆形；然后，抬头挺腰，腰背伸直，重心前移。做时可配合呼吸，每天早晚做 5 ~ 10 次。这个动作可帮助孕妇不费力地活动骨盆，还可使产道出口的肌肉弹性增加，同时增强腹部肌肉和背部的灵活性。

76 如何通过运动强健踝关节

身体靠在椅背上，挺直背部，腿与地面呈垂直状态，并脚心着地；然后脚背绷直，脚趾向下，使膝盖、踝部和脚背成一直线，双腿交替做这个动作。这个动作在任何时候、任何地方都可以做，通过脚尖和踝关节的柔软运动，强健脚部的肌肉，以承受日益增加的体重，避免脚踝扭伤。

77 怎样做妊娠体操

妊娠体操可分为以下几节进行锻炼：

❶ **第一节：脚部运动**

坐在椅子上，腿和地面呈垂直状态，两脚并拢，脚掌平放在地面上，脚尖用力向上翘，待呼吸 1 次后，再恢复原状。把一条腿放在另一条腿上，上侧脚尖慢慢地上下活动，约 2 分钟后两腿位置互换。每日数次，每次 4 分钟左右。此运动有使足尖和踝部关节柔软，改善血液循环，使足部肌肉结实，减少脚背水肿的功效。

❷ **第二节：盘腿坐运动**

盘腿坐好，精神集中，把背部挺直，收下腭，两手轻轻放在膝盖上（双手交叉按膝盖也可以），每呼吸 1 次，手就按压 1 次，反复进行。按压时要用手腕按膝盖，逐步用力，尽量让膝盖慢慢接近地面。运动时间可选在早晨起床前、白天休息时或晚上睡觉前，每次各做 5 分钟左右。这项运动的功效是松弛腰关节，伸展骨盆的肌肉，有利于分娩时胎儿通过产道，顺利生产。

❸ **第三节：扭转骨盆运动**

双肩紧靠在床上，仰卧，屈膝，双膝并拢，带动大小腿向左右摆动，要慢慢有节奏地运动。接着，左脚伸直，右膝屈起，右脚平放在床上。右腿的膝盖慢慢地向左侧倾倒，待膝盖从左侧恢复原位后，再向右侧倾倒，以后左右腿可交错进行。最好在早晨、中午、晚上各做 5 ~ 10 次。此运动具有加强骨盆关节和腰部肌肉的强韧柔软作用。

第四节：振动骨盆运动

①仰卧床上，后背紧靠床面，屈双膝，脚掌和手掌平放在床上。腹部呈弓形向上突起，默数 10 下左右，再恢复原来体位。此运动可使骨盆和腰部关节放松，使产道出口肌肉柔软，并能强健下腹部肌肉。

②四肢着地，低头隆背，使背部向上隆起。抬头挺腰，背部后仰。上半身缓慢向前方移动，重心前后维持不变，一呼一吸后复原。早晚各做 5 ~ 10 次。

78 怀孕 4 个月时怎样保护乳房

怀孕 4 个月后，乳头就会经常分泌出一种无色透明的流汁，对乳头会有点儿刺激，而且这种分泌物在乳头滞留太久会变成痂。因此，准妈妈在怀孕 4 个月后就要经常用肥皂和温水擦洗乳头，将上面的结痂擦掉，抹上油脂，防止乳头破裂。清洁乳头的简易方法为：先把手洗干净，用软布或棉花蘸点儿植物油或香皂水，擦洗乳头及其四周，擦洗后用清水洗净，再用软布或毛巾擦干。清洗乳头每次 1 ~ 2 分钟，每天 2 ~ 3 次。

此外，准妈妈还要到妇产科门诊检查，注意乳头长短和有无凹陷，以免影响产后哺乳。如乳头扁平、内陷，就应开始作乳房按摩了。具体做法是：将食用油和冷霜涂在乳头上，再用手指将乳头轻轻拈出，以手掌画圆按摩。洗澡时也可以将香皂涂在乳头上，以同样的方式按摩。每次按摩 1 分钟，每天洗澡时进行一次即可。

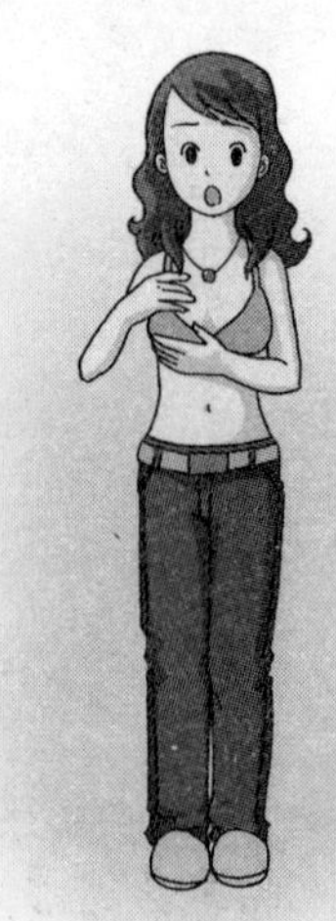

79 准妈妈为何容易腿抽筋

半数以上的准妈妈在孕期，尤其在晚上睡觉时会发生腿部抽筋现象，这是因为准妈妈体重逐渐增加，双腿负担加重，腿部的肌肉经常处于疲劳状态。另外，怀孕后对钙的需要量明显增加，尤其在孕中、晚期，每天钙的需要量增为 1200 毫克。如果膳食中钙及维生素 D 含量不足或缺乏日照，会加重钙的缺乏，从而增加了肌肉及

神经的兴奋性。夜间血钙水平比日间要低，故小腿抽筋常在夜间发作。一旦抽筋发生，只要将脚趾用力向上方或用力将足跟下蹬，使踝关节过度屈曲，腓肠肌拉紧，症状便可迅速缓解。

为了避免腿部抽筋，需注意不要使腿部肌肉过度疲劳，不要穿高跟鞋，睡前可对腿和脚进行按摩。平时要多摄入一些含钙及维生素 D 丰富的食品，适当进行户外活动，接受日光照射，必要时可加服钙剂和维生素 D。但需要指出的是，准妈妈不能以小腿是否抽筋作为需要补钙的指标，因为个体对缺钙的耐受值有所差异，有些准妈妈在钙缺之时并没有小腿抽筋的症状。

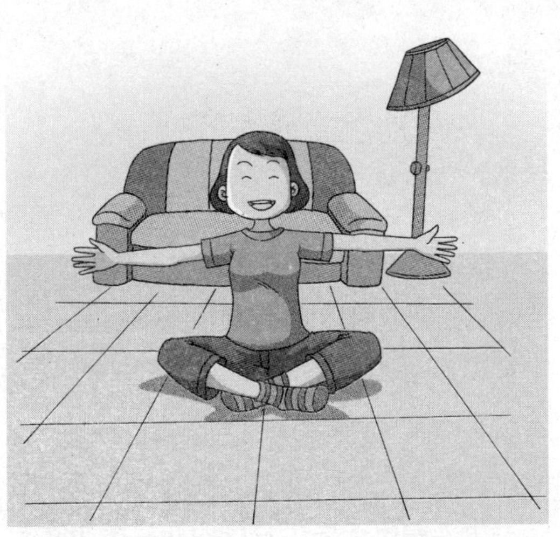

80 如何缓解孕期身体酸痛

怀孕中期以后，由于血液成分发生变化，以及胎儿头部压迫骨盆神经，容易造成腰背及身体各部分的疼痛。解决腰酸背痛最简单的方法就是多运动，例如适度的健身操、有氧舞蹈、游泳等，都是很好的运动。同时平时应注意保暖，避免受寒，感觉疼痛时可按摩或者贴涂药膏，以减缓酸痛的程度。

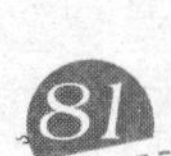

81 为什么孕期会发生静脉曲张

有些准妈妈在孕晚期外阴部或腿上会出现一条条弯弯曲曲的“青筋”，在医学上称为孕期静脉曲张。一般静脉曲张会在分娩后自行恢复。之所以出现静脉曲张，主要是由于女性孕期体内内分泌激素的作用，使体内各处静脉发生变化，静脉瓣膜的功能与血管周围肌肉的保护作用受到破坏。当子宫增大，流向子宫的血流量增加，静脉压力增高后，使下肢静脉的压力相应升高，导致静脉壁扩张而扭曲，形成静脉曲张。静脉曲张一般多发生在外阴和腿部。准妈妈会感觉外阴、下肢肿胀，站立时间越久感觉越不舒服。

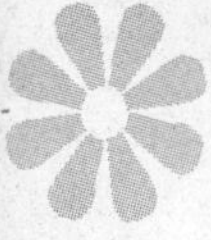

82 如何缓解静脉曲张

❶ 不要提重物。重物会加重身体对下肢的压力，不利于症状的缓解。

❷ 不要穿紧身的衣服，腰带、鞋子都不可过紧，而且最好穿低跟鞋。

❸ 不要长时间站或坐。总是躺着，对静脉曲张症状的缓解，也是很不利的。尤其是在孕中期和孕晚期，要减轻工作量并且避免长期一个姿势站立或仰卧。坐时两腿避免交叠，以免阻碍静脉的回流。

❹ 远离酒精。饮用含有酒精的饮料和酒水，会加剧静脉曲张的程度。

❺ 最好采用左侧卧位。在休息和睡觉的时候，采用左侧卧位有利于下腔静脉的血液循环，减轻静脉曲张的症状。

❻ 避免高温。高温易使血管扩张，加重病情。

❼ 控制体重。如果超重，会增加身体的负担，使静脉曲张更加严重。

❽ 睡觉时可用毛巾或被子垫在脚下面，这样可以方便血液回流，减少腿部压力。

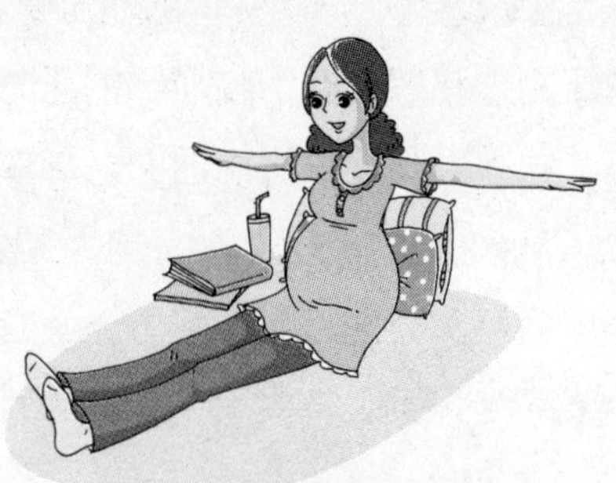

83 孕期为什么会发生急性胰腺炎

妊娠期间，胆管系统发生一系列变化，如胆固醇分泌增多，血中孕激素水平提高，导致胆管松弛和胆囊排空减缓；妊娠中后期增大的子宫压迫胆管系统，引起胆汁排泄不畅，容易形成胆结石。若原先就有结石的话，便会加重症状，引起胆管病变，上抬的子宫也可以压迫胰腺，引起胰管内压增高，一旦结石引起胰液排出不畅，很可能导致胰腺炎。

此外，准妈妈在妊娠期间都很注意营养，但不科学的膳食结构加上生理的因素，怀孕后血浆三酰甘油一般可升高 30% 左右，并在孕后期达到高峰，严重者血浆呈乳糜状。事实证明，妊娠高脂血症也是诱发胰腺炎的原因之一。

84 孕期发生急性胰腺炎怎么办

轻型胰腺炎只要救治及时，预后良好。准妈妈在妊娠期间（特别是妊娠 4 个月后），进食较多肉类、油炸食品、高脂的汤类后，若出现持续性上腹痛，伴有呕吐、恶心，发热，心跳加快，呼吸困难，应及时就诊，以免发生胰腺炎而错过治疗时机。重症胰腺炎，胰腺发生出血坏死，腹腔有大量血性渗出，急性渗出物和毒素可刺激子宫，引起持续性宫缩，最终导致子宫胎盘血循环障碍，使胎儿缺氧而死亡。毒素也可直接通过胎盘引起死胎。因此，一旦诊断为重症胰腺炎，且病情危险时，医生不得不终止妊娠以抢救母亲的生命。

 妊娠黄疸是怎么回事

在怀孕期间发生黄疸，叫做妊娠黄疸。提到黄疸，总会让人联想到传染性肝炎，其实，妊娠黄疸与任何一种肝炎病毒都没有关系，它是一种并不罕见的女性良性疾病。妊娠期发生黄疸主要是准妈妈体内激素水平增高或女性在孕期对雌激素的敏感性增高所致，对准妈妈没有太大的影响。它绝对不同于妊娠期并发肝炎，所以不用惧怕，也不必因此而终止妊娠。病人一般无须特殊治疗，只要注意休息就可以了。对皮肤黄疸不必过于担心，分娩后会自然消退。如果皮肤瘙痒剧烈，可试用考来烯胺，有降黄止痒的效果。

 孕期如何预防肾结石

妊娠期肾结石发病率很高，这是因为妊娠女性的内分泌发生了很大的变化，代谢加快，致使肾盂、输尿管的正常排尿功能出现了异常变化，主要是收缩蠕动作用减退，随即发生一定程度的扩张，使尿流淤滞、变缓，这样就很容易诱发肾结石。另外，增大了的子宫压迫输尿管，使输尿管发生一定程度的扩张和积水，也容易诱发结石。妊娠期肾结石以右侧为多，这与右肾位置稍低等原因有关。

妊娠期预防肾结石，应注意以下事项：

1 每天要有一定量的活动，多做操，多散步，这样可以促进肾盂和输尿管的蠕动，防止子宫长时间压迫输尿管。

2 要养成多喝水的习惯，特别是在夜晚要注意多喝水。喝水有助于排尿，否则，夜间输尿管的蠕动本来就会减慢，再加上尿液分泌少，尿液中的结晶物质就很容易沉淀形成结石。

3 不要过量进食容易诱发肾结石的食物，如菠菜、白薯、豆类等。

妊娠期发生肾结石应尽量采取非手术方式治疗。如果没有反复发作，可以等到分娩后再进行排石治疗。

 准妈妈如何防治腹泻

如果女性妊娠后每日大便次数增多，便稀，伴有肠鸣或腹痛，这就是发生了腹泻。腹泻常见的原因有肠道感染、食物中毒性肠炎和单纯性腹泻等。轻度单纯性腹泻，一般

服用止泻药即可治愈，对准妈妈不会造成多大损害。因肠道炎症引起的腹泻，大便次数明显增多，容易刺激子宫收缩，引起流产。细菌性痢疾感染严重时，细菌内毒素还可波及胎儿，导致胎儿死亡。因此，准妈妈一旦发生了腹泻，不要轻视，应尽快查明原因，及时治疗。

腹泻的主要治疗措施之一是适当补液，补足因腹泻丢失的水分、热量和电解质，尤其是钾离子，同时要密切观察胎儿的情况是否良好，有无早产或流产的征兆。和常人不同，准妈妈使用抗生素应当特别小心，常用的多种抗生素与抗原虫药物除有不良反应外，不少还有潜在的致畸可能，例如常用的甲硝唑对实验动物有致畸作用，故在妊娠期特别是怀孕前 3 个月禁用。其他抗生素，如磺胺类、四环素类、喹诺酮类等对准妈妈和胎儿均有不良影响，也应禁用。

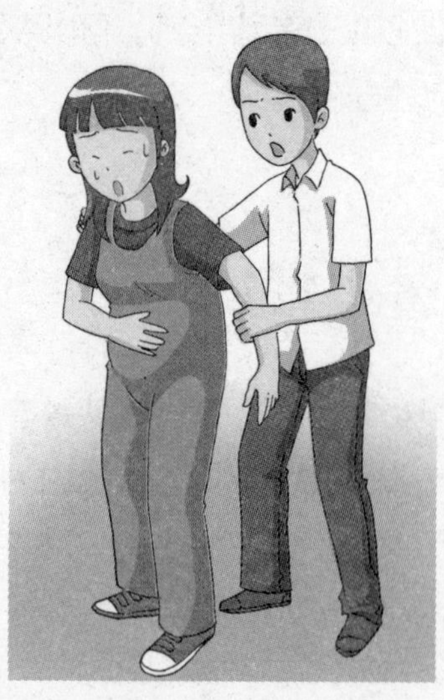

88 准妈妈能使用妇科外用中药洗剂吗

苦参、茵陈是妇科外用洗剂的常用成分，具有清热、利湿、退黄疸、消炎的作用。据李时珍的《本草纲目》介绍，苦参性苦，无毒；茵陈性苦、微寒、无毒。此两种药物均不是妊娠的禁用药，准妈妈可适当使用。

89 准妈妈如何预防尿路感染

准妈妈易发生尿路感染，发病率高达 11%，主要是由于妊娠期内分泌改变和增大的子宫引起输尿管功能性和机械性阻塞所致，若不及时治疗可能导致流产、早产、胎儿发育不良，甚至胎儿畸形。准妈妈尿路感染可发生于妊娠期的任何月份，极易被忽视，因为大多数患者无症状或症状轻微，所以要特别引起重视。

预防孕期尿路感染要注意做到：

1. 不到或少到公共场所，不要与传染病人接触，杜绝各种感染机会。

2. 注意个人和环境卫生，居室要保持良好的通风和日光照射。准妈妈除平时要注意外阴部清洁卫生外，至少每月或两周去医院检查一次小便，以便及时发现和治疗尿路感染。

准妈妈如何防治衣原体感染

衣原体是一种介于一般细菌和病毒之间的微生物，这种病原体对外界环境的抵抗力不强，一般清毒剂就对它有效。沙眼衣原体除能引起沙眼这种眼部疾病之外，还可通过性接触而引起泌尿生殖器的感染。准妈妈如患有衣原体引起的泌尿生殖道感染，特别是子宫颈炎，可导致胎儿或新生儿先天性或围产期的衣原体感染，造成胎儿早产、支气管发育不良、局部性肺充气过度综合征、中耳炎、结膜炎、肺炎等。其中结膜炎和肺炎最为常见，分别约占患有衣原体感染母亲所生婴儿的 25% 和 10%。

预防衣原体感染应注意保持外阴部的清洁卫生；丈夫有衣原体引起的尿道炎等感染应进行彻底治疗；避免性乱行为。无论是准妈妈还是新生儿，一旦被检查出患有衣原体感染，应立即进行积极的治疗。对衣原体感染有若干特效治疗药物，常用的有红霉素、四环素、阿莫西林等。其中四环素对胚胎和婴儿有毒性作用，因此不能用于准妈妈或婴儿。用药量应遵医嘱，疗程不应少于 7 天。

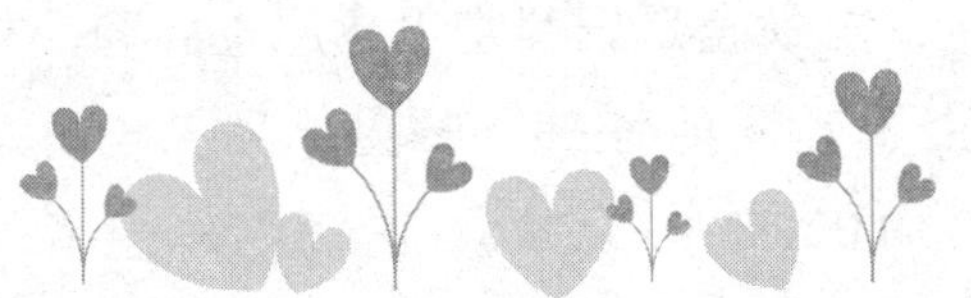

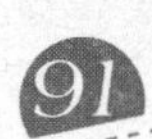

准妈妈怎样防治妊娠期疱疹

妊娠期间，有的准妈妈可发生以水疱为主的疱疹性皮肤病，多发生在妊娠 4 ~ 5月，也可发生在妊娠早期和晚期，极少数患者可在分娩后发病。一般认为是由于妊娠期产生了不正常或过多的黄体酮，皮肤致敏而发病，分娩后能够自行缓解。

此病易发于四肢，尤其是手、足、臂、脐周、腹部、头面等处。发疹前周身不适、发热、畏寒、剧痒，以后出现皮疹，表现为红斑水疱，呈环状排列，类似疱疹样皮炎，以后水疱融合成大疱，疱破后形成痂皮，痂皮脱落后留下色素沉着。发作与缓解交替，间隔数周发作一次，随后逐渐缓解。每次发作引起剧烈瘙痒，可出现高烧至 41℃的症状。

一般在分娩后数日内症状减轻，多数人在分娩后 3 个月恢复正常，也有个别的推迟到 7 个月。分娩后第一次来月经时常有轻微发作，每次经期发作可达 2 年之久。口服避孕药亦可引起本病的复发。

准妈妈患有此病应该注意营养，补充钙剂及维生素 C、维生素 B_6，并对症治疗。局部可用止痒和预防感染的药，如炉甘石洗剂、2% 土霉素锌氧油或 10% 甲紫锌氧油。

92 如何预防妊娠期卵巢肿瘤

孕期卵巢肿瘤比非孕期卵巢肿瘤易发生扭转和破裂，应提高警惕。妊娠发现卵巢肿瘤，首先应鉴别是生理性还是病理性肿瘤，以及病理性肿瘤属良性还是属恶性。发现卵巢肿瘤不必急于手术，尤其是妊娠期间，黄体囊肿可能性较大，妊娠中期及分娩后黄体囊肿可消失。一般卵巢肿瘤小于5厘米，无不适症状，可定期复查。若肿瘤虽大于5厘米，但无扭转或急腹症，可待妊娠4个月时行手术治疗。因孕4个月时胎盘已形成，不易流产，且子宫不十分大，不影响手术视野。畸胎瘤发生带扭转、保守治疗不缓解以及恶性肿瘤，均可危及准妈妈生命，因此需立即进行手术治疗。

妊娠晚期发现卵巢肿瘤，如无急性指征可不予处理，顺其自然，以自然分娩为宜。若卵巢肿瘤较大、肿瘤阻塞产道或为抢救胎儿须剖宫产，可在行剖宫产的同时切除卵巢肿瘤。

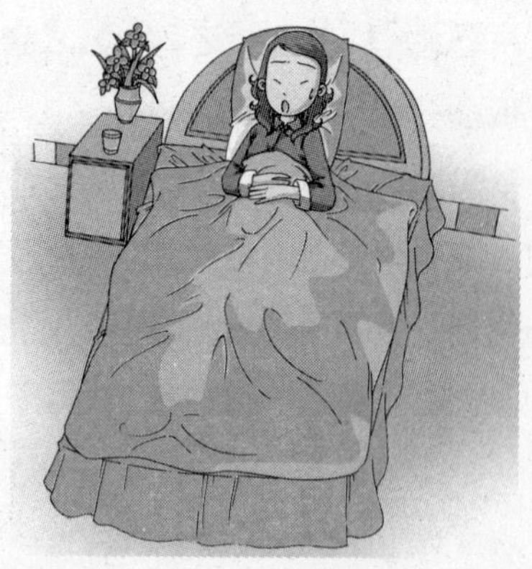

93 宫颈糜烂对准妈妈有何危害

宫颈糜烂是由宫颈炎发展而来的，宫颈局部呈颗粒状红色区。炎症初期，宫颈表面尚平坦，称为单纯性糜烂，病程较长者糜烂面凹凸不平，呈颗粒状或乳头状。按糜烂面占整个宫颈面积大小，又将糜烂分为轻、中、重3度。轻度者糜烂面占整个宫颈的1/3以下，中度占1/3～2/3，重度占2/3以上。重度宫颈糜烂由于破坏了阴道的正常环境，可影响受孕机会。已妊娠的女性宫颈糜烂对胎儿无不利影响，在孕期有可能发生少量阴道出血或白带内有血丝，尤其在性生活后易发生。在临产过程中随子宫口开大，宫颈糜烂面可能有出血，表现为血露较多。产后如无其他原因而有少量持续阴道出血时，应检查是否来自宫颈糜烂局部。总之，宫颈糜烂对妊娠的影响不大，因此，如准妈妈患有宫颈糜烂，不论哪一度均可暂不治疗，有活跃出血可用药物止血。

94 准妈妈妊娠期发现宫颈癌怎么办

宫颈癌是妇科常见的恶性肿瘤，发生于妊娠期者并不多见，仅占准妈妈的0.035%～0.26%，占宫颈癌患者的

0.7% ~ 9.5%。妊娠期血液和淋巴循环增多，癌症容易扩散。妊娠期雌激素水平升高，也能促进癌症的发展。分娩时子宫颈受挤压和损伤，加速癌细胞的扩散和转移。癌症可使子宫颈变硬，分娩时子宫颈不能扩张，从而造成难产。同时子宫颈易撕裂，导致大出血。

治疗应根据癌症病变的分期、妊娠月份、准妈妈对胎儿的期盼程度决定。如早期宫颈癌准妈妈要求生育时，可在严密观察下继续妊娠，等待产后处理。如果病变已属晚期，应尽早终止妊娠，给予相应的治疗，治疗方法与非孕期相同。部分要孩子心切的宫颈浸润癌患者，可在严密观察下继续妊娠到胎儿娩出能够存活后再行治疗。宫颈癌对胎儿无致畸作用。

95 妊娠中晚期患急性肝炎怎么办

妊娠晚期本来负担已加重的肝脏，如再感染急性病毒性肝炎，则易发生急性重型肝炎（黄色肝萎缩），严重威胁准妈妈及胎儿的生命。一般患肝炎的准妈妈并发妊娠高血压综合征者多，分娩时也容易因血液不易凝固而增加出血量。发生流产、早产、低体重儿及胎死宫内的比例均比正常孕产妇高。患乙型肝炎的准妈妈如澳抗及 e 抗原均为阳性，所生的新生儿中80%~90%可发生乙型肝炎。

妊娠中、晚期合并肝炎者，应在专科医生指导下积极治疗。治疗时可采用高蛋白质饮食疗法及卧床休息等。产后不宜用母乳喂养婴儿，以减少产妇体力的消耗及避免对婴儿的传染。澳抗阳性产妇所生的婴儿应当注射高效乙型肝炎免疫球蛋白和乙型肝炎疫苗。

96 什么时候进行胎教最合适

一天中有 3 个时段进行胎教比较合适，即早晨起床后、晚饭前和临睡前。胎教的时间不宜过长，每次 5 ~ 10 分钟，一开始可以更短一些，2 分钟即可。一般来说，从怀孕的第 4 个月起，准妈妈就可以渐渐对宝宝进行循序渐进的胎教了。因为怀孕满 4 个月后，宝宝就能够听到子宫以外的声音了。5 个月后，宝宝的记忆力开始起作用，他能够记得妈妈的声音。等到了 7 个月，宝宝不仅具有看东西的能力，还能对外部声音作出喜恶反应，并且开始逐步感受到妈妈的情绪。所以在怀孕后期，胎教的作用就更为明显，对宝宝性格的影响也更为突出。

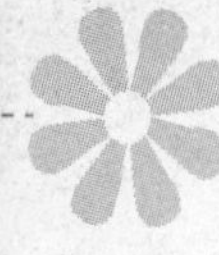

97 怎样合理安排每日的胎教内容

每日胎教内容安排表

时间	生活安排	胎教内容
6：00	起床、整理房间、洗漱	音乐胎教、光照胎教
6：30	散步	运动胎教、语言胎教
7：10	早餐	营养胎教
7：40	上班途中	语言胎教、环境胎教
8：00	上班中间	休息、足尖运动、语言胎教
12：00	中餐	营养胎教
13：00	午休	音乐胎教
14：30	上班	踝关节运动、语言胎教
18：00	晚餐	营养胎教
20：00	夫妻欢聚	孕20周后抚摸胎教
21：00～22：00	睡前准备	情绪胎教、晚安

98 怀孕第4个月怎样进行胎教

怀孕4个月时胎儿的嘴巴已经会开闭，对于碰到嘴部的东西已经具备了吮吸反射。内脏和手脚的机能已经完成了，身体也在慢慢长大，准妈妈感到腹部在隆起的同时，母亲的意识也随之更加强烈了。可以通过“指画”来刺激胎儿的右脑。用手指代替画笔作画，手指接触颜料会带来一种舒服的感觉，同时因为使用了指尖而刺激了子宫里胎儿的右脑，培育他（她）的创造力和丰富的想象力。就如同跟胎儿在一起画画一样，自由而轻松地，集中精力，用20分钟来完成一幅画。内容随意，可以是几朵花，也可以是一座小房子，发挥想象力，好像你在画给你的小宝宝看一样。画得不好也没有关系，重要的是愉快地完成这一过程。

99 怀孕第4个月 怎样进行视觉胎教

从妊娠第4个月起，胎儿对光线已经非常敏感。进行视觉训练可促进胎儿视觉发育，增加其视觉范围，同时也有助于强化昼夜周期，使其晚上睡觉、白天觉醒，还可促进胎儿动作行为的发展。训练方法：可用一号电池的手电筒，一闪一灭的直接放在母亲腹部进行光线照射，每日3次，每次30秒钟，并记录下胎儿的反应。在用光照射时，切忌用强光，照射的时间也不宜过长。

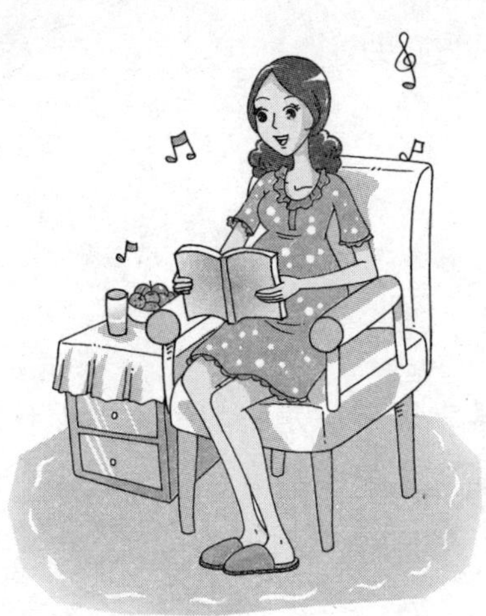

100 怀孕第4个月 怎样进行音乐胎教

1. 定时收听舒缓的胎教音乐，每次5～10分钟，时间从短到长，循序渐进，不宜一开始就时间过长，以免引起孩子烦躁不安。一般超市中都有专门的胎教音乐CD出售，准妈妈只要从中挑选出自己喜欢的就可以了。

2. 父母自己哼唱歌曲。这可以在任何时候进行，准妈妈只需哼唱自己喜欢的歌曲，这种方法不仅能让宝宝身心愉快，还可以让准妈妈拥有良好的心情。

胎教音乐不宜过响，节奏应尽量舒缓，不宜选择节奏过于强烈的音乐。如果妈妈自己哼唱歌曲的话，声音也不宜过响，以免过度疲劳，或引起宝宝不安。

101 怀孕第4个月 怎样进行环境胎教

胎儿在母体内长到4个月就有了种种感觉，如对声音刺激有了反应，当母体处在过分嘈杂的环境中时，受到干扰的胎儿就会频频蹬脚以示反感。视觉也有了一定的反应，当母亲腹部处于强光照射下时，大部分胎儿都会微微侧脸。此时的胎儿已经有了味觉，注射了糖汁的羊水被胎儿吸

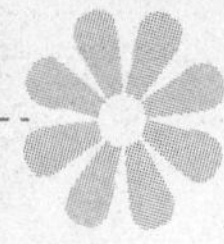

收的速度加快了1倍，相反，如向羊水注射带苦味的碘，胎儿吸收羊水的速度便显著放慢。母亲吸烟时，胎儿的心脏也会随着母体心跳的加快而加速搏动，更重要的是母亲吸烟过量，胎儿会在母腹中烦躁不安，甚至出现痉挛。由此可见，环境对胎儿的健康发育非常重要。

准妈妈应该克服自己的懒惰情绪，争取每日早些起床，到有树林或者草地的地方去做操、散步，呼吸清新空气。在树林多的地方及有较大面积草坪的地方，尘土和噪声都比较少。除早晨外，准妈妈在工作的休息时间也应到草坪或喷水池边走走。晚上最好能开小窗睡眠，保证室内空气的清新。如天气太冷可关窗，但应在起床后打开所有的窗户换空气。另外，假日里与丈夫和亲朋好友一起去郊外游玩，既可以呼吸新鲜空气，也是进行环境胎教的好方法。

102 怀孕第4个月怎样进行体操胎教

妊娠第4个月后，准妈妈便能清晰地感觉到胎儿的运动了。观察表明，在胎儿期进行过体操锻炼的宝宝，出生后他们的活动能力明显较生前没有进行过体操锻炼的要强。

那么应当怎样帮助胎儿做操呢？方法是：

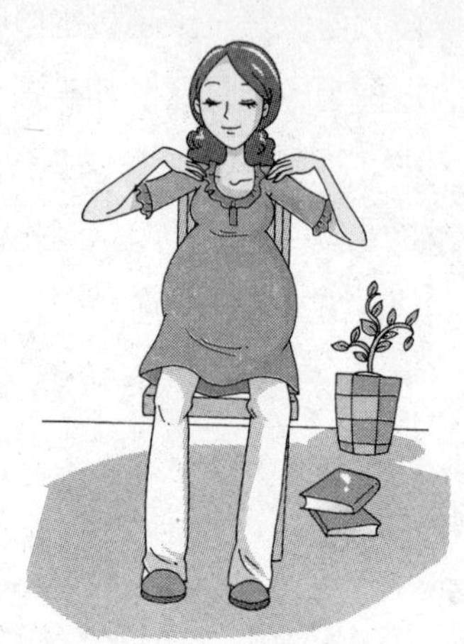

❶ 准妈妈仰卧在床上，头部不要垫高，全身尽量放松。

❷ 用双手捧住胎儿，按从上至下、从左至右的顺序抚摸胎儿。反复多次后，用食指或中指轻轻触摸胎儿，然后放松。

在进行体操锻炼之初，胎儿通常没有明显反应，经过一段适应和配合后便有了比较明显的反应。胎儿的反应千差万别，遇到胎儿“拳打脚踢”时，表示胎儿不高兴或不舒服，应停止锻炼。

103 怎样对胎儿进行美学培养

美学培养也是胎教的一个组成部分，它主要包括音乐美学、形体美学和大自然美学3部分。

对胎儿进行音乐美学的培养可以通过心理作用和生理作用两种途径来实现。

心理作用方面：音乐能使准妈妈心旷神怡，浮想联翩，从而使其情绪达到最佳状态，并通过神经系统将这一信息传递给腹中的胎儿，使其深受感染。同时安静、悠闲的音乐节奏可以给胎儿创造一个平静的环境，使躁动不安的胎儿安静下来，使他朦胧地意识到世界是多么和谐，多么美好。

在生理方面：悦耳怡人的音响效果能激起准妈妈自主神经系统的活动，由于自主神经系统控制着内分泌腺使其分泌出许多激素，这些激素经过血液循环进入胎盘，使胎盘的血液成分发生变化，有利于胎儿健康的化学成分增多，从而激发胎儿大脑及各系统的功能活动。

104 怎样对胎儿进行大自然美学胎教

人类世世代代在大自然这片绿洲上生存、繁衍，感受到它的广阔、神奇、美丽、富饶和温馨。因此，对一个新生命来说，首先要让他了解大自然，这也是促进胎儿智力开发很重要的胎教基础课。

在大自然中可以领略到诗一般的奇观，赏心悦目，准妈妈将这些盛景不断地在大脑中汇集、组合，然后将这一信息传递给胎儿，使他受到大自然的陶冶。

大自然中新鲜的空气有利于胎儿的大脑发育。大自然给胎儿提供了充足的氧气，郊外、公园、田野、瀑布、海滨、森林等，对人身心健康极其有益的负离子含量可达数千，甚至上万个，而城市的室内只含40 ~ 50个负离子。因此准妈妈经常到大自然中去就能有机会获得这种“空气维生素”。

另外，太阳光可以促进血液循环，杀灭麻疹、流脑、猩红热等传染病的细菌和病毒，还能促进母体钙的吸收，促进胎儿骨骼的生长发育。

总之，大自然是无限美好的，它使人大开眼界，增长知识，陶冶情操，有利于母儿身心健康。

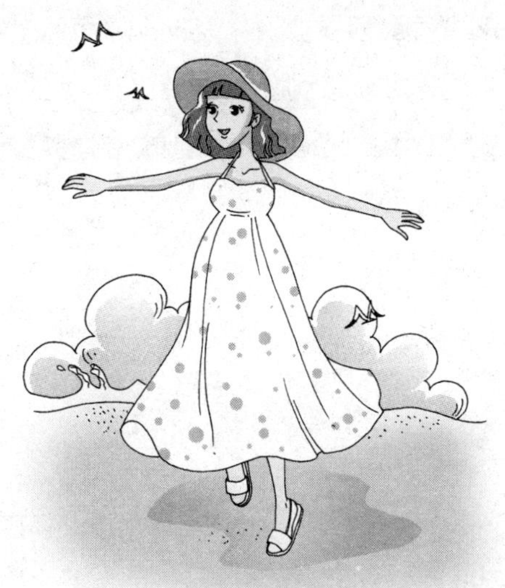

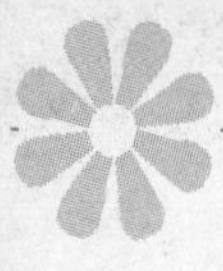

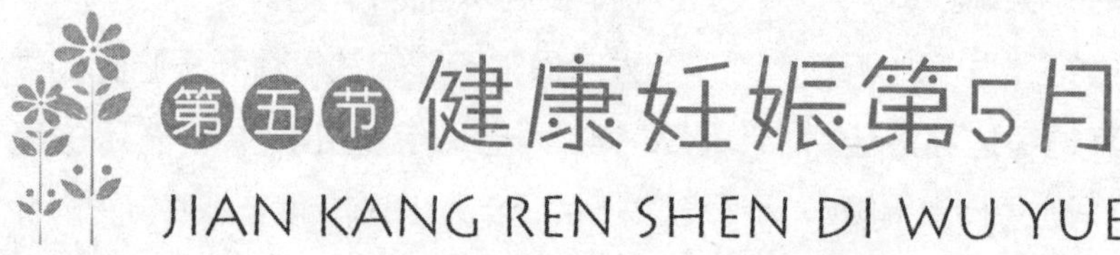

第五节 健康妊娠第5月

JIAN KANG REN SHEN DI WU YUE

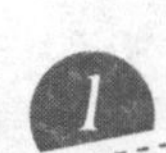

怀孕第5个月母体有哪些变化

母体的下腹隆起很明显，子宫底高度大约在15厘米~18厘米。乳头更挺，臀部突出，整个身体变得较丰满。妊娠反应结束，准妈妈食欲大增，由于内脏被子宫挤压，有时饭后胃部有存食不消化的感觉。这时母体的营养最容易被胎儿吸收，因而易患贫血。准妈妈逐渐感到胎动，但初次怀孕的人也可能感觉不到胎动。外阴湿润，要经常清洗外阴及内衣裤。

怀孕第5个月胎儿的生长发育情况如何

孕5个月时，胎儿发育迅速，体重已至300克，身长也已达到27厘米。全身长出细毛（条毛），头发、眉毛、指甲等已齐备。脑袋的大小像个鸡蛋。头重脚轻的身体分成3部分，并且匀称了许多。皮肤渐渐呈现出美丽的红色，皮下脂肪开始沉积，逐渐变成不透明的。由于皮下脂肪少，所以长得不是很胖。

随着骨骼和肌肉的健壮，胳膊、腿的活动活跃起来，这时准妈妈会感到明显的胎动。心脏的搏动也强劲起来，可明显听到胎心的活动。手指可以单独动作，会吸吮手指，动起来仿佛在跳舞似的。慢慢地会用脚踢子宫壁，向母亲传达“我很健康”的信息。

胎儿的胃中已产生可制造黏液的细胞，并会喝下少许羊水。脑虽然尚未产生皱褶，但基本的构造已经形成。神经系统逐渐发达，延髓部分的呼吸中枢开始发挥作用，而且前头叶也非常明显。内耳区负责传递声音的“蜗牛壳”也完成了，可以感觉声音。因此，在这个时期可以记忆母亲的声音，这时母亲不妨多对胎儿说说话。

此外，胎儿对母体的压力反应也相当敏感，应特别注意。

3 怀孕第5个月准妈妈应该进行什么准备

如果准妈妈牙齿需要治疗，必须立刻着手，平时应多注意口腔卫生。此外，这一时期的准妈妈应填写围产期保健手册（母子健康手册），并接受手册中的全部检查。这些检查很重要，如有遗漏的项目或错过检查机会，均应补查，并记录好检查结果。

4 什么是胎动

胎动是指胎儿肢体在子宫内运动，可使母体感觉到冲撞，它是胎儿在子宫内存活的标志。一般来说，胎动在怀孕 2 个月时就开始了，但大多数准妈妈在妊娠 16 ~ 20 周才可以感觉得到。准妈妈对胎动的感觉各不相同，有的觉得腹部动了几下、鼓了几下或顶了几下，有的只是觉得腹部鼓小包、来回窜动，还有的准妈妈会有其他的一些感觉。这些感觉都称为胎动。

准妈妈常数胎动可知胎儿安危。如果在妊娠 5 ~ 6 个月时还没有胎动，就应该及时到医院进行详细检查。如果感觉胎动减少，则是胎儿危险的信号，也是临床常见的一种症状，表示胎儿在子宫内缺氧，准确率可达 80%。而胎动消失则往往预示胎儿在短期内有死亡的可能，应引起高度警惕，并尽快去医院检查处理。

5 什么时候可以感觉到胎动

一般孕 16 ~ 20 周起可以感觉胎动，初始的胎动较轻微，似肠蠕动，也没一定规律，随着孕周增加，胎动逐渐变得有力和有规律，胎儿一般是半小时活动、半小时睡眠，而晚上胎动会更多一点。

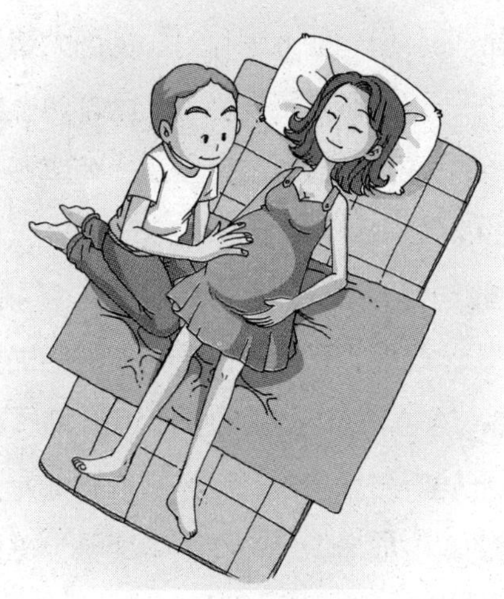

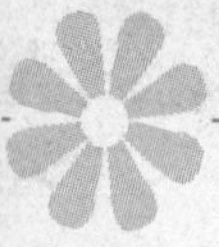

6 怀孕5个月怎样保证饮食营养

从怀孕第5个月起，准妈妈的基础代谢率增加，每天所需的营养也比平时多。准妈妈的食欲增加，所以体重会明显上升，皮下脂肪的堆积会使准妈妈看起来胖了很多。如果平时饮食荤素搭配合理，营养一般不会有什么问题。但是如果担心发胖或胎儿过大而限制饮食，则有可能造成营养不足，严重的甚至贫血影响胎儿的生长发育。一般来讲，如果每周体重的增加在350克左右，则属正常范围。

由于食欲增加，准妈妈的进食会逐渐增多，有时会出现胃中胀满，此时可服用1～2片干酵母，以增强消化功能。也可每天分4～5次吃饭，既补充相关营养，也可改善因吃得太多而胃胀的感觉。

从本月起，准妈妈应注意补钙，还要加服鱼肝油。但有些人因补钙心切而大量服用鱼肝油，这样做是不妥当的，因为过多服用鱼肝油会使胎儿骨骼发育异常，造成许多不良后果。

此时，还要多吃动物内脏，包括肾、肝、心、肚等，它们不仅含有丰富的优质蛋白质，还含有丰富的维生素和矿物质。本月，准妈妈对维生素、矿物质、微量元素等的需要量明显增加，为此孕中期至少每周选食一次动物内脏。

7 为什么说准妈妈摄入脂类食物是有益的

脂类是脂肪和类脂的总称。脂类又包括磷脂、糖脂、固醇和固醇脂等。脂类在人体中各自起着不同的作用。就脂肪来讲，是产热高的能源，1克脂肪可产生37.68千焦热量，是效率最高的热量来源，比蛋白质或糖大1倍多。脂肪还可对脂溶性维生素（维生素A、维生素D、维生素E、维生素K）进行分解，有利于人体吸收。脂肪中的不饱和脂肪酸有利于人体对脂肪的利用。

类脂则是细胞膜结构的主要原料，有些脂肪酸和类脂成分是人体不能合成的，又是人体不可缺少的。因此，准妈妈还应补充一定的脂类物质，对于预防准妈妈和将来婴儿某些疾病以及产后泌乳均是有益的。

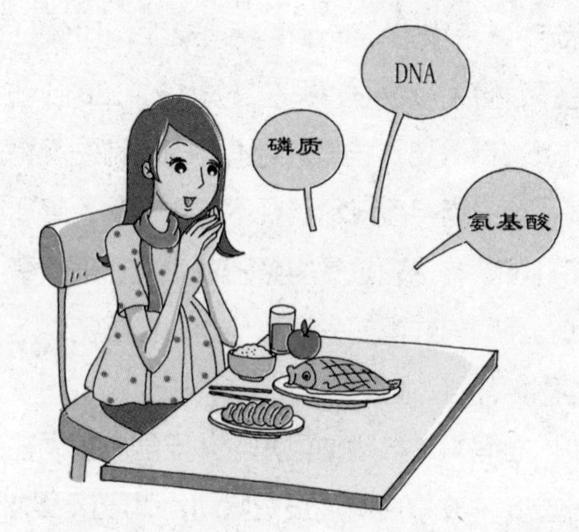

8 准妈妈应摄入多少脂肪

有些女性怕身体发胖，对脂肪有恐惧感，含脂肪食物吃得极少，这不利于子宫内胎儿的生长发育。

脂肪摄入人体后，经代谢转换，可以提供机体热能，还能提供必需脂肪酸，供胎儿生长发育，其中的成分参与细胞膜与神经髓鞘组成，对胎儿中枢神经系统发育尤为重要。如果准妈妈脂肪摄入减少，将不利于胎儿免疫系统与神经系统的发育。

妊娠期脂类的需要增多，从孕早期开始准妈妈某些部位就有脂肪存积，整个妊娠期准妈妈平均增加体脂 2 千克～4 千克。孕晚期要供给胎儿脂肪储备，胎儿储备的脂肪可为其体重的 5% ～ 15%。

各种食物都含有一定量的脂肪。除食用油脂外，动物性食品和硬果类食品中脂肪含量较高。各种油类种子以及硬果类食品中亚油酸类必需脂肪酸含量较高，如花生仁、黄豆、芝麻、核桃等，多为不饱和脂肪酸，更有利于胎儿的脑发育。

9 准妈妈多吃苹果有哪些好处

准妈妈在妊娠期内适当多吃些苹果有以下益处：

1 有利于防治缺铁性贫血

铁质在有酸性条件时或在维生素 C 的作用下才能很好地吸收。苹果属酸性，并含有较多的维生素 C，是人体吸收铁的有利辅助食品。

2 有利于消除水肿

准妈妈发生水肿的原因之一是体内水钠潴留。补钾可以排钠，苹果含钾丰富，每 100 克苹果含钾可达 100 毫克。所以准妈妈吃苹果可防止水肿，同时也可防止因频繁呕吐导致的酸中毒。

3 预防某些疾病

苹果中含有较多的果胶和纤维素。果胶和纤维素均有吸收细菌和毒素的作用，从而减少准妈妈某些疾病的发生。

4 消除疲劳

人体发生疲劳主要是体内积存乳酸所致，而苹果中含有较多的矿物质，矿物质在体内是碱性，故能中和乳酸，从而消除疲劳。

10 准妈妈为何要多吃鲤鱼

鲤鱼味美，营养丰富，含有蛋白质、脂肪、碳水化合物、钙、磷、铁等多种人体所需的营养物质。准妈妈多吃鲤鱼有以下益处：

1 鲤鱼可防止胎漏

孕早期准妈妈由于情绪波动、跌仆闪挫等原因，易发生阴道出血（即胎漏），如兼有腹内胎动下坠的感觉，就会胎动不安。如果吃些鲤鱼，即可消除胎漏。

2 鲤鱼治水肿

准妈妈在怀孕5～6个月时，往往伴有手、脚、小腿水肿。吃鲤鱼通利小便，能治水肿，用鲤鱼煲赤豆效果更好。

11 为什么准妈妈摄入糖要适量

准妈妈的饮食中不能缺糖。脑是消耗能量的器官，虽然重量只占体重的2%左右，但消耗能量却占全身总热量的20%。糖是大脑活动能量的来源，具有刺激大脑活动能力的作用。因为大量的糖能刺激胰岛素分泌，使血液中色氨酸含量提高，而色氨酸又刺激5-羟色胺的产生，从而增强大脑神经元的活动，提高智力。有人称糖为“慢性糖”，是因为它能将能量细水长流地提供给大脑，是大脑供能的最佳源泉。

值得注意的是，糖不能摄入过多。如果摄入过多的糖，会损害脑的功能，容易造成神经敏感和神经衰弱等各种大脑障碍，造成孩子出生后易哭闹、吃奶差等不良后果。所以，准妈妈在妊娠期间摄入糖量要适度。

12 准妈妈吃红糖有何好处

红糖是未经提纯的蔗糖，其中保存了许多对准妈妈有益的成分。据分析，100克红糖中含钙质90毫克，含铁4毫克，钙的含量比白糖高2倍，铁的含量比白糖高1倍。此外，红糖还含锰、锌等微量元素以及胡萝卜素、维生素B_2和烟酸等，这些营养物质对准妈妈很有利。

红糖性温，味甘，有益气补血、行血活血、缓中止痛、健脾暖胃、化食散热的功效，这些作用对准妈妈和胎儿都有益处。所以，准妈妈吃红糖比吃白糖更有益。

13 准妈妈为何不宜多吃白糖

白糖只供人体热量，吃得过多影响人体对其他营养物质的吸收，引发其他营养缺乏，造成体内营养物质不全、不平衡。

白糖吃得过多会导致糖尿病、心脏病等疾患，对准妈妈和胎儿十分不利。为了消化摄入体内的过多白糖，需要消耗大量的维生素 B_1，结果导致维生素 B_1 不足。代谢糖需要大量的钙，又可导致体内钙不足。这两种营养成分缺乏，就会导致胎儿眼球壁张力减弱，产生近视；胎儿还会出现骨骼发育不良，出生后患脑水肿，呈身子小、脑袋大的不协调状态；出生后患佝偻病，出现说话晚、出牙晚、走路晚以及各种神经及脑损伤症状。

因此，为了保证胎儿正常发育，准妈妈不宜多吃白糖。

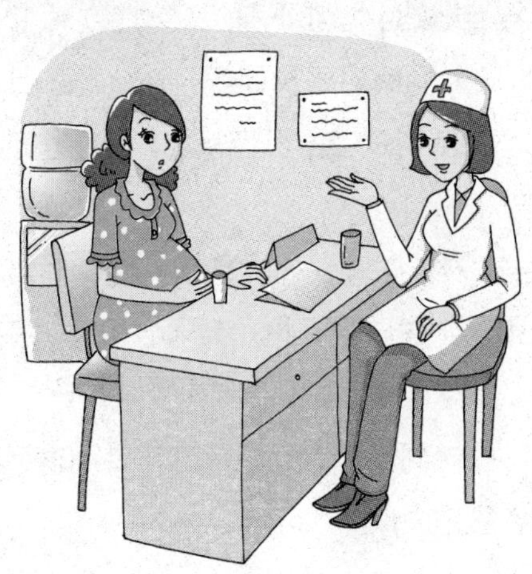

14 准妈妈为何不宜吃糯米甜酒

有的准妈妈喜食糯米甜酒，以为甜的不会影响胎儿的发育，其实糯米甜酒和一般酒一样，都含有一定比例的酒精。与普通白酒的不同之处是，糯米甜酒含酒精的浓度不如烈性酒高。但即使是微量酒精也可以毫无阻挡地通过胎盘进入胎儿体内，使胎儿大脑细胞的分裂受到阻碍，导致其发育不全，并可造成胎儿中枢神经系统发育障碍，而形成智力低下，或造成胎儿某些器官畸形，如小头、小眼、下巴短，甚至是心脏和四肢畸形。

15 准妈妈为何不宜吃薏米、马齿苋

薏米营养丰富，味甘性凉，有健脾、补肺、清热、利湿的作用。但是，薏米属于滑利食品，对子宫肌肉有兴奋作用。马齿苋营养价值很高，可作药用，对大肠杆菌、痢疾杆菌和伤寒杆菌均有较强的抑制作用。但其也属于滑利食物，对子宫肌肉有兴奋作用。

以上两种食物准妈妈吃后可使子宫收缩次数增多，强度增大，容易引起流产，故准妈妈不宜食用。

16 准妈妈吃野菜有何好处

野菜营养丰富，与栽培蔬菜比较，蛋白质高 20%，矿物质达数十种之多且含量高。以蕨菜为例，铁质为大白菜的 13 倍，胡萝卜素为大白菜的 2 倍，维生素 C 为大白菜的 8 倍。至于叶酸，每 100 克红苋菜含量高达 200 微克，超过叶酸之冠——菠菜。此外，野菜污染较少，味道也佳，可刺激食欲，减轻厌食症状。

17 准妈妈为何不宜吃甲鱼、螃蟹

甲鱼又称鳖，具有滋阴益肾的功效，向来被人们称为高档补品，为很多人选用，并且又是味道鲜美的食物；螃蟹也因其味道鲜美而深受人们的青睐。但是，女性在怀孕早期食用则不利，会造成出血和流产。这是因为甲鱼和螃蟹都具有较强的活血祛淤的功效。尤其是蟹爪、甲鱼壳更具有明显的堕胎作用。准妈妈，尤其是孕早期的准妈妈不宜吃甲鱼、螃蟹。

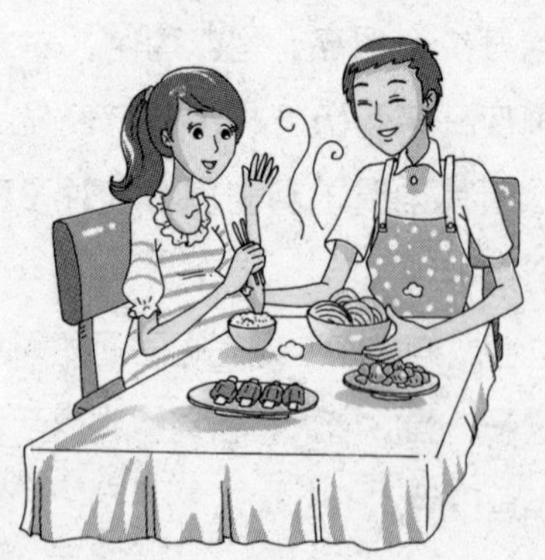

18 准妈妈长时间打麻将有哪些危害

玩麻将本是一种娱乐，但如果通宵达旦地玩，就会影响健康，特别是对准妈妈危害更大。

1. 准妈妈的情绪对胎儿发育有很大影响。玩麻将时准妈妈往往处于大喜大悲、患得患失、惊恐担忧的不良心境，自主神经高度紧张，儿茶酚胺及皮质醇等激素分泌增加，可引起血管收缩，胎盘供应胎儿的血液不足而影响胎儿生长发育。

2. 玩麻将时环境大多烟雾弥漫、吵吵闹闹，即使准妈妈自己不吸烟，被动吸烟同样对准妈妈及胎儿不利。

3. 玩麻将时长时间坐着，压迫下肢静脉，会出现或加重下肢水肿，甚至出现小腿抽筋。

4. 长时间无休止地玩麻将，睡眠和营养不足，对母亲和胎儿都十分不利。一副麻将，大家你摸我抓，易传染疾病。

由此可见，准妈妈玩麻将有百害而无一利，应坚决戒除。

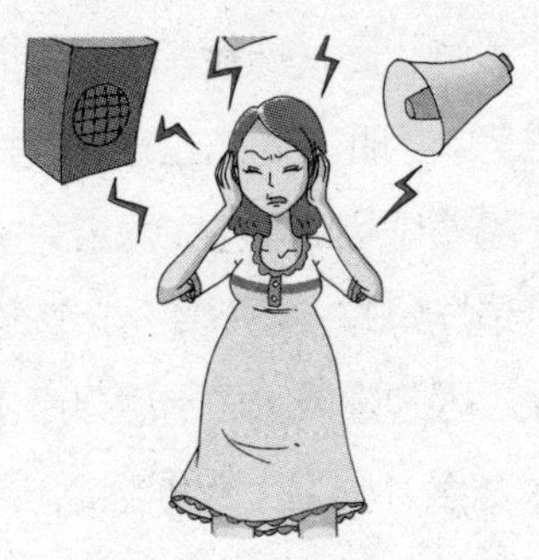

19 准妈妈为何不宜长时间看电视

电视机发出的射线和微波辐射会对准妈妈和胎儿产生影响。有人对长期在电视机前工作的人做过调查，发现他们的健康状况比一般人要差，其中准妈妈有 90% 会出现不良反应，容易导致流产和早产，严重者出现胎儿发育不良。

电视机的显像管在高压电源激发下，向荧光屏连续不断地发射电子流，从而产生对人有影响的高压静电，并释放大量的正离子。正离子可以吸附空气中带负电的尘埃和微生物，附着在人的皮肤上，会使准妈妈的皮肤发生炎症。荧光屏还能产生波长小于 400 微米的紫外线，由此产生臭氧，当室内臭氧浓度达到 1% 时，可导致咽喉干燥、咳嗽、胸闷、脉搏加快等。

因此，准妈妈不宜长时间在荧光屏前工作，不宜近距离长时间看电视，看电视时应该距荧光屏 2 米以外，并注意开启门窗。看完电视后不要忘记洗脸。

20 准妈妈长时间吹电扇和空调好吗

准妈妈在怀孕期新陈代谢旺盛，皮肤散热量较多，基础体温比一般人高 0.3℃ ~ 0.5℃，所以比一般人耐热能力差。准妈妈若是长时间吹电风扇或者使用空调，可使动脉血压暂时升高，加重心脏负担。又因头部血管丰富，血流量较多，对冷刺激较敏感，易引起头痛、头晕、疲乏无力等不适。准妈妈出汗较多时全身皮肤毛孔开放，冷风易乘虚而入，极易受凉感冒，故不应马上直吹电扇或者空调。

21 准妈妈午睡有什么好处

妊娠女性的睡眠时间应比平常多一些，如平常习惯睡 8 小时，妊娠期可以睡到 9 小时左右，多出的这一个小时的睡眠时间最好安排在中午。即使在春、秋、冬季，也要在午饭后稍过一会儿躺下，舒舒服服地睡个午觉。睡午觉可以使准妈妈神经放松，消除劳累，恢复活力。

午睡时间长短可因人而异、因时而异，半个小时到一个小时，甚至再长一点儿均可，总之以休息好为宜。当然，平常劳累时也可以躺下休息一会儿。午睡时要脱下鞋子，把双脚架在一个坐垫上，抬高双腿，然后全身放松。

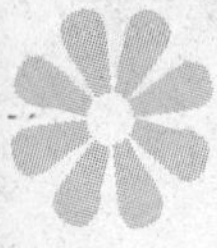

22 准妈妈使用电吹风好吗

电吹风的某些部件是由石棉做的，使用时吹出的热风中大多含有石棉纤维微粒。这种石棉纤维微粒可通过呼吸道和皮肤进入血液，经胎盘循环进入胎儿体内，诱发胎儿畸形。据统计，经常使用电吹风的准妈妈，胎儿畸形的发生率要比正常准妈妈高1倍以上。此外，电吹风工作时会形成电磁场，电磁场的微波辐射会使人出现头痛、头晕、精神不振等症状，对准妈妈及胎儿都不利。因此，准妈妈最好不用电吹风。

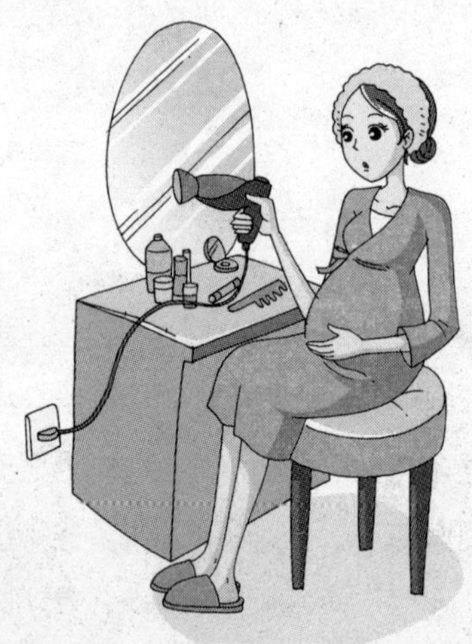

23 准妈妈宜坐浴吗

近年来，国内尤其是沿海地区性病和性传播性疾病有逐年上升的趋势，如淋病、艾滋病、梅毒、生殖道病毒感染、真菌和滴虫性阴道炎等，其主要传播途径为直接接触，如性交、接吻，间接传播途径为输血、注射器及浴盆等。因此，为防止性病、性传播性疾病和生殖道感染的发生，应避免盆浴或池浴，尤其是准妈妈，更不要坐浴或到公共浴池去洗澡。因为妊娠以后胎盘可产生大量雌激素和孕激素，阴道上皮细胞通透性增强，脱落细胞增多，宫颈腺体分泌功能增强，以致造成孕期阴道分泌物增多，改变了阴道的正常酸碱性，易发生感染，如阴道炎、宫颈炎和宫内胎膜及胎儿感染。

胎膜感染者可造成胎膜早破而使早产机会增加，梅毒与艾滋病毒还可通过胎盘感染胎儿，造成先天性梅毒或艾滋病，淋病患者经阴道分娩易引起新生儿淋菌性眼炎，治疗不及时还会造成失明。因此，为确保母婴健康，孕期尤其在妊娠晚期应避免坐浴。

24 洗发水会影响胎儿的记忆力吗

最新医学研究发现，洗发水和某些品牌的肥皂会对人的记忆力产生不良影响。因为洗发水、肥皂和许多其他卫生用品中都含有二羟基二乙胺，它会使大脑丧失产生记忆细胞的能力，尤其会对胎儿大脑的形成产生不良影响。但究竟影响有多大，目前尚在研究当中。

25 准妈妈清洁外阴有哪些注意事项

女性在怀孕期间外阴部会发生明显的变化，皮肤更柔弱，皮脂腺及汗腺的分泌较体表其他部位更为旺盛，同时由于子宫颈腺体分泌的增多，更易发炎，所以准妈妈要经常清洗外阴。准妈妈在清洗外阴时要注意：不能用热水烫洗；不能用碱性肥皂水洗；不能用高锰酸钾液洗。

26 准妈妈多晒太阳好吗

多晒太阳能促使皮肤在日光紫外线的照射下制造维生素 D，进而促进钙质吸收和骨骼生长。但是，过强的日光会使皮肤受到紫外线的伤害，使准妈妈脸上的色斑点加深或增多，出现妊娠蝴蝶斑或使之加重。还可能发生日光性皮炎（又称日晒伤或晒斑），尤其是初夏季节，皮肤尚无足量黑色素保护，故准妈妈晒太阳必须适当，不要过多进行日光浴。此外，由于日光对血管的作用，还会加重准妈妈的静脉曲张。

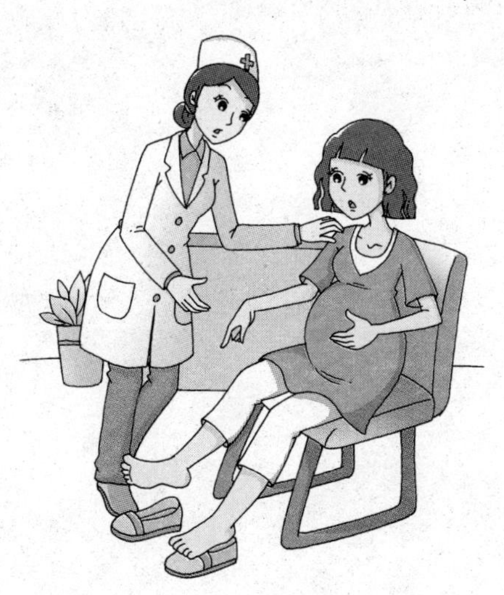

27 准妈妈夏天为何要防暑

妊娠期间，由于准妈妈的生理负荷加大，机体代谢产热增多，而且皮下脂肪层比任何时候都要厚，这一切都不利于产热和散热的平衡。如果此时再碰上居住环境狭小、不通风，就很容易发生中暑。

准妈妈中暑轻则头晕、胸闷、多汗、恶心，重则高热、昏迷、抽搐，不仅严重影响准妈妈的健康，对胎儿的危害有时甚至是毁灭性的。中暑后母体高温所引起的直接危害是造成胎儿先天性畸形或异常发育。热是胎儿的致畸因素之一。此外，母体中暑时可发生血液循环障碍，这必将影响子宫、胎盘绒毛之间的营养和气体交换，导致胎儿供血不足、缺氧，严重者会导致胎儿宫内窘迫、宫内死胎、死产、早产等。所以，预防中暑关系准妈妈和胎儿的安危，不可轻视。

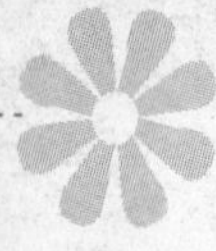

28 准妈妈夏天是否应防晒

女性怀孕后脑垂体分泌的黑促素明显增多，加强了黑色素的产生以及在皮肤里的沉积。加之雌激素和孕激素除了作用于黑色素细胞外，还能增强黑促素的功能，从而使得准妈妈脸上、腹部、乳晕及外阴处色素加深或出现色素斑。虽然并非因日晒而引起，但是准妈妈却因怀孕而对日光中能使人晒黑的UVA更为敏感，遭遇阳光后会比其他人产生更多的色素沉着。但准妈妈由于胎儿的生长发育，要比别人需要更多的阳光，才能满足身体对钙质的大量需求，以保证胎儿的骨骼正常发育。准妈妈要想既满足身体的需要，而又不被阳光伤害皮肤，应比其他人更注意防晒。

29 准妈妈如何防晒

准妈妈可以使用防晒化妆品来进行防护，如防晒霜、防晒露、防晒粉底、防晒棉条、防晒唇膏等，但要注意成分尽量天然。另外，还可同时使用防晒用具，如具有防晒功能的遮阳伞、防晒衣物、防晒眼镜和遮阳帽。

30 为何准妈妈卧床易滞产

很多女性怀孕后受到家人的特殊“照顾”，不仅增加营养，还停止了一切家务劳动，甚至长期请假不工作，更不用说适当的活动了。准妈妈长期缺乏活动和锻炼，使肌肉，特别是与分娩有关的腰、腹及盆腔肌肉变得松弛无力，再加上妊娠期营养充足，甚至过剩，使胎儿生长过大，易造成分娩困难。

分娩是一种自然的生理现象，它是在产力、产道和胎儿均正常的状况下由3者共同完成的。产力包括腹肌收缩力、子宫收缩力和提肛的收缩力，这些肌肉收缩力的强弱与日常活动和锻炼有关。准妈妈平时多活动和锻炼有助于提高这些肌肉的收缩力，有利于正常分娩。如果平时身懒不动，经常卧床，分娩自然有较大困难。

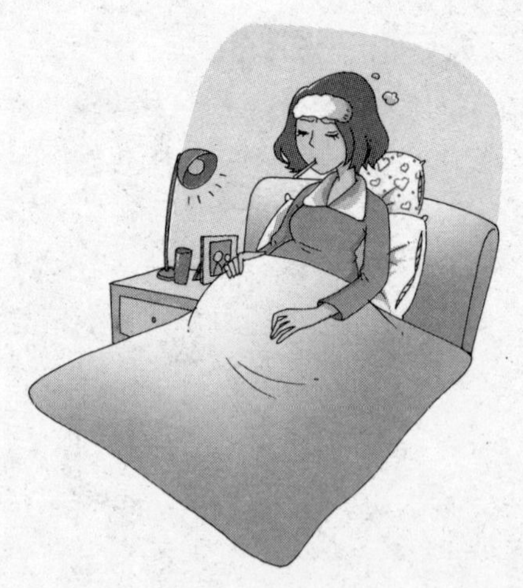

因此，准妈妈在孕期，特别是中晚期必须注意适当活动，以求分娩顺利，胎儿平安。

31 准妈妈如何防治烧心

烧心是由胃酸过多引起的，一是因为有慢性病，如胃溃疡、慢性胃炎、消化不良；二是由于摄入过多刺激性食物，如辣椒、葱、姜、蒜、醋、油等。准妈妈要规律饮食，减少刺激性食物的摄入，也可在医生指导下服用一些抗酸药物。

32 准妈妈为何易患痔疮

痔疮在准妈妈中的发生率高达 66%。痔疮的发生与痔疮静脉丛受到压迫后回流不畅有关。怀孕后子宫日益增大，向后压迫下腔静脉，使其所属的小血管血液回流受阻而淤积，诱发或加重痔疮。

痔疮的早期病状是大便外表有血迹或大便后肛门出血，严重者可喷射而出。内痔一般有坠胀感，有的大便时可脱出肛门外，便后自行恢复。不能恢复的，可引起嵌顿水肿，发生疼痛。外痔发胀、瘙痒，发炎或形成血栓性外痔时，疼痛剧烈，行走困难，坐立不安。经常反复出血可造成贫血，准妈妈会感到头昏、气短、疲乏无力、精神不佳。准妈妈一旦分娩后腹内压力降低，静脉回流障碍解除，痔疮即在 3 ~ 4 个月内自行萎缩。

孕期痔疮重在预防，治疗上以非手术疗法为主。首先，要保持大便通畅，以防止出现便秘。准妈妈除了注意营养全面、数量充足外，还应适当多吃些纤维素较多的蔬菜，如韭菜、芹菜、丝瓜、白菜、菠菜、莴苣、萝卜等，增加肠蠕动，并注意多喝水。运动太少也是导致便秘的原因之一。准妈妈应避免久坐或久站，应适当参加一些体育活动。最好养成每天早上定时排便的习惯，有排便感时不要忍着。大便难以排出时，吃些蜂蜜、麻油、香蕉或口服液体石蜡等润肠药物，不可用芒硝、大黄、番泻叶等攻下的药物，以防引起流产。其次，促进肛门部的血液循环，帮助静脉回流。每日用温热的高锰酸钾（1 ∶ 5000）溶液坐浴，并可做提肛锻炼，方法是做忍大便的动作，将肛门括约肌往上提，吸气，肚脐内收，再松肛门括约肌，呼气，一切复原。如此反复，每次做 30 回，早晚各锻炼 1 次，最好在起床前仰卧在床上进行，这样，容易产生便意，利于养成每天早上起床后解大便的良好习惯。此外，还要避免对直肠、肛门的不良刺激，及时治疗肠道炎症和肛门其他疾患。不饮酒，不吃辣椒、胡椒、芥末等刺激性食物。手纸宜柔软洁净。内痔脱出应及时慢慢托回。内裤常洗常换，保持干净。

痔疮肿痛时可用痔疮膏外敷。出血较多时可服用维生素C、卡巴克络、槐角丸等药物。如症状太重应去医院诊治。贫血者应补充蛋白质和铁剂。

33 准妈妈如何治疗消化系统溃疡

1. 怀孕后要保持乐观情绪，不要过度劳累，避免精神过度刺激，以防诱发溃疡面出血。

2. 饮食搭配要合理，少吃多餐，少吃高脂肪、高蛋白及过甜、过咸、过硬、酸辣等食品。

3. 在医生指导下，用一些对胎儿无害的药物治疗溃疡病。

4. 如果发现准妈妈贫血，必须及时治疗，同时要适当到户外散步，做些轻松简单的保健体操。

5. 定期产前检查，如发现血红蛋白进行性下降，大便潜血不断增加，预示着溃疡病在进一步恶化，需立即去医院就诊。

34 孕中期腰痛应怎样应对

准妈妈到了怀孕中期腹部日渐突出，身体多少都会有些弯曲，不正确姿势易导致腰痛。平时就有腰痛的人怀孕时腰痛的情形会更加严重。

除了尽量保持正确的姿势外，时常活动腰部，对于减轻腰痛具有良好的效果。千万不可因为腰痛就不想动，否则会使疼痛情形更加恶化。

35 妊娠黑线是怎么回事

怀孕时动情激素和孕激素的分泌增加，对皮肤最直接的影响是皮肤的颜色加深了，本来肤色就较深的人这种变化更为明显。皮肤颜色加深最明显的部位在腹部中央由肚脐到耻骨的这一条中线上，有些准妈妈的中线就像用黑笔描上去的一般黑。所以，医学上称之为“黑线”。

36 “蝴蝶斑”是怎么回事

有些准妈妈在怀孕4个月以后，在鼻梁、双颊、前额部出现茶色色斑，呈蝴蝶形，医学上称为黄褐斑，俗称蝴蝶斑。这种色素沉着是孕期内分泌改变，致使皮肤中的黑色素细胞功能增强之故，属于妊娠中的生理性变化，分娩之后会自然消失，不必担心也不需要治疗。

不过，要是在这时给予强烈的阳光照射，蝴蝶斑便会固定下来。因此，准妈妈如果长了蝴蝶斑，应该避免阳光直射面部，并可口服维生素 C，或多吃含维生素 C 的新鲜蔬菜和水果。

37 为什么准妈妈皮肤上会出现紫纹

多数女性于怀孕 5 ~ 6 个月后，在大腿上部、腹部及乳房等处出现纵行、斜行或放射形的淡红色或紫色条纹，称为“妊娠纹”。条纹中间宽，两端细，可以平行或融合，局部光滑，有的稍有凹陷。

由于孕期内分泌的改变，皮肤弹力纤维减弱，脆性增加，皮下毛细血管及静脉壁变薄、扩张。妊娠 5 个月后，子宫日益增大，乳房由于乳腺组织的发育及脂肪沉积也逐渐长大。上述两方面的改变导致相应部位皮肤伸展、变薄，弹力纤维发生断裂，透出皮下血管的颜色而形成妊娠纹。妊娠纹是孕期的一种生理性改变，局部可有轻度瘙痒感，不需治疗。产后纹理逐渐变淡，呈银白色，但不能完全消失。

38 如何预防胎儿佝偻病

佝偻病是小儿的常见病，但佝偻病并不都是小儿在生长发育过程中缺乏维生素 D 所致，有一部分小儿的佝偻病始于胎儿期。胎儿佝偻病的发生原因很多：一是不少准妈妈患有慢性肠道疾病、慢性胆囊炎、慢性肝炎、慢性肾炎等病，这些病会影响维生素 D 的吸收；二是准妈妈不注意营养平衡，食欲减退，进食减少，偏食、挑食，致使维生素 D 的摄入不足；三是由于冬夏天气的过冷过热，准妈妈晒太阳过少，使体内的脱氢胆固醇不能转化为维生素 D。以上几种原因导致准妈妈体内维生素 D 缺乏，影响钙的代谢，使母体内钙平衡失调。准妈妈缺钙，不仅影响正常的生理功能，对于胎儿来讲可使其骨骼发育、体重增长受到影响，发生先天性佝偻病。

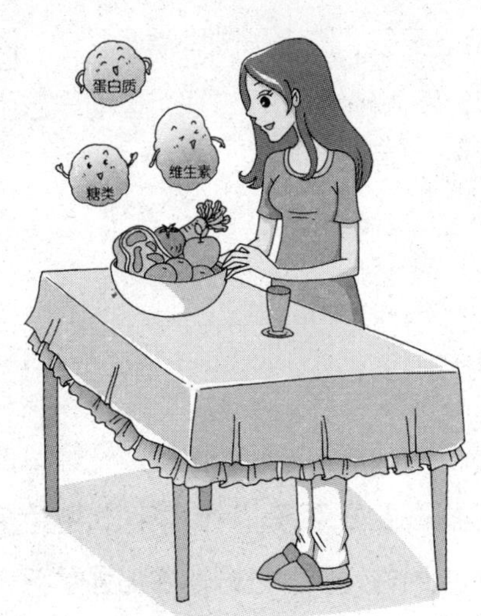

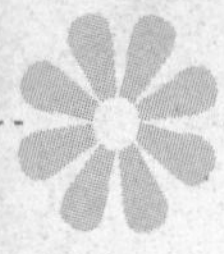

可见，预防准妈妈维生素 D 缺乏才能不使胎儿患佝偻病。准妈妈平时要多晒太阳，患病后要及时治疗，注意增加营养，奶油、蛋黄、动物肝脏、鱼虾、瘦肉及豆类都有丰富的维生素 D，准妈妈可多吃一些含钙丰富的食品如鲜牛奶、蔬菜等。

 39 什么是胎儿宫内发育迟缓

由于某些原因胎儿在子宫内生长发育迟缓，以致胎儿小于同等孕龄的胎儿，称为胎儿宫内发育迟缓。引起胎儿宫内发育迟缓的原因有母体和胎儿两个方面。一方面是母亲遗传和环境因素的影响较大。准妈妈营养不良，尤其是蛋白质和能量不足易造成胎儿宫内发育迟缓。另一方面是胎儿本身的发育缺陷、胎儿宫内感染、营养不良、放射线照射的影响。另外，胎盘形成异常，子宫、胎盘血流减少，脐带过长、过细，都可导致胎儿发育迟缓。

 40 如何预防胎儿宫内发育迟缓

预防胎儿宫内发育迟缓应从怀孕早期做起。孕妈妈要避免感冒等传染病，避免接触毒物和放射性物质。妊娠期要加强营养，有内科疾病应在治疗的同时增加卧床休息的时间，以增加胎盘的血流量。对怀疑有畸形或遗传性疾病的准妈妈，可在孕后 16 周做羊膜腔穿刺，做羊水培养、染色体核型分析，防止畸形儿的出生。

 41 如何防治妊娠期滴虫性阴道炎

妊娠前应进行妇科病普查，如发现滴虫应积极治疗。妊娠期要注意：

1. 尽量不要使用公共浴池、浴盆、游泳池、坐便器及衣物等，减少间接传染。
2. 丈夫如果也受滴虫感染，应尽早彻底治愈。
3. 可用甲硝唑阴道栓剂，每晚睡前清洗外阴后，置入阴道深处 1 枚，10 日为 1 个疗程。

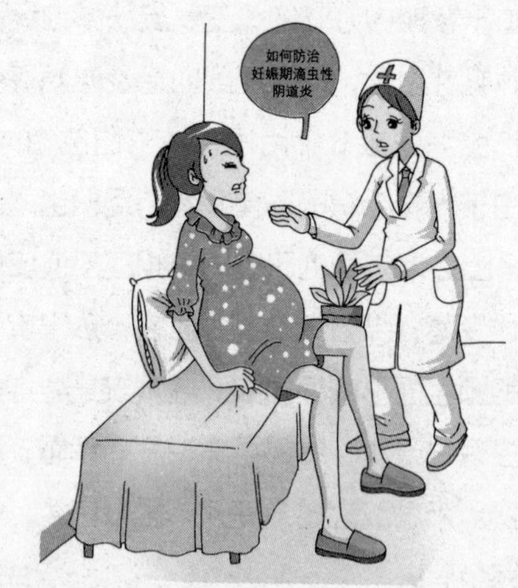

4 治疗期间防止重复感染，内裤和洗涤用的毛巾、浴巾应煮沸 5 ~ 10 分钟，以消灭病原菌。在妊娠早期，准妈妈不宜口服驱虫药，否则胎儿有致畸的可能。

42 如何防治妊娠期真菌性阴道炎

妊娠期准妈妈尿糖含量增高，如果合并糖尿病尿糖会更高。尿糖的增高会使真菌迅速繁殖，所以准妈妈特别容易患真菌性阴道炎。

准妈妈如果患了真菌性阴道炎，会感觉外阴和阴道瘙痒、灼痛，排尿时疼痛加重，并伴有尿急、尿频，性交时也会感到疼痛或不舒服。真菌性阴道炎的其他症状还有白带增多、黏稠，呈白色豆渣样或凝乳样，有时稀薄，含有白色片状物；阴道黏膜上有一层白膜覆盖，擦后可见阴道黏膜红肿或有出血点。如果进行涂片检查和培养便可发现真菌。

治疗妊娠期真菌性阴道炎，应选择正确的药物和用药方法。首先要彻底治疗身体其他部位的真菌感染，注意个人卫生，防止真菌感染经手指传入阴道。口服酮康唑和氟康唑有使胎儿畸形的危险，最好采用制真菌素栓剂和霜剂局部治疗。

43 妊娠合并阴部湿疹有哪些症状

阴部湿疹是女性较常见的病变，它可因多种病因引起阴道炎和外阴炎，其中最常见的是滴虫和真菌引起的炎症，孕期尤为常见。因为准妈妈的阴道上皮细胞糖原升高，阴道酸性增强，利于真菌的迅速繁殖而引起炎症。另外，肾糖阈在孕期比平时降低，尿糖含量增高，也使真菌加速繁殖。孕期阴道酸度增强，滴虫繁殖得也快。因此，这两种病原体引起的阴道炎症最常见，并因此引起阴道湿疹。另一种外阴湿疹属于过敏性炎皮肤病，过敏原来自外界或机体内部，如化学药物，化妆品、蛋、鱼、虾、牛奶等异性蛋白，体内病灶，肠寄生虫，消化道功能失调等。过敏体质的人过度疲劳、精神紧张等情况下，其皮肤对各种刺激因子易感性增高，易诱发湿疹。

阴部湿疹患者均有局部灼热、剧烈痒感，阴部弥漫性潮红，无明确界限，并可发展为丘疹疱、水疱，甚至糜烂有渗出液。皮肤因搔抓致破损或感染，日久皮肤粗糙肥厚，有鳞屑。患者也可因阴道炎症分泌物增多而有排尿痛和性交痛。外阴湿疹患者应到医院检查，确定病因，对症治疗。

44 妊娠合并阴部湿疹怎样治疗

阴部湿疹的治疗首先应查明病因，常见的滴虫性阴道炎或真菌性阴道炎根据白带的性状及显微镜检查比较容易诊断，治疗应以局部用药为主，尤其在妊娠20周以前不宜全身用药，如长期大量口服甲硝唑可使胎儿致畸。

外阴湿疹若因过敏性炎症所致，则病因较复杂，需做变态反应确定过敏原。此类病人通常是过敏体质，除避免接触过敏原外，过度疲劳和精神过度紧张也可诱发阴部湿疹。因此，精神愉快、心胸开阔、劳逸结合、生活规律是预防本病的关键。

45 准妈妈有结核病怎么办

根据发病部位的不同，可将结核病分为肺结核、肠结核、盆腔结核等，孕期较常见的是肺结核。

妊娠可以加重肺结核病情，使其呈活动性。由于准妈妈营养消耗和肺功能不好，容易造成流产、早产及胎儿发育小、宫内缺氧等。分娩时也容易发生子宫收缩无力、产程长、产后出血。严重肺结核或伴有肺外结核者，应在怀孕3个月内行人工流产。

妊娠合并结核病，如病情处在活动期，应及早行抗结核治疗，但要选用对胎儿无毒性的药物。链霉素可造成胎儿听力障碍，孕期不宜使用。如为空洞肺结核、肺结核组织破坏严重，需进行肺叶切除者，最好在妊娠前半期进行。

如病情稳定可在医生监护下继续妊娠，但要注意休息，加强营养。如需要抗结核治疗时，要按医生的吩咐用药，不要讳疾忌医，也不要怕影响孩子而不用药，这样不但起不到保护孩子的作用，反而会加重对准妈妈及胎儿的危害。

46 准妈妈怎样防治股疝

在大腿根部有一狭窄的漏斗形间隙，医学上称为股管，它的上方为股环。女性此环较宽，腹压升高时腹腔内脏器可通过股环进入股管，再通过薄弱部分到皮下形成股疝。表现为大腿前内侧有球形肿块，一般肿块不很大，平卧位时可自行消失。准妈妈因子宫膨大致腹腔内压上升，加之孕期常有便秘症状，分娩过程中更需使用腹压，因此易出现股疝，并易发生嵌顿。因此准妈妈如有腹痛、恶心、呕吐等肠梗阻症状时，必须检查有无股疝嵌顿，一旦发现应及时还纳，否则会引起肠坏死。患疝气的准妈妈不一定行剖宫产，应根据疝囊大小、有无嵌顿史再决定。如疝囊较大，为避免嵌顿也可考虑剖宫产。

47 准妈妈怎样防治红斑狼疮

红斑狼疮属于结缔组织病或自身免疫性疾病，育龄女性容易患此病，特点是多个器官病变、血中有高浓度的自身抗体。

一般来说，结缔组织病本身不会影响患者的生育能力，妊娠后结缔组织病大多可缓解，但产后可能恶化。轻型红斑狼疮对妊娠及分娩不会有很大的危害，可在严密监测下继续妊娠。疾病经控制长期稳定，处于缓解期，无其他合并症，也可继续妊娠。

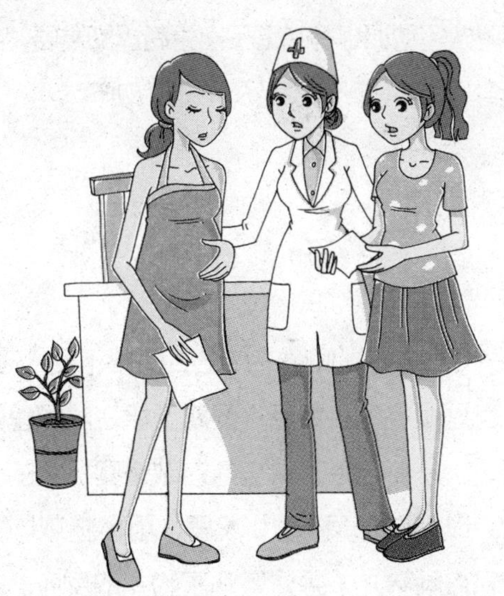

重型患者，特别是有免疫复合物性肾改变者，胎儿死亡率增高，还有可能使准妈妈病情恶化，故不宜妊娠。

1. 重型患者在孕早期应做人工流产，避免病情恶化。
2. 轻型患者受孕后应早期行产前检查，严密观察病情的发展，防治妊娠高血压综合征，定期检查血小板计数。
3. 如孕前服用强的松有效者，孕期可服用 10 毫克 ~ 20 毫克作维持量，分娩时改为氢化可的松肌注或静滴。产后仍可口服泼尼松，以防病情加重。
4. 由于红斑狼疮的某些 IgG 抗体可通过胎盘影响胎儿，故胎儿出生后应给予适量肾上腺皮质激素治疗。出生后静注地塞米松 2 毫克，以后口服泼尼松 2.5 毫克 / 日，3 天后改为 1.25 毫克 / 日，4 天后停药。
5. 产后要注意防治出血并预防感染。

48 怀孕第 5 个月怎样进行胎教

本月准妈妈开始感觉到胎动了。胎儿全身覆盖着被称为“胎毛”的产毛，头发、眉毛、睫毛也长出来了。控制视觉、听觉等五感的前脑叶在这个时期也开始变得清晰起来，所以胎儿的活动也越发活跃了。

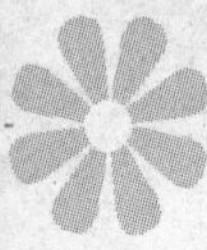

准妈妈的腹部也开始明显地隆起，胎儿的反应渐渐变得越来越真切了。

1 首先从日常的礼仪开始，与胎儿进行语言交流。胎儿的听觉已经形成，能够听到准妈妈的声音了。为了建立紧密的亲子关系，得开始多跟你的小宝宝讲话。一开始只是“早上好”“晚安”等简单的日常问候就行。准爸爸如果也积极地参与讲话活动，小宝宝将来会非常喜欢爸爸。

2 当能够感觉到胎动时准妈妈就开始做“踢踢游戏”。“踢踢游戏”是亲子之间的交流游戏，就是配合胎儿在子宫里踢的动作，准妈妈在腹部轻轻地叩击给予回应，有活化胎儿脑部的效果。

3 听轻松和安静的音乐，给予胎儿脑部以适度的刺激。

49 怎样和胎儿做游戏

当胎儿发育到5个月以后，已具备了四肢运动的能力，准妈妈可以先轻轻抚摸腹部，与胎儿沟通一下信息。当胎儿用小手或小脚给予“回敬”时，则轻轻拍打被踢或被推的部位，然后等待胎儿再一次踢打母亲的腹部。一般等1～2分钟后胎儿会再踢，这时再轻拍几下，接着停下来。如果拍的位置变了，胎儿会向改变的位置再踢。变动后的位置离原胎动的位置不要太远，游戏时间也不宜过长，一般每次10分钟左右即可。

有人观察了做这种胎儿游戏的150名准妈妈，她们所生下来的孩子在听、说和使用语言技巧方面都获得了高分，并且出生后坐、立、行都学得比一般孩子快，这表明做胎儿游戏既可提高孩子的健康灵敏程度，又有利于孩子智力的开发。

50 帮助胎儿运动有什么好处

研究表明，怀孕第7周时胎儿便开始做眯眼、吞咽、握拳、抬手、伸腿、转身等动作，32周时已能睁开眼睛，打哈欠，还能做用力蹬腿及把手放到嘴里的动作，这表明胎儿有了一定的运动能力。如果帮助他们在母亲子宫里做运动训练会有助于出生后运动发展，如翻身、抓握、爬行、坐及手指等动作。

51 怎样帮助胎儿运动

1 准妈妈仰卧在床上，头部不要太高，全身尽量放松；然后，要双手捧住肚子里的胎儿，从上到下、从左到右做来回抚摸的动作。以上动作反复10次后，用食指或中指轻轻点触胎儿，并注意观察胎儿的反应。一开始，胎儿可能并不出现明显的反应，但经过一段时间练习，待手法娴熟后，胎儿便能出现较明显的回应。不过，胎儿的反应速度和程度会有很大差别，每个人不可能都一样。

2 到了孕24周时，如果能够摸到胎儿的头和四肢，就可配合音乐轻轻地拍打肚子，并用双手轻轻推动胎儿。这项运动适宜从怀孕16周时开始，到了38周后不宜进行。手法要有规律，动作注意轻柔，时间不宜过长，每次以5～10分钟为宜。如果胎儿出现“拳打脚踢”的反应，表示不舒服了，应该停止。最好在晚上9～10点时开始练习，这时胎儿的活动较为频繁。运动练习要循序渐进，一开始以每周3次为宜，逐渐根据具体情况增加次数。如果准爸爸有时间，协助准妈妈做这项运动更好。

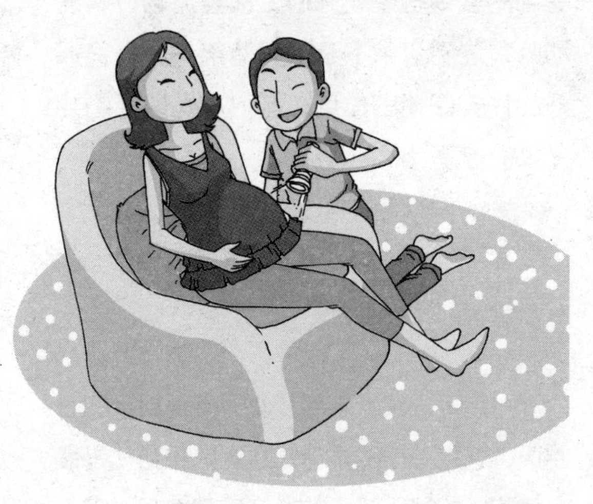

52 为什么要对胎儿进行音乐熏陶

心理学家认为，音乐能渗入人们的心灵，激发起人们无意识的超境界幻觉，并可以唤起平时被抑制的记忆。而生物学家认为，有节奏的音乐可以刺激生物体内细胞分子发生一种共振，使原来处于静止和休眠状态的分子和谐地运动起来，以促进新陈代谢。有人曾做过一个试验，给怀孕的女性听音乐，2分钟后准妈妈的心跳加快。如果在准妈妈腹部子宫位置放音乐给胎儿听，5分钟后胎儿也出现心跳加快，而且对音乐的高调和低调都有不同的反应。胎儿比较喜欢接受低缓、委婉的音乐，不愿意接受尖细、高调的音响。有人给6个月的胎儿用丝竹乐器演奏欢畅、轻柔的乐曲时，胎儿在腹内进行安详、舒适的蠕动。出生后每次听到同类的乐曲时就会高兴得手舞足蹈。所以许多心理学家认为，母亲怀孕5个月后经常听一些优美的音乐会提高胎儿对音乐的感受性。

53 音乐胎教有哪些种类

音乐胎教的方法多种多样，可供准妈妈采用的音乐胎教方法主要有以下几种：

1 **母唱胎听法**

准妈妈低声哼唱自己喜爱的有益于自己

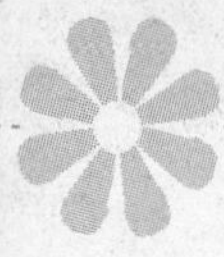

及胎儿身心健康的歌曲感染胎儿。在哼唱时要凝神于腹内的胎儿，其目的是唱给胎儿听，使自己在抒发情感与内心寄托的同时，让胎儿能享受到美妙的音乐。这是不可忽视的一种良好的音乐胎教方式，适宜于每一个准妈妈。

2 母教胎唱法

当准妈妈选好了一支曲子后，自己唱一句，随即凝思胎儿在自己的腹内学唱。尽管胎儿不具备歌唱的能力，只是通过充分发挥准妈妈的想象力，利用“感通”途径，使胎儿得以早期教育。本方法由于更加充分利用了母胎之间的“感通”途径，其教育效果是比较好的。

3 器物灌输法

这种音乐胎教的方法是英国心理学家奥尔基发明的。准备一架微型扩音器，将扬声器放置于准妈妈的腹部，当乐声响时不断轻轻地移动扬声器，将优美的乐曲通过母腹的隔层，源源不断地灌输给胎儿。在使用器物灌输法时需要注意，扬声器在腹部移动时要轻柔缓慢，并不宜播放时间过长，以免胎儿过于疲乏。一般每次以 5 ~ 10 分钟为宜。

4 音乐熏陶法

本方法主要适宜爱好音乐并善于欣赏音乐的准妈妈采用。有音乐修养的人一听到音乐就进入了音乐的世界，情绪和情感

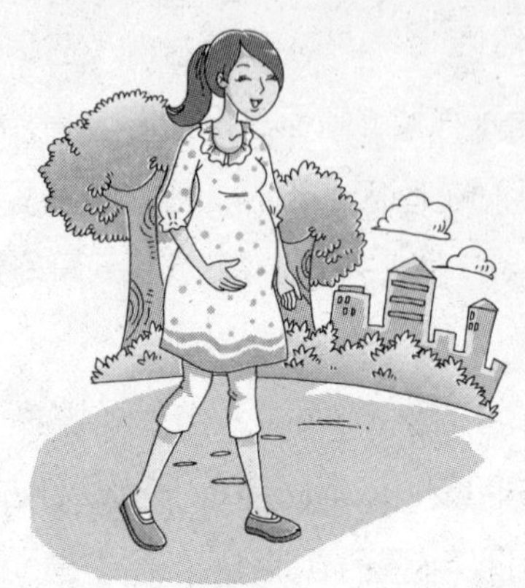

都变得愉快、宁静和轻松，准妈妈每天欣赏几支音乐名曲，听几段轻音乐，在欣赏与倾听当中借曲移情，浮想翩翩，自然会收到很好的胎教效果。

5 朗诵抒情法

在音乐伴奏与歌曲伴唱的同时，朗读诗词以抒发感情也是一种很好的音乐胎教形式，现代的音乐胎教也正是朝着这个方向发展。在一套胎教音乐当中，器乐、歌曲与朗读 3 者前后呼应，优美流畅，娓娓动听，达到有条不紊的和谐统一，具有很好的抒发感情的作用，能给准妈妈与胎儿带来美的享受。

54 适合胎儿听的音乐有哪些

胎儿第一次听到的节奏声便是母亲的心跳声，这种节律的声音对准妈妈和胎儿是最适宜的。如果用于胎教的音乐节奏超过了人

的正常心率会使准妈妈产生紧张情绪，若低于正常心率又会引起不安宁的心理反应，对准妈妈和胎儿都不利。因此，给胎儿听音乐选曲要慎重。首先要保证音乐的声波特性不会损害胎儿的听觉器官，尤其是绝对不能损害胎儿内耳的毛细胞及神经细胞。胎儿在子宫内每天大部分的时间都处于睡眠状态，以妊娠中期最明显。因此，宜给胎儿听安宁的音乐。胎儿醒来后会出现胎动，胎动往往早、晚活跃，如果选择在早、晚进行音乐胎教，宜播放轻松、安宁的乐曲，这样会使胎儿感受到外部世界充满了慈爱和温馨。妊娠 29 ~ 38 周期间胎儿醒着的时间增多，胎动的次数也增多，可以增添一些节奏感稍强的乐曲，但切忌播放摇滚乐。

55 怎样根据准妈妈的不同性格选择胎教音乐

每个人都有不同的性格特点，不同性格特点的准妈妈进行音乐胎教时，应选择曲调、节奏、旋律、响度不同的乐曲。如准妈妈情绪不稳，性情急躁，胎动频繁不安，宜选择一些缓慢柔和、轻盈安详的乐曲，如二胡曲《二泉映月》、古筝曲《渔舟唱晚》、民族管弦乐曲《春江花月夜》、古琴曲《平沙落雁》等，这些柔和平缓并带有诗情画意的乐曲可以使准妈妈及胎儿逐渐趋于安定状态，有益于胎儿的身心朝着健康的方面发展。如果准妈妈性格阴郁迟缓，胎动也比较弱，则宜选择一些轻松活泼、节奏感强的乐曲，如《春天来了》《江南好》《步步高》及奥地利作曲家约翰·施特劳斯的《春之声圆舞曲》等，这些乐曲旋律轻盈优雅，曲调优美酣畅，起伏跳跃，节奏感强，既可以使准妈妈振奋精神，解除忧虑，也能给腹中的胎儿增添生命的活力。

56 怎样进行抚摸胎教

准妈妈本人或者丈夫用手在准妈妈的腹壁轻轻地抚摸胎儿，引起胎儿触觉上的刺激，以促进胎儿感觉神经及大脑的发育，称为抚摸胎教。研究表明，胎儿体表绝大部分表层细胞已具有接收信息的初步能力，并且通过触觉神经来感受母体外的刺激，而且反应渐渐灵敏。法国心理学家贝尔纳·蒂斯认为：“父母都可以通过抚摸的动作配合声音，与子宫中的胎儿沟通信息。这样做可以使胎儿有一种安全感，使孩子感到舒服和愉快。”

抚摸胎教可以安排在妊娠 20 周后，每晚临睡前进行，并注意胎儿的反应类型和反应速度。如果胎儿对抚摸的刺激不高兴，就

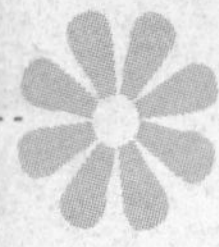

会有用力挣脱或者蹬腿的反应。这时，父母应该停止抚摸。如果胎儿受到抚摸后，过了一会儿，才以轻轻的蠕动作出反应，这种情况下可以继续抚摸。抚摸从胎头部位开始，然后沿背部到臀部至肢体，轻柔有序。抚摸时间不宜过长，以5～10分钟为宜。抚摸可以与数胎动结合进行，并且将情况记录在胎教日记中。

57 准爸爸对胎儿的积极作用有哪些

许多胎儿对爸爸的欢迎程度远远超过妈妈，胎儿特别喜欢准爸爸的讲话声，在准爸爸的歌声和抚摸下，能用似乎“陶醉”了的轻轻摇晃动作来表示他（她）的满意心情。婴儿出生后哭闹时，爸爸可以通过唱婴儿熟悉的歌曲和抚摸动作使其尽快安静下来或入睡。这大概与胎儿不喜欢高、尖、细的声音（这种声音常常会造成胎动增加）而喜欢低沉、宽厚的声音有很大关系。准爸爸和胎儿讲话，是与出生后的婴儿建立亲切、深厚感情的先决条件。

常与准爸爸对话和玩耍的胎儿，每天到了经常与准爸爸交谈的时刻，就会“急不可待”地动起来，好像是盼望与准爸爸“游戏”的时刻快快到来，而这时准爸爸也应马上与这位“调皮鬼”开始“玩耍”。

准爸爸抚摸胎儿并同他（她）说话，对准妈妈也是一种极大的安慰，这种天伦之乐是孕育、养育、教育孩子的最好气氛。

58 怀孕第5个月时怎样进行对话胎教

怀孕5个月时，胎儿的听觉功能已经完全建立，此时的胎儿已经可以听到外界的声音了，因此父母说话时一定要注意，别忘了还有一个小生命在聆听。说话时要语调轻柔、充满感情，避免讲一些对胎儿发育不利的话语。另外，说话时还要和胎儿搭话，这是十分重要的，可以使胎儿有一种安宁感，对其出生后加强母与子、父与子之间的感情极为有益。

准妈妈可以给胎儿朗读一些笔调清新优美的散文、诗歌，母亲充满爱意的声音对胎儿既具有一种神奇的安抚作用，也是对胎儿听觉进行良性刺激的有效途径，有利于胎儿的发育。

作为未来孩子的父亲，可以开始面对准妈妈的腹部和胎儿进行“对话”，比如，先给孩子起个小名，而后每天面对胎儿用亲切的语调呼唤孩子的名字，以此逐步刺激胎儿的听觉，并开始建立父子间的亲情。

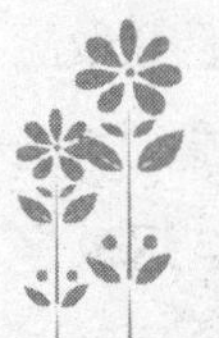

第六节 健康妊娠第6月

JIAN KANG REN SHEN DI LIU YUE

1 怀孕第6个月母体有哪些变化

子宫更大，子宫底的高度约18厘米~20厘米。腹部会越来越胀大、凸出，体重也日益增加，腰部变得更沉重，平时的动作也较为吃力、迟缓。

乳房的发育更为迅速，不但外形饱满，而且用力挤压时会有黄色稀薄的“初乳”流出。阴道分泌物仍然大量增加。

在这个时期，几乎所有的准妈妈都能清晰地感觉到胎动。

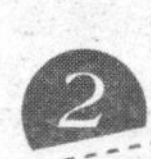

2 怀孕第6个月胎儿的生长发育情况如何

妊娠6个月时，胎儿身长已至34厘米，体重也已达到660克，身高看上去已经有匀称感了。但此时胎儿皮下脂肪还很少，故比较瘦弱。从这时起，在皮肤的表面开始附着脂肪。胎脂是从皮肤腺分泌出的皮脂和剥落的皮肤上皮的混合物，它的作用是给胎儿皮肤提供营养，保护皮肤，一直到分娩为止，同时分娩时起润滑作用，使胎儿能够顺利通过产道。

这个时期，胎儿头发、眉毛、睫毛等都已能看清楚，骨骼也已相当结实。

3 怀孕第6个月胎儿的大脑发育情况如何

从本月起胎儿大脑表面开始出现沟回，大脑皮层的层次结构也已经基本定型。据有关报道，胎儿的脑从妊娠6个月起就已具有140亿个脑细胞，也就是说已经基本具备了一生中所有的脑细胞数量。其后的任务只是在于如何提高大脑细胞的质量，脑细胞的数量已经无法再增加了。

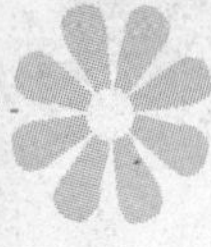

4 怀孕第6个月胎儿的听觉发育如何

孕6个月的胎儿开始凝神倾听，在各种声音里母体的心脏节奏是胎儿最关注的声音，能使他（她）对所处环境无忧无虑。对外部世界的声音刺激，胎儿也会立即作出反应，音响能使胎儿心率变快，汽车喇叭声会使胎动频繁。

此外，科学家们还发现，如果胎儿在母体内患有先天性耳聋，通过听力训练可以做出初步诊断，胎儿出生后就可以采取相应的措施。

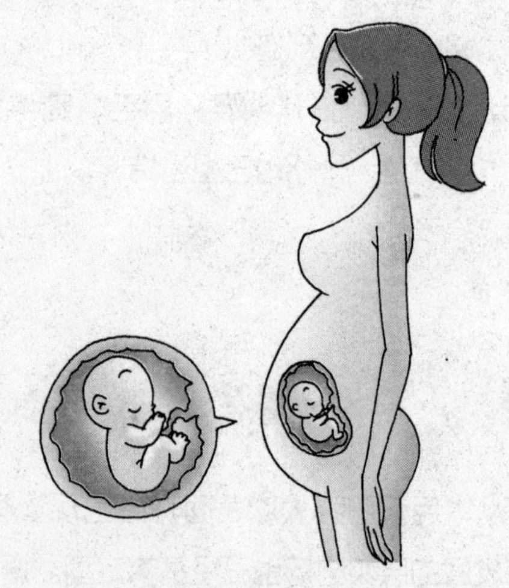

5 怀孕第6个月胎儿的思维发育如何

随着大脑的发育，6个月之后的胎儿会产生意识萌芽，还有可能影响神经系统。在这段时间里，胎儿的意识很少受到应激反应的影响，因为胎儿大脑尚未成熟，必须首先感知母亲的情感之后再作出反应。这就是说，要把情感转换为情绪得有一个感知过程，还要求大脑皮质具备复杂的心算能力。这时的胎儿开始具有明确的自我，并能将感觉转换为情绪而形成“思维路线”。当胎儿识别能力逐步提高，理解能力也会不断增强。随着记忆与体验的加深，胎儿的精神也从无意识存在发展为有意识存在。

6 怀孕第6个月准妈妈的饮食营养应注意什么

进入本月后，准妈妈会显得更加臃肿，到本月末便会是大腹便便的模样。此时，准妈妈和胎儿的营养需要猛增，许多准妈妈从这个月起开始贫血。

由于胎儿的快速发育使准妈妈的消耗增加，所以应该注意增加营养，重点增加维生素的摄入量。怀孕第6个月，准妈妈体内能量及蛋白质代谢加快，对维生素B的需要量增加。由于此类维生素无法在体内存储，必须有充足的供给才能满足机体的需要，因此，准妈妈在孕中期应该摄入富含此类物质的瘦肉、动物肝脏、鱼、奶、蛋及绿叶蔬菜、新鲜水果。

准妈妈还应对食物有所选择，并限制摄入一些不利于健康的食物。应忌吃辣椒、胡椒等辛辣食物；应限制饮用咖啡、浓茶、酒等，因其有刺激神经兴奋的作用，不利于准妈妈休息，酒对胎儿还有毒性作用。孕中期应注意不要吃得过咸，以免加重肾脏的负担或促发妊娠高血压综合征。

这段时期容易便秘，应该常吃富含纤维素的蔬菜和水果。牛奶是极有利于排便的一种饮料，应多饮用。

7 怀孕第6个月准妈妈应注意哪些问题

准妈妈肚子变大凸出后，身体的重心也随之改变，走路较不平稳，并且容易疲倦。上下楼梯或爬上高处时应特别注意安全。

此时，身体已能充分适应怀孕状态，身心较愉快。最好多散散步或做适度的体操，活动筋骨。同时要有充分的休息和充足的睡眠。短程旅行与性生活不必刻意避免，仍然按照正常的生活规律即可。

饮食上应均衡摄取各类营养，以维持母体、胎儿的健康，尤其是铁、钙和蛋白质的需要量应该增加，但盐分必须特别节制。

8 怀孕第6个月准妈妈应该进行什么准备

为了产后顺利哺乳，此时应该注意乳头的护理。尤其是有平乳头与凹陷乳头的准妈妈必须先行矫正。

做一次贫血检查，如患贫血，应予以治疗。

夫妇应共同阅读、讨论有关育婴方面的知识，在心理上准备迎接婴儿的诞生。

9 怀孕第6个月准妈妈夏季应注意哪些事项

1 不宜起居无常

夏季酷暑炎热，人们往往起居失常，作息时间没有规律，这对准妈妈和胎儿都是不利的。准妈妈在这一时期应该做到早睡早起，中午要有适当的休息时间，用于消除疲

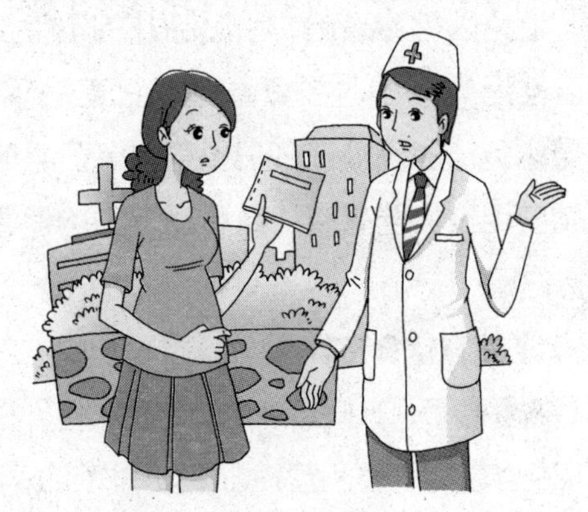

劳，弥补晚上的睡眠不足，但也不宜嗜睡过长，以免神思昏昏，久卧伤气，也对母子不利。为了适应夏季的气候，准妈妈还应适当参加一些体育锻炼，增强体质，以顺应季节的变化，保证胎儿的健康成长。

❷ 不宜烦躁不安

炎夏酷暑，加上怀孕后的一些生理变化，使一些准妈妈变得烦躁不安，这样也会影响到腹中胎儿，对母子健康是不利的。中医学历来十分重视情志对疾病和健康的影响。

❸ 不宜夜间贪凉

夏季天气炎热，人们在夜间往往迎风而卧，或电扇彻夜不停。中医认为，妇人妊后，多气血虚弱，易受风邪侵袭，疾患遂生，故夏夜乘凉应注意“夏不欲过凉”“眠不动扇”“不可坐卧星下”“盛夏夜卧，亦必着单”。

❹ 不宜暴晒中暑

夏季天气炎热，准妈妈要注意避免中暑，避免因暑毒攻胎，引起胎儿的不良反应。准妈妈外出时要戴草帽或打遮阳伞，尽量避免长时间处在烈日直射之下。平时经常饮用一些防暑茶、绿豆汤之类的消暑解热之品。

❺ 不宜饮食无节

盛夏时节，人们普遍饮食欠佳，但处在孕期的女性对饮食和营养切不可马虎，既不可过食生冷，也不能饮食过于简单，随便对付，避免引起腹中胎儿营养不良。

❻ 要注意卫生

盛夏季节天气炎热，人们都喜欢去游泳，由于江河或游泳池都是公共活动场所，很容易传播各种疾病，尤其是某些疾病易通过准妈妈阴道传播，影响准妈妈和胎儿的健康。因此，准妈妈在夏季要注意卫生，尤其不要在公共游泳池游泳。

10 怀孕第6个月准妈妈冬季应注意哪些事项

❶ 注意预防感冒

严寒的冬天空气干燥，容易感冒，准妈妈应特别注意预防感冒，不要去人多拥挤的地方，特别是有感冒流行的区域，以免被感染。

❷ 注意空气流通

因天寒怕冷，人们常将门窗紧闭，不注意通风，因此造成室内空气污浊，氧气不足，准妈妈会感到全身不适，还会对胎儿的发育产生不良的影响。

❸ 注意适量运动

散步是准妈妈最适宜的运动，不要因天气冷就不外出，应该在阳光充足、气候比较温暖的下午坚持散步，使肌肉筋骨活动，血液流通畅快，且又可呼吸新鲜空气。

4 注意防止路滑摔跤

下雪天准妈妈外出时应有伴同行，且穿上防滑的鞋，以免滑倒。

11 孕期为何宜多吃秋梨

秋梨被誉为“百果之宗”，是我国最古老的果木之一。它质脆多汁，清甜爽口，醇香宜人。其性甘寒微酸，有清热利尿、润喉降压、清心润肺、镇咳祛痰、止渴生津的作用，可治疗妊娠水肿及妊娠高血压。它还具有镇静安神、养心保肝、消炎镇痛等功效，有防治肺部感染及肝炎的作用。常吃炖熟的梨，能增加口中津液，防止口干唇燥，不仅可保护嗓子，也是肺炎、支气管炎及肝炎的食疗品。将生梨去核后塞入冰糖 10 克、贝母 5 克、水适量，文火炖熟，服汤吃梨，可防治外感风寒、咳嗽多痰等疾患。

12 孕期吃柿子有什么好处

柿子，汁多味甘，是一种物美价廉的水果。每100克柿子含糖20克、蛋白质0.7克、脂肪 0.1 克、碘 49.7 毫克，还富含多种维生素及钾、铁、钙、镁、磷等，其矿物质的含量超过苹果、梨、桃等水果。柿子性寒，有清热、润肺、生津、止渴、镇咳、祛痰等功效，适用于治疗高血压、慢性支气管炎、动脉硬化、痔疮便血、大便秘结等症。其营养及药用价值均适宜准妈妈适量食用，尤其是患妊娠高血压综合征的准妈妈可以“一吃两得”。柿子的蒂和叶都是中药。柿蒂可以降逆气、止恶心；柿叶有抗菌消炎、止血降压等作用，是民间常用的草药。

柿子虽然有很好的营养及医疗作用，也有不足之处。柿子有涩味，吃多了会感到口涩舌麻，收敛作用很强，会引起大便干燥。遇酸可以凝结成块，与蛋白质结合后产生沉淀。因此，吃柿子应该适量，以每次一个为宜。

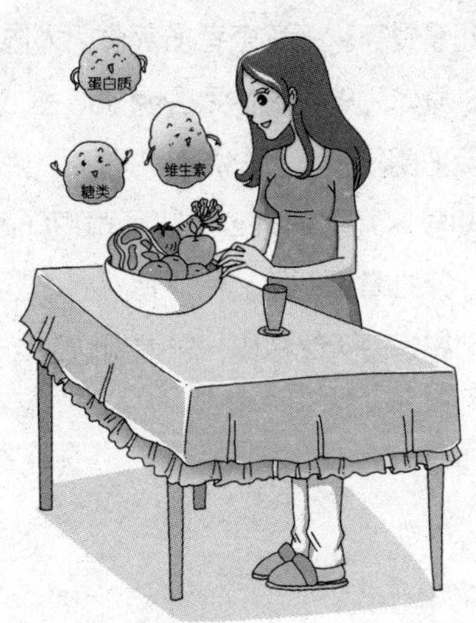

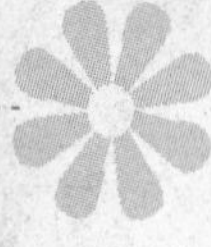

13 孕期吃柑橘有什么好处

柑橘品种繁多，有甜橙、南橘、无核蜜橘、柚子等，它们都具有营养丰富、通身是宝的共同优点。其汁富含柠檬酸、氨基酸、碳水化合物、脂肪、多种维生素、钙、磷、铁等营养成分，是准妈妈喜欢吃的食品。500克橘子中含有维生素C250毫克，维生素A2.7毫克，维生素B_1的含量更是居水果之冠。柑橘中所含的矿物质以钙为最高，磷的含量也超过大米。柑橘的皮、核都是有名的中药。常吃柑橘可以预防坏血病及夜盲症。

柑橘好吃，但也不可多食。因为柑橘性温味甘，补阳益气，过量反于身体无补，容易引起燥热而使人上火，发生口腔炎、牙周炎、咽喉炎等。一次或者多次食用大量的柑橘后，身体内的胡萝卜素会明显增多，肝脏来不及把胡萝卜素转化为维生素A，使皮肤内的胡萝卜素沉积导致皮肤呈黄疸样改变，尤以手及脚掌最明显。常伴有恶心、呕吐症状。准妈妈每天吃柑橘，总重量应在250克以内。

14 孕期吃无花果有什么好处

无花果的果实富含多种氨基酸、有机酸、镁、锰、铜、锌、硼及维生素等营养成分，它不仅是营养价值高的水果，而且是一味良药，有清热解毒、止泻通乳之功效，尤其对于痔疮便血、脾虚腹泻、咽喉疼痛、乳汁干枯等疗效显著。准妈妈最容易患痔疮，常吃适量的无花果，有助于治疗痔疮及通乳。

15 准妈妈为何不宜多吃菠菜

长久以来，人们一直都认为菠菜含有大量的铁，具有补血功能，因此把菠菜当做准妈妈、儿童、病人理想的补血食品。其实，菠菜中铁的含量并不多，其主要成分是草酸，而草酸对锌、钙有着不可低估的破坏作用。锌和钙是人体不可缺少的微量元素，如果人体缺锌，人就会食欲不振、味觉下降；儿童一旦缺钙，就有可能发生佝偻病，出现鸡胸、罗圈腿以及牙齿生长迟缓等现象。所以，准妈妈过多食用菠菜对胎儿发育不利。

 准妈妈为何不宜多吃甘蔗

甘蔗中含有大量的蔗糖，进入胃肠道经消化分解后，使体内的血糖浓度增高，吃得越多就越高。当血糖超过正常水平，会促进皮肤上的葡萄球菌生长繁殖，容易引发皮肤起小疖子。若病菌侵入皮肤深部，则可能引起菌血症而威胁胎儿生存的内环境。过多地摄入糖分还可使身体内的酸性代谢物产生过多，使准妈妈血液变成酸性，也容易导致胎儿发生畸形。即使分娩时婴儿正常，成年后也有可能诱发糖尿病。因此，准妈妈不宜多吃甘蔗。

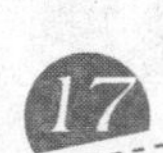 准妈妈食用土豆应注意哪些问题

婴儿神经管畸形的高发区在北方，而且其发病率秋冬季明显升高。这种先天畸形与准妈妈孕期食用发芽土豆有关。发芽土豆中含有毒性糖生物碱——龙葵素，可能导致胎儿神经发育缺陷。因此，准妈妈千万注意不要误食发芽土豆。有的准妈妈喜欢吃市场上出售的薯片，虽然它们接受过高温处理，龙葵素的含量会相应减少，但却含有较高的油脂和盐分，多吃除了会引起肥胖，还会诱发妊娠高血压综合征，增加妊娠风险。

 准妈妈可以大量吃海带吗

准妈妈每日摄入海带量超过 20 克以上即可对胎儿产生不良影响。由于海带中含有较多的碘，吸收入血液后可以通过胎盘进入胎儿体内，过多的碘可引起胎儿甲状腺发育障碍，婴儿出生后可能会出现甲状腺低能症。

 准妈妈应该避免哪些动作

准妈妈要注意避免以下动作：

站在小凳子上够取高处的东西；长时间蹲着做家务；双手抬重东西；做使腰部受压迫的家务。

 准妈妈能在厨房久留吗

粉尘、有毒气体密度最大的地方不是工厂、室外环境，而是家中的厨房。液化气燃烧后，二氧化碳的浓度比室外高出多倍；煤燃烧时，释放出大量的二氧化硫、二氧化氮、一氧化碳，而且煤烟中还含有强致癌物——苯并芘。除此之外，煎炒食物也产生大量油烟。若厨房通风不良，二氧化碳平均浓度为国家标准的 5 倍，氢氧化物的平均浓

度为 14 倍，特别是苯并芘远远超出了室外的空气浓度。

所以有关专家提醒：

1 准妈妈宜少入厨房或尽可能短时间停留。

2 在厨房中安装排风扇、抽油烟机除烟除尘。

3 适当选用电炊具。

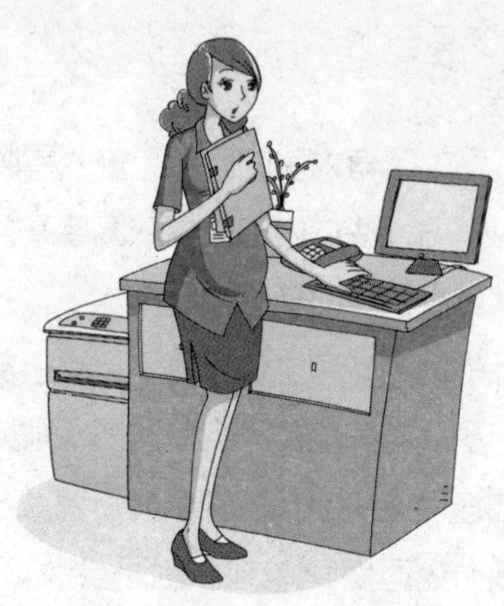

21 准妈妈对室内温度有要求吗

准妈妈的身体容易受到外界的影响，气温太高或太低都对准妈妈的身体不利，屋内的温度最好保持在 22℃，还要让室内尽量保持空气流通，装饰些花草，使气氛轻松有趣。

孕中期以后，准妈妈的体温会逐渐上升，身体也会经常感到发热，所以在房间中放置加湿器，保持通风良好与自然的凉爽，就是夏天也尽量不要使用冷气，一切顺乎自然是最好的。

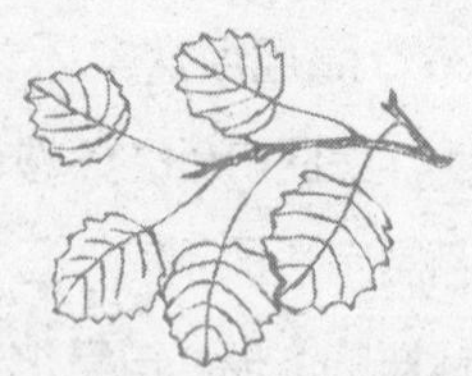

22 如何在怀孕期间工作得舒适轻松

1 把脚放舒服，可以在办公桌底下放个鞋盒当做搁脚凳，并准备一双拖鞋，需要时换上。

2 穿宽松舒适的孕妇裤，方便坐下或站起。

3 向其他做过母亲的同事寻求帮助。

4 多喝水。在办公桌上准备一个大水杯，随时喝水。

5 如果需要去洗手间，应尽快去。

6 在计算机前工作的准妈妈更容易受腕管综合征的影响，因此最好将桌椅调整得尽可能舒适。

7 避免危险的工作场所。

8 自我减压，如果工作压力太大，尝试一些办法缓解，如深呼吸、舒展肢体、做简短的散步等。

9 如果你的同事小心地照料你，你应愉快地接受。在你的人生旅途里，这是一个非常特殊的时期，所以不必感到害羞，坦然接受别人的帮助。

23 准妈妈孕期缺乏性欲应该怎么办

你应该把自己的感觉如实地告诉丈夫，否则他会认为你的性欲下降是因为你对他的感情出现了问题。例行公事式的或发泄式的性生活还不如采用其他的、舒服的性交姿势来刺激做爱的欲望。另外，也可采取其他非性交方式，如拥抱、爱抚等，可以加深夫妻感情。

24 孕期丧失性欲是否正常

孕期准妈妈性欲有的会增强，相反也有感觉性欲下降的。这些准妈妈在孕早期对性生活往往失去兴趣，甚至感到厌恶。随着腹部的隆起，性交变得越来越不方便，这也是导致性欲下降的因素之一。所有这些都是正常的，要争取丈夫足够的理解。

25 孕期性欲亢奋是怎么回事

孕期性欲亢奋是正常的。怀孕后有的女性会感到性欲旺盛，渴望快感，而性交之后得到的快感比怀孕前还强，这并不是准妈妈身体出了什么问题，而是由于体内激素分泌使准妈妈性欲增强，容易产生满足感。另外，由于会阴部血流量增大，性欲望与性反应也会相应增加。

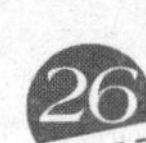

26 怀孕以后丈夫的性欲大不如前是怎么回事

有些男性在得知妻子怀孕后，怕性交会伤害到胎儿或导致早产，因此性欲降低。妻子应尽量和丈夫沟通，消除他不必要的担心，让他知道孕期性生活是安全的、正常的。

27 怀孕第6个月准妈妈为何会变丑

随着孕期的进展，许多准妈妈发现自己的容貌发生了一些变化，不仅面部出现了褐色斑块，而且腹部、乳房、大腿等部位相继出现色素沉着和妊娠纹。医学研究表明，导致准妈妈妊娠期容貌改变的是体内激素的改

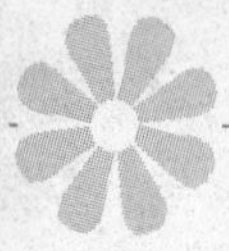

变。怀孕以后，体内的激素发生了巨大的变化，其中雌激素、孕激素、绒毛膜促性腺激素等有效地调节着母体在妊娠期的代谢过程，满足胎儿生长发育的需要，并促使乳腺发育。由于怀孕后肾上腺的分泌功能增强，肾上腺皮质素随之增多，肾上腺皮质素增多的"副产品"就是导致皮肤表面产生妊娠纹和面部出现黑褐色斑块。

28 准妈妈心慌、头晕、恶心是心脏有问题吗

眩晕与昏厥是孕期常见的症状。眩晕是一种运动性幻觉，准妈妈感到自己或周围景物发生旋转。昏厥为急性发作、短暂的意识丧失，准妈妈突然全身无力，不能随意活动而跌倒在地。

妊娠期间，由于体内激素的变化和自主神经功能的改变，使血管神经调节功能不稳定，再加上妊娠期间准妈妈多有贫血，因此在体位改变或长时间站立时会发生血压降低，导致脑缺血，出现眩晕和昏厥。对此，准妈妈应避免长时间站位，不要突然变换体位，及时纠正贫血。如眩晕、昏厥频繁出现应及时去医院检查。

29 准妈妈背痛怎么办

怀孕时由于荷尔蒙发生变化，腹部和背部承受的压力增加，因此，常会有背痛的现象。随着怀孕周数的增加，腰酸背痛的发生率也会增加，程度也越严重。可以说，所有的准妈妈或多或少都会感受到背痛的困扰。过度劳累、弯腰过度、抬举重物、站立太久、走路过多、姿势不正确，都会造成腰酸背痛，因此这些情形应该尽量避免。一般来说，准妈妈的背痛不必使用药物治疗。如果确定有严重的病变或发炎，需要药物或其他方式治疗时，应该由医生处方用药。

30 准妈妈总是口渴怎么办

准妈妈如果总是口渴一定有其原因，看看吃的东西是否太咸了。此外，妊娠中毒症必有口渴的现象，或是潜伏着的糖尿病症状，应立即告诉医生认真检查。

31 妊娠期出现腹胀、腹泻怎么办

女性在妊娠期较平时易出现腹胀，这主要是因为胃肠蠕动能力差，排气少，个

别人腹胀还很频繁。感到腹胀时可轻轻按摩两侧腹部，稍稍活动一下，或采用侧卧或胸膝卧位，即可排气，减轻腹胀。解决或避免腹胀最根本的方法是在饮食中增加富含维生素 B_1 的食品或蔬菜。富含维生素 B_1 的食物有黄豆、豌豆、花生仁、鸡蛋黄、酵母等。

有的准妈妈在妊娠期因肠蠕动增强而引起腹泻，这与进食某些食物有关，如吃冷食或含脂肪多的食物就易发生腹泻。因此，为防止腹泻，宜少食冷食和脂肪多的食物。

32 哪些食物有利于准妈妈通便

准妈妈发生便秘宜多从进食上加以调理，多吃一些有利通便的食物，如水分多的食物有果汁、牛奶、水等；能促进肠蠕动的食物，如蜂蜜、果酱、甜果汁、麦芽糖等；富含粗纤维的食物，如绿豆、小豆、豌豆、蚕豆、毛豆、麦片、玉米、紫菜、茼蒿、青椒、油菜、卷心菜、韭菜、芹菜、豆芽菜、南瓜、黄瓜、山药、白薯、杏仁、栗子、草莓、苹果、香蕉、葡萄、梅子、梨等；油脂多的食物，如芝麻、核桃仁、花生仁等。

33 准妈妈为何会出现水肿

怀孕期间，特别是过了中期以后，每一位准妈妈都会出现轻微的水肿现象。这是胎盘分泌出来的激素，使得体内水分大量囤积所造成的结果。想要知道自己是否有水肿情形时，可检查一下早晨的脚部状态。试着用手指按压胫骨前的部位，当手指离开以后，该部位仍然呈现凹陷状态的话，就表示有水肿。

一般说来，午前的水肿出现在脸部和双手，傍晚则发生在双脚。经过了一晚的睡眠以后，水分循回全身，双脚的水肿就会减轻很多。如果到了早上，脚部还有水肿未退，到了下午，脸部和手部又出现水

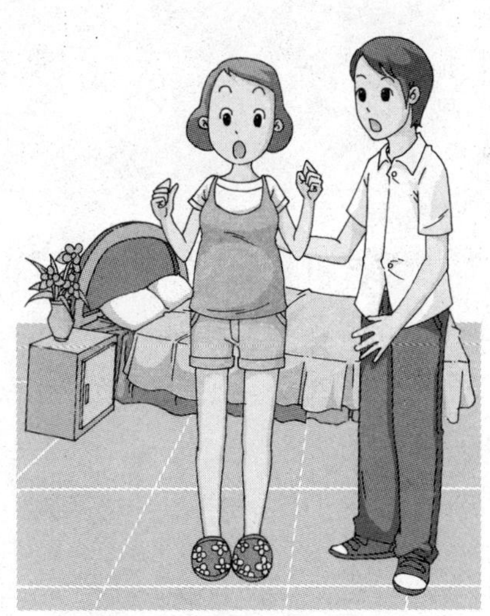

肿，表示水肿严重，也就是说体内的水分太多。严重的水肿可能是妊娠毒血症、心脏病、慢性肾盂肾炎等疾病的征兆，有必要请医生治疗和诊断。

34 准妈妈如何防治水肿

一般用来消除水肿的方法是控制水分的摄取量。不过，最有效的方法还是减少盐分的摄取。人体的体液必须保持平衡，一旦盐分摄取过量，相对地就要吸收更多的水分，以维持平衡。平常，每人每日的盐分摄取标准是 10 克以下，有水肿的人则需降到每日 8 克以下。除此之外，还应该积极运动，适当的运动可以促进血液循环。保证充足的睡眠也很重要。

35 哪些食疗方可以防治水肿

❶ 鲤鱼片 100 克，入麦片粥烫熟，加盐、味精、葱、姜末少许。

❷ 赤小豆 30 克，与麦片 30 克同煮粥，加白糖一匙。

❸ 冬瓜 250 克，煎汤，日服两次。

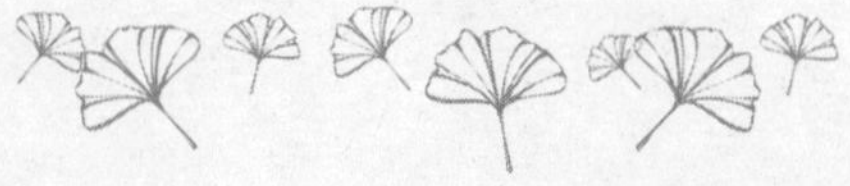

36 准妈妈能用利尿剂吗

随着妊娠月份的增加，准妈妈下肢等处会出现不同程度的水肿，俗称“胎肿”。对于孕期水肿，一般不需处理，除非是严重水肿并伴有大量蛋白尿，要到医院进行适当处理。有些准妈妈为了减轻水肿，自己使用利尿剂是很危险的。利尿剂，特别是噻嗪类药物，不但可导致低钠血症、低钾血症，还可以引起胎儿心率失常、新生儿黄疸、新生儿血小板减少症。现已证明，在妊娠期间使用利尿剂，还可使产程延长、子宫无力及胎粪污染羊水等。

37 准妈妈为什么会发生贫血

贫血是妊娠女性的常见症状。妊娠期贫血有两种情况：一种是生理性贫血，由于怀孕后血容量逐渐增加，而其中血浆的增加幅度超过了血细胞的增加幅度，造成血液稀释而使血红蛋白相对下降。如准妈妈血红蛋白不低于 100 克 / 升，称为生理性贫血，这种贫血不需治疗，产后即能恢复正常。另一种贫血则属病理性的，较常见的为缺铁性贫血，还有较少见的巨细胞性贫血。

孕期发生病理性贫血的原因主要有以下几方面：

1 铁的摄入量不足

尽管目前人们的生活水平不断提高，但铁的摄入量不足，且母体需要供给自己和胎儿生长的需要，因此，逐渐造成缺铁性贫血。

2 维生素 B_{12}、叶酸缺乏

主要是营养不良或吸收障碍所致。这是发生巨细胞性贫血的主要原因，较缺铁性贫血少见。

38 怎样防治孕期贫血

防治妊娠期贫血应做到以下几点：

1 调节饮食，加强营养。每天都应吃瘦肉、鸡蛋或猪肝及新鲜蔬菜。

2 妊娠合并缺铁性贫血应补充铁剂。孕中期服用硫酸亚铁 0.3 克，每日 1～3 次，同时可服维生素 C 0.1 毫克，以促进铁的吸收。服铁剂期间不要喝茶和牛奶，以免影响铁的吸收。

3 妊娠合并巨幼细胞贫血应补充叶酸及维生素 B_{12}。叶酸每日口服 10 毫克～20 毫克，分 3 次服用；每日肌注 100 微克～200 微克维生素 B_{12}。

4 如重度贫血，特别是血容量不足时，可适当输血，以保证准妈妈和胎儿的身体健康。

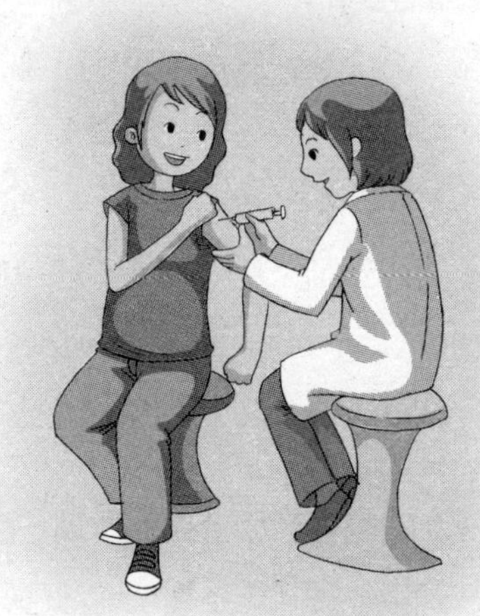

39 妊娠期患阑尾炎有什么特点

妊娠期阑尾炎主要有以下特点：

1 阑尾位置改变。怀孕早期阑尾位置无明显改变，随着妊娠的进展，子宫不断增大，阑尾会逐渐向上、向外移位。

2 妊娠期盆腔器官充血，阑尾也充血，因此炎症发展快，容易发生阑尾坏死、穿孔。

3 由于大网膜被增大的子宫推移，难以包裹炎症，一旦穿孔，容易造成弥漫性腹膜炎。

4 若炎症波及子宫浆膜，可诱发子宫收缩，引起流产、早产或强直性子宫收缩，其毒素可导致胎儿缺氧甚至死亡，威胁母婴安全。

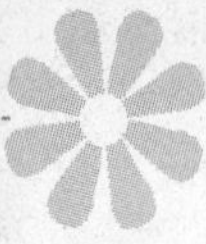

40 妊娠期患阑尾炎怎样治疗

妊娠期阑尾炎的治疗原则是：一经确诊，为防止炎症扩散，在给予大剂量广谱抗生素的同时，尽快行手术治疗。对高度可疑病人也可行剖腹探查，目的是避免病情迅速发展，一旦并发阑尾穿孔和弥漫性腹膜炎，对母婴均会造成严重后果。阑尾炎手术后3～4天内应给予宫缩抑制药，以防发生流产或早产。若妊娠已近预产期，应先行剖宫产，再行阑尾切除术。剖宫产以选择腹膜外剖宫产为宜。当阑尾已穿孔，并发弥漫性腹膜炎，盆腔感染严重，或子宫、胎盘已有感染征象时，应考虑行剖宫产的同时，行子宫全切除术，并需引流。

41 孕中晚期感染单纯疱疹病毒对胎儿有什么影响

单纯疱疹病毒亦称HSV。妊娠中晚期感染HSV，易出现早产和低体重儿。生殖道感染HSV的准妈妈破膜后可上行感染，胎儿分娩经过产道时可被接触感染。胎儿感染HSV后新生儿可出现以下几种感染：

1 播散性感染

病毒全身扩散，可累及肝、脾、肺、脑、肾上腺等器官，临床表现为皮肤疱疹、肝炎、肺炎和弥散性血管内凝血，死亡率可达96%，幸存者可遗留神经系统后遗症。

2 局限性感染

感染局限于某一部位，如中枢神经系统、皮肤、眼、口腔等部位。

3 无症状感染

准妈妈为再发感染，并测得抗体，分娩之婴儿可无临床症状。

42 准妈妈为什么会发生尿路感染

女性的尿道较男性尿道短而且直，仅有3厘米～5厘米，阴道、肛门的分泌物、粪便等很容易污染尿道而发生感染。怀孕后，由于孕激素分泌增多，使输尿管及肾盂的平滑肌蠕动减弱，尿液的流动速度变慢，膀胱的张力降低，尿液存留时间过长，因此细菌容易繁殖，造成感染。再加上子宫右旋，可压迫右侧输尿管而造成小便不畅，准妈妈尿中可能有葡萄糖，也有利于细菌的生长。这些因素都可造成准妈妈发生尿路感染，出现尿急、尿频、尿痛等症状，严重者可出现发热、腰痛及血尿等。

43 为什么胎位会经常变化

有些准妈妈在产前查体时发现，胎儿一会儿是头位，一会儿又是臀位，然后又是头

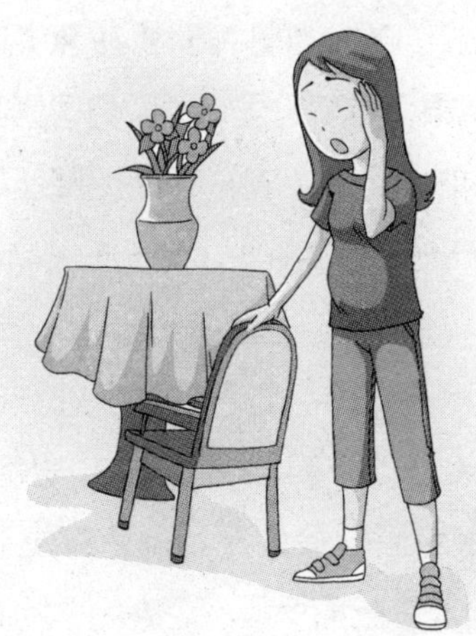

位。在妊娠28周前，羊水较多，子宫腔容积较大，而胎儿相对较小，胎儿在羊膜囊内的活动较自由，不太受限，因此胎位可能会发生改变，这时不必纠正异常胎位。随着妊娠的进展，胎儿逐渐增大，特别是胎头增大，重量增加，靠重力作用胎儿大多能转为头位。特别是孕32周后，羊水逐渐减少，胎儿活动受限，胎位不再会有较大改变。

当然，也有少数准妈妈，如经产妇、腹壁及子宫壁较松弛、羊水较多或胎儿偏小等，可能到预产期或接近分娩时胎位还会变化。

44 孕中期准妈妈的性生活应该怎样安排

年轻夫妇的性生活比较频繁，可是到了女方怀孕以后，双方必须节制性生活。因为孕期性生活是导致流产、早产、早期破水和产褥感染的重要原因之一。

妊娠4～9个月时准妈妈身体状况比较稳定，可每周性交一次，但要注意每次性交时间不宜过长，并注意不要直接强烈刺激女性的性器官，动作要轻柔一些。倘若这个阶段性生活过频，用力较大或时间过长，就会压迫腹部，使胎膜早破，胎儿因得不到营养和氧气而死亡，或者导致流产。即使胎膜不破，未流产，也可能使子宫感染，重者致胎儿死亡，轻者可使胎儿身体和智力发育受到影响。

45 准妈妈肥胖对妊娠有什么影响

准妈妈肥胖易并发多种疾病，常见的有：

1 妊娠高血压综合征。据统计发生率为42.3%，可发生子痫、胎儿宫内发育迟缓，增加了围产儿的死亡率。

2 高血糖、糖尿病以及巨大儿。

3 分娩过程中产程延长。可增加准妈妈的剖宫产率和感染率，胎儿宫内窒息率也随之升高。

4 难产。特别是胎儿过大，易发生梗阻性难产。

5 由于肥胖加大了麻醉和手术技术上的困难，剖宫产儿缺氧发生率高。

⑥ 产褥热。最常见的原因是生殖道、泌尿道及手术切口感染。

⑦ 易形成血栓，引起血管栓塞性疾病。

⑧ 腹壁脂肪厚，剖宫产腹壁切口可因脂肪液化而愈合不良。

46 高血压准妈妈需要注意哪些问题

① 孕20周前到医院进行围产保健，测量血压并确定基础血压，以后定期检查，发现异常及时处理。

② 保证充足的休息时间，适当劳作，但要避免过度疲劳及精神创伤，心情应舒畅。

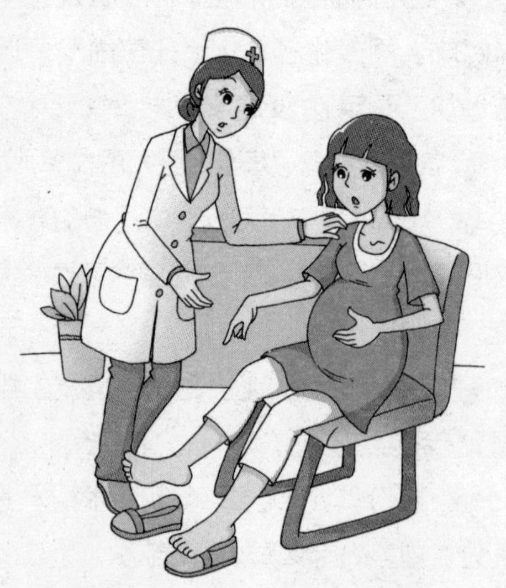

③ 高血压合并妊娠时，在孕中期有血压下降现象，对产妇虽有益，但可影响胎盘灌注，对胎儿不利，故一般不给降压、利尿剂，除非舒张压持续在14.6千帕（110毫米汞柱）以上时，则可适当治疗。

④ 高血压准妈妈容易并发妊高征，发生率30%左右，如出现蛋白尿、水肿等妊高征症状时应积极治疗，避免并发症的发生。一旦发生胎盘早剥、肾衰竭、胎儿宫内发育迟缓等，应及时终止妊娠。

⑤ 加强胎儿胎盘功能监测，并指导准妈妈自我监测，数胎动是最简便的自我监测方法。准妈妈最好采取左侧卧位以增加胎盘灌注量。

⑥ 要严格控制盐的摄入量，可适当注射镇静剂。

47 准妈妈高血压可以继续妊娠吗

符合下列条件的高血压准妈妈可以继续妊娠。

① 血压低于21.2/13.3千帕（160/100毫米汞柱），胎儿很少因胎盘灌注不足而胎死宫内或流产。

② 没有并发妊高征，即尿中无蛋白。

③ 无眼底病变。

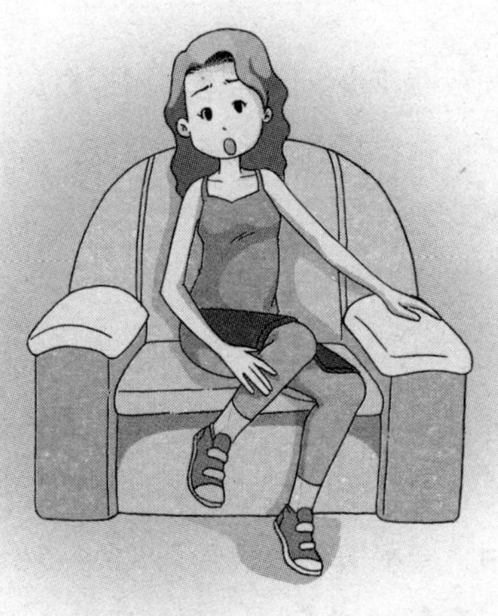

❹ 胎儿、胎盘功能监测正常，通过 B 超测量双顶径及股骨长度，了解宫内胎儿发育正常者。

❺ 胎动计数每小时大于 3 次，12 小时大于 20 次。

❻ 血、尿雌三醇测定值正常（52.05 微摩尔 ~ 107.57 微摩尔 /24 小时）。

❼ 血清生乳素浓度持续高于 2 微摩尔 / 升，该激素是胎盘滋养细胞产生的多肽类激素，具有促进准妈妈乳腺发育及胎儿生长的功能。

❽ B 超测量羊水平段、胎盘分级，反映胎盘功能正常。

❾ 胎心电子监护正常，从胎心率、基线率、非应力试验、应力试验来辨别正常。

❿ 无其他并发症，如子痫、胎盘早剥、肝肾功能损害、Hellp 综合征。

48 什么是先兆子痫

先兆子痫属重度高血压综合征，它具备中度妊娠高血压综合征的症状和体征，还有一些自觉症状，如头痛、眩晕、呕吐、上腹部不适、眼花及视力障碍等。血压可突然升高，约为 21.3/14.6 千帕（160/110 毫米汞柱），尿蛋白 ++、+++，水肿也明显加重。在此情况下，如不及时处理可在短时间内发展为子痫。

49 什么是子痫

子痫是最严重的妊娠高血压综合征，即在先兆子痫症状基础之上出现抽搐和昏迷。抽搐呈发作性的，发作 1 ~ 2 分钟后暂停，抽搐后患者处于昏迷状态。抽搐次数与昏迷时间受病情严重程度所限，一般来说与病情严重程度成正比。

50 怎样预防先兆子痫

先兆子痫、子痫都是十分严重的疾病，可有严重的并发症，如心力衰竭、肾衰竭、脑出血、胎盘功能不全，甚至早产和死胎。因此，每一位准妈妈都应预防妊娠高血压综合征，已患有妊娠高血压者应积极防治先兆子痫、子痫。

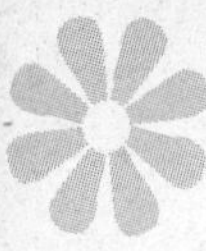

首先是早期诊断。这就要求准妈妈积极、主动地进行产前检查，在妊娠早期应测一次血压，以了解基础血压，孕期应按期做产前检查，密切注意血压、水肿及体重和尿蛋白的变化。若发现有妊娠高血压综合征征象，应早期治疗，以降低子痫、先兆子痫的发病率。

对于已发现妊娠高血压综合征者，除积极治疗外，要做好监护工作，最好住院治疗监护，密切注意有无高血压、水肿，有无头痛、头晕等症状。患者要卧床，避免强光、尖声的刺激。适当减少盐的摄入量，防止情绪波动。也可采用中药调治，但要注意中药剂量，还可适当使用镇静剂。

51 准妈妈子痫发作怎么办

子痫是妊娠高血压综合征最严重的阶段，患者会出现抽搐、昏迷、心力衰竭、肾衰竭等症状，并可发生子宫卒中、脑出血等并发症，若不及时抢救可导致准妈妈死亡。冬天是准妈妈子痫的多发季节，寒冷会使全身小动脉痉挛、各脏器缺血、供氧减少，尤其是脑血管发生持续收缩时可导致子痫的发作。所以在冬天，准妈妈要注意保暖。一旦发生抽搐或昏迷应立即就医。

52 孕期怎样治疗鼻炎

妊娠期鼻炎又叫血管舒缩性鼻炎，其症状是常鼻塞、打喷嚏、鼻涕增多，有时不得不用嘴呼吸，以致口干舌燥，影响睡眠。

尽量避免让鼻子接触到过敏原和污染物，如少去有烟雾和有人抽烟的地方。每天多喝水。每天使用盐水清洗鼻子数次。利用美容用的热敷蒸脸器，以蒸汽来热敷鼻窦与鼻道部位，每次使用 10 ~ 20 分钟。也可以自行烧煮热水，然后用热水把毛巾打湿，拿热毛巾敷脸。还可以好好地洗个热水澡，利用浴室里大量的热气改善鼻塞的现象。

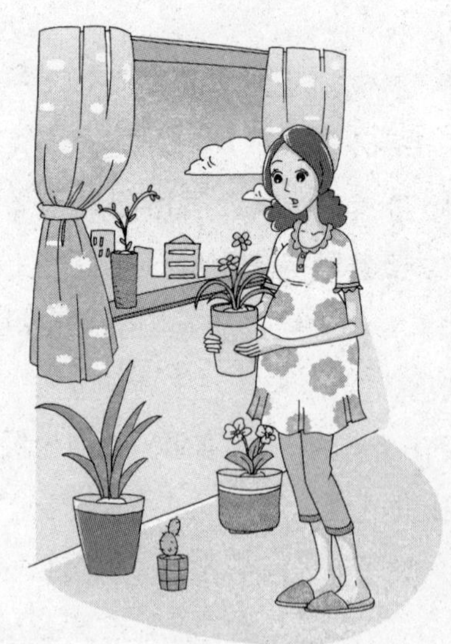

53 怎样防治准妈妈孕晚期骨盆痛

有的准妈妈诉说骨盆痛，经仔细了解是骨盆前、后的骨缝痛，走路时加重。妊娠后受大量孕激素的影响，骨盆各关节的韧带松弛，关节间的活动度增加，这属于妊娠的生理改变，目的是使骨盆腔有一定的活动度，有利于胎儿的娩出。如果韧带过度松弛，失去支持作用，准妈妈走路、坐立、翻身时困难，便成为病理状态。有的准妈妈只有骨盆前方松弛，耻骨联合间距大于或等于 1 厘米，称为耻骨联合分离，这种情况可穿合身的弹力裤加以固定，必要时卧床休息，等待分娩。如果胎儿过大，应选择剖宫产，以免分娩时胎头通过耻骨联合加重其分离。产后随孕激素的急速下降，各关节逐渐固定，症状会消失。症状消失的时间随关节松弛的程度不一，一般需 1 周，也有数月才完全恢复的。在症状未消失前仍应卧床休息。重度缺钙的准妈妈也可有骨盆痛。

54 孕晚期出现呼吸困难是怎么回事

怀孕后期出现呼吸急促和呼吸困难属正常情况，随着子宫继续压迫隔膜和两肺，呼吸会越来越困难。另外，黄体酮的大量分泌也会使准妈妈呼吸变得急促。所以，如果对正常生活没有太大影响就不必担心。

55 怀孕第 6 个月的胎教要点是什么

怀孕第 6 个月时胎儿大脑已比较发达，并产生了自我意识，还能很快地对外界刺激作出反应，渐渐形成了胎儿的个性特征与爱、憎、忧、惧、喜、怒等情感，也可以说这时候胎儿已经懂事了。这时准妈妈应该像对待已出生的婴儿那样，要考虑给孩子起个乳名，经常呼唤，并为胎儿唱儿歌、放音乐以及增强胎儿运动训练，以提高他的运动功能。这一时期正是胎教任务最重的时期，年轻的夫妇应有明确的“人父”“人母”意识，提高自我修养，不失时机地对胎儿进行教育。

❶ 给胎儿起个名

这时胎儿不仅具有听的能力，还能对听到的声音作出不同的反应。给胎儿取个名字，每当父母和胎儿对话时，先呼唤他（她）的名字，当胎儿出生后再次听到，便可产生一种特殊的安全感。

❷ 加强母爱

在整个妊娠期内，准妈妈要倾注博大的母爱，仔细捕捉来自胎儿的每一个信息，以一颗充满母爱的心浇灌萌芽中的生命，这是

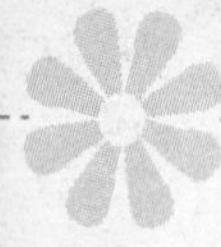

最起码的胎教。单就胎儿来说，母爱更是独一无二的，能得到母爱是最最幸福的事。准妈妈怀孕以后，特别是在怀孕的中后期，要仔细体察胎儿发出的信号，关注胎儿的生长，及时锻炼身体，摄入足够营养，避免不良刺激，将伟大的母爱传递给胎儿。

3 教胎儿学习

在怀孕期间教胎儿学习，乍一听有点儿不可思议，其实胎儿不仅能与母亲互通信息，还可以学文化、长知识。美国加利福尼亚州就成立了一所胎儿大学，只要怀孕 5 个月以上的女性都可入学。在经验丰富的教员的指导下，准妈妈用扩音器对胎儿讲话，同时用手在腹部做各种示范动作，与胎儿做游戏，教一些常用的词汇等。经过如此训练的胎儿出生时可懂得大约 15 个词汇的意思，并能对这些词汇作出反应，这表明了胎儿期是能学习的。只要准妈妈保持着旺盛的求知欲，胎儿也必将受到积极的影响，从而促进大脑智力的开发。

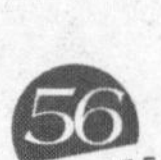

56 怀孕第 6 个月怎样进行音乐胎教

音乐胎教不仅可以促进胎儿的身心发育，而且能够培养孩子的音乐天赋。胎教音乐能使准妈妈改善不良情绪，产生美好的心境，并把这种信息传递给胎儿。优美动听的乐曲可以给腹中的胎儿留下和谐而又深刻的印象。美妙怡人的音乐还可以刺激准妈妈和胎儿的听觉神经器官，促使母体分泌出一些有益于健康的激素，使胎儿健康发育。可见，让胎儿听音乐是一个增进身体健康的好办法。

胎教音乐分为两种，一种是给母亲听的，优美安静，以 E 调和 C 调为主；另一种是给胎儿听的，轻松明快，以 C 调为主。具体到每个胎儿，还要因材施教，如对那些胎动较强的胎儿可选一些缓慢、柔和的曲子，而对那些胎动较弱的胎儿，则选择一些节奏感较强的曲子。一般来说，轻松愉快、活泼舒畅的古典乐曲、圆舞曲及摇篮曲比较适合作为胎教音乐。

进行音乐胎教时，音量不宜太大，也不宜过小。时间由短到长逐渐增加，但不宜过长，以 5 ~ 10 分钟为宜，每天定时播放几次。准妈妈在欣赏胎教音乐时，还需要加入丰富的感情色彩，在脑海里想象各种生动感人的形象，如碧空万里的蓝天、悠悠飘浮的白云、彤红美丽的晚霞等，使自身和胎儿沉浸在无限美好的艺术享受之中。

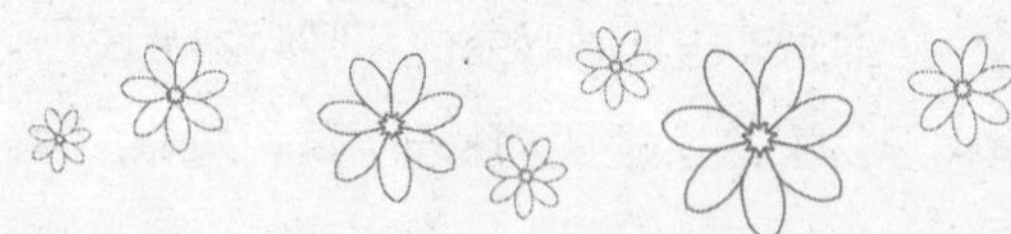

57 为什么要早给孩子起个名字

现实当中绝大多数年轻的爸爸、妈妈都是等孩子出生以后，视孩子性别的不同才给孩子起名字。从有益于孩子智力发育的角度讲，当胎儿长到 5 ~ 6 个月时，就应取一个乳名先叫着。

这是因为发育到 5 ~ 6 个月的胎儿听觉器官的发育已基本成熟，并与神经系统反射建立起了联系，从这时开始给孩子起个乳名并经常呼唤，比较容易沟通父母和胎儿之间的信息，更重要的是胎儿出生后听见父母呼唤自己的乳名，就会表现得非常熟悉，而具有特殊的安全感，即便是在烦躁哭闹的时候，听到自己的乳名也会安静下来。所以，在孕期丈夫应与妻子商量着早给胎儿起个乳名。

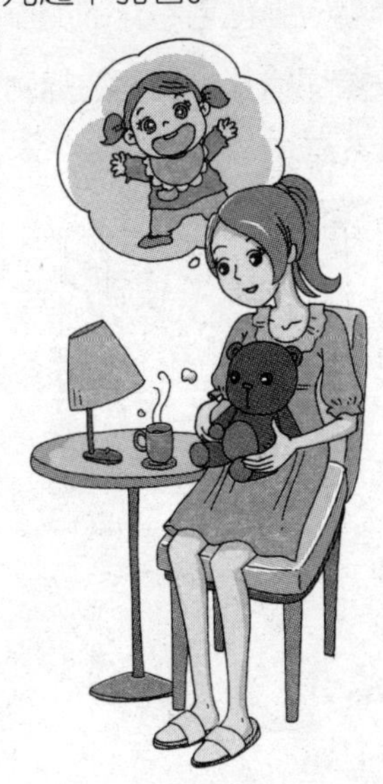

58 母亲与胎儿之间如何进行行为信息的传递

行为也是一种语言，是一种肢体语言。由于胎儿尚不具备语言表达的能力，所以发生在母亲与胎儿之间的这种行为信息的传递就显得十分重要。

通过观察发现，每当胎儿感到不适、不安或意识到危险临近时，就会拳打脚踢向母亲报警。据报道，一位妊娠 7 个月的准妈妈突然感到腹中的胎儿猛烈冲撞自己，并且持续时间较长。经医生诊断，是前置胎盘，这是一种很可能导致胎盘与子宫分离，引起大出血的妊娠。可见，胎儿已感到即将降临的危险，于是不得不竭尽全力通知他的母亲。另外，当准妈妈因重体力劳动、大运动量活动、长途跋涉以及繁重的家务等引起极度疲劳，或者因种种原因烦恼、气愤和不安时，也会自然而然地传递给胎儿，使胎儿得到母亲行为的暗示，从而波及胎儿的健康和发育，严重时甚至使胎儿感到无法忍受而发生流产、死产等意外。因此，准妈妈应重视孕期保健，注意分析来自胎儿的行为信息，以保证胎儿健康成长。

59 怎样知道胎儿在聆听世界

出生几天的婴儿哭闹是常有的事，如果

母亲把婴儿抱在左胸前，婴儿会很快安静下来，歇息入睡。这也许并未被年轻妈妈所注意，可是却引起了科学家的深思，这是因为胎儿在母亲体内时就已习惯了母体血流的声音和心脏的跳动，出生后婴儿的耳朵贴近母亲的胸脯，这种声音把婴儿带回昔日宁静的日子和安全的环境中，这种早已体验过的安全感是任何优美的催眠曲无法比拟的。

 胎儿在子宫内是怎样学习的

人们发现，婴儿从出生第一天起就能辨认出母亲的声音，而且对这种声音表现出极大的兴趣。法国学者曾经对一些婴儿进行过法语和俄语的选择试验，结果发现他们对法语发音反应更为强烈，这说明这个小生命在胎儿时期就已经具备了学习能力。

人们都说婴儿是一张白纸，其实，早在胎儿时期这张白纸上就已经开始描绘图画了。瞧，深居在母亲子宫内的小生命伸出小脚来探测他的胎盘："这是什么东西？"经过几个回合的研究，他终于放心了，确认这是一个柔软、安全的物品；一个偶然的机会，胎儿的手碰到了漂浮在旁边的脐带："这又是什么东西？"很快，脐带就成了胎儿的玩具，一有机会便抓过来玩弄几下；对于包围他的羊水，小生命更是潜心研究，不时地吞咽几口品尝一下；母亲子宫的血流声、肠道的蠕动声以及心跳的搏动声，对于胎儿来说无异于一首美妙动听的曲子，统统被收入大脑，储存进记忆系统，以至出生后依然念念不忘；对于外界传入的音乐声胎儿也颇感兴趣，转动头部，让耳朵贴近外部世界认真倾听。久而久之，一旦这种声音传来，胎儿便产生一连串的动作反应。

总之，子宫内的小生命具有出色的学习能力，他利用一切可能的机会抓紧学习，学习吞咽、学习吮吸、学习运动。当然，他还是一个小小的"心理学家"，通过母亲传递过来的一切信息揣摩母亲的心绪。鉴于胎儿这种潜在的学习能力，准妈妈在妊娠期间，尤其是后半期应强化与胎儿的交流，通过各种可能的渠道使胎儿接受有益的刺激，获得良好的胎内教育。

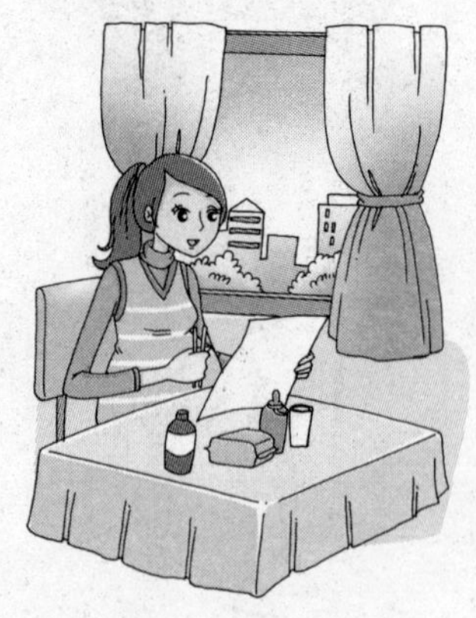

第七节 健康妊娠第7月

JIAN KANG REN SHEN DI QI YUE

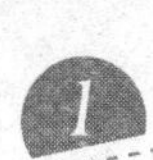

1 怀孕第7个月母体有哪些变化

怀孕第7个月，准妈妈腹部变得更大，子宫底上升到肚脐上三横指。子宫高度为24厘米。子宫底如果非常高，可能是双胞胎或者是羊水过多。越来越大的子宫压迫下半身，可出现静脉曲张；另外，便秘和长痔疮的人也增多。

2 怀孕第7个月胎儿的生长发育情况如何

7个月胎儿的身长为36厘米～40厘米，体重为1000克～1200克。上下眼睑已形成，鼻孔开通，容貌可辨，但皮下脂肪尚未充足，皮肤是暗红色，皱纹较多，脸部如老人一般。脑部逐渐发达。男胎的睾丸还未降至阴囊内，女胎的大阴唇也尚未发育成熟。胎儿还没有完全具备在体外生活的适应能力，若在此时出生，往往因为发育不良而死亡。

3 怀孕第7个月胎儿的大脑发育情况如何

胎儿的大脑皮层更为发达，大脑表面的主要沟回也已经完全形成。

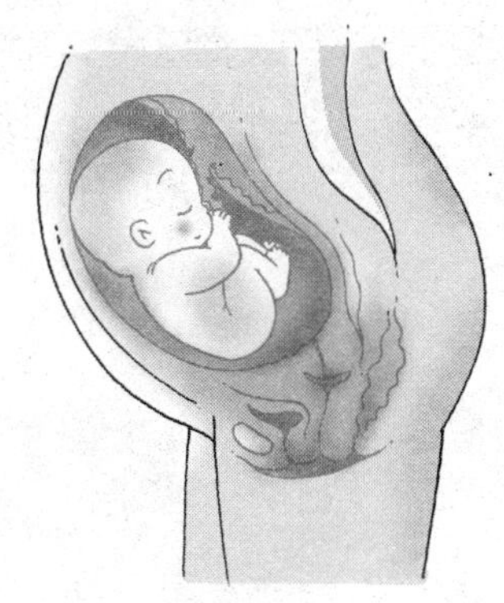

4 怀孕第7个月胎儿的语言发育情况如何

实际上胎儿在母腹中就已经具备了语言学习的能力。根据胎儿这种潜在的能力，只要母亲不失时机地对胎儿进行认真、耐心的语言训练，那么等到胎儿出生后，其听力、记忆力、观察力、思维能力和语言表达能力将会大大超过未经语言训练的孩子。

5 怀孕第7个月胎儿的味觉发育情况如何

胎儿在7个月左右已经具有感觉味道的能力。如果给7个月的早产儿甜味的东西，他（她）马上就有反应。感觉味道的味蕾，在怀孕3个月时逐渐形成，在怀孕第7个月左右时已基本完成。尤其对甜味与苦味的感觉，发育比较迅速。

胎儿在感觉到甜味时除了会心跳外，还会吸吮，尝到苦味时会做出吐舌头表示讨厌的动作。由于基本的味觉已经发育完成，所以，胎儿出生后马上可以分辨母乳及其他味道的差异。

6 怀孕第7个月胎儿在宫内是什么样的姿势

妊娠7个半月以前，胎儿周围的羊水相对较多，胎体较小，胎儿犹如水中漂动的皮球，胎位可经常变动。因此，这时检查胎位并无意义，即便是胎头不朝下，也不必管他。妊娠7个半月以后，长大的胎儿在子宫里活动逐渐受限。此时若发现胎位异常——臀位或横位，即民间所说的“横生倒养”，则应遵照医嘱采取相应措施，以减少母婴在分娩中可能发生的危险，提高围产儿的存活率。

7 胎儿为什么会发生脐带绕颈

怀孕中期胎儿在子宫里的羊水中漂浮着，脐带也漂浮着。当胎儿发育到一定的时候就会在羊水中活动，伸伸手脚，甚至翻个跟斗，一不小心就会把手脚或身体和脐带缠在一起。当空间足够大的时候，他可以再翻个身绕出来，所以有时候B超检查看到脐带绕颈，而下次检查时又发现不绕了。当胎儿越长越大，不再能够大幅度地运动了，这时如果有脐带绕颈，就不容易脱身了。

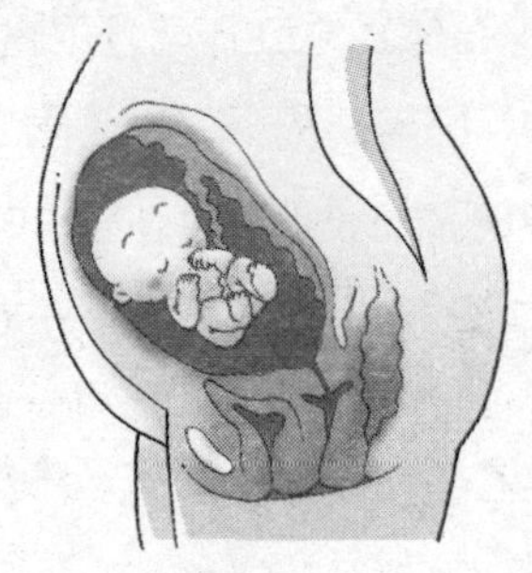

8 胎儿脐带绕颈有什么危险

据统计，大约 20% ~ 25% 的胎儿都有脐带绕颈，其中因为脐带绕颈而使胎儿缺氧或致死的只有很少数。也就是说，虽然有 1/4 的胎儿被脐带绕过，但绝大多数还是安全地降生了。脐带是有一定长度的，大多数时候绕在胎儿脖子上的脐带只是松松地围着，脐带和宝宝的脖子都不会受到压迫，也就不会产生危险。如果脐带不够长，或者在胎儿的脖子上绕了好几圈，脐带就会勒紧而影响胎儿的血液供应。营养和氧气的供应减少了，胎儿就会发生生长迟缓，甚至宫内窘迫。另一种危险发生在分娩时，自然分娩时胎儿在宫缩力量的压迫下，要通过开大的宫颈口沿着产道下降。随着胎儿位置的逐渐下降，脐带也被逐渐拉紧。在正常情况下，脐带有足够的长度让胎儿安全娩出，如果有脐带绕颈的情况，脐带的长度就相对减少了，可能会勒得过紧，使胎儿缺氧。

9 脐带绕颈一定要实施剖宫产吗

不是所有的脐带绕颈都会对胎儿有不良影响，只要胎儿的生长发育正常，胎动正常，胎心监护正常，完全可以通过自然分娩出生。但如果脐带绕颈多圈，或者怀疑胎儿缺氧，选择剖宫产就比较明智和安全了。

10 如何知道胎儿是否安全

怀孕期间可以通过 B 超检查了解胎儿的生长情况。胎心监护也是评估胎儿情况的手段之一，如果胎心监护异常，就要考虑胎儿是否有缺氧的现象。特别是在自然分娩的过程中，胎心监护尤为重要。对于准妈妈来说，数胎动则是自我监护的最好方法。每个胎儿都有自己的活动规律，只要准妈妈每天仔细体会就能掌握。当胎儿缺氧时，胎动会发生变化，可以过于频繁，也可以明显减少。当胎动明显减少甚至基本消失时，胎儿就十分危险了。但这时胎心仍然可以在一段时间内维持正常水平，可通过手术来挽救胎儿。但胎儿缺氧的时间过长，就会对其大脑和其他器官造成不可逆转的损害。

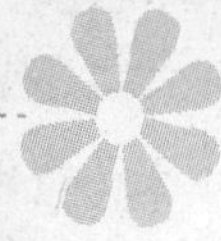

11 如何知道胎儿是否发育正常

准妈妈想知道自己的胎儿发育情况，可用两个指标来衡量：第一个指标是子宫底高度（当然也要参照腹围的数值），即大家熟悉的产前检查中必定要测量的宫高和腹围。以宫高为例，正常情况下，妊娠24周末，宫高平均24厘米，28周末为26厘米，36周末为32厘米，40周末则达到33厘米。准妈妈可根据所测得的宫底高度，计算胎儿发育指数，判断胎儿是否发育正常。公式如下：胎儿发育指数＝宫底高度（厘米）–3×（月份+1）。正常情况是胎儿发育指数大于–3，而小于+3。若在此范围之外，则属不正常。例如：在怀孕24周（6个月）测量的宫底高为23厘米，那么胎儿发育指数=23（厘米）–3×（6+1）=2，结果正常，即胎儿发育符合孕周。

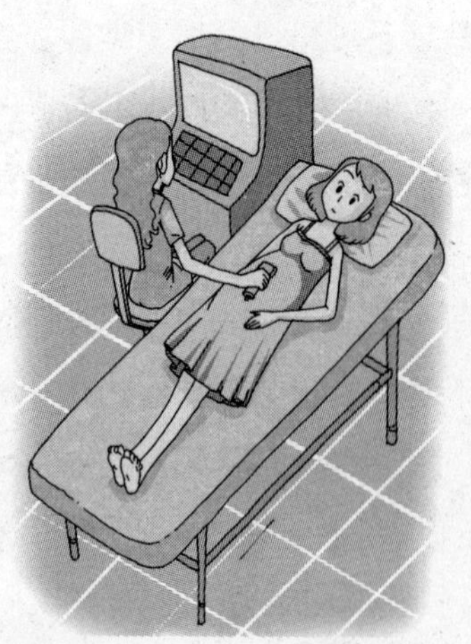

第二个指标是通过B超测定胎头双顶径值（BPD）。正常情况下，每3周BPD值平均增长0.78毫米。如果每3周BPD平均增长小于0.4毫米，或每4周少于0.6毫米，则表示胎儿发育迟缓。

12 胎儿发育迟缓的原因有哪些

胎儿宫内发育迟缓是指足月胎儿出生体重小于2500克，或体重较同龄新生儿平均体重轻10%以上。宫内发育迟缓因发生的时间不同，可有不同的表现。早期发育迟缓的胎儿，发育匀称，增长呈均匀一致性，而其胎盘功能多正常，发育迟缓往往因病毒感染，或先天基因异常所致。晚期发育迟缓的胎儿，发育不匀称，但身长影响不大，皮下组织及体重明显低，常伴有胎盘发育不全，这种胎儿围产期窒息发生率高。

13 胎儿发育迟缓的危害有哪些

宫内发育迟缓的围产儿患病率高，新生儿窒息是宫内发育迟缓儿的主要并发症。由于胎儿宫内缺氧、酸中毒，脑细胞受抑制而导致新生儿窒息。围产儿窒息可发生缺氧性脑病、缺氧性充血性心力衰竭等多种器官功能失调。由于发育迟缓，胎儿肝糖原及其贮存均少，容易发生低血糖；由于血黏稠度高，易发生红细胞增多症。

胎儿出生后智力及神经系统能否正常发育，受胎儿宫内发育基础，是否并发新生儿窒息、缺氧、低血糖等因素的影响。出生后的生长发育要根据营养、环境及胎儿宫内发育迟缓发生的时间等因素来定。因此，胎儿宫内发育迟缓应引起人们的注意。

14 胎儿发育迟缓怎么办

准妈妈若发现自己的胎儿发育迟缓，首先要精神放松，充分休息，睡觉时多向左侧卧，以此增加子宫胎盘的血液循环，改善胎儿缺氧状态。同时要注意调理营养，适当补充微量元素锌、铁及维生素等。有的准妈妈则需要住院，静脉补充营养以及针对病因进行治疗。根据治疗效果，考虑是否终止妊娠。

15 怀孕第7个月准妈妈应注意哪些问题

这时准妈妈容易患贫血、中毒症等，所以应把每月一次的孕期检查改为每两周一次。这时准妈妈还容易患阴道炎、痔疮，要注意个人卫生，勤换内衣，勤洗澡，尤其应注意对乳头的保养。为避免便秘，可每天早上喝牛奶和水，多吃水果和含纤维素多的蔬菜。

16 怀孕第7个月准妈妈应该进行什么准备

在此时期出生的胎儿几乎都是发育不良的早产儿，为防万一，住院用品应及早准备齐全。此外，婴儿床等大型用品，婴儿房或婴儿就寝的地方都应准备妥当。准妈妈分娩后的几星期内，往往需要调养身体，可能没有时间去整理头发，所以可趁这段身体状态不错的时候，前往发廊换一款比较清爽的发型。

17 怀孕第7个月的饮食营养应该注意什么

本月准妈妈常出现妊娠高血压综合征，所以在饮食方面需要格外小心。不宜多吃动物性脂肪，要减少盐的摄入量，日常饮食以清淡为佳，忌吃咸菜、咸蛋等盐分高的食品。水肿明显者要控制盐的摄取量，每日2

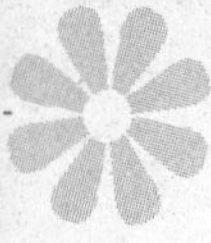

克～4克盐即可。同时，要保证充足、均衡的营养。必须充分摄取蛋白质，多吃鱼、瘦肉、牛奶、鸡蛋、豆类等。忌用辛辣调料，多吃新鲜蔬菜和水果，适当补充钙元素。

另外，要注意增加植物油的摄入。此时，胎儿机体和大脑发育速度加快，对脂质及必需脂肪酸的需要增加，必须及时补充。因此，增加烹调所用植物油即豆油、花生油、菜油等的量，既可保证孕期所需的脂质供给，又提供了丰富的必需脂肪酸。准妈妈还可吃些花生仁、核桃仁、葵花子仁、芝麻等油脂含量较高的食物，并控制每周体重的增加在350克左右，以不超过500克为宜。

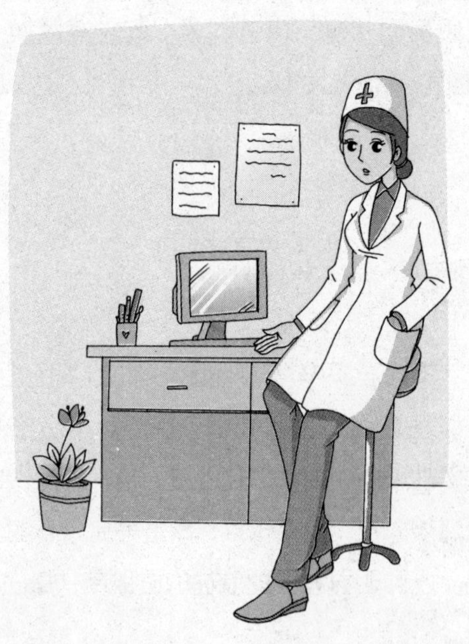

18 孕中晚期服用人参需要注意什么

孕中晚期，如水肿较明显，动则气短，以服红参为宜，体质偏热者可服西洋参。总之，应在医生指导下选择服用，千万不要服用过量。红参、西洋参常用量为3克～10克，生晒参为10克～15克，蒸煮45分钟左右为佳，服时以少量多次为宜。服参时忌与萝卜同服，少饮茶。

19 为什么多吃大枣好处多

大枣中富含维生素C，每100克大枣中维生素C的含量高达540毫克。除了煮粥外，还可制成枣馅、枣糕、枣饼、枣馍，或包在粽子里食用。

20 多吃黑木耳有什么好处

黑木耳含糖量高达65.5%，含钙量高于紫菜，含铁量高于海带，所含胶质可把残留在消化系统的灰尘和杂质吸附集中起来排出体外，从而起到清胃涤肠的作用，有帮助消化纤维一类物质的特殊功能。木耳还具有滋补、益气、养血、健胃、止血、润燥、清肺、强智的作用，用于滋补大脑和强身效果极佳。黑木耳炖红枣，具有止血、养血之功效，是孕产妇的补养品；木耳黄花菜共炒，可收到补上加补之效。

21 准妈妈为什么多汗

准妈妈常有多汗现象。这是因为妊娠期血中皮质醇增加，肾上腺皮质功能处于亢进状态，再加上准妈妈基础代谢增快，自主神经功能改变，引起血管舒缩功能不稳定，皮肤血流量增加，到妊娠晚期可能还会发生多汗性湿疹，这种现象会一直延续到产后数天。

针对孕期多汗，准妈妈应注意以下几点：

1. 多饮水，多吃水果，以补充水分和电解质。
2. 避免过多的体力活动。
3. 勤洗澡，勤换衣服。衣服宜宽松以利散热，内衣穿棉织品以利吸汗。
4. 不要因为怕出汗而过多吹电扇或长时间待在空调房间里。

22 住高楼的准妈妈要注意什么

近些年来，随着我国住宅的现代化和高层化，居住在高楼的准妈妈相应增多。这些准妈妈由于上下楼不方便，因而外出活动的机会大大减少。准妈妈活动减少，可使胎儿的体重增加过多，而且导致准妈妈体力减弱，使滞产、剖宫产等异常现象增加。因此，住高楼的准妈妈要注意保持一定的活动量，早晚应下楼散步活动，睡前也可在家走动，经常参加一些适当的体力劳动，以减少异常分娩的发生。

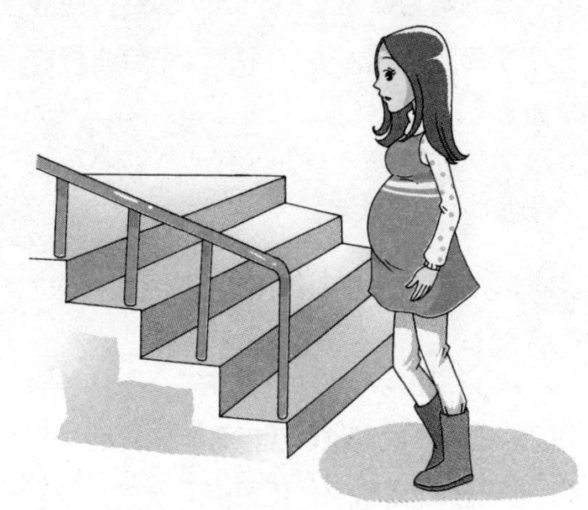

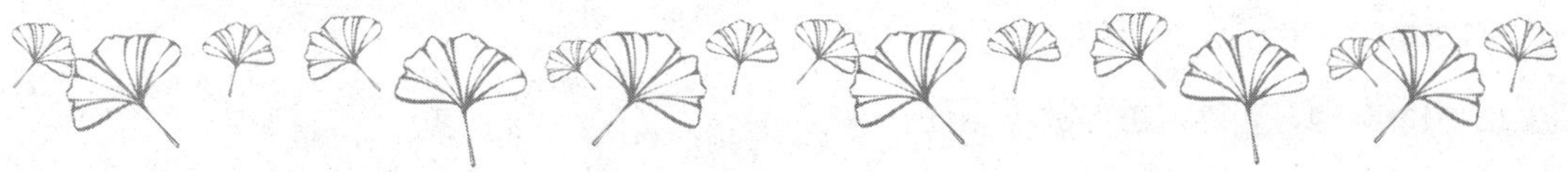

 准妈妈为什么易长痔疮

痔疮是直肠下端黏膜及肛门皮肤深部的血管扩张、弯曲、突起形成的血管团，痔疮分内痔、外痔两种。直肠黏膜与肛门皮肤交界处有一锯状的线，称为齿状线，齿状线以上为内痔，齿状线以下为外痔。内痔一般不痛，外痔常有疼痛。据统计，准妈妈痔疮发生率高达 76%。

女性怀孕后，为了保证胎儿的营养供应，盆腔内的血流量增多；随着胎儿的发育，增大的子宫又会压迫盆腔，使直肠黏膜下及肛门皮肤下血管血液回流受阻；另外，准妈妈常伴有便秘、排便困难，使静脉血管血液淤积，形成痔疮或使原有痔疮加重。

 孕期怎样防治痔疮

为了尽可能地防止痔疮发生，在怀孕期间应少吃或不吃辣椒、胡椒等辛辣食品，多吃一些高纤维的蔬菜。如果出现便秘，可用开水泡中药肉苁蓉，每次 5 克，睡前饮服。另外，蜂蜜、香蕉具有很好的润肠通便作用，可常食用。准妈妈发生便秘时，切不可擅自使用开塞露、大黄、番泻叶等泻药，以免诱发子宫收缩，引起早产。

 孕期出现坐骨神经痛怎么办

大多数准妈妈在妊娠晚期会出现坐骨神经痛，主要感觉为腰腿痛。这是由于增大的子宫压迫腰骶神经，从而引起神经周围组织充血、水肿；同时关节韧带松弛，增大的子宫向前突出，为了保持身体平衡肩胸后仰、腰椎前突，造成下肢腰部疼痛，活动障碍，随着子宫的增大，症状会逐渐加重。

症状不严重者，无须特殊处理，一般在产后症状即可缓解，肢体功能恢复。

 如何缓解坐骨神经痛

采取以下措施可以适当减轻坐骨神经痛。

❶ 当疼痛发生时，尝试做做局部热敷，用热毛巾、纱布或热水袋都可以。

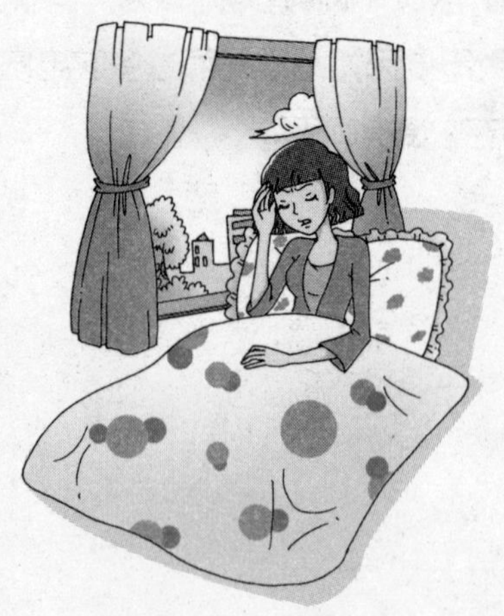

❷ 每天在盛有温水的浴盆中浸泡。

❸ 搬挪物品时，最好不要弯腰，而是采用下蹲的姿势。

❹ 坐着时将椅子调到舒服的高度，并在腰部、背部或颈后放置舒服的靠垫。

❺ 注意不要坐或站立太久，工作约 1 小时就要休息 10 分钟，起来走动走动或轻轻伸展四肢。

❻ 采用自己认为舒服的姿势睡眠，可将枕头垫在两腿间或肚子下面。

❼ 症状轻微者，可以在家做按摩操。

27 性病是如何通过母体传染给胎儿的

目前，已发现母婴传播的性病病原体主要有：淋球菌、梅毒螺旋体、艾滋病病毒等。女性在怀孕期间感染性病，这些病原体可经过宫内感染、分娩过程及产后 3 种途径传染给胎儿，引起胎儿的先天性感染及出生后的持续感染。宫内感染是指经过胎盘的血源性传播及上行性感染至羊水的传播。产后传播包括胎儿出生后感染产妇的各种排泄物或分泌物，如乳汁、尿液、粪便及唾液等。

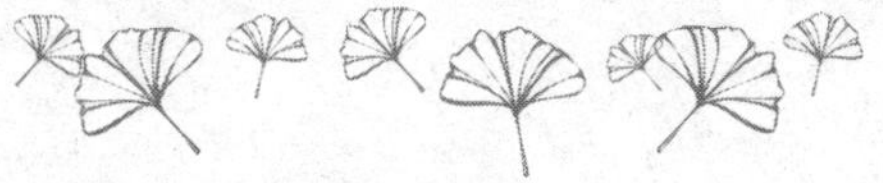

28 性病对胎儿有什么危害

性病是以不洁性行为为主要传播途径的一类疾病，又称为性传播疾病。性病具有很强的传染性，不仅给患者本人带来极大的痛苦，还对胎儿有着广泛的不良影响。

这些性传播疾病严重地危害胎儿的身体健康。淋球菌能够造成胎儿宫内发育迟缓、流产、早产及淋菌性脑膜炎、关节炎和眼炎（可致盲）等。梅毒螺旋体则可诱发胎儿先天畸形、发育不良或迟缓、流产、死产和梅毒儿（先天梅毒或后天梅毒）等。艾滋病病毒可导致畸胎、怪胎、发育不良及免疫功能缺陷等。

29 如何防治耻骨联合分离

妊娠后，在激素的作用下骨盆关节的韧带松弛，耻骨联合之间的缝隙可加宽 0.3 厘米 ~ 0.4 厘米，使骨盆容积在分娩时略有增加，便于胎头通过。这本是正常现象，但如果韧带松弛超过了限度，骨盆就不稳定了，准妈妈坐、立或卧床翻身均有困难，走路时迈不开腿，用不上劲；若耻骨间隙能够插进指尖，说明耻骨联合分离，就不正常了，有时合并纤维软骨炎，往往痛得很厉害，这种现象多出现在怀孕最后 1 ~ 2 个月。

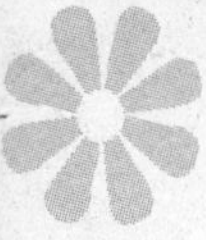

准妈妈出现耻骨联合分离怎么办

凡出现耻骨联合分离的准妈妈要减少活动，甚至卧床休息直到分娩。临近产期时估计胎儿大小，正常大小的胎儿可从阴道分娩，但要避免使用产钳、胎头吸引器等助产手术，以免耻骨联合组织在胎头娩出时承受过大的压力而加重分离；胎儿超过 4 千克或骨盆狭窄者则应考虑剖宫产。产后因激素作用消退，韧带张力逐渐恢复，有的耻骨联合分离的产妇仍要卧床 1 ~ 2 个月才能正常活动。用弹性腹带或弹性绷带固定骨盆可有所帮助。

怎样防治鼻出血

女性怀孕后，体内大量的雌激素使黏膜肿胀，局部毛细血管扩张充血，易于破损出血。再加上鼻中隔的前下方本来就血管丰富，并且位置表浅易受损伤。因此，有些准妈妈经常鼻子出血。

由于鼻出血的部位多在鼻中隔的前下方，因此，可把出血侧的鼻翼向鼻中隔压紧或塞入一小团干棉花压迫止血。如果双侧鼻出血，可用拇指和食指捏紧两侧鼻翼部以压迫出血区，再于额部敷上冷毛巾，促使局部血管收缩止血。紧张、惊慌会使血压增高而加剧出血。如果血液流到口咽部，一定要吐出来，不可咽下去。不能仅用棉花堵住鼻孔。如通过上述方法仍出血不止，应立即找医生处理。

什么是胎漏、胎动不安

女性妊娠期间阴道少量出血，时下时止而无腰酸腹痛称为胎漏。妊娠期患有腰酸腹痛或下腹坠胀，或伴有少量阴道出血称为胎动不安，二者常是堕胎、小产的先兆。

慢性肾炎对准妈妈与胎儿有什么危害

慢性肾炎是一种临床综合征，最常见的是慢性肾小球肾炎。一般认为，妊娠能使已有的慢性肾炎加重。因为妊娠期处于高凝状态，容易发生纤维蛋白沉积，形成新月体，而且某些妊娠合并症也会加重肾脏病变的程度，如发生妊高征时肾小球滤过率和肾血流量都会降低，严重时可发生肾衰竭或皮质坏死。

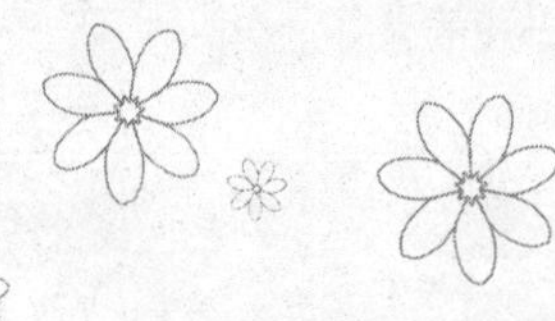

34 怎样给胎儿讲故事

给胎儿讲故事是一项不可缺少的胎教内容。讲故事时，准妈妈应把腹内的胎儿当成一个大孩子，娓娓动听地述说。亲切的语言将通过语言神经传递给胎儿，使胎儿不断接受客观环境的影响，在不断变化的文化氛围中发育成长。讲故事时既要避免高声尖气地喊叫，又要防止平淡乏味地读书，方式可以根据准妈妈的具体情况而定。内容可以由准妈妈任意发挥，讲随意编就的故事，也可以读故事书，最好是图文并茂的儿童读物。还可以给胎儿朗读一些儿歌、散文等。内容不应过长，宜有趣，切忌引起恐惧和悲伤。

35 与胎儿对话有什么好处

根据胎儿具有辨别各种声音并能作出相应反应的能力，父母应抓住这一时机经常与胎儿对话，孩子一出生就会马上识别出父母的声音，这不但对年轻父母是一个激动人心的时刻，而且对新生儿来说是莫大的安慰和快乐，消除了由于环境的突然改变而带给他的心理上的紧张与不安。

曾有一位父亲从胎儿 7 个月开始经常向胎儿说："小宝贝，我是你的爸爸！"一边抚摸着胎儿。以后每当这句话一出现胎儿就会兴奋地蠕动起来。当这个孩子出生后因环境的突变产生不快时，父亲说："小宝贝，我是你的爸爸！"话刚出口，婴儿就像被施了魔法一样突然停止了哭声，并掉转头来寻找发出声音的方向，后来竟高兴地笑了。以后每当孩子哭闹时，这句话就会使孩子从哭闹中安定下来。

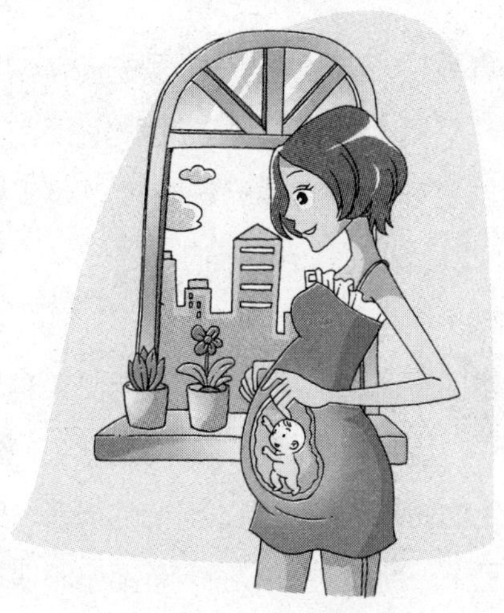

可见父母通过声音和动作与腹中的胎儿进行对话，是一种积极有益的胎教手段。在对话过程中，胎儿能够通过听觉和触觉感受到来自父母亲切的呼唤，增进彼此生理上的沟通和感情上的联系，这对胎儿的身心发育是很有益的。

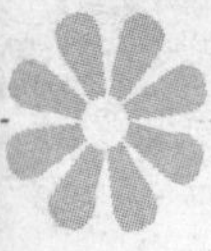

36 怎样和胎儿说话

事实上，准妈妈应于怀孕初便常常与腹中胎儿交流、谈话，不过，因为胎儿在第7个月时才能更清楚地分辨喜欢或讨厌的声音，所以，现在开始也不迟。

胎儿在出生之前就是听着声音长大的：子宫里血液流动的声音，母亲与父亲温和的谈话声、母亲偶尔因为吵架而变得尖锐的声音、电话铃声、门铃声、电视的声音、唱片的声音……所有生活中的声音都是无法避免的。所以，准妈妈应尽可能整合这些声音，给胎儿提供舒适的声音环境。

准妈妈中午做完家事之后，坐在沙发上，双手贴着下腹，因为胎儿的头应该在这个位置，然后温柔地与胎儿说话。也不妨为胎儿读读故事书。准爸爸也要对胎儿说说话，可以在晚餐后进行。

胎儿对这种说话的方式，会在腹中作出反应。此时，母亲不仅感觉到胎儿在肚子里活动，而且能感觉到胎儿可能在诉说着什么事情。

37 胎教的常见音乐有哪些作用

常见的胎教音乐有以下几种作用：

1 催眠

如二胡曲《二泉映月》、筝曲《渔舟唱晚》、德国浪漫派作曲家门德尔松的《仲夏夜之梦》等。这类作品具有轻盈灵巧的旋律、美妙活泼的情绪及安详柔和的情调。

2 镇静

如民族管弦乐曲《春江花月夜》、琴曲《平沙落雁》等。这类作品优美细致，音乐柔和平缓，带有诗情画意。

3 舒心

如《江南好》《春风得意》等。

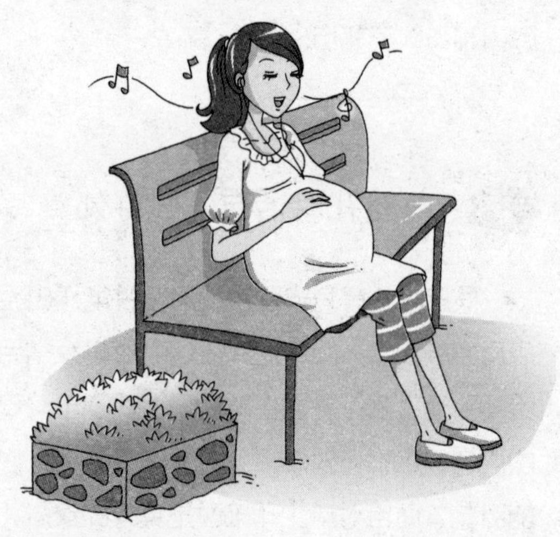

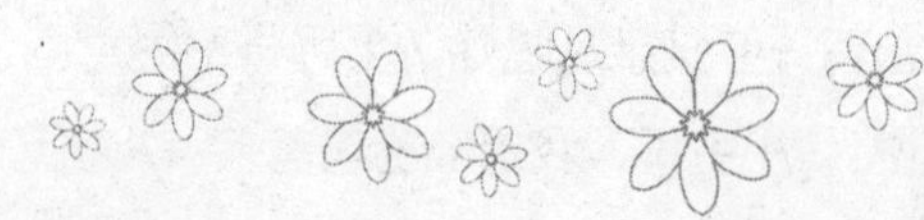

4 解除忧郁

如《喜洋洋》《春天来了》，奥地利作曲家约翰·施特劳斯的《春之声圆舞曲》等。这类作品使人联想到春天，仿佛看到春天穿着美丽的衣裳，同我们欢聚在一起，曲调优美酣畅，起伏跳跃，旋律轻盈优雅。

5 消除疲劳

如《假日的海滩》《锦上添花》《矫健的步伐》，奥地利作曲家海顿的乐曲《水上音乐》等。这类作品清丽柔美，抒情明朗。

6 振奋精神

如《娱乐升平》《步步高》《狂欢》《金蛇狂舞》等。这类作品曲调激昂，旋律变动较快，引人向上。

7 促进食欲

如《花好月圆》《欢乐舞曲》等。

38 为什么音乐胎教应选用固定的曲子

音乐除了声波的作用之外，它和颜色一样对感觉器官的直接刺激可影响人的心理状态和情绪，并通过旋律、速度及力度的变化影响人的神经系统功能。选择一些节奏较明显的胎教乐曲，把它一遍又一遍地转录在空白磁带上，使磁带的每面都是同一些曲子。每天都让胎儿听这些曲子，反复播放以不断地强化。当胎儿出生后会对这些曲子有记忆的表现。研究表明，如果给新生儿听胎儿时期常常听的乐曲，婴儿会表现出极大的兴趣。

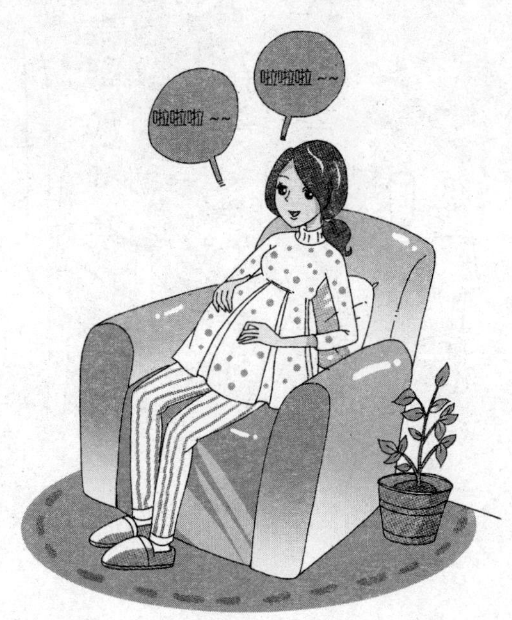

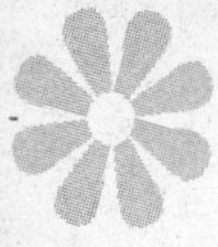

什么是胎教中的哼唱谐振法

母亲用柔和的声调唱轻松的歌曲，同时想象胎儿正在静听，从而达到爱子心音的谐振，称为哼唱谐振法。准妈妈在打扫房间、做饭、晾晒衣服时，只要有时间就可以哼唱几首儿歌或轻松欢快的曲子，让胎儿不断地听到母亲的宜人歌声，既传递了爱的信息，又有意识地播下艺术的种子。哼歌时，声音不宜太大，以小声说话的音量为宜，以免影响胎儿。

歌曲可选唱《小燕子》，边唱边联想燕子飞舞的动作，也可说唱结合，用童话般的语言，把春天的景象描述给胎儿听。《歌声与微笑》，边唱边浮想联翩，在脑海里构成一幅幅春花遍山野的美丽画面。《早操歌》，早晨散步时，随着春、夏、秋、冬四季的变化，把大自然的美好景色告诉胎儿。《小宝宝快睡觉》，一首催眠曲，共同入梦乡。如果准妈妈自己会演奏乐器，也不失为哼唱谐振的好办法。

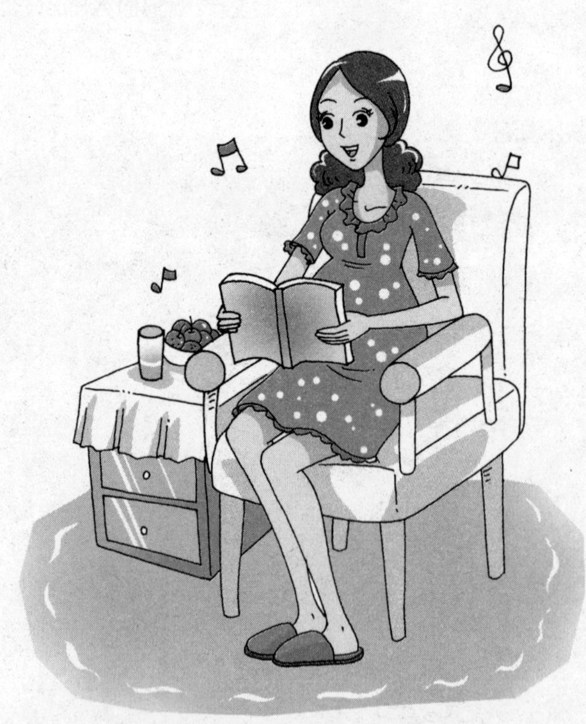

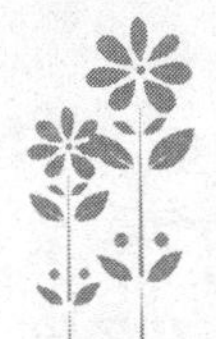

第八节 健康妊娠第8月

JIAN KANG REN SHEN DI BA YUE

1 怀孕第 8 个月母体有哪些变化

怀孕第 8 个月准妈妈下腹部更显凸出，子宫底高 27 厘米 ~ 29 厘米。子宫将内脏向上推挤，心、肺、胃受到压迫，会感到呼吸困难，食欲不振。腰部更容易感到酸痛，下肢可出现水肿、静脉曲张。此时是第二次孕吐出现的痛苦时期。

准妈妈腹部皮肤紧绷，皮下组织出现断裂现象，从而产生紫红色的妊娠斑。下腹部、乳头四周及外阴部等处的皮肤有黑色素沉淀，妊娠褐斑也会非常明显。

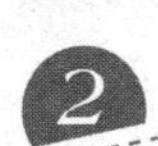

2 怀孕第 8 个月胎儿的生长发育情况如何

8 个月的胎儿身长 41 厘米 ~ 44 厘米，体重 1600 克 ~ 1800 克。胎儿身体发育已基本完成，肌肉发达，皮肤红润，皮下脂肪增厚，体形浑圆，脸部仍然布满皱纹。神经系统变得发达，对体外声音有反应。胎儿动作更活泼，力量更大，有时会踢母亲的腹部。此时胎儿头部朝下才是正常胎位。胎儿已基本具备生活在子宫外的能力，但准妈妈仍需特别小心。孕 8 个月出生的新生儿，可在保温箱内喂养，由医院特殊护理。

3 怀孕第 8 个月胎儿的大脑发育情况如何

胎儿的大脑皮层更为发达，大脑表面的主要沟回也已经完全形成。此时是胎儿听觉、皮肤感觉（触摸）及视觉等感觉形成的时期。不过，视觉是出生后才快速发展而成的，此时只是先奠定基础。这时期准父母的胎教应着重于积极发挥这些感觉的作用。胎儿区别声音强弱的神经已经发育完成，即使不知道言语的意思，也能敏感地感受到母亲的声音，孕妇应随时调整心态，保持愉快、轻松的心情，以传达给胎儿良好的信息，促进胎儿身心和智力的发展。

 怀孕第8个月准妈妈应注意哪些问题

这一时期很容易患妊娠高血压综合征。如果在早晨醒来，水肿未退，或一周内体重增加500克以上，就应该尽快到医院诊查。妊娠高血压综合征虽然可怕，但只要及早发现，及时治疗，并无大碍。

注意休息，不可过度劳累，并且节制水分与盐分的摄入量，把体重增加限制在每周350克以下。此外，严防感染流行性感冒。

 怀孕第8个月准妈妈应该进行什么准备

开始准备分娩，练习分娩时的呼吸法、按摩、压迫法及用力方法等分娩辅助动作。

 什么是胎动异常

如果12小时的胎动数少于20次，或者晚上1小时的胎动数少于3次，或者胎儿活动强度有明显改变，变得越来越弱，这说明胎儿可能有异常，应加以警惕。如果12小时胎动数少于10次，或者晚上1小时内无胎动，表明胎儿在子宫内有可能缺氧，应及时去医院检查，否则可导致胎儿死亡。在缺氧的最初阶段，胎儿会变得烦躁不安，拼命挣扎，这时你感觉到的胎动不是减少，相反会有所增加。所以如果胎动突然变得异常频繁，超过40次，也应该及时去医院检查。随着缺氧的继续，烦躁不安渐渐变为抑制，于是胎动减少、减弱直至消失。

 怎样计数胎动

胎儿就跟成人一样，有时候比较活跃，有时候比较安静，但自孕28周之后，每日胎动的形态大致维持一定。自此之后，准妈妈即可追踪胎动的情况。计算胎动的方法：取侧卧位或半卧位，两手轻轻地放在腹壁上，这时手部就能感觉出胎动来。用这个方法，每日早、中、晚各测1小时，为避免

忘记而致计数不准确，可事先准备些小竹签或火柴棍之类的工具，胎儿每动一次拿出一根，数满 1 小时即为每小时胎动数。把每次测定的次数记录在本子上，3 次测得的胎动次数相加后再乘以 4，即得出当日 12 小时的胎动次数。

8 孕晚期应该做哪些保健

妊娠 28 周以后称为晚期妊娠。此时期胎儿逐渐发育成熟，但妊娠高血压综合征、胎盘早期剥离、前置胎盘等也多在此阶段发生。因此怀孕后期更应注意保健。

1 定期进行产前检查。每次均应测血压、量体重、听胎心。

2 胎动监护。此法简单易行且可靠性很大。

3 宫底测量。可及早发现胎儿发育停止或发育迟缓。

4 预防早产。适当活动，妊娠最后 1 个月禁止性交。

5 孕 37 周后可每日按摩乳头 2 次，每次 15 ~ 30 分钟，以防过期妊娠。

6 超过预产期时应增加检查次数，适时引产分娩。

9 怀孕第 8 个月的饮食营养应该注意什么

进入第 8 个月，准妈妈会因身体笨重而行动不便。子宫此时已经占据了大半个腹部，准妈妈的胃部被挤压，饭量受到影响。在这个时期，母体基础代谢率增至最高峰，而且胎儿生长速度也达到最高峰，应该尽量补足因胃容量减小而减少的营养，实行一日多餐，均衡摄取各种营养素，防止胎儿发育迟缓。

孕 8 个月，胎儿开始在肝脏和皮下储存糖原及脂肪。此时如碳水化合物摄入不足，将导致母体内的蛋白质和脂肪分解，易造成蛋白质缺乏或重症酸中毒，所以孕 8 个月应保证热量的供给。

除需大量葡萄糖供胎儿迅速生长和体内糖原、脂肪储存外，还需要一定量的脂肪酸，尤其是亚油酸。此时也是胎儿大脑增殖高峰期，大脑皮层增殖迅速，丰富的亚油酸可满足大脑发育所需。

还需要增加动物性蛋白类食品，适当增加脂肪性食品，特别需要补充钙、铁、锌、碘等元素，适当补充维生素 A、维生素 D、维生素 K，还应该注意多吃些含纤维素多的新鲜蔬菜和水果，以减轻水肿和便秘。

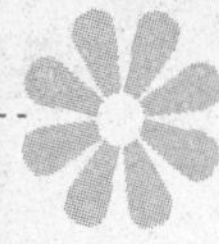

10 盛夏时节准妈妈宜吃什么

准妈妈首先应多吃蔬菜，如小白菜、黄瓜、番茄、蒲瓜、扁豆、冬瓜等。其次应多吃豆制品，如豆腐、豆腐干、豆腐皮以及豆浆等。豆制品中含有35% ~ 40% 的植物蛋白质和人体所必需的氨基酸。准妈妈还可适量吃些鸡肉、猪肉，饮爽口的菜汤、紫菜汤、金针木耳蘑菇汤。如果对肉类感到油腻，可试一试改变烹调方法，如在肉里加些面粉和蛋清，搅拌成糊状后，在铁锅上做个薄饼，或者做成肉丸子汤。

此外，准妈妈还应多吃水果，如西瓜、草莓等，多饮水和果汁，及时补充因出汗过多而丢失的水分。但此时不要饮酒、咖啡和可口可乐等刺激性的饮料。

11 孕期吃零食好不好

准妈妈多吃水果、坚果及葡萄干等食品，对自身和胎儿发育均有好处，而热量较高且含脂肪、糖类、盐较多的食物（如炸土豆片、巧克力、薯条、炸面饼圈等）则多吃不益，因为这些食物缺乏营养，对胎儿生长发育也没什么作用。此外，这些食物中还含有人工色素和添加剂，对人体健康有害。当然偶尔吃点儿也无妨，但切记不可以零食代替正餐。

12 准妈妈为何会心慌气促

准妈妈在妊娠期间，为适应妊娠及胎儿生长发育的需要，肺的通气量比非孕期增加40%，心肌发生代偿性肥厚，心腔扩大，心跳加快。而且，由于孕期母体的血容量比非孕时平均增加1500毫升，容易出现妊娠期生理性贫血，从而使血液供氧能力下降。同时，由于增大的子宫使心脏向上、向左移位，心脏在不利的条件下工作。这些因素都加重了心脏的负担，机体只得通过增加心率及心搏出量来完成额外工作。这些生理性改变一般不会出现症状，但活动量增多时就有可能出现心慌气促。对此，准妈妈不必紧张，平时可以注意做适量的运动，保证充分的睡眠，以解除身体疲劳，促进新陈代谢。

13 准妈妈为何喜凉怕热

中医认为，准妈妈大多喜凉怕热是因为准妈妈用血液供养胎儿，血虚阳亢，胎火炽盛（俗称“胎热”）。从生理变化来看，妊娠期新陈代谢加快，能量释放多，产热也多，就像一个火炉，炉膛里煤块燃烧旺，热量也就高。

14 孕晚期性生活什么姿势最安全

随着准妈妈腹部的增大，性交时应避免腹部受压。到怀孕后期，准妈妈也会感到活动越来越不方便，因此应选择一些比较舒服并省力的姿势，同时要考虑到避免腹部受压，并且兼顾性交前爱抚部位的接触。有这样一些姿势供选择：

1 女上男下式

在孕中晚期性交时选择此姿势比较理想。

2 侧卧式

女方侧卧在前，男方侧卧在后，采取后入方式。这种姿势腹部免受压迫，同时也不影响性交前的爱抚。

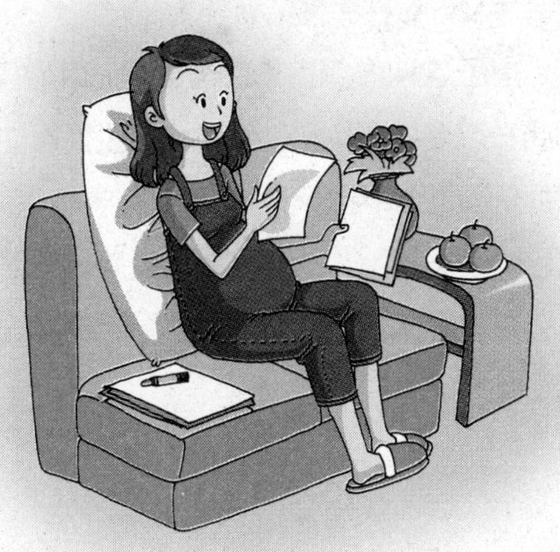

3 坐入式

女方面对面坐在男方腿上。此种姿势阴茎插入较深，双方快感明显，在准妈妈腹部还不太大时比较适合。当准妈妈腹部变大时，女方可转过身体坐在男方腿上，采取后入式。

4 后入式

女方双膝跪起，男方跪在其后，阴茎从后面插入。这种姿势阴茎插入较深，男方活动幅度也比较大，可增加双方快感，同时也避免了腹部受压。

15 孕晚期为什么不宜过早全休

许多准妈妈妊娠 8 ~ 9 个月时就提前离开工作岗位，在家休息，等待分娩。家人认为这是在保护准妈妈及其腹中的胎儿，有利于母子平安和顺利分娩。其实，这是一种误解。准妈妈若过早休息，停止正常活动，不仅对分娩无益，反而有很大害处。

活动量过少容易引起足月后迟迟不生，即过期妊娠。另外，休息过早还会削弱准妈妈的体力，甚至会影响将来分娩时的产力，发生难产。大量调查资料表明，那些一直到分娩前都照常干活的准妈妈，平均产程要短，分娩大多比较顺利。产前检查一切正

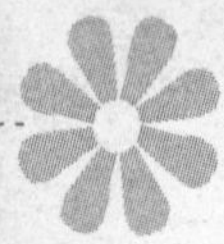

常，所从事的又不是重体力工作，可以到预产期前一周左右再停止工作，在家休息待产，甚至也可以照常工作直至预产期。若工作较轻，即使工作到出现临产征兆也不晚。但准妈妈若患有较严重的疾病，或产前检查发现显著异常，或有严重妊娠并发症，则应提前休息，或听取医生意见。

16 准妈妈性高潮会不会引起早产

性高潮与早产没有任何因果关系。但怀孕后期，性高潮可引发布拉克斯顿宫缩（即腹部有一阵阵发硬的感觉，每天数次，但持续时间较短，每次大约 30 秒左右），一般持续约 1 小时。其症状很像分娩，但这只是子宫的收缩现象，并未真正进入分娩。

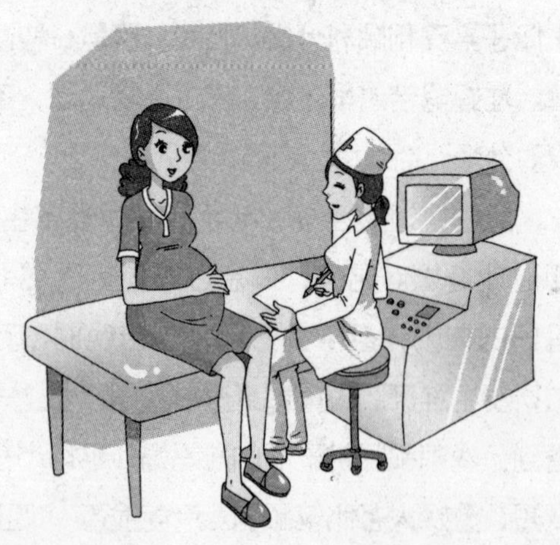

17 怀孕晚期能进行牙科治疗吗

孕晚期即孕 8 ~ 10 个月，准妈妈不适合长时间的牙科治疗。首先，敏感的子宫容易因外界刺激而引发早期收缩；再者，治疗时的卧姿，胎儿的重量会压迫下腔静脉，减少血液回流，引发体位性低血压，同时使心脏输出量下降，产生脑力劳动缺氧，从而有晕厥的可能。

18 什么是妊娠期皮痒症

在怀胎十月的过程中，每 5 位准妈妈当中就有 1 位曾经有过皮肤瘙痒的感觉，而其中大多数患者在皮肤上可以找到病变，如疥疮、湿疹、荨麻疹、药物疹、妊娠性多形性皮痒症及妊娠性痒性结节等。

由于这种瘙痒会影响准妈妈日常生活，因此一定要找医生帮助解决。发生妊娠性皮痒症的真正原因还无定论，但有学者认为，这与怀孕后期胎儿快速长大造成准妈妈肚皮张力过大有关。怀双胞胎或多胞胎的准妈妈易患此病。

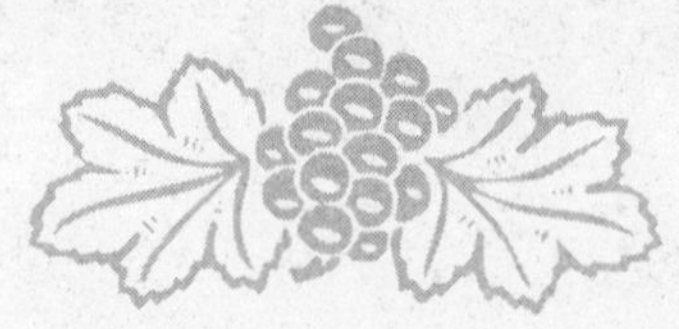

19 准妈妈胸口有烧灼感是胃炎吗

不少女性怀孕后时时觉得胃部麻乱，有烧灼感和口苦，有时烧灼感逐渐加重而变成烧灼痛。这些准妈妈以往无胃炎、胃溃疡等胃病病史，医学上称之为妊娠期胃灼热。这种烧灼样痛通常在妊娠后期出现，分娩后消失。

出现妊娠后期胃灼热的主要原因是胃酸反流，刺激了食管下段的痛觉感受器。此外，妊娠时巨大的子宫对胃有较大压力，胃排空速度减慢，胃液在胃内滞留时间较长，也容易使胃酸返流到食管下段。

轻微的胃灼热，准妈妈大多可以耐受，不需服用药物，但应避免下列可能加重的诱发因素，如过饱、高脂肪饮食、吸烟、饮酒、喝咖啡和浓茶等。病情较严重的准妈妈可服用一些降低胃酸、减少胃酸反流的药物，如氢氧化铝片（胃舒平）等，但应在医生指导下服用，以免发生其他并发症。

20 怀孕8个月出生的婴儿能活吗

胎儿在宫内生长发育的速度是人体第一个生长最快的阶段。怀孕第 7 个月时，胎儿身长 36 厘米 ~ 40 厘米，体重则达 1200 克左右，各脏器发育已齐全，生后能啼哭和吞咽，但生命力很弱，成活率很低。怀孕 8 ~ 9 个月时，胎儿发育生长极快，身长 40 厘米 ~ 50 厘米，体重增加快，皮下脂肪逐渐丰满，出生后哭声响亮，生命力较强，成活可能性大。由此可知，孕期越长，胎儿发育就越完善，妊娠 8 个月出生的婴儿，其存活的可能性必然比孕 7 个月出生的婴儿更大，也更好养。

21 俗话说“七活八不活”有道理吗

许多人都有此传统认识，认为 7 个月出生的新生儿能存活，而 8 个月出生的新生儿不能活，这是没有科学道理的。医学界认为，胎儿在宫内多维持一天，出生后存活的可能性就大一些。对正常的准妈妈来讲，胎儿肺的成熟大约发生在孕 35 周时，因此孕 35 周以后的胎儿出生后存活的可能性就较大。但有些情况，如准妈妈有妊娠高血压综合征、胎儿宫内发育迟缓等，胎儿肺可能有早熟现象，在孕 32 ~ 33 周时即可能成熟，胎儿出生后就可能存活。现在医疗条件提高了，如应用一些能促进胎肺成熟的药物，也可提高早产儿存活的可能性。

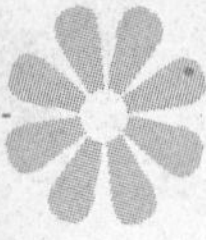

22 为什么准妈妈易患腰椎间盘突出症

这是因为准妈妈的内分泌激素发生改变，使得韧带松弛，为分娩作准备。所以腰骶部的关节韧带和筋膜会较松弛，稳定性减弱。同时，子宫内逐渐发育成熟的胎儿会不断地增加腰椎的负担。此时，若有腰肌劳累和扭伤，就很可能患上腰椎间盘突出。

23 怀孕后为什么总爱做梦

很多怀孕过的女性都有体会，自怀孕后便多梦，几乎每晚都会做梦，而且梦境的内容通常比平时更为刺激、逼真且奇特。这种现象正常吗？不必担心，这属于正常现象，因为潜意识中，您正期待一个小生命的健康孕育和成长。

怀孕时所做的梦与平时不同，常常与怀孕后睡眠质量的改变有关，特别是在怀孕后期，大多数时候因身体笨拙不适等许多因素而使准妈妈无法睡得很实，所以比较容易被惊醒，常常是处于浅睡眠期。在浅睡眠期，虽然身体处于休息状态，大脑却没完全休息，一些日常生活中所忧虑的事情在梦中往往会被渲染夸大。积极快乐的梦自然使人身心愉快，而对于各种消极的梦，也不必过于忧虑，因为梦并没有预知未来的功能。不过，多梦而且相同内容反复出现，则反映出准妈妈潜意识中的一些焦虑，应有意识地缓解精神压力。

24 什么是妊娠期糖尿病

患糖尿病的女性妊娠属于糖尿病合并妊娠，若孕前无糖尿病，妊娠期由于胎盘产生的大量激素削弱了胰岛素的作用，导致胰岛素抵抗，发生糖代谢异常，则为妊娠期糖尿病，为妊娠期并发症，其对母胎的不良影响与糖尿病妊娠相似，但产后糖代谢可以恢复正常。如果对孕前糖尿病病史了解不清，孕期发现血糖异常者可以暂时作妊娠期糖尿病对待，至产后血糖恢复正常时方可确诊。

发生妊娠期糖尿病的高危因素有：

1. 尿糖阳性。
2. 肥胖或体重增长过多。
3. 胎儿增长过快。
4. 羊水过多。
5. 孕、产史不良，如畸形胎儿、不明原因的死胎或新生儿死亡。
6. 有既往妊娠期糖尿病史或糖尿病家族史等。

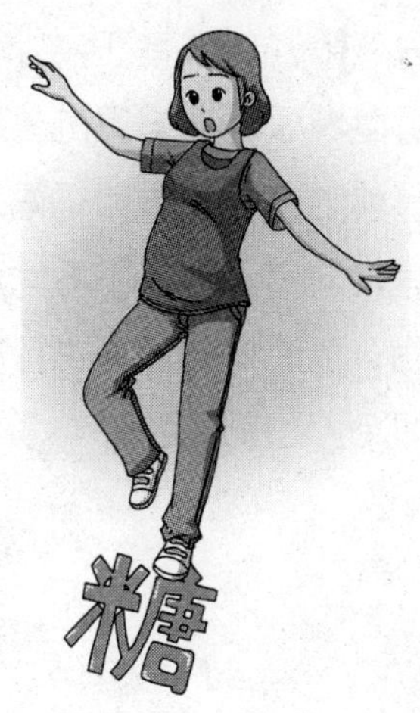

凡遇上述任何因素存在均应进行糖尿病筛查，通常安排在妊娠 28 ~ 34 周，必要时还要重复进行。

 妊娠期糖尿病怎样治疗

患糖尿病的准妈妈不适合服用降糖药物，因为降糖药可以通过胎盘进入胎儿体内，刺激胎儿胰岛细胞增生，造成胎儿畸形及出生后低血糖。对于非胰岛素依赖型糖尿病准妈妈，饮食治疗后血糖正常就可以不注射胰岛素；但是如果是胰岛素依赖型糖尿病，就必须注射胰岛素。

患糖尿病的准妈妈需要的热量比同样体重的女性多，但不能不加限制地摄入热量，应该多吃富含维生素、优质蛋白的食物。即使是患胰岛素依赖型糖尿病的女性，如果没有严重高血压、肾脏病变、眼底病变也一样可以怀孕，但是孕前及孕中认真控制糖尿病是保证母婴安全的决定性因素。

 妊娠期糖尿病患者饮食有什么要求

一般糖尿病患者饮食要求比较严格，妊娠期患糖尿病饮食更要慎重，除注意一般糖尿病患者的饮食要求外，还要注意以下几点：

1. 多吃些热量高的食物，但不宜吃含糖量高的食物，可适当吃些水果。
2. 在饮食习惯上要改每日 3 餐为每日 4 ~ 5 餐，以保证营养，又防止多摄入糖。
3. 要补充维生素、铁和钙的供给。
4. 适当限制盐的摄入。

 患糖尿病对胎儿有什么影响

虽然准妈妈因患糖尿病而死亡的较少见，但患糖尿病的准妈妈其胎儿死亡率却很高。因此患糖尿病的准妈妈要重视孕期的诊治，以减少围产期胎儿及婴儿的死亡。患糖尿病的准妈妈糖代谢异常，血糖高，血中游离脂肪酸水平也高，容易发生酮血症。早期

妊娠的胚胎生长在这样的不良环境内，畸形发生率约为 6% ~ 10%，为正常准妈妈的 3 倍以上。病程长或有血管病变的糖尿病患者的胎儿畸形发生率可达 20% 左右。此外，糖尿病患者的胎儿，在宫内必然接受母体的高血糖，而高血糖能刺激胎儿胰岛素 β 细胞分泌较多的胰岛素，从而促使胎儿体重增长过快而形成巨大儿。这种胎儿出生后离开母血供养，新生儿血中高胰岛素容易使其发生低血糖及黄疸等病症。患糖尿病的准妈妈所生的婴儿外观虽然肥胖，但很娇嫩，各脏器成熟得比较差，尤其是肺的成熟要比正常胎儿晚 2 ~ 3 周，所以满 37 周的足月新生儿仍可能发生呼吸窘迫综合征。

28 患糖尿病的准妈妈可以自然分娩吗

糖尿病准妈妈的胎儿生长发育快，很多体重超过 4 千克，而且皮下脂肪多，肥胖，使肩围宽大超过头围。正常胎儿头部是身体最宽大的部分，头部娩出后其他部位均能顺利娩出，但糖尿病患者的胎儿常常容易发生“肩难产”，即胎头娩出后宽大的肩部卡在骨盆内不易娩出，可造成胎儿窒息、锁骨骨折，甚至死亡。产妇也有产道撕裂、产后出血等危险。孕期及早治疗糖尿病，会使胎儿的发育正常，体重也不会过大。所以糖尿病准妈妈的分娩方式要具体情况具体对待。如果准妈妈没有合并高血压等其他异常，胎儿中等大小，没有缺氧等异常，准妈妈骨盆正常，糖尿病病情稳定，可以从阴道分娩。

29 患糖尿病的准妈妈什么情况下应终止妊娠

糖尿病病人有下列情况时原则上应终止妊娠，并应在引产前和分娩后系统治疗糖尿病，防治并发症：

1. 重症妊娠高血压综合征。
2. 子痫。
3. 酮症酸中毒。
4. 严重肝、肾损害。

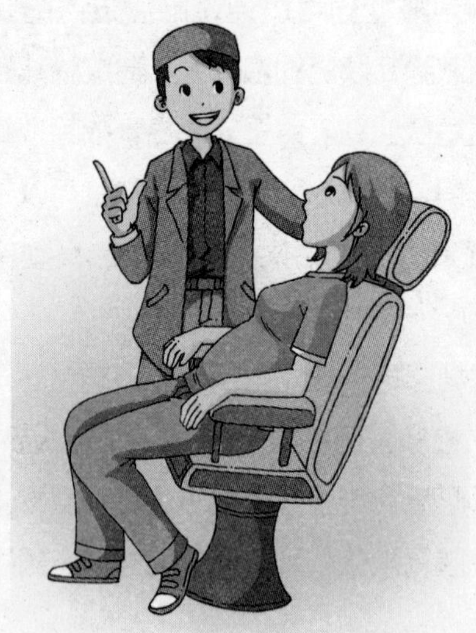

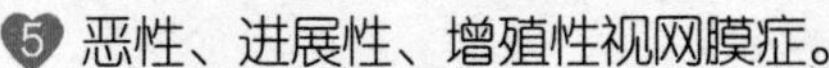

5 恶性、进展性、增殖性视网膜症。

6 动脉硬化性心脏病。

7 胎儿宫内发育停滞。

8 严重感染。

9 胎儿畸形和羊水过多。

30 哪些人易得妊娠期糖尿病

随着生活水平的不断提高，妊娠期糖尿病的发生率也逐渐增加，孕期进行糖尿病筛查已成为孕检的一项常规项目。妊娠期糖尿病的高危人群主要有：

1 直系亲属中有糖尿病史者。

2 体型偏胖者。

3 高龄孕妇（初孕年龄 35 岁以上）。

4 高血压、高血脂患者。

5 运动较少者。

以上人群一旦怀孕，容易从隐性糖尿病变为显性。因此，这类人群更要注意糖尿病的筛查。但在检查时，注意不能单纯以尿糖的升高作为判断的基础。因为尿糖容易受许多因素的干扰，呈现假阳性。如在怀孕期间过多服用维生素 C、本身肾脏有疾病使肾糖阈值降低等都会导致尿糖增高，而且检查样本放置过久，容易氧化，也会出现假阳性。真正能够判断是否患有妊娠糖尿病的方法是查血糖。孕妇可检查空腹及餐后 2 小时血糖，以判断是否患有糖尿病。

31 妊娠期糖尿病和糖尿病合并妊娠是一回事儿吗

妊娠期糖尿病特指在怀孕期间发生的糖尿病，分娩后其中一部分患者血糖可恢复正常。糖尿病合并妊娠是指妊娠前已有明确的糖尿病史。

32 什么是妊娠高血压综合征

妊娠高血压综合征是怀孕中晚期常见的疾病。如果在怀孕 20 周后，准妈妈出现高血压、水肿和蛋白尿这 3 大症状，很可能是患了妊娠高血压综合征。这 3 大症状可同时存在，也可能只出现一个或两个。如果病情未能控制，将有可能进一步发展成先兆子痫，出现头晕、眼花、胸闷等症状，恶心并伴呕吐。待出现全身抽搐和昏迷时，已经发展为危及生命的子痫了。很多因素都可诱发妊娠高血压综合征，如气温变化，一般在冬春或秋冬季节交替时容易发生。

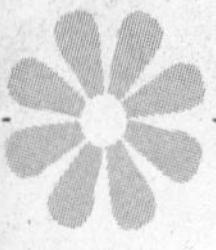

33 哪些人易患妊娠高血压综合征

妊娠高血压综合征的高危人群主要有：

1. 第一次怀孕的准妈妈。
2. 年龄过小或过大（指35岁以上的女性）的准妈妈。
3. 身材矮胖，或精神紧张，或有高血压家族史者。
4. 贫血，或有高血压或肾脏等疾病者。
5. 怀有双胞胎或多胞胎者。

34 妊娠高血压综合征有什么危害

妊娠高血压综合征易发生肺水肿、呼吸困难，一般在产后出现。由于血压升高容易引起脑出血。血压越高出血概率越大，是妊娠高血压综合征最常见的死亡原因之一。肾脏功能受损，出现少尿，严重时发展为急性肾衰。心脏出现异常心音。抽搐时容易咬伤唇舌或昏迷坠地摔伤，还可因分泌物吸入肺部，引起吸入性肺炎。全身肌肉抽搐时可引起子宫收缩，导致早产。胎盘功能恶化导致胎儿发育不良，轻者发生宫内窘迫，重者致使胎儿死亡。

35 如何防治妊娠高血压综合征

1 定时去做产前检查

这是及早发现妊娠高血压综合征的最好方法。每一次检查医生都会测量血压、验尿及称体重，并检查腿部水肿现象。这些均是判别的最重要指标，如有异常医生会马上发现，及早采取对症治疗，使病情得到控制，不致发展得很严重。

2 合理安排饮食

专家指出，妊娠高血压综合征与营养因素密切相关。动物脂肪、热能摄入太多，蛋白质、各种维生素、无机盐和微量元素摄入不足，都会诱发或加重此病。

3 生活规律化并多加小心

从孕7个月起不做过重、过于激烈的工作和运动，减少家务劳动；身体疲乏时马上休息，每天保证睡眠和安静歇息至少在8个小时以上，包括中午休息半小时到1小时；心态要平稳，情绪不大起大落，感到不适赶快去看医生。

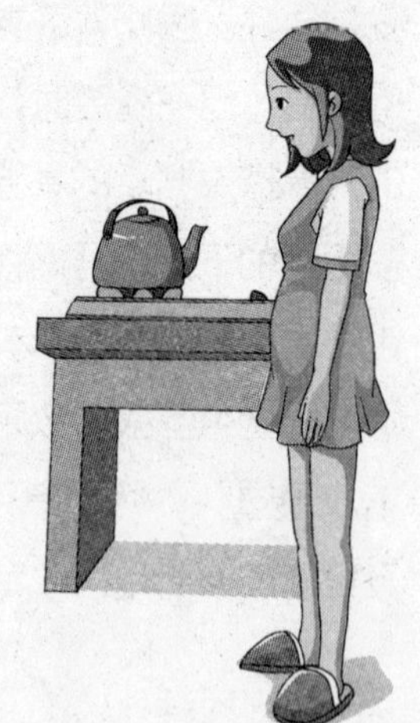

4 坚持适量运动

经常散步、游泳或森林浴，增强抵抗力。不过，要注意掌握以运动后感到舒适的原则。

5 不要让体重过快增长

在28孕周后一般每周增重500克，因此每周体重增加应控制在500克以内。体重增加过快可能是合并了妊娠水肿，必须马上看医生。

6 采取适宜的躺卧姿势

左侧卧位可避免子宫压迫脊柱旁大血管，容易使下肢大静脉血液正常回流心脏，减轻或预防下肢发生水肿。

36 怎样通过饮食防治妊娠高血压综合征

1 恰当摄入脂肪

每天烹调用油大约20克。少吃动物脂肪，动物脂肪与植物脂肪应保持1或小于1的比值。这样，不仅能为胎儿提供生长发育所需的必需脂肪酸，还可增加前列腺素合成，有助于消除多余脂肪。

2 防止蛋白质摄入不足

禽类、鱼类蛋白质可调节或降低血压，大豆中蛋白质可保护心血管。因此，多吃禽类、鱼类和大豆类可改善孕期血压。但肾功能异常的准妈妈必须控制蛋白质摄入量，避免增加肾脏负担。

3 热能摄入要控制

控制体重正常增长，特别是孕前超重的准妈妈，尽量少吃或不吃糖果、点心、甜饮料、油炸食品及高脂食品。

4 保证钙的摄入量

保证每天喝牛奶，或吃大豆及其制品和海产品，并在孕晚期及时补充钙剂。

5 多吃蔬菜和水果

保证每天摄入蔬菜和水果500克以上，但要注意蔬菜和水果种类的搭配。

6 食盐摄取要适度

每天吃盐不宜超过2克～4克，酱油不宜超过10毫升；不宜吃咸食，如腌肉、腌菜、腌蛋、腌鱼、火腿、榨菜、酱菜等，更不宜吃用碱或苏打制作的食物。

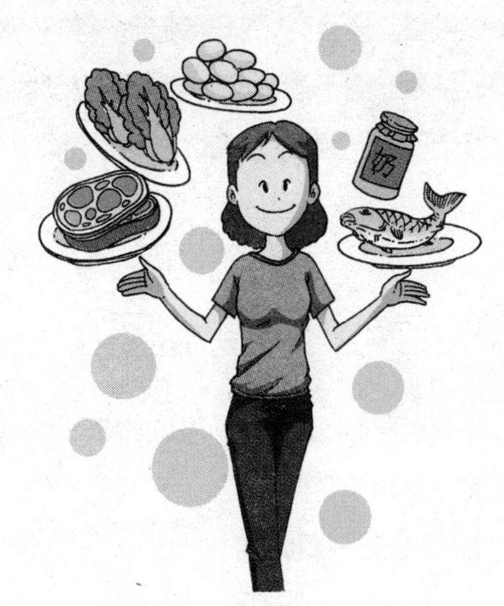

37 妊娠高血压综合征患者产后能否给婴儿喂奶

医学上将怀孕20周后出现的高血压、水肿和蛋白尿症候群称为妊娠高血压综合征。根据症状和严重程度分为轻度、中度和重度。患妊娠高血压综合征的产妇与正常产妇在产后3～5天，血中的刺激乳汁分泌的激素水平没有多大差异，具有相同的泌乳能力。通过泌乳还可增加血液中调节血压的物质，这对产妇恢复有利。因此患病产妇只要不是子痫，没有严重的并发症，心、肺、脑、肾等器官功能正常，就可以进行母乳喂养。

38 什么是前置胎盘

胎盘在正常情况下附着于子宫体的后壁、前壁或侧壁。怀孕28周后若胎盘附着于子宫下段，甚至胎盘下缘达到或覆盖子宫颈内口，其位置低于胎先露部位，称为前置胎盘。

39 前置胎盘有哪些类型

根据以胎盘边缘与子宫颈内口的关系，将前置胎盘分为3种类型：

1 完全性前置胎盘

子宫颈内口全部被胎盘组织覆盖。

2 部分性前置胎盘

子宫颈内口的一部分被胎盘组织覆盖。

3 边缘性前置胎盘

胎盘边缘附着于子宫下段，甚至达到子宫颈内口，但不超过子宫颈内口。

40 前置胎盘是怎样形成的

引起前置胎盘的原因可能与下列因素有关：

1 子宫内膜病变或损伤，如人工流产、多产、引产、刮宫、产褥感染等。

2 胎盘面积过大，如双胎妊娠、多次流产等。

3 胎盘异常，如副胎盘、膜状胎盘等。

4 受精卵滋养层发育迟缓，位于宫腔的受精卵尚未发育到能着床的程度，继续下移到子宫下方，并在该处生长发育形成胎盘。

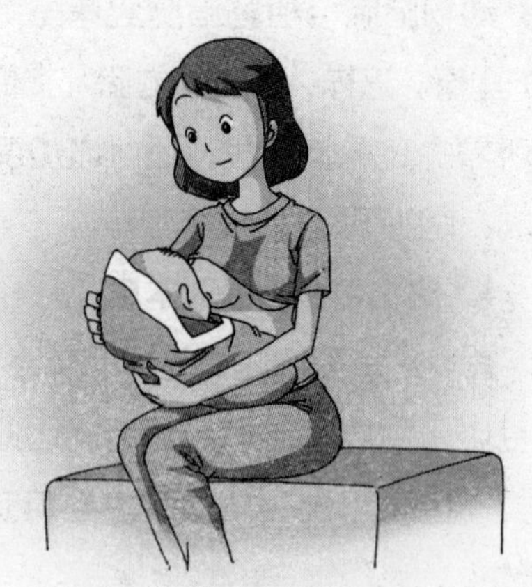

 前置胎盘有哪些危险

前置胎盘是妊娠期的严重并发症，处理不当可危及母婴生命。其主要危险表现在以下几个方面：

1 产后出血

分娩后，由于子宫下段肌肉组织菲薄，收缩力差，附着于此处的胎盘剥离后，血窦一时不能闭合，容易发生产后出血。

2 胎盘植入

因子宫蜕膜发育不良，绒毛可植入子宫肌层，使胎盘剥离不全而发生大出血。

3 产褥感染

胎盘剥离面接近子宫内口，容易发生上行感染。

4 羊水栓塞

前置胎盘是羊水栓塞的诱因之一。

5 早产及围产儿死亡率增高

前置胎盘出血多发生于妊娠晚期，易引起早产，同时由于产前出血乃至手术及产妇休克，易导致胎儿窘迫甚至死亡。

 前置胎盘有什么临床表现

妊娠晚期或临产时反复发生无诱因、无痛性阴道流血，是前置胎盘的主要临床表现。

1 出血原因

妊娠晚期或临产后子宫下段逐渐伸展，而胎盘不能相应伸展，导致其附着处剥离，血窦破裂而出血。

2 出血时间

完全性前置胎盘初次出血多在怀孕 28 周左右；边缘性前置胎盘初次出血时间较晚，多在怀孕 37 ~ 40 周左右；部分性前置胎盘的出血时间介于上述二者之间。

3 出血量

完全性前置胎盘出血量较多，且反复出血，有时一次大量出血，可使患者陷入休克状态；边缘性前置胎盘出血量较少，出血次数也较少；部分性前置胎盘的出血量及出血次数介于上述二者之间。

 前置胎盘怎样治疗

前置胎盘的治疗原则是止血、补血。应根据阴道流血量、有无休克、妊娠周数、产次、胎位、胎儿是否存活、是否临产等作出决定。

1 期待疗法

出血期间强调住院观察，准妈妈应保持心态平静，绝对卧床休息，取左侧卧位，以改善子宫、胎盘的血液循环。住院期间应纠正贫血，每天吸氧 3 次，每次 20 ~ 30 分

钟，应用宫缩抑制剂也非常必要。若因反复出血需提前终止妊娠，应用地塞米松促进胎儿肺成熟。在期待治疗过程中，应进行辅助检查，以确定诊断。

2 终止妊娠

①终止妊娠的指征。准妈妈反复多量出血导致贫血甚至休克者，不论胎儿成熟与否，为了母亲的安全，应终止妊娠。胎龄达到 36 周后，胎儿成熟度检查提示胎儿肺成熟者，也应终止妊娠。

②剖宫产。剖宫产能迅速结束妊娠，达到止血的目的，可相对确保母婴的安全，是目前处理前置胎盘的主要手段。完全性和部分性前置胎盘的处理，约 70% ~ 90% 采用剖宫产。前置胎盘行剖宫产时，一定要做好防止和抢救出血的准备，强调有备无患。术前通过 B 超检查进行胎盘定位，以利选择应变措施。积极纠正贫血，预防感染，在输液备血条件下做好抢救母婴的准备。前置胎盘患者因子宫下段肌层较薄，收缩力弱，胎盘附着面的血窦不易闭合止血，因而出血较多，宫缩剂往往不能奏效。当患者因大量出血而处于休克状态或系完全性前置胎盘时，应立即行子宫全切术或低位子宫次全切除术。若胎盘部分植入，可行梭形切除部分子宫肌层组织；若大部植入，活动性出血无法纠正时，应行子宫全切术。同时，应积极抢救出血与休克，注意纠正心衰、酸中毒，并给予抗生素预防感染。

③阴道分娩仅适用于边缘性前置胎盘、枕先露、流血不多、估计在短时间内能结束分娩者。

④患者阴道大量出血而在当地无条件处理时，先输血、输液，在消毒状态下进行阴道纱布填塞和腹部加压包扎，以暂时压迫止血，并迅速护送转院治疗。

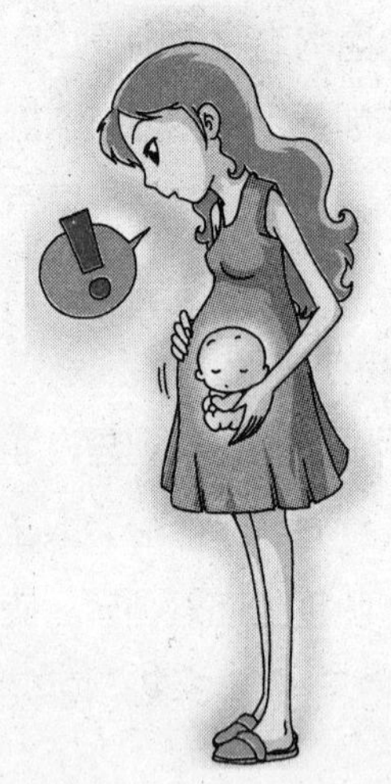

 什么是子宫颈关闭不全

怀孕期间子宫颈口完全封闭，但有时在怀孕晚期子宫颈开始扩张，称为子宫颈关闭不全。子宫颈关闭不全会引起流产，应立即去看医生。医生会在子宫颈上缝上一针，在预产期前一周才将其拆除。

45 什么是胎位

胎儿先露的部位就是胎位。在怀孕期间或分娩的时候，准妈妈腹中胎儿身体的某部位，最靠近准妈妈的子宫出口（子宫颈口）处，称为胎儿先露部，此部位就被称为胎位。通常胎儿在孕 28 周以前浮游在羊水中可自由活动，但是过了 28 周后，身体变大，胎儿头部渐渐变重而朝下，临近分娩时大都固定为头朝下的姿势。所以分娩的时候，约有 96% 的胎儿是头部先生出来的，因而被称为正常胎位。头部是胎儿身体当中最大的部位，俗语说“头过身就过”，所以头位较能顺利经阴道分娩。

46 什么是枕骨前位

为了沿着准妈妈骨盆腔轴顺利经阴道分娩，胎儿头部会尽量俯往胸前，让后枕骨做先锋，才能快速通过产道而生出来，此种姿势称为枕骨前位。胎头的枕骨靠近产妇骨盆的前半部，是最能顺利分娩的头位正常姿势。

47 胎位异常主要有哪几种情况

胎位异常是造成难产的常见因素之一。分娩时枕前位（正常胎位）约占 90%，而胎位异常约占 10%，其中胎头位置异常居多，有因胎头在骨盆腔内旋转受阻导致的持续性枕横位、持续性枕后位，也有因胎头俯屈不良呈不同程度仰伸的面先露、额先露等，总计约占 6% ~ 7%。臀先露约占 3% ~ 4%，肩先露已极少见，此外还有复合先露。

48 胎儿横位的危险有哪些

胎位纵轴与母体纵轴成直角者，医学上称为横位。横位属于一种病理性胎位，多是由于骨盆狭窄、前置胎盘阻碍胎头入盆、经产妇腹壁松弛或马鞍形子宫、双胎等所致。

横位比臀位分娩的危险性还大，只有妊娠不足月的小胎儿或已经浸软、折叠的死胎才有经阴道娩出的可能。这好比拿着棍子过门口，门口虽宽，棍子虽细，只有顺着才能拿过去。如果横着拿，则棍子必卡在门框上。若强行通过，则不是弄折棍子，就是撞破门框，两败俱伤。横位经阴道分娩多发生母体子宫破裂或胎儿死亡。

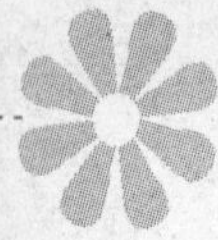

因此，足月、无畸形的胎儿，若为横位以剖宫产最为安全。

若横位临产后，准妈妈和家属不同意剖宫产，可在乙醚深度全麻下，行内倒转术——术者伸手入宫腔，牵出胎足，将胎儿转成臀位后助产。

横位者，尤其孕期未发现的忽略性横位，产妇子宫破裂、大出血、感染及胎儿肢体娩出阴道外、脐带脱垂及死亡者发生率相当高。定期进行孕期检查，可避免上述意外。

 49 胎横位应注意什么

妊娠后期发现胎横位应及时纠正。比如可采用胸膝卧位，针灸至阴穴，如不成功，不能纠正，应进行外倒转术。

这种胎位如在临产前不能纠正，则给母婴带来极大威胁，诊断横位应提前住院决定分娩方式。否则，到临产时虽然可以处理，但往往增加了母婴并发症，如胎儿窒息、损伤甚至死亡；母体则容易感染、产道损伤，严重的甚至子宫破裂。因此，必须定期产前检查，发现胎位不正及时纠正，以减少横位发生率。

 50 胎儿臀位有几种类型

根据胎儿两下肢所取的姿势不同，臀位可分为：

❶ 全臀位，即胎儿双髋关节及膝关节均屈曲，胎儿姿势与正常头位相同，只是头、臀位置颠倒，先露为胎臀或胎儿双足。

❷ 单臀位，即胎儿双髋关节屈曲，双膝关节伸直，先露为臀。这种类型较多见。

❸ 足位，即胎儿“站”在骨盆入口，以单足或双足为先露。

❹ 膝位，即胎儿双髋关节伸直而膝关节屈曲。

 51 胎儿臀位是怎样引起的

引起臀位的主要原因是胎儿过小或者相对过小，如妊娠不足 28 周，胎儿小，羊水相对过多；经产妇腹壁松弛，使胎儿在子宫内有较大的活动空间。其次是胎儿在宫腔内活动受限，如双胎、羊水过少、子宫畸形、胎儿畸形等。再次是胎头衔接受阻，如前置胎盘、骨盆入口狭窄或者肿瘤阻塞盆腔影响胎头入盆。

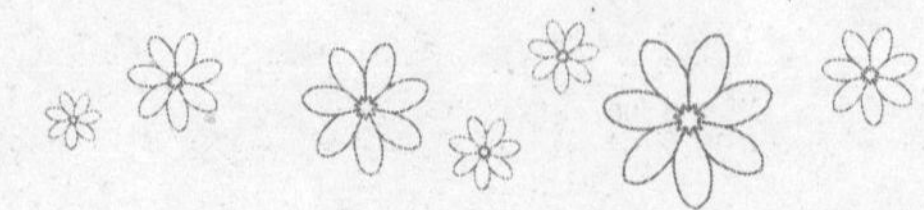

 胎儿臀位可以自然分娩吗

在胎体各部分中，胎头最大，胎肩小于胎头，胎臀最小。头先露时，胎头一经娩出，身体其他部分随即娩出。臀位俗称坐生，较小且软的臀部先娩出，胎肩及胎头需按一定的分娩机转适应产道方可娩出。只要分娩时处理得当，臀位也可以自然分娩，但并不是任何一种臀位均可自然分娩。如果没有骨盆狭窄，胎儿体重估计少于3500千克，胎头没有仰伸，助产人员采用臀位助产或牵引等方法，完全可以使产妇顺利分娩。决定经阴道分娩一定要注意，当胎儿先露部露出阴道口时，"堵"的时间要充足，一定要"堵"到宫口开全，让阴道、会阴得到充分扩张后，方可行臀位助产，以免后出胎头造成困难。如果有骨盆狭窄、胎儿偏大、准妈妈年龄超过35岁、曾有难产史等情况时，应考虑剖宫产。

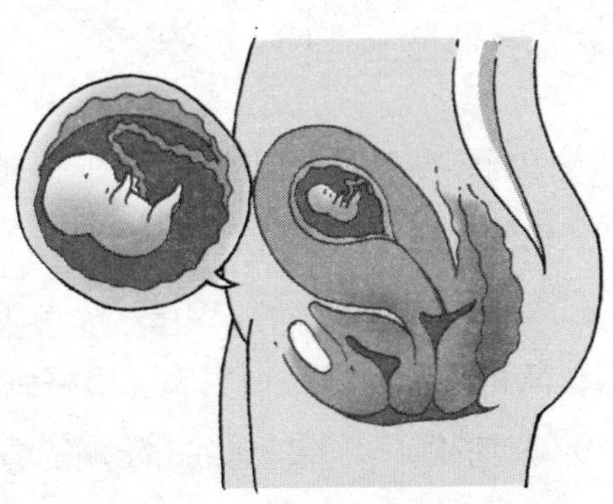

 胎儿臀位怎么办

首先，应让胎儿在母体内转向。半数左右的胎儿一开始，也就是在怀孕早期是臀部朝下的，到了孕26～28周才变成头朝下。如果胎儿到了孕28周还没转向，很可能就会一直保持臀位。如果胎儿到了孕28周还没有自己转向，医生会教准妈妈采取胸膝卧位纠正，或进行外部胎位倒转术，也就是在准妈妈的腹部推挪，帮胎儿转为头向下的姿势。外部胎位倒转术有60%～70%的成功率。有些胎儿还会再转回来，所以需要再实施一次倒转术。

如果胎儿足部先露或膝先露，体重超过3500克，或是早产儿，医生会建议产妇剖宫产。

 做胎儿外倒转术危险吗

胎儿横位臀位应在孕30～32周左右加以纠正。一般是先采用膝胸卧位、针灸至阴穴等方法。如果这些方法无效，则由医生作外倒转术。做法：两手在准妈妈腹部按住胎儿的头、臀两极，用一定的手法回转180°将胎儿转过来，使之变成头位。为了防止胎儿翻身又回到臀位，在外

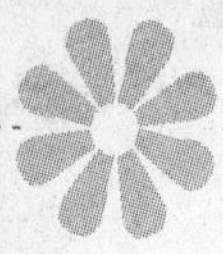

倒转成功之后用腹带包扎腹部加以限制；胎头下降入盆不会再变为臀位时，才可松解腹带。

外倒转术的危险性在于可能发生胎盘早剥、胎膜早破、脐带绕颈等。为了防止这些并发症，医生都采取一些预防措施，如事先测血压以排除易发胎盘早剥的妊娠高血压综合征及高血压等的可能性，准妈妈血压高者不宜做此术。手法上顺胎儿的自然机转进行操作，不施用暴力。对子宫壁过紧的准妈妈事先给予松弛子宫的药物，促使子宫放松，以提高成功率，减少胎盘早剥的可能。在做外倒转术前后，听取胎心音，如术后胎心变化过大，短时间内又不能恢复时，则按原来方向推回臀位，以防脐带绕身绕颈。现在有条件的医院，在操作之前先做 B 超检查，了解胎盘附着部位及羊水、脐带等情况，做到心中有数，使倒转术更为安全。

55 白带增多时应该怎样做

1 准妈妈应该每天用温开水清洗外阴 1 ~ 2 次，但不要清洗阴道内。

2 为了避免交叉感染，准妈妈必须准备专用浴巾和水盆。

3 准妈妈要天天更换内裤，洗净后的内裤要在日光下晾晒。

4 准妈妈每次排便后，用硼酸水浸泡过的脱脂棉块，由前向后进行擦拭，但擦过一遍的脱脂棉要扔掉，第二遍要用新的棉块。

5 当外阴出现瘙痒，准妈妈在洗澡时不要使用碱性大的清洗剂，如肥皂等，应按医嘱去做。

56 为什么胎儿会长得太大

妊娠 8 ~ 10 个月时，胎儿长得特别快，体重通常都是在这个时期增加的。大脑、骨架、筋脉、肌肉都在此时完全形成，各个脏器发育成熟，皮肤逐渐坚韧，皮下脂肪增多。若准妈妈营养摄入不合理，或者是摄入得过多，就会使胎儿长得太大，出生时造成难产。

57 决定孩子身高的因素

人的身体很多受父母遗传因素的影响，根据父母的身高可以预测孩子的身高。

后天多种因素的影响，如营养、锻炼、睡眠、情绪等都对身高有影响。良好的营养、足够的锻炼、充分的睡眠、乐观的情绪都有助于孩子身体的发育。

58 母儿血型不同会影响胎儿的生长吗

胎儿和母体各有一套血液循环系统，即子血循环系统和母血循环系统，胎血和母血各在自己的血管内运行，互不贯通，通过胎盘进行物质交换。

胎盘是胎儿和母体之间运行物质交换的器官，由胎儿未退化的绒毛膜和母体的基蜕膜共同构成。胎盘的胎儿部分由绒毛膜构成，上有许多绒毛、毛细血管和两层滋养层细胞。胎儿与母体血液进行物质交换时，必须透过这几层结构，它们是胎儿与母血的屏障。

胎盘的母体部分由基蜕膜构成。随着胚胎的发育，基蜕膜被侵蚀成许多空隙，称为绒毛间腔。绒毛间腔中充满了母体血液，绒毛也浸泡于其中。绒毛间隙非常开阔，腔隙不整齐，又有许多绒毛分支，因而绒毛间腔中的血液流动很慢，使胎儿部分的绒毛毛细血管和母体部分的绒毛间腔血液之间的物质交换可能通过渗透、扩散广泛地进行。

由此可知，胎血和母血并未发生直接相通，更不是母血直接进入胎儿血管。因此，母婴血型不同，胎儿却能无恙。

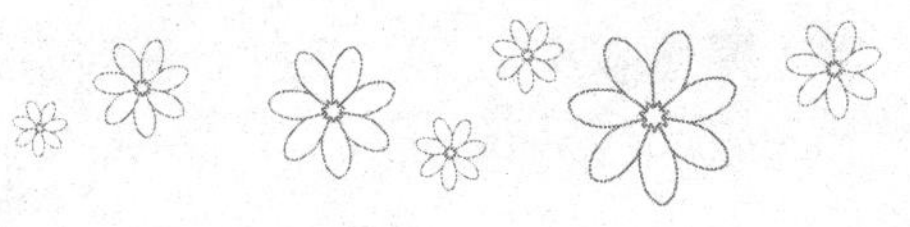

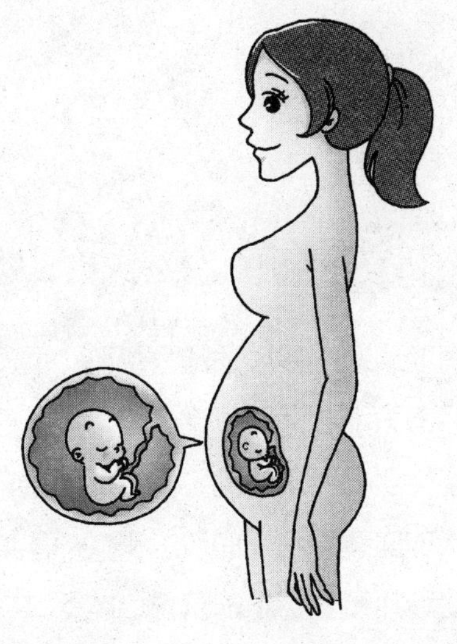

59 孕晚期发现"乙肝表面抗原"阳性、"小三阳"阳性怎么办

准妈妈在孕晚期发现乙肝表面抗原阳性、小三阳也是阳性，如果准妈妈肝功正常，可以继续妊娠。为了防止传染给胎儿，准妈妈应该在分娩前的 3 个月，每月注射一次 200 IU乙肝高效免疫球蛋白，共注射 3 次。如果临近分娩，应尽可能于分娩前注射 1 次，这样可以中和一部分乙肝病毒，减少宫内感染的机会。新生儿应于出生后 6 小时之内注射 200 IU乙肝高效免疫球蛋白，2 周后再注射 1 次，这样就可对新生儿起到保护作用。乙肝疫苗新生儿还应照常注射。通过这些措施对新生儿的保护率能够达到 98%（高于新生儿单纯乙肝疫苗免疫的效果）。

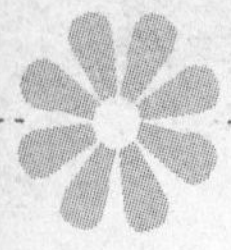

孕晚期运动会损伤胎儿吗

有些准妈妈担心活动会伤胎，而不敢参加适当的劳动和运动，这是不对的。适当的运动能使全身肌肉活动，促进血液循环，增加母亲的血液和胎儿血液的交换；能增进食欲，使胎儿得到更多的营养；能促进胃肠蠕动，减少便秘；还可以增强腹肌、腰背肌和骨盆底肌的能力，有效地改善盆腔充血，分娩时使肌肉放松，减轻产道的阻力，顺利分娩。运动胎教，能在胎儿发育中发挥出乎意料的作用。

怀孕第8个月的胎教要点是什么

到了妊娠第8个月，胎儿的主要器官都已经发育完毕。身长可达45厘米，皮下脂肪增多，体态日渐丰满，已临近怀孕的晚期，准妈妈的身子也显得有些笨重。此时的胎儿对各种外界刺激信息已有了比较灵敏的反应，对教育的接受能力进一步增强，父母要抓住有利时机，强化对胎儿的教育。

胎儿为什么喜欢母亲的腹式呼吸

当妊娠第7个月结束时，胎儿已超过2000克。子宫对胎儿而言，已经是个日益局促的空间，因此这时请以腹式呼吸法给胎儿充分的新鲜空气吧！另外一种说法是：做腹式呼吸时，会分泌少许使精神松弛的荷尔蒙，这种荷尔蒙传给胎儿时，可以使他的情绪变得安稳。

腹式呼吸不管在什么地方都可以做。当准妈妈感到有些疲惫时，不妨坐在椅子上，充分伸展背筋，只是深呼吸便可使胎儿的情绪平稳下来。正确的腹式呼吸是：背靠于某物上，膝盖弓起，全身的力量放松，将手轻轻置于腹上。首先，保持着扩展胎儿生存空间的意识，从鼻子吸气，使整个腹部大大地鼓起。在吐气时，从嘴巴慢慢地、强劲地将腹中的空气全部吐出。吐气时所需的力量要比吸气时大，慢慢吐气是它的诀窍。必须注意不可颠倒行之，而且要充分练习。

腹式呼吸每天要进行3次以上。早上起床之前，中午休息时，夜晚睡觉之前，把全身放松，然后告诉自己说：“来吧！孩子，妈妈给你送来新鲜的空气了！”

学会腹式呼吸的方法，在生产时对于阵痛期间的放松也很有帮助。

准妈妈提高修养与胎教有什么关系

准妈妈在学识、礼仪、审美、情操等方面，对胎儿均有某种程度上的影响，尤其是妊娠后期，胎儿已具备了听觉和感知等能力，并能作出一定的反应，准妈妈加强情操、言行修养非常必要。如果准妈妈文化知识多一点儿，语文修养高一点儿，多看一些优秀的文学作品，便会从中吸取无尽的营养，充实、丰富、美化自己的语言。用诗一般的语言、童话一般的意境，向胎儿描述人间的真、善、美，会激发胎儿的生长，培养胎儿的美感，使胎儿出生后更加聪明、可爱。

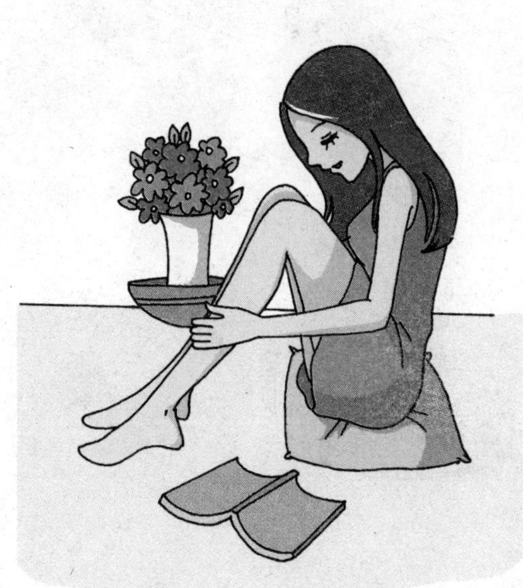

准妈妈读书有什么益处

持之以恒地读书可以使大脑充满活力。准妈妈通过阅读书籍，可以产生敏捷的思维和丰富的联想。医学研究表明，母亲的思维和联想能够产生一种神经递质，这种神经递质经过血液循环进入胎盘而传递给胎儿，然后分布到胎儿的大脑及全身，并且给胎儿脑神经细胞的发育创造一个与母体相似的神经递质环境，使胎儿的神经向着优化的方向发展。因此，准妈妈阅读有益的书刊，就犹如为子宫中的胎儿服用了超级维生素，有利于胎儿的健康发育。

准妈妈适合阅读哪类书刊

从胎教的角度看，准妈妈适宜阅读那些趣味高雅、给人以知识启迪、使人精神振奋、有益于身心健康的书刊。例如，名人的传记，名言警句；优美的抒情散文、诗歌、游记；有趣的童话故事；艺术价值高的美术作品；有关胎教、家教、育婴方面的书刊等。

66 怎样培养胎儿的情趣

要保持身心健康，就要适当丰富准妈妈的精神活动，例如听音乐、看书、读诗、旅游或欣赏美术作品等，都有利于调节情绪，增进健康，陶冶人的情操。而且对下一代也是非常重要的。胎儿和母亲是血肉相连的，胎儿与母亲之间有着微妙的心理感应。因此母亲的一言一行都将对胎儿产生潜移默化的影响。

科学家们还发现，广泛的情趣对改善大脑的功能有着极为重要的作用。有人认为，乐队指挥、画家、书法家等生活情趣较丰富的人，他们之所以具有创造力，与他们经常交替动用大脑的左、右半球，促进左、右大脑的平衡，提高大脑的功能有关。因此母亲的生活情趣无疑对胎儿大脑左、右半球的均衡发育和培养胎儿的情趣起着很关键的作用。

67 怎样对胎儿进行行为培养

行为也是一种语言，只不过它是一种肢体的语言。准妈妈的行为通过信息传递可以影响到胎儿。我国古人在这方面就早有论述，古人认为，胎儿在母体内就应该接受母亲言行的感化，因此要求女性怀胎时就应该清心养性、守礼仪、循规蹈矩、品行端正，给胎儿以良好的影响。明代一位医生认为“妊娠以后，则需行坐端严，性情和悦，常处静室，多听美言，令人诵读诗书，陈说礼乐，耳不闻非言，目不观恶事。如此则生男女福寿敦厚、忠孝贤明；不然，则生男女鄙贱不寿而愚顽。”时至今日，虽然我们已经进入了高科技时代，但我国的古代胎教学说却一直被中外学者所重视。

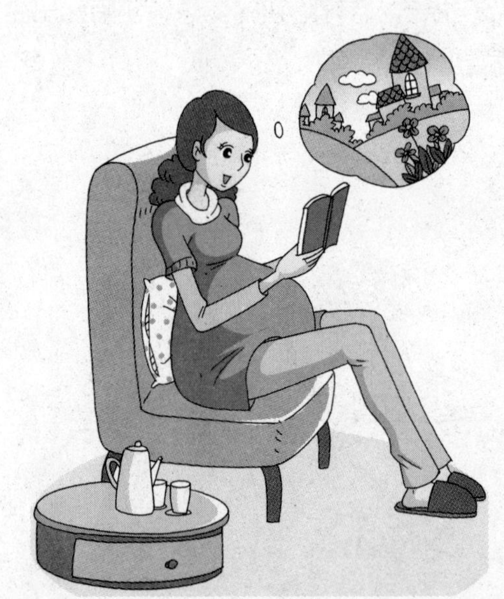

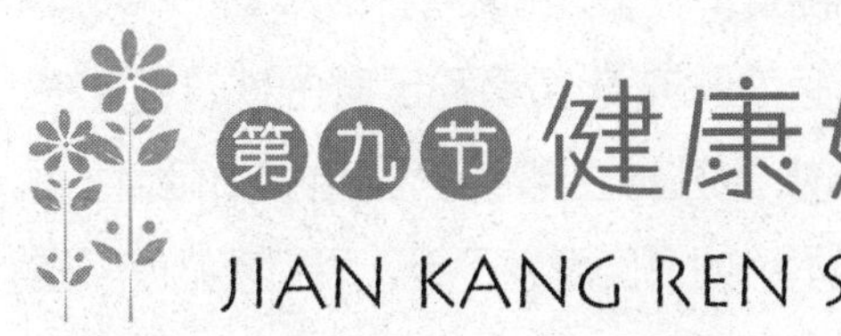

第九节 健康妊娠第9月

JIAN KANG REN SHEN DI JIU YUE

1 怀孕第9个月母体有哪些变化

怀孕第9个月，准妈妈子宫底上升到心窝正下方，子宫底高度为28厘米～30厘米。胃的压迫感变得很强烈，会引起心跳、气喘、胃胀、食欲不振等。阴道分泌物更多。尿频更明显。

2 怀孕第9个月胎儿的生长发育情况如何

怀孕第9个月，胎儿身长为47厘米～48厘米，体重2400克～2700克。可见完整的皮下脂肪，身体圆滚滚的。脸、胸、腹、手、足等处的胎毛逐渐稀疏，皮肤呈粉红色，皱纹消失，指甲也长至指尖处。男婴的睾丸下降至阴囊中，女婴的大阴唇开始发育，内脏功能完全，肺部机能调整完成，可适应子宫外的生活。

3 怀孕第9个月准妈妈应注意哪些问题

在这个月，妊娠中毒症的危险增加，应注意控制体重的迅速增加。

特别要注意胎盘前置性出血和破水。如果有突然大出血，羊水流出，应马上入院。

这时，各种分泌物增多，应注意清洁卫生。

身体这时变得行动不便，稍微动一下就会感觉心跳，所以家务以外的工作应尽量少做。在日常生活中，长时间淋浴、长时间做某种动作都应加以注意。

如果一次无法吃得太多，不妨少食多餐。

这时候，准妈妈应做好临产的准备，可为分娩做一些辅助动作。另外，注意休息，防止体力消耗太多。

注意绝不可以熬夜。对于生活无规律的准妈妈，至少在这一时期要改变生活方式。人体的生物钟白天按计划运行，到了夜晚则要求安静地睡觉。要尽可能配合大自然的规律，帮助胎儿养成良好的生活习惯。

4 怀孕第9个月准妈妈应该进行什么准备

想回娘家待产的准妈妈，最好此刻就动身，最迟也不宜超过孕36周，且尽量选乘震动性不大的交通工具，最好是时间短且能直达的交通工具。在动身之前，最好能先找好准备分娩的医院。也可请家人协助找寻并事先预约。回到娘家后，就立刻前往预定分娩的医院检查。当然，也不要忘了携带以往的检查记录。

5 怀孕第9个月的饮食营养应该注意什么

进入本月，准妈妈的胃部仍会有挤压感，所以每餐可能进食不多，因此可能无法充分摄取维生素和足够的铁、钙。这时可以适当加餐，以保证摄入营养的总量。

必须补充维生素和足够的铁、钙和充足的水溶性维生素，以维生素 B_1 最为重要。本月如果硫胺素不足，易引起呕吐、倦怠、体乏，还可影响分娩时子宫的收缩，使产程延长，分娩困难。另外，胎儿肝脏以每天 5 毫克的速度储存铁，直到存储量达 300 毫克 ~ 400 毫克。此时若铁摄入不足，可影响胎儿体内铁的存储，出生后易患缺铁性贫血。妊娠全过程都需要补充钙，但胎儿体内的钙一半以上是在孕期的最后 2 个月储存的。如本月钙的摄入量不足，胎儿就要动用母体骨骼中的钙，致使准妈妈发生软骨病。

此外，本月应继续控制食盐的摄取量，以减轻水肿。由于准妈妈胃部容纳食物的空间不多，所以不要一次性地大量饮水，以免影响进食。

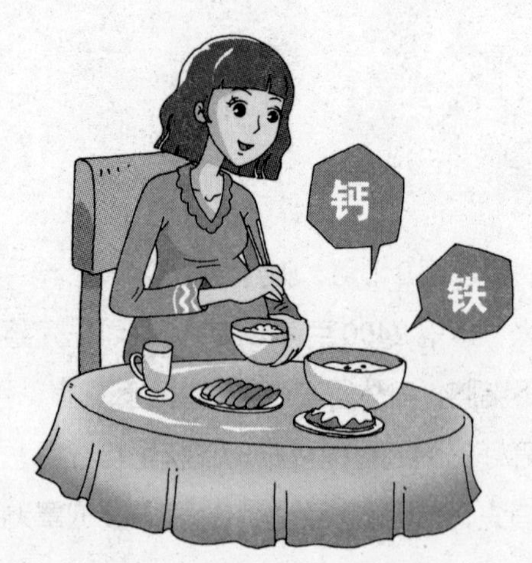

孕晚期为什么要注意摄食富含维生素K的食物

在妊娠后期，准妈妈应注意摄食富含维生素K的食物，以预防产后新生儿因维生素K缺乏引起颅内、消化道出血等。维生素K有“止血功臣”的美称，经肠道吸收，在肝脏能生产出凝血酶原及一些凝血因子。若维生素K吸收不足，血液中凝血酶原减少，易引起凝血障碍，发生出血症。预产期前1个月，准妈妈尤应注意每天多摄食些富含维生素K的食物，如菜花、白菜、菠菜、莴苣、苜蓿、酸菜等，必要时可每天口服维生素K41毫克。

怎样知道羊水是多还是少

羊水与胎儿有密切的关系，羊水量能反映胎儿在子宫内的情况，适量的羊水量可保护胎儿并为胎儿提供正常的发育环境。羊水量过多或过少均属异常。那么，怎样才能知道羊水量正常或异常呢？B超监测对于了解羊水量具有很重要的价值。B超对羊水进行监测，不仅可以了解羊水在羊膜腔内的分布情况，而且可以通过一定的测量方法来估计羊水量是否正常。最常用的羊水超声测量方法有以下两种：

1 最大羊水暗区垂直径

即羊水暗区深度。准妈妈取仰卧位，B超探头与水平面垂直在子宫壁移动，全面扫查子宫内羊水分布情况，寻找最大的暗区，并测量其垂直深度。一般认为最大羊水暗区小于等于3.0厘米即提示羊水过少；大于等于10.0厘米提示羊水过多。这两种情况下，胎儿畸形率明显增多。

2 羊水指数

测量时将子宫从正中分为4个象限，在每个象限内找一个最大的羊水暗区并测量其垂直深度，将在4个象限所测得的4个数值相加之和即羊水指数。羊水指数的正常范围在10厘米~20厘米，在此范围以外即考虑为羊水过少或过多。

到目前为止，在产前检查中用B超监测羊水来预测胎儿在宫内的安危，是一种既简便又有效的方法。

8 羊水混浊是怎么回事

在临床上，一旦发现胎膜破裂，有羊水自阴道流出，医生就要注意观察羊水的性状，并立即听胎心。正常情况下，羊水是清的，内含有胎脂、上皮细胞等。羊水混浊，在头先露时，认为是胎儿缺氧的表现。由于胎儿缺氧，迷走神经兴奋，肠蠕动亢进和肛

门括约肌松弛，胎粪排出污染羊水，根据缺氧的程度不同，将羊水污染分为3度，即羊水混浊呈淡绿色、稀薄为Ⅰ度；深绿色、质稠为Ⅱ度；黄褐色、泥浆状为Ⅲ度。如果羊水混浊伴有胎心率减慢则胎儿窘迫严重，取胎儿头皮血测pH值，若低于7.25，则提示胎儿有危险。

9 羊水过多有什么危害

正常的羊水量约为1000毫升，羊水量超过2000毫升称为羊水过多。羊水过多分为急性羊水过多和慢性羊水过多。羊水过多在准妈妈中的发病率为1%～2%。羊水过多的危害是：

1 使准妈妈子宫迅速过度膨胀，引起腹痛、腹胀不适；压迫心脏和肺，引起心慌、气短、不能平卧等；压迫下肢静脉，出现下肢、外阴水肿及腹水。

2 使准妈妈在临产时子宫过度膨胀，导致子宫收缩无力而引起难产。

3 胎儿频繁活动于过多的羊水中，有时可引起胎位异常。

4 子宫过度膨胀或羊水压力不均，易发生胎膜早破而引起早产。

5 羊水急剧流出时，可引起胎盘早期剥离及脐带脱垂。

6 产后由于子宫收缩力差而易引发分娩后出血。

7 常合并胎儿畸形，其中以无脑儿、脊柱裂等神经管畸形为多。

羊水过多的原因目前尚不明了，故准妈妈一旦发现腹部增大明显时，应马上去医院检查，以确诊是否为羊水过多，胎儿有无畸形及有无其他并发症，如双胎、妊娠高血压综合征等。若胎儿畸形，应尽早终止妊娠。若胎儿正常，可根据羊水多少、准妈妈症状轻重给予适当治疗，并注意避免胎膜早破。

10 羊水过少有什么危害

羊水量少于300毫升称为羊水过少。最少时甚至仅有几毫升，此时胎儿皮肤与羊膜紧贴，几乎无空隙，B超检查时可见羊水水平段小于3毫米。

羊水过少对准妈妈影响较小，对胎儿危害很大。常见于胎儿泌尿系统异常，如先天肾缺、肾脏发育不全等。孕晚期常与过期妊娠、胎盘功能不全同时存在。在确诊为羊水过少时，应警惕有无胎儿畸形、胎儿缺氧和胎盘功能不全的表现。若无胎儿畸形，准妈妈应密切注意胎动变化，并随诊子宫增长情况及B超检查羊水水平段，必要时应连续做胎盘功能测定，及了解有无胎儿缺氧情况，如随诊血或尿、做胎心监护等。一旦发现异常情况，应考虑剖宫产，使胎儿尽快分娩，以保证胎儿安全。

喝水多了会出现羊水过多吗

早孕期羊水主要是母体血管内液体透过膜渗透到羊膜腔内，中晚期羊水主要来源于胎儿尿液。羊水循环与母体血循环是两个独立的体系，准妈妈多喝水不会造成羊水过多。

如何预防胎儿窘迫

胎儿窘迫是胎儿在子宫内因为各种原因而出现的缺氧状态。预防胎儿窘迫首先要做好孕期保健，积极防治妊娠期合并症，如心脏病、贫血、妊娠高血压综合征、肺结核等。其次要及时处理过期妊娠。分娩时，准妈妈应避免紧张、恐惧，防止因机体过度疲劳，引起产程延长、胎头受压过度而出现缺氧。

除此之外，在怀孕期间准妈妈要特别注意做好自我监护，胎动计数是一种简便的自我监护方法。如果胎儿缺氧时，早期会有躁动、胎动频繁等表现，这是胎儿因缺氧在挣扎。如果缺氧继续时，胎动将逐步减弱，次数逐渐减少。因此，如果准妈妈一日内感觉胎动次数过度频繁或逐渐减少，甚至 12 小时未感胎动，均应及时到医院诊查，千万不可贻误，以防不良后果的发生。

孕晚期阴道出血的主要原因有哪些

妊娠晚期阴道出血，即指妊娠 28 周后的阴道出血，最常见的原因为前置胎盘和胎盘早期剥离。妊娠晚期，无原因、无腹痛、反复发生的阴道出血是前置胎盘的主要特征。此外，引起晚期妊娠阴道出血的原因还有宫颈病变，如宫颈息肉、糜烂，子宫颈癌等。发生妊娠晚期阴道出血后，要及时到医院请医生进行诊断、治疗，必要时手术抢救，以免造成严重后果。

骨盆的大小对分娩有什么影响

骨盆的结构每个人都是一样的，但大小和形状却不完全一样。它对于女性非常重要，关系到是否能顺利分娩。骨盆的大小比形态更为重要。骨盆形态正常也不一定

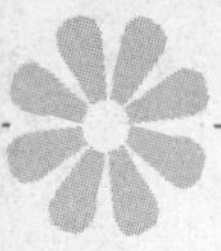

就能顺利分娩，要是骨盆的内径线短，仍然有难产的可能。骨盆的形态异常，但只要骨盆内径线长，也不一定有分娩困难。骨盆的大小并非通过外观身材的高矮就能得知，有的人个子挺高，但臀部却不大，骨盆也就不大；而有的人个子不高，而臀部却很大，骨盆必定也大。骨盆狭窄是指骨盆结构形态异常或内径径线比正常短，它不仅直接影响胎位是否正常，而且还直接影响胎儿的分娩。

15 准妈妈手指麻木无力是正常现象吗

妊娠晚期，有少数准妈妈感到单侧或双侧手部阵发性疼痛、麻木，有针刺或烧灼样感觉，过度伸、屈腕关节时症状加重。这可能是由于孕期中筋膜、肌腱及结缔组织的变化使腕管的软组织变紧而压迫正中神经而造成的，被称为腕管综合征。疼痛、麻木等异常感觉主要累及拇指、食指、中指及小指的侧方，致使手指的精细动作能力丧失，但无其他严重后果。抬高手臂使手保持适中的位置可减轻症状，一般无须特殊的治疗。几分钟后，症状可逐渐减轻、消失。再次妊娠时不一定发生同样现象。

16 什么是意想锻炼法

意想锻炼法在准妈妈妊娠和分娩时都是有用的。具体做法是：

首先采取舒适的姿势，深吸一口气并屏住 4 秒钟，慢慢从 1 数至 5，然后呼出，使所有肌肉松弛。集中呼吸并重复 2 至 3 次，直到完全松弛为止。回想一下过去最愉快的事，有助于准妈妈克服思想障碍，更多地控制自己以便顺利地妊娠和分娩。

17 全身松弛法有哪些步骤

全身松弛法包括依次解除准妈妈身体各部位的压力，通过收紧和放松的办法就能学会。当准妈妈能够放松身体的大部分肌肉，无须身体的其余部分收紧就能使子宫收缩时，准妈妈就会在分娩时感觉到有所区别。

如有可能，最好每日按下述方法练习两次，共 15 ~ 20 分钟。在饭前不久或饭后一小时左右练习为宜。

1. 仰卧于舒适位置或用软垫垫着。
2. 闭目。
3. 注意力集中在右手，收紧一会儿后放松，手掌朝上。
4. 觉得手有沉重和热感时，朝地板或软垫方向按压肘部，放松。

❺ 注意力集中在身体右侧，前臂和上臂向肩部收紧，耸肩，然后放松。

❻ 身体左上侧重复做。手臂和双肩将有沉重感和热感。

❼ 双膝翻向外侧，放松臀部，向地板或软垫轻压背下部。放松，让气流进入腹部和胸部，使肌肉有沉重感和热感。

❽ 呼吸应开始慢下来。如未能慢下来，尝试在每次呼吸之间数至“2”便可以慢下来。

❾ 此时放松颈部和颌骨，连同唇部、颌骨下垂，舌头放在口腔低部，面颊放松。

❿ 要对额部和眼周肌肉特别注意，以消除皱纹。

18 怎样练习精神松弛法

一旦掌握了松弛肌肉的技巧，就可以按以下方法进行精神上的松弛了。

❶ 通过有规律的呼吸，清除思想上的焦虑、担心和其他杂念，全神贯注做呼吸运动，缓慢和均匀地默念“吸气、屏住、呼气”。

❷ 使愉快意念流通至头部，免除杂念。

❸ 出现任何烦恼时，可在呼吸运动中默念“不要有杂念”，全神贯注做深呼吸。

❹ 紧闭双目，想象诸如清澈的蓝天或平静的蓝色大海的和平、安静的景象，蓝色被证明能令人松弛。

❺ 全神贯注于呼吸活动。要感觉它是如此缓慢和自然。每次呼、吸气都要集中精力，倾听自己的呼吸。

❻ 此时应安静和镇静——想重复镇静感觉的话，可以想象诸如爱、和平、平静，或者默念简单的词语等。呼吸时要用平静的声音。

❼ 记住要保持脸部、眼睛和前额肌肉松弛，并使前额有凉感。

19 怀孕第9个月的胎教要点是什么

怀孕第9个月已接近整个妊娠的尾声，面临最后的“冲刺”。准妈妈在做好胎教的同时，要积极进行分娩前的准备，特别注意精神应激因素对妊娠的影响。尤其是那些高危妊妇，往往忧虑胎儿是否健康，能否顺利分娩。情绪高度紧张，容易导致心理上的不平衡，甚至使整个养胎、护胎与胎教的过程功亏一篑。因此要求准妈妈要保持乐观的精神状态，全身心地期盼着与宝宝见面。

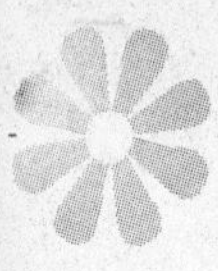

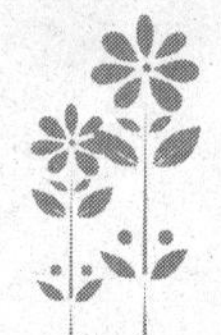

第十节 健康妊娠第10月

JIAN KANG REN SHEN DI SHI YUE

1 怀孕第10个月母体有何变化

怀孕第10个月，母体子宫底高30厘米～35厘米。胎儿位置有所降低，腹部凸出部分有稍减的感觉，胃和心脏的压迫感减轻，膀胱和直肠的压迫感却大为增强，尿频、便秘更加严重，下肢也有难以行动的感觉。身体为生产所做的准备已经成熟，子宫颈和阴道趋于软化，容易伸缩，分泌物增加。子宫收缩频繁，开始出现生产征兆。

2 怀孕第10个月胎儿的生长发育情况怎样

孕10个月，胎儿身长50厘米～51厘米，体重2900克～3400克。皮下脂肪继续增厚，体形圆润。皮肤没有皱纹，呈淡红色。骨骼结实，头盖骨变硬，指甲越过指尖继续向外生长，头发长出2厘米～3厘米，内脏、肌肉、神经等都非常发达，已完全具备生活在母体之外的条件。胎儿的身长约为头的4倍，正常情况下头部嵌于母体骨盆之内，活动比较受限。

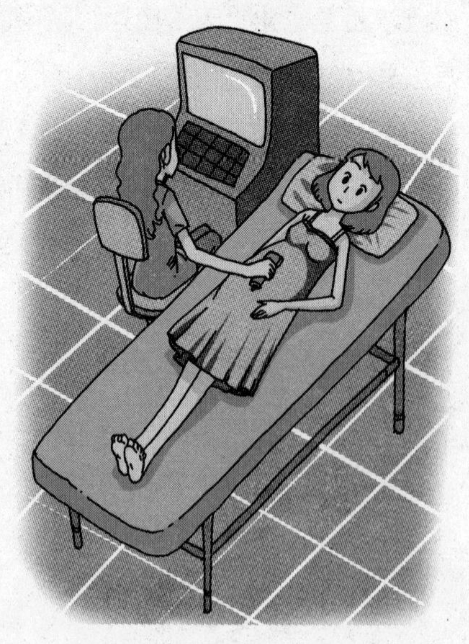

3 怀孕第10个月准妈妈应注意哪些问题

怀孕第10个月，母体随时都有可能破水、阵痛、分娩，因此应该避免独自外出、出远门或长时间在外。没有特殊的事最好留在家中，准备分娩。适当的运动仍不可缺少，但不可过度，以免消耗太多体力而影响分娩，营养、睡眠和休养也必须充足。保持身体清洁，内衣内裤应时常更换。若发生破水或出血等分娩征兆，就不能再洗澡，所以在此之前最好每天勤于淋浴。

4 分娩前应该做哪些思想准备

分娩临近，准妈妈及家属应及早做好分娩的思想准备，愉快地迎接胎儿的诞生。丈夫应该给准妈妈充分的关怀和爱护，周围的亲戚、朋友及医务人员也必须给予产妇支持和帮助。实践证明，思想准备越充分的产妇，难产的发生率越低。

5 分娩前应该做哪些身体准备

分娩前做好充分的身体方面的准备是保证安全分娩的必要条件。

1 睡眠休息

分娩时体力消耗较大，因此分娩前必须保证充分的睡眠时间，午睡对分娩很有利。

2 生活安排

接近预产期的准妈妈应尽量不外出和旅行，但也不要整天卧床休息，轻微的、力所能及的运动还是有好处的。

3 性生活

临产前绝对禁忌性生活，以免引起胎膜早破和产时感染。

4 洗澡

由于产后不能马上洗澡，因此，住院之前应洗澡，以保持身体的清洁。如果是到浴室去洗澡，必须有人陪伴，以防止湿热的蒸汽引起准妈妈昏厥。

5 家属照顾

双职工的小家庭在妻子临产期间，丈夫尽量不要外出，特别是夜间需有人陪住，以免半夜发生不测。

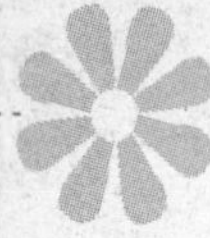

6 分娩前应该做哪些物质准备

分娩时所需要的物品应提前准备好，怀孕第 10 个月时要把这些东西归纳在一起，放在家属都知道的地方。

分娩前的物质准备主要包括：

1 产妇的证件

医疗证（包括准妈妈联系卡）、挂号证、劳保或公费医疗证。

2 婴儿用品

内衣、外套、包布、尿布、小毛巾、围嘴、垫被、小被子、婴儿香皂、肛表、扑粉等。

3 产妇入院时的用品

面盆、脚盆、牙膏、牙刷、大小毛巾、卫生巾、卫生纸、内衣、内裤等。分娩时需吃的点心也应准备好。

7 分娩前准爸爸应该做哪些准备

妻子怀孕之后，当丈夫的就要开始忙碌了，到妻子临产前 1 个月，更应加快节奏，高质量地做好妻子产前的各项准备，迎接小宝宝的出生。

1 清扫布置房间

在妻子产前应将房子收拾好，以使妻子愉快地度过产假期，使胎儿出生在一个清洁、安全、舒适的环境里。房间一旦确定，就要进行清扫和布置。一定要认真地将墙面清扫一遍，清扫时要注意顶部和墙体的上部有无开裂的墙皮或可能会掉下来的东西，如果有，或是将其拆除，或是采取加固措施，以保证安全。还要注意房间的采光和通风情况，使采光和通风条件尽可能完善。检查房间是否有老鼠、蟑螂、蚂蚁等，要采取措施消灭它们并防止其再度出现。布置房间时，应当首先将怀孕的妻子安排在采光、通风条件好和安静、干燥的地方。如果房间少，不能专为妻子安排一间的话，可用家具隔出一个小间，以便尽量减少外界的干扰。

2 拆洗被褥、衣服

妻子坐月子前，行动已经不方便了，当丈夫的应当主动地将家中的被褥、床单、枕

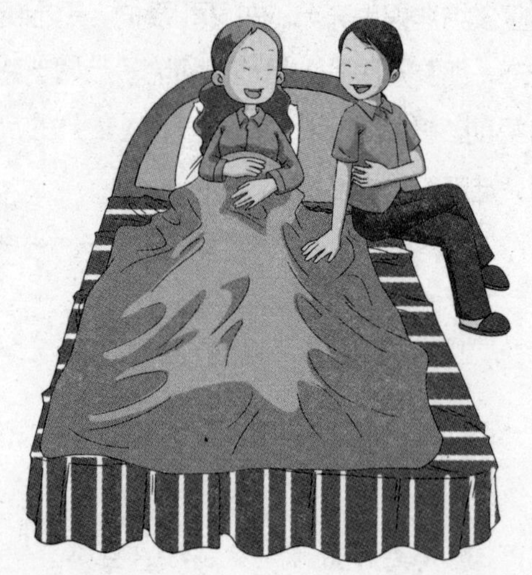

巾、枕头拆洗干净，并在阳光下曝晒消毒，以便使妻子能够顺利地度过产假。妻子坐月子时准备穿的衣服，如果是旧衣服的话，当丈夫的也应当在妻子临产前洗干净，曝晒消毒之后放好。

8 分娩前准妈妈的准备有哪些

要将坐月子所穿用的内衣、外衣准备好，洗净后放置在一起。内衣要选择纯棉制品，因纯棉制品在吸汗方面较化纤制品优越，穿着比较舒服。上衣要选择易解、易脱的样式，这样比较适宜产期哺乳和室内活动。裤子可选购比较厚实的针织棉纺制品，如运动裤，既保暖又比较宽大，穿着舒适，同时还很容易穿脱。

坐月子洗澡不便，多准备几套内衣，以便换洗。准备专用的洗脸毛巾、洗澡毛巾和 10 包左右的卫生巾。临产前要保证会阴清洁，每天应洗一次澡，至少要清洗一次会阴。

9 临产前应该为新生儿做哪些准备

1 为宝宝准备好两盒最小号的一次性尿布和一些婴儿衣物、短袜及婴儿洗发精。

2 带上一瓶婴儿润肤油，因为对于刚刚降临到这个世界上的宝宝来说，母亲的抚触按摩可以减轻他（她）的不安和烦躁，而且能早早地感受到亲情母爱。

3 新生儿每日大小便次数频繁，可以用婴儿护肤柔湿巾帮宝宝清洗臀部，然后再用些婴儿护臀霜来保护他（她）的小屁股。

4 刚出生婴儿的皮肤褶皱处大都比较黏湿，可以用婴儿爽身粉轻拍在这些部位，会让宝宝感觉清爽舒适。

5 准备一包脱脂棉，可随时帮宝宝清洁皮肤表面的污物。

6 准备一块方巾，给宝宝哺乳时可以用方巾垫在乳房下方，以防止乳汁弄脏衣服。

7 准备纯正、绝少刺激的婴儿沐浴露，给宝宝洗澡要用。

10 要为新生儿准备哪些衣物

1 衬衣

新生儿的衬衣，一定要用柔软、手感好、透气性好、保暖性好、易于吸水的棉织品做成，颜色宜浅淡，这样容易发现污物。式样可选用常用的斜襟衣式。衣服要宽大一些，否则不好穿，至少准备 3 件以上。冬季出生的新生儿要准备：

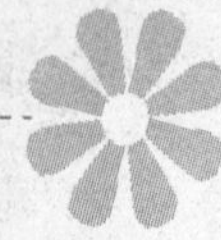

2 棉衣

可采用衬衣式样。要用棉布制作里和面，用新棉花做絮，但不要太厚，保证柔软。

3 棉被

要用棉布制作里和面，用新棉花做絮。

4 棉裤

可用同棉衣相同的材料制成。可制成平脚裤式，也可将鞋与棉裤连为一体制作，一般以后一种为宜。

5 鞋子

婴儿出生3个月内不用穿鞋。如果为了保护脚不受凉，可用棉线或毛线织成软鞋。鞋的长度可在8厘米以内。

6 帽子、袜子、手套、围嘴

冬天要给新生儿准备一顶帽子，可用细长线织成，要能够盖住脸部。袜子和手套要棉质或毛线的，准备一两双即可。围嘴用于接新生儿流的口水，可围在胸前，并用带子固定在身后。最好多准备几个。

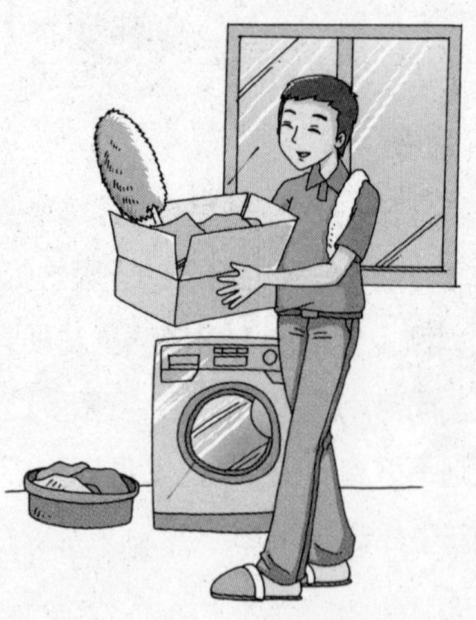

11 要为新生儿准备哪些调乳用品

奶瓶选用容易煮沸消毒的耐热玻璃瓶最适合，而塑胶制的奶瓶外出携带较便利。

奶嘴宜选用柔软的天然橡胶制品。奶嘴孔的大小应以奶瓶倒放时两滴奶滴的落差为五六厘米较为适当。

还需准备温奶器、奶嘴护罩、奶瓶刷、消毒锅（消毒奶瓶、奶嘴用）、小勺、小碗等。

12 要为新生儿准备哪些沐浴用品

新生儿较容易流汗而且排泄物多，所以容易长痱子或尿布疹等，必须每天沐浴以保持身体的清洁。浴用品最好和成人分开，以免感染细菌。要准备澡盆、脸盆、浴巾、毛巾、婴儿皂、痱子粉、爽身粉、润肤霜、抚触油。处理婴儿肚脐用品和清洁婴儿耳朵的卫生用品也需准备。

13 要为新生儿准备哪些寝具

1 床垫

太软会造成新生儿脊背弯曲，所以应该选择富有弹性且坚实的质料。大小必须适合床的尺码，床与床垫之间不要有缝隙。

❷ **床单**

可以完全包覆床垫的为好。

❸ **毛巾被**

吸水性较强的棉料较好，酷暑时可用大浴巾代替。

❹ **毛毯**

100% 纯毛的最好，但毛质会刺激新生儿的皮肤，所以只能用于盖住身体。应选用较大尺寸的，以便新生儿长大后继续使用。

❺ **贴身被**

可选用含合成纤维的布巾型薄被，虽然有围巾型的贴身被，但只适合新生儿活动量不大的 1 ~ 2 个月内使用。

❻ **盖被**

可用暖而轻的合成纤维作为填料，套子则选用棉料较好。

❼ **防水床垫**

内层最好以法兰绒、绒布或特殊加工布制作，新生儿流汗与尿床后很容易弄脏，所以最好准备两套以上。

❽ **枕头**

在婴儿满 6 个月之前，用毛巾折 3 折或 4 折便可。再大之后，可用薄薄一层木棉填入小枕套中使用。如果婴儿不喜欢，仍可使用毛巾。

14 怀孕第 10 个月的饮食营养应该注意哪些

怀孕第 10 个月，准妈妈胃部不适感会有所减轻，食欲随之增加，因而各种营养的摄取应该不成问题。但是，最后阶段准妈妈往往因为心理紧张而忽略了饮食，很多准妈妈会对分娩过程产生恐惧心理，觉得等待的日子格外漫长。这时丈夫应帮助妻子调节心绪，做一些妻子爱吃的食物，以减轻其心理压力，使其正常地摄取营养。

在这个月应该限制脂肪和碳水化合物等热量的摄入，以免胎儿过大，影响顺利分娩。为了储备分娩时消耗的能量，应该多吃富含蛋白质的食品。在这个月里，由于胎儿的生长发育已经基本成熟，如果准妈妈正在服用钙剂和鱼肝油的话，应该停止服用，以免加重代谢负担。

15 临产及分娩时服用人参需要注意什么

在临近产期及分娩时，不提倡服用人参，以免引起产后出血。其他人参制剂也应慎服。当出现头胀、头痛、发烧、舌苔厚腻、失眠、胸闷、憋气、腹胀、玫瑰疹、瘙痒、鼻出血等症状时，应立即停服。

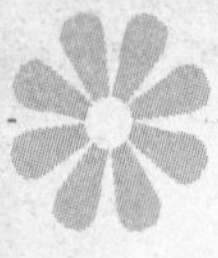

16 为什么产前吃巧克力好

产妇在临产前要多补充些热量，以保证有足够的力量屏气用力，顺利分娩。很多营养学家和医生都推崇巧克力，认为它可以充当“助产大力士”，并将它誉为“分娩佳食”。一是由于巧克力营养丰富，含有大量的优质碳水化合物，而且能在很短时间内被人体消化吸收和利用，产生出大量的热能，供人体消耗。二是由于巧克力体积小，发热多，而且香甜可口，吃起来也很方便。产妇只要在临产前吃一两块巧克力，就能在分娩过程中产生足够的热量。

17 准妈妈在临产前宜吃哪些食物

准妈妈在临产前往往因子宫收缩带来痛苦而不愿进食，这对增加产力、顺利分娩不利。正确的方法是少食多餐，吃些容易消化、高热量、少脂肪的食物，如稀饭、面条、牛奶、蒸鸡蛋羹等。临产前准妈妈要注意补充水分，多喝些红糖水或铁元素多的稀汤，为分娩时失血做贮备。

临产前，准备1千克～2千克优质羊肉、250克红枣、250克红糖、50克黄芪、50克当归，待临产前3天，每天取以上材料的1/3，洗净，加入1千克水，同放入锅内煮汤，待剩0.5千克水时，取出分为2份，早晚各服1次，服至分娩为止。可增加准妈妈的体力，有利于分娩，还可以镇静安神，防止产后恶露不尽，有益于产后疲劳的恢复。

18 到了预产期就一定分娩吗

预产期是根据准妈妈的末次月经推算的，即从末次月经第一天算起，经过280天（40周）。由于月经期因人而异（28～30天），更由于排卵日期有个体差异，分娩的动因至今还不是很清楚，所以婴儿出生日期与预产期有一定差距。一般认为妊娠满37周到42周分娩出生的婴儿都是正常足月儿。如果不

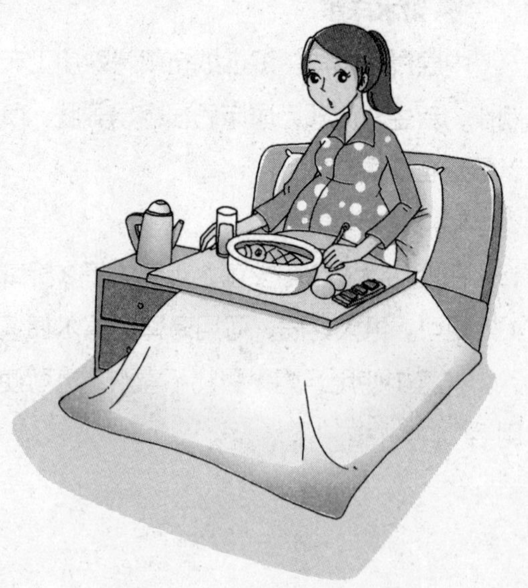

足37周分娩，所生的新生儿为早产儿；超过42周没有分娩为过期妊娠，分娩后的新生儿为过期产儿。因为早产儿和过期产儿并发症较多，所以医生一般根据情况，尽量使准妈妈在孕37～42周之间分娩。

19 过了预产期无分娩征兆怎么办

分娩不一定是在预产期那天，在预产期前后一两周以内分娩都是正常的。因此即使推迟了一周左右也没什么，不过应密切注意胎儿的情况，观察胎心，防止出现胎儿窘迫或胎死宫内。必要时应提前住院，等待分娩，以避免发生危险。

20 过期妊娠有什么不好

过期妊娠对母婴的危害主要有以下几个方面：

❶ 过期妊娠时，若胎盘功能良好，可形成巨大儿，使难产的机会增加。

❷ 胎儿颅骨变硬，变形能力低，不易适应产道，使难产的机会增加。

❸ 若胎盘功能减退，围产儿死亡率增加，较正常妊娠者高4倍。

❹ 胎儿窘迫、新生儿窒息、新生儿吸入综合征、产伤以及新生儿低血糖的发生率增高。

❺ 由于难产情况的增加，从而增加了母体损伤及产褥感染的机会。

21 为什么会出现过期妊娠

一般情况下妊娠超过预产期2周以上，即42周未分娩者，就称为过期妊娠。发生过期妊娠的原因不十分清楚，可能与体质和遗传因素、内分泌失调、活动过少卧床过度、胎位不正、胎儿畸形、维生素E过多有关。

22 过期妊娠怎么办

准妈妈超过预产期2周仍未临产时，首先确定是否真正是过期妊娠，应再次核实末次月经时间，弄清月经是否规律以及早孕反应时间及胎动出现的时间，检查子宫增大的记录。有些准妈妈因怀孕前服用避孕药或因其他原因导致月经周期延长，这时应将预产期后推。若经核实确定为过期妊娠，特别是已出现胎盘老化时，应及时住院引产，以免胎儿在宫内因缺氧而死亡。

 见红是怎么回事

在分娩前24～28小时，阴道流出血性分泌物，称为见红。出血量一般不超过月经量。见红是由于子宫颈内口附近的胎膜与子宫壁分离，毛细血管破裂，排出少量血液与颈管内黏液栓。如果见红量较多，超过平时月经量，准妈妈应到医院请医生检查，排除妊娠晚期出血性疾病，如前置胎盘、胎盘早剥等。如果见红量不多，属于正常范围，不要紧张，可以在家等待临产后再入院。

 矮小的准妈妈一定难产吗

不少身材矮小的女性怀孕后总是担心自己会不会难产，其实这种担心是多余的。因为胎儿能否顺利娩出与骨盆的形态有关。一个人身材的高矮与骨盆的大小不一定成正比，有些身高超过1.70米的女性，有着男子型的骨盆，盆腔呈漏斗状，骨质厚，内径小而深，胎儿不易通过。而许多身高不足1.60米的女性，臀部宽，呈典型的女性骨盆，盆腔呈桶状，宽而浅，骨质薄，内径大，胎儿很容易通过。骨盆的形态是否正常，通过骨盆外测量就可以得出。

此外，胎儿的大小与骨盆是否相称也是衡量能否顺产的因素，利用超声检查可以准确地测量出胎儿的大小。因此，临产时，医生完全可以预测出生产过程是顺产还是难产。即使真的难产，还可采取剖宫产手术。

 化验准妈妈唾液可知道胎儿安危吗

唾液雌三醇测定法，标本收集简便、价廉、无创伤，可多次重复收集，准妈妈容易接受，且可很好地反映血中雌三醇水平。不论门诊或住院的准妈妈均可作唾液测定。准妈妈用自来水漱口后，将2～3块1平方厘米大小的柠檬酸滤纸片放入舌下，刺激其唾液分泌，当唾液量达到3毫升后，即可吐出滤纸作为化验标本。

正常妊娠的唾液雌三醇含量随孕周的逐渐增加而上升，孕32周上升最快，38周达到高峰，并维持至足月。如唾液中雌三醇含量过低，预示胎儿畸形或合并有生长迟缓的可能。医学家们经1300余例的试验研究后，认为本法的产前监护准确率达97.4%。

 26 什么是胎盘钙化

临近预产期的准妈妈，有时 B 超检查会报告胎盘钙化。胎盘钙化是由于妊娠晚期胎盘发生局灶性梗死引起的，梗死灶越多出现的钙化点就越多，B 超下表现的较强光斑点就越多。可根据胎盘钙化斑点的分布大小及胎盘小叶的分支情况将胎盘成熟度分为 3 度，即 Ⅰ 度、Ⅱ 度、Ⅲ 度。B 超诊断的钙化情况不一定与实际相符，确诊须通过产后检查胎盘钙化面积来断定。

 27 胎盘钙化表示胎儿有危险吗

胎盘钙化的不良后果是胎盘血流减少，胎盘功能减退，这是妊娠后期不可避免的现象。胎盘钙化并不一定会引起胎盘功能严重减退而危及胎儿。正常情况下，孕足月后 B 超检查均会发现胎盘 Ⅱ ~ Ⅲ 度成熟，这是胎儿已近足月的间接标志。只有当胎盘 Ⅲ 度成熟并伴有羊水过少时才提示胎盘功能不良，胎儿有危险，这时须提前住院分娩。

 28 怀孕第 10 个月可以放弃胎教吗

“瓜熟蒂落”这是世间常理，万事俱备，只等待“一朝分娩”了。经过 10 个月的孕育，胎儿马上就要出生。可随着产期的临近，准妈妈也往往越发感到心里不安，有许多这样那样的忧虑。这时准妈妈应该知道，只要胎儿还没有降生，你肩负的养胎、护胎与胎教的任务就还没有完成，一定要精神振奋，全身心地演完养胎、护胎与教育胎儿的最后一幕。

 29 疤痕子宫者分娩应注意什么

疤痕子宫的分娩方式，要视具体情况而定。如果上次剖宫产的原因仍然存在（如骨盆狭窄），须再次剖宫产；若无不良因素且疤痕愈合良好、胎位正常、胎儿不大，可在医生严密观察下阴道分娩，万一产程不顺利仍须剖宫产。

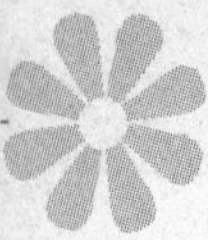

30 产妇待产精神紧张的危害有哪些

产妇过于紧张或恐惧，会引起大脑皮层失调，往往使子宫收缩不协调，子宫颈口不易扩张，产程就会延长。准妈妈精神轻松，子宫肌肉收缩规律协调，宫口就容易开大，使产程进展顺利。另外，精神过度紧张的产妇往往不会利用宫缩间隙时间休息，休息不好，饮食就少，而在分娩过程中得不到充分热量和水分的补充，就不能满足分娩期消耗的需要，容易疲劳，延缓分娩进程；或者不能正确使用腹压，影响子宫协调有力的收缩，妨碍胎儿的顺利娩出。所以产妇禁忌害怕和精神紧张。

31 医生为什么要测量骨盆

如果准妈妈能够正常分娩就是从阴道分娩，经阴道分娩的产道分为骨产道和软产道。骨盆是产道的重要部分，是自然分娩时胎儿的必经通道，其大小和形态是直接影响阴道分娩能否顺利进行的因素之一。

骨盆是由多块骨骼借助关节、韧带互相连接而成。女性骨盆形态呈前浅后深，并有一定的弯曲度，其轴呈半月形。怀孕后受激素影响，连接各骨骼的韧带较松弛，关节活动稍有增加。产道的异常会直接使胎儿娩出受阻，临床上产道异常中以骨产道异常为多。由于骨盆是相对固定的，可以在分娩前经过检查而预知是否适应阴道分娩。在产前检查中测量骨盆就是为了在临产前掌握骨产道情况，为选择分娩方式提供第一手资料。

32 胎死宫内的原因是什么、怎样处理

胎儿在子宫内死亡称为死胎。死胎可以发生在妊娠的任何时间。近年来，B 超对诊断胎死宫内准确性高且方便。造成胎死宫内的原因很多。来自胎儿方面的原因有先天性胎儿畸形、胎儿发育异常；脐带因素有脐带病变、打结、绕颈过紧；胎盘病变有前置胎盘、胎盘早剥、胎盘老化；准妈妈如有妊娠

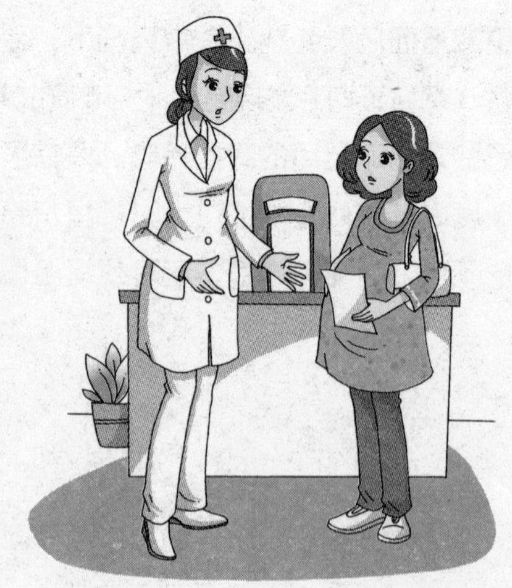

合并症，如妊娠高血压综合征、心脏病、肾脏疾病、糖尿病、传染病、血液病等也可造成死胎。

处理妊娠中晚期胎儿死亡时，准妈妈可自觉胎动停止，子宫不继续增大，乳房渐渐变小，乳房胀感消失。若胎儿死亡时间较长，准妈妈可有全身疲乏、食欲不振、腹部下坠等症状。如果有上述情况时，应引起注意，并立即去产科检查确诊。

胎死宫内一经确诊，应尽快地将死胎清除。清除死胎的方法主要是引产，或采用其他清宫手术。对死在宫内的胎儿存在侥幸心理，拖延等待，往往会失去清宫的最佳时刻，并由此造成严重后果。死胎后超过 4 周仍未分娩，会因死胎而引起母体弥散性血管内凝血，致分娩时发生不易控制的产后出血，严重时可危及产妇生命。

33 产妇临产前怎样克服恐惧心理

有的准妈妈，尤其是初产准妈妈对临产非常恐惧，害怕疼痛和出现意外，其实这是不必要的。“十月怀胎，一朝分娩”，就是指女性受孕后怀胎 10 个月，即胎儿在母体内生长发育 280 天左右（即将近 10 个月），发育成熟。当胎儿发育成熟后子宫发生强烈收缩，此时准妈妈感到腹部阵阵疼痛，然后宫颈口扩张，胎儿及其附属物经母体阴道排出。怀孕、分娩是人体生理功能的一种自然现象，是一件再平常不过的事，符合准妈妈的生理特点，产妇不必惊慌、恐惧，应顺其自然，又有接生医生的帮助，自会顺利分娩。相反，如果临产时精神紧张，忧心忡忡，将会影响产力，从而导致产程延长，造成分娩困难，带来多余的麻烦和痛苦。

34 临近分娩有什么征兆

1 子宫底下降

一般是指胎儿开始下降，因此，准妈妈在呼吸时会感到比较轻松，胃不再受到压迫，感觉比较舒畅，食欲也较好。

2 腹部膨胀

又称前阵痛，这是因为子宫很敏感，稍受到刺激便容易形成收缩。有时会有疼痛的感觉，却是不规则的阵痛，有些人甚至还会有腰酸的现象。

3 尿频

这是胎儿头部下降压迫膀胱所致，特别是在夜间，准妈妈必须三番五次起床排尿。

4 胎动减少

这是胎儿头部下降至骨盆难以活动所致。

❺ 大腿根处鼓胀

大腿根或膀胱附近有鼓胀的感觉，甚至于会痛得难以举步。

❻ 分泌物增多

主要是子宫颈口处的分泌物增多，而且呈黏稠的状态，其作用是润滑产道，使分娩时胎儿易于通过。

❼ 体重不再增加

原本持续增加的体重不再增加，甚至会有减少的情形。

35 即将分娩有什么征兆

有了临产的征兆且一旦规则阵痛开始，则真正的临产开始了。比较确切的分娩征兆有:

❶ 出血

子宫的收缩反复加强，最后子宫颈口在压力下开始张开，因而羊膜下方会从子宫颈口附近的肌壁剥离，以至出血，并与黏液共同流出体外，此谓“产兆”。若量少则呈粉红色，量多则呈红色，时间一久则变为褐色。产兆往往不止出现一次，有时即使有产兆出现，但隔两三日无阵痛发生，或者阵痛发生后才出现产兆。

❷ 破水

分娩开始时子宫收缩，内部压力增强，随着压力增加，羊膜会从子宫壁剥离，而失去支撑的羊膜则开始膨胀。膨胀的羊膜逐渐压迫子宫颈口，待子宫颈口充分张开、耐不住压力时，羊膜破裂，羊水流出，就称为破水。如羊膜不破，必要时须实行人工破膜。

❸ 分娩开始

有了产兆，规则阵痛也会随之开始，子宫颈口张开，胎胞成形，即可谓真正的一朝分娩。然而这些产兆并非同时出现，子宫颈口的状况也无从确定。临床医学所认定的开始分娩是指阵痛间歇在 10 分钟以内。

36 假临产是怎么回事

假临产是准妈妈在分娩前，由于子宫肌层的敏感性增加出现的不规律的子宫收缩。它的特点是持续时间较短，没有一定的规律性，持续时间与间隔时间不恒定，常在夜间出现而于清晨消失。准妈妈偶感腰酸腹坠，但很快就过去了。它有助于子宫下段的形成和宫颈口的软化，是分娩即将发动的先兆。但对宫颈口扩张和子宫颈管缩短作用不明显，并且能被镇静剂抑制。准妈妈感觉腹部一阵阵发硬，较平时明显，但强度不增加，夜间出现，白天消失，一旦有这种感觉，准妈妈要心中有数，分娩即将来临，以便做好一切准备。

37 怎样才算正式临产

所谓临产，即分娩开始。正常初产妇预计在 14 ~ 18 小时内，经产妇在 10 小时左右宫口开全分娩。临产的主要标志是子宫出现阵缩。所谓阵缩有以下特点：

1. 规律的子宫收缩。两次子宫收缩间隔 10 分钟左右，至少持续 30 秒并有一定的强度，子宫收缩时手压腹部无凹陷。

2. 子宫收缩使子宫颈管消失，子宫颈口逐渐扩张开。随子宫收缩的强度胎头下降。

3. 子宫收缩有进展。在规律的子宫收缩开始后，子宫收缩间隔时间变短，持续时间延长，但在 1 分钟内。

38 为什么临产期要严禁性生活

在分娩前要禁止性交，尤其在临近分娩的时候应绝对避免性交，以免在分娩后发生产褥感染。如果在分娩前不久进行性交，容易将细菌带入产道并侵入创面，分娩就会发生产褥感染。离分娩越近，发生感染的机会就越多。据有关资料表明，在 410 例产褥感染的病例中，50% 以上在妊娠最后 1 个月内有性交史，95% 在分娩前 1 天有性交史。如果在分娩前 3 天内有性交者，则有 20% 可发生严重产褥感染。

39 为什么要住院分娩

随着人们生活、卫生条件的日益改善，大多数人尤其是城市居民几乎都选择在医院分娩。但在一些医疗、经济欠发达的边远地区，或自认为家庭环境相当好的人群，还是选择在家中分娩，这是不正确或非明智的。虽然分娩是一个自然的生理过程，有很多人在家中分娩也很安全，而且比较方便、舒适，但我们还是要注意到这样一个问题：若是顺产，在家中分娩可能是相对安全，若是分娩过程有意外的情况发生，就需要医生马上运用经验或医疗设备去判断、处理，甚至麻醉或手术，如脐带先于胎儿的主要部位从

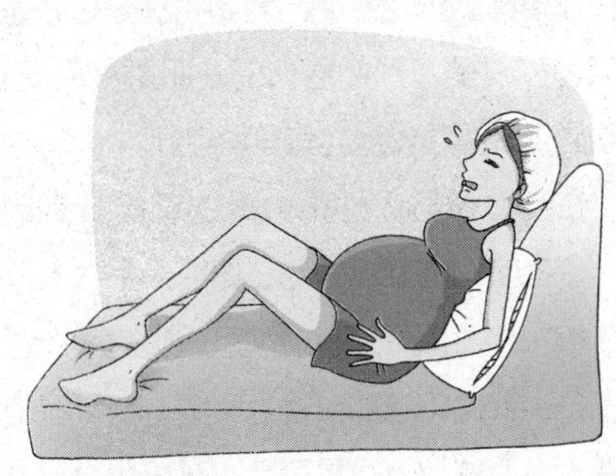

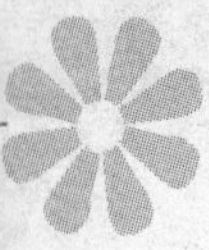

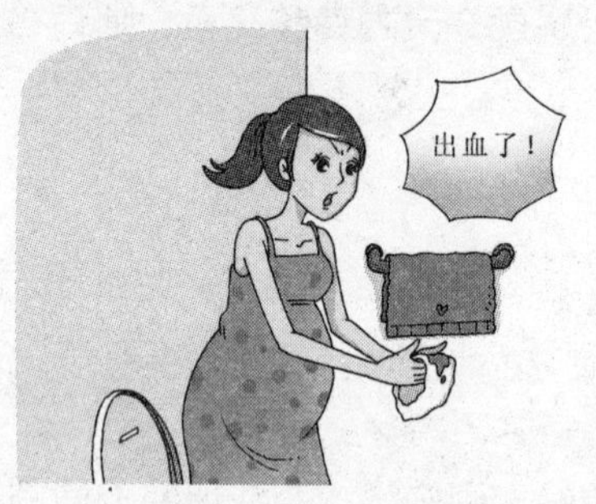

宫颈中脱出，或胎盘与子宫壁提早脱离，或胎位不正。有时会意想不到地出现新生儿窒息等，总之，在分娩这一生命的重要时刻，潜伏着许多随时可能威胁产妇和胎儿生命安全的危险因素。怀孕正常并非意味着就能顺利分娩，也并非因为曾有过顺产经历，再分娩时就一定也顺利。对任何一位即便妊娠期正常的健康准妈妈，在临产时，面对分娩这一不断变化的过程，随时有可能出现异常，比较多见的如子宫收缩乏力或过强、产程异常、胎儿窘迫、产后出血等。为了保证分娩的顺利进行，要及时发现每一异常情况，甚至预测潜在的异常并使之得到纠正，做到这些只有依靠受过严格培训的专职医护人员，借助必需的医疗设施才有可能做到。

在当今倡导人性化分娩的国际新潮时期，依据我国的实际情况，如绝大多数家庭的住房条件所限，且专业助产人员有限，还不能提供安全的家庭分娩。所以，为了保障母儿安全，住院分娩是孕产妇系统保健所必需的。

40 准妈妈为什么不宜提前入院

有的准妈妈产前检查没有什么异常情况，但从亲友中听到有关分娩时的感受和经验，非常紧张，为求保险，便要求在临产前提前入院。当然，入院后胎儿的安危可以得以监护，准妈妈的不适可以得到医生的及时发现与处理。但入院后，医院的环境会给准妈妈以不良刺激，造成精神压力，对分娩就会产生一种恐惧感，加以环境的生疏，夜间新生儿的哭闹声，使得准妈妈夜间不能得到很好的休息。一旦发现宫缩，很容易发生宫缩不协调、宫口扩张缓慢、产程延长，使难产率增加。一旦产妇入院过早，在产房超过 2 天，其剖宫产率会大大增加。

所以，若没有什么异常情况，准妈妈没有必要提前入院。

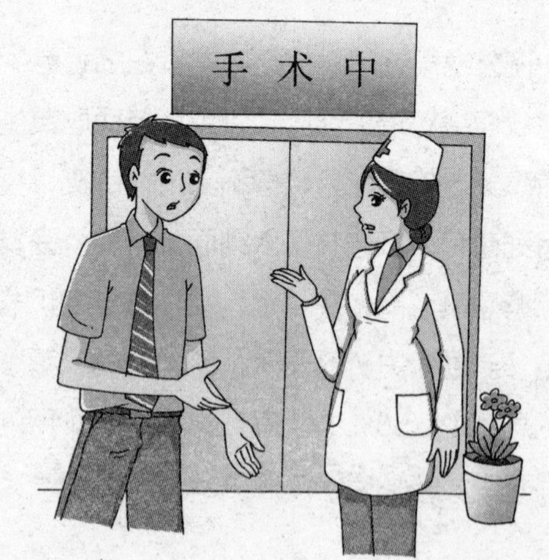

 何时到医院住院待产

胎儿在宫内生存280天是从最后一次月经来潮的第一天算起，如以受孕（即精子同卵子相遇）之日计算每一妊娠周期为266天。理论上讲，胎儿经过了280天就会“瓜熟蒂落”，实际上分娩真正准确地发生在预产期当日者寥寥无几。分娩多数发生在预产期前后的两周内，孕满37～42周分娩均属于正常。这就难免不少准妈妈在预产期前后相当一段时期内与紧张不安相伴，担心把握不好住院分娩时间。其实，正式临产会有特定的标志，当有下列情况之一时应去医院待产。

❶ 规律的腹阵痛

当出现规律的子宫收缩亦即规律的腹阵痛，开始时较稀疏，10多分钟出现1次，持续约10多秒，渐渐地5～6分钟1次阵痛，持续20～30秒。宫缩是正式临产的标志。

❷ 破水

羊膜破裂会有液体不由自主地自阴道流出，羊水虽与尿液近似，但尿液流出可以控制，自己难以区别时请医生帮助鉴定。通常羊膜是在宫缩剧烈、胎儿快娩出时才破裂，若在规律宫缩前就破裂，也就是正式临产前破裂，称“胎膜早破”，它属产科异常情况之一。一方面有可能导致脐带脱垂受压，胎儿缺血缺氧，窒息死亡；另一方面如破膜时间超过24小时仍未分娩，感染的危险性将大大增加。所以，无论何时，一旦发生了胎膜破裂，均应立即去医院。

初产妇从临产到新生命呱呱坠地，期间多数要经历10多小时的时间，了解了临产的征兆，就能把握好去医院的时机，既可以免除去医院晚了将胎儿产在家中或路途中的危险，也不致因假临产而往返跑医院折腾或过早住院待产。

 为什么肝病准妈妈要提前入院待产

患有肝病的准妈妈应该提前入院待产。因为妊娠会使肝病加重，易出现肝功异常、黄疸加重，甚至发展成重症肝炎。妊娠高血压综合征的发生率、早产儿的发生率及新生儿的死亡率也相对较高。所以肝病患者应该提前入院待产，以便在医护人员的护理下保证母子的安全。

 高危准妈妈为什么要早些时间入院

高危准妈妈因种种原因，分娩时比较麻烦，危险性也大，所以应早些时间入院待产，以利于医生观察和采取正确方法处理，

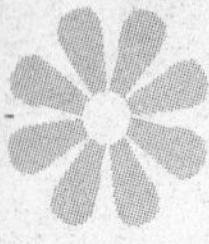

可减少母子的危险。哪些情况属于高危准妈妈？

1 妊娠合并内科疾病，如心脏、肝、肾疾患等；

2 过去有过不良生育史，如流产3次以上、早产、死胎、死产、新生儿死亡或畸形儿史等；

3 本次妊娠出现某些异常现象，如妊娠高血压综合征、羊水过多、羊水过少、前置胎盘、胎位不正（臀位、横位等）等；

4 有其他特殊情况，如高龄初产、身材矮小、骨盆狭窄等。高危准妈妈一般要在预产期前2周提前入院，等待分娩。

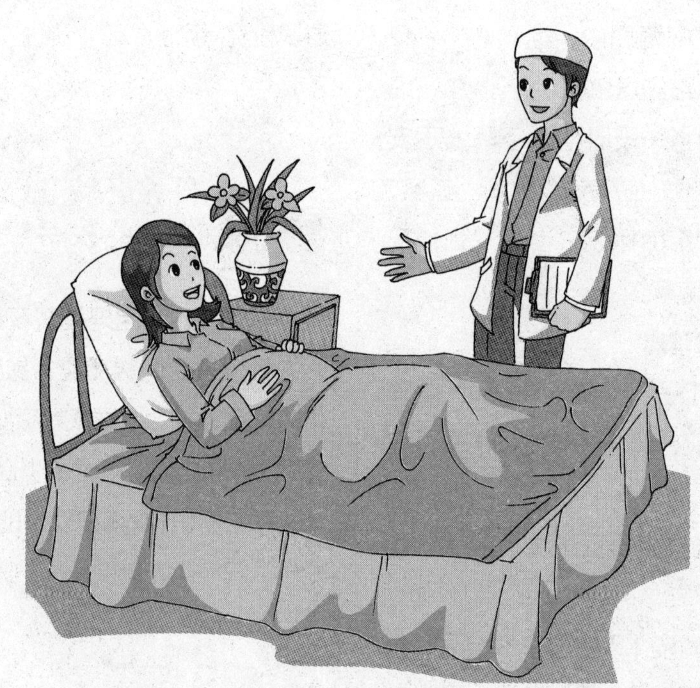

PART 3

分娩——等待的幸福

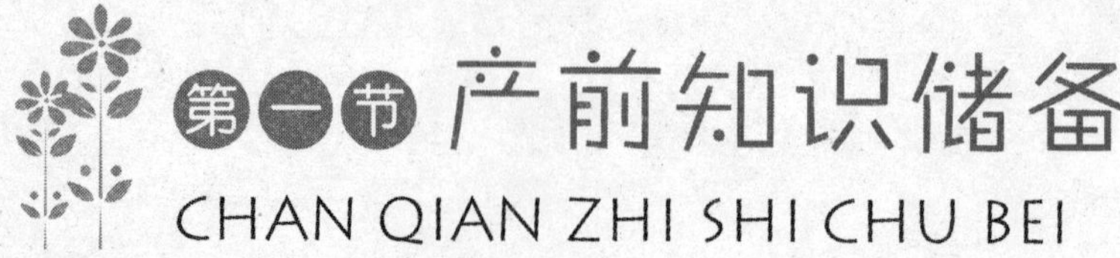

第一节 产前知识储备

CHAN QIAN ZHI SHI CHU BEI

1 什么是分娩

妊娠满28周以后，胎儿及其附属物由母体娩出的过程，称为分娩。依据分娩、妊娠时间的不同，可以分为早产、足月产和过期产。

2 什么是足月产

足月产是指孕37～42周内的分娩。在这个阶段内分娩的婴儿都是足月儿。在预产期当天分娩的只占5%～12%，有70%左右的产妇在37～42周内分娩。

3 什么是过期产

妊娠42周以后分娩者为过期产，有10%左右的产妇超过孕42周分娩。过期分娩过程中容易发生胎儿窘迫，需要预防。

4 什么是软产道

分娩时胎儿经子宫颈口穿过阴道降生。阴道壁由黏膜、肌层和外膜3层构成，阴道前邻尿道，后有直肠。为了固定骨盆中的这些器官（子宫、阴道、直肠等），在骨盆下方有骨盆底肌肉。由于妊娠激素的作用，临产时骨盆底肌肉组织变得松软，以便胎儿通过时不会被压迫而进入骨盆。也就是说，胎儿的必经之路就像一条管道，周围还环绕着多种器官，这是一条略有阻力而且富有弹性的通道，产科学上称其为“软产道”。软产道包括女性最重要的器官——培育胎儿的子宫、卵巢，此外还包括直接、间接地形成软产道的内脏。位于

软产道外侧、构成骨盆的骨骼，牢牢地包围、保护着软产道，以使其顺利完成重要的生殖任务。

5 什么是软产道坚韧

软产道松软、有弹性且易于延伸，但也有些产妇的软产道坚硬而缺乏弹性，这种现象叫做软产道坚韧。在这种情况下，子宫口的扩张需要相当长的时间。有的宫口无论如何也开不全，必须采取剖宫产将胎儿取出。

6 哪些软产道异常会影响顺利分娩

软产道异常可造成机械性阻力，从而使胎儿难以通过产道而发生难产。软产道异常有下列几种情况：

1 软产道疤痕

宫颈、阴道、外阴都可能因创伤、手术等造成疤痕，病变轻，妊娠后疤痕可变软而不影响产道的扩张；病变严重者须剖宫产。

2 水肿

可因妊娠高血压综合征、妊娠合并心脏病或重度贫血等而产生外阴水肿。对于外阴水肿，除积极进行病因治疗外，临产后可用硫酸镁热敷，或消毒后针刺放液。产程过长，胎头压迫宫颈，易发生宫颈水肿，使宫颈停止扩大。对此可予局部注射1% 奴夫卡因；如仍无效，则需以剖宫产结束分娩。

3 子宫颈坚韧

多见于高龄初产妇。子宫颈组织弹性差或痉挛性收缩，致使宫颈口不开。对此可予局部注射奴夫卡因以便使局部组织放松，多可奏效；否则也需剖宫产。

7 什么是产力

分娩时把胎儿往外逼迫的力量就是产力，阵痛就是其中之一。所谓阵痛是指随着分娩开始因子宫一阵一阵收缩而引起的疼痛。另外一种是屏气使劲，也就是在腹肌、横膈膜收缩作用下，胎儿头部下滑到子宫颈附近，这时需要屏足气使劲。屏气使劲是受自己意志控制的，所以掌握好屏气使劲的技巧，可以促使生产顺利进行。

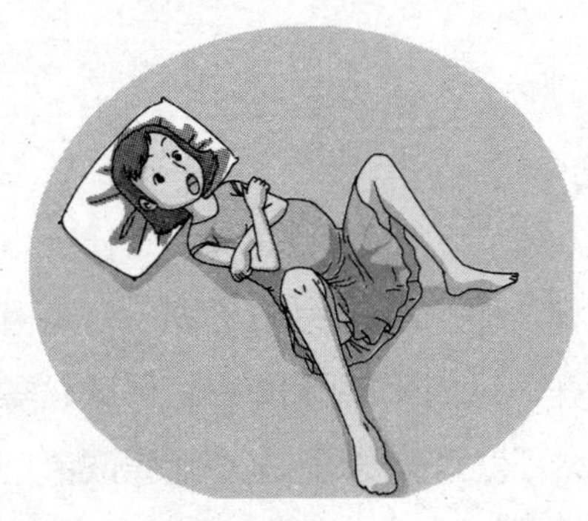

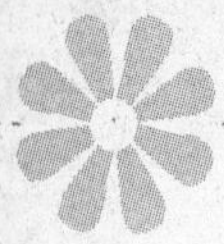

8 保护产力应从哪几方面着手

❶ 加强营养是保护产力的重要环节。孕期应多食用些含蛋白质、维生素丰富的食物，如鸡、鱼、瘦肉、蔬菜、水果等。临近分娩期要进食一些热量较多的食物，如大米、面粉、玉米、巧克力、红糖水等。

❷ 临产时保持精神愉快，不要紧张。产妇对分娩要有一个正确的认识，不要恐惧、忧虑。精神过度紧张会扰乱中枢神经系统的正常活动，使大脑皮质过度疲劳，因而影响正常的子宫收缩。这是产力不足和子宫收缩异常的重要原因之一。

❸ 产妇每次宫缩时要做深呼吸，增加氧气的摄入量，减少子宫的疲劳，减轻宫缩造成的腹痛。

❹ 在第二产程中，宫缩时深呼吸，然后自然屏气使劲，就像解大便一样长时间向肛门方向用力；宫缩间歇时，产妇全身放松。只有注意保护产力，才能顺利分娩。

9 什么是骨产道

人体下腹部最下面的骨头是横着伸出来的，称为耻骨。耻骨由左右两个方向相对着结合在一起，叫做耻骨联合。仔细观察一下骨盆内部就可以发现，如将耻骨联合当做扇轴，尾骨与尾骨端部可绘成一个圆形，被耻骨联合和尾骨隔为左右两侧的骨骼呈弓状，它就是胎儿通过骨盆时的路径，称为骨产道。妊娠时，骨产道骨头与骨头之间的关节中有些结合部会略有松动，但骨产道基本没有伸缩性。

10 什么是骨盆狭窄

一般将骨产道窄的骨盆称为狭窄骨盆，被视为异常现象。但近年人们认为，骨盆狭窄应该是相对于胎头大小而言的，换句话说，即使是狭窄骨盆，如果胎儿较小自然分娩也没有问题。按照“重视骨盆宽度与胎体最大处——头部大小是否相适应，以正确地诱导分娩”的观点，产前必须仔细检查胎头与骨盆是否相称。

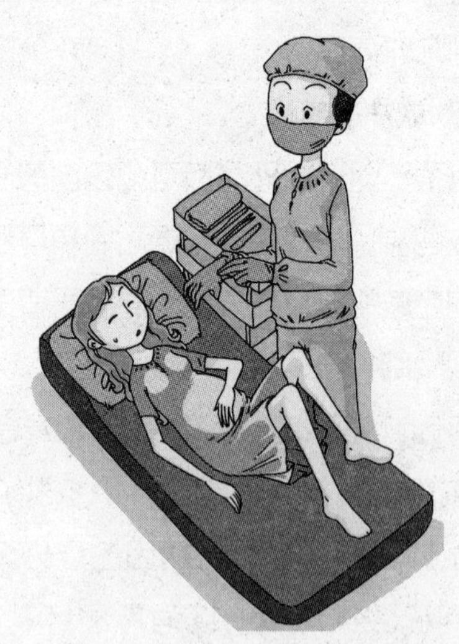

 什么是胎头固定

初产妇在进入孕10个月接近分娩时，胎头由骨盆入口下降至骨产道中，从外观上看，胎头入盆不动了，医生称这一状态为胎头固定。这就是说胎儿能够顺利地通过骨盆入口，证明胎头适应骨盆入口。产科门诊经常发现胎头未下降至骨盆入口、浮动在外的现象。这种情况要做X线检查，观察骨盆，尤其是骨产道的状态，以判断头盆是否相称。医生将根据这些情况决定采用哪种分娩方法。据临床调查，在1000名产例中约有30例是剖宫产，但其中仅有5例是因为头盆不相称。

 什么是面先露

面先露指的是在分娩时胎儿颜面先露，即胎头极度后仰，枕部与背相贴。这种胎位较少见。面先露以颜为指示点分为颜前、颜后、颜横位等。因为胎头极度仰伸，不能适应产道的弯度，所以这种胎位往往造成难产。如果骨盆正常，子宫收缩好，颜前位有可能自然分娩，但颜后位则常常不能自然分娩。因此，医生和产妇应高度重视，严密观察产程。颜前位时可等待宫口开启后给予助产；颜后位时多应考虑剖宫产。

 产妇的分娩心理对胎儿有什么影响

随着产期的临近，准妈妈的内心越发忐忑不安，想象分娩时的疼痛，担心分娩不顺利，忧虑胎儿是否正常，以及胎儿的性别和相貌是否理想，等等。甚至有一些准妈妈对自己的身体过分敏感，以致将一些诸如胎儿的蠕动、不规律的宫缩引起的轻微腹痛等正常现象误认为是分娩的开始而过分紧张。准妈妈的这种心态对于即将出世的胎儿是十分不利的。

一方面，准妈妈的焦虑不安将导致母体内部激素的改变，对胎儿产生不良的刺激；另一方面，伴随着焦虑和恐惧而引起的神经性紧张往往会产生许多不适的感觉，使准妈妈肌肉紧张、疲惫不堪，甚至会导致分娩时子宫收缩无力、产程延长及滞产等现象，有的还会造成难产，使胎儿发生宫内窒息，使对缺氧敏感的大脑细胞受到伤害，进而影响胎儿以后的智力，甚至危及胎儿生命。

因此，在分娩前应做好心理准备，阅读一些有关分娩的书刊，了解分娩的过程，做到心中有数。要想到自己的情况并不特殊，一生中准妈妈这样的机会只有一次，分娩是个痛并快乐的过程。这种幸福和快乐的感觉将使准妈妈的身体和精神处于最佳状态。因

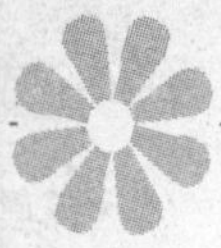

此，不必紧张，也不必忧虑，要相信自己是能够胜任的。阵痛是腹内的那个小生命冲破阻力发出的求援信号：“妈妈，我要出去。”准妈妈应该满怀信心地说：“来吧，好孩子，别害怕，妈妈帮你！”

14 产妇在分娩时大声喊叫有哪些危害

有些产妇在分娩阵痛时大喊大叫，认为喊叫一下会舒服一些。其实，分娩时大声喊叫既消耗体力，又会使肠管胀气，不利于宫口扩张和胎儿下降。产妇要对分娩有正确的认识，消除精神紧张，抓紧宫缩间歇休息，按时进食、喝水，使身体有足够的能力和体力确保正常分娩。

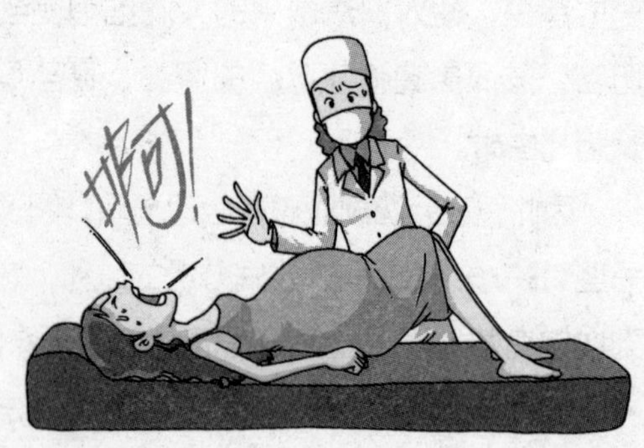

15 有哪些方法可以减轻分娩时的疼痛

如果产妇分娩时确实疼痛难忍，可以做以下动作，以减轻疼痛：

1 深呼吸

子宫收缩时，先用鼻子深深地吸一口气，然后慢慢用口呼出。每分钟做 10 次，宫缩间歇时暂停，休息片刻，下次宫缩时重复上述动作。

2 按摩

深呼吸的同时，配合按摩效果更好。吸气时，两手从两侧下腹部向腹中央轻轻按摩；呼气时，从腹中央向两侧按摩。每分钟按摩次数与呼吸节奏相同，也可用手轻轻按摩不舒服之处，如腰部、耻骨联合处等。

3 压迫止痛

在深呼吸的同时，用拳头压迫腰部或耻骨联合处。

4 适当走动

产妇如一切正常，经医生同意后，可适当走动一下，或靠在椅子上休息，或站立一会儿，也可以缓解疼痛。

16 一般情况下分娩有几种方式

总的来说，分娩方式有两种：经阴道分

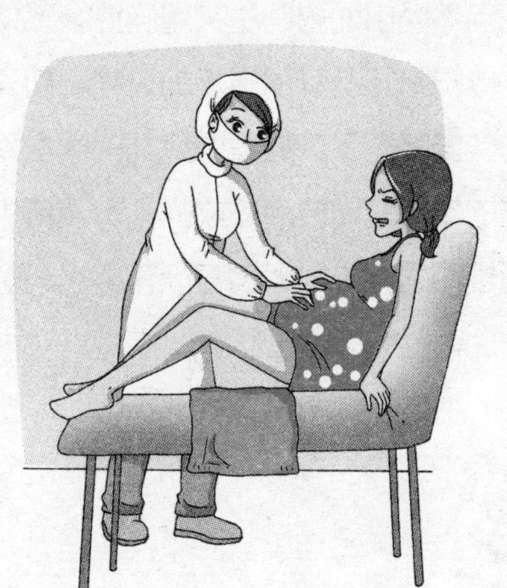

娩和剖宫产。阴道分娩又包括自然分娩和仪器助产分娩。一个健康的产妇，如果骨盆大小正常、胎位正常、胎儿大小适中，没有各种不适宜分娩的合并症和并发症，医生会鼓励产妇自然分娩。尽管现在剖宫产已是一种非常成熟的技术，但仍然像其他外科手术一样会有一定的风险和并发症，如麻醉意外、伤口感染、手术后盆腹腔内各脏器可能发生粘连等。所以，除非有医疗上的手术指征，医生不会建议产妇剖宫产。

17 自然分娩的优点有哪些

胎儿在分娩过程中受到产力和产道的挤压，发生一系列形态变化，特别是适应机能方面的变化。胎头出现一定程度的充血、淤血，使血中二氧化碳分量上升，处于一时性缺氧状态，因此呼吸中枢兴奋性增高；胎儿胸廓受到反复的宫缩挤压，使吸入呼吸道内的羊水、胎粪等异物被排出，同时血液中的促肾上腺激素和肾上腺皮质激素以及生长激素水平提高，对于胎儿适应外界环境十分有益。以上因素均有利于产后新生儿迅速建立自主呼吸。另外，自然分娩产妇身体恢复得比较快，也比较好。

18 自然分娩的缺点有哪些

1. 产程较长。
2. 产前阵痛。
3. 可能出现阴道松弛，子宫、膀胱脱垂后遗症，会阴损伤或感染、外阴血肿等。
4. 有可能发生胎儿难产，或因产妇体力耗尽而以产钳或真空吸引协助生产，引起胎儿头部血肿。

19 自然分娩要经过哪些过程

在规律的子宫收缩作用下，子宫颈口由闭合状态到完全扩张，胎儿及胎盘由子宫经产道娩出，自然分娩要经历一连串的不间断过程。为便于观察这一过程即产程进展情况，通常将它划分成3个时期：

❶ **第一产程又称为宫口扩张期**

子宫颈口从闭合到完全张开，初产妇一般要经历12～16小时，经产妇要经历6～8小时。胎膜破裂多发生在第一产程末，当位于胎先露前方的羊膜承受不了子宫收缩的压力时即发生破裂，羊水由产道流出，流出的羊水经过产道，有助于胎儿通过。

❷ **第二产程又称为胎儿娩出期**

初产妇需1～2小时，经产妇约需1小时。此阶段胎儿在产道内继续下降的同时，还将完成一连串适应性的旋转动作，产妇随一阵阵宫缩会自发地想屏气用力，在非自主性子宫收缩力和可受产妇主动调控的腹肌、肛提肌收缩力的协同作用下，胎儿被推出母体，降临人世。

❸ **第三产程又称为胎盘娩出期**

从胎儿娩出后到胎盘娩出，一般不超过30分钟。

第一、二、三产程统称为总产程，初产妇不应超过24小时。因产后的最初2小时内是最易发生产后出血等严重产后并发症的时期，故也有将产后的最初2小时称为第四产程，产妇将留在产房里休息，医务人员会进行密切观察。

20 什么是剖宫产

剖宫产是由于产妇及胎儿的原因无法使胎儿自然娩出而由医生采用的经腹部切开子宫、取出胎儿及其附属物的过程。剖宫产手术的实施降低了产妇及围产儿的死亡率，使产钳的使用及臀位产造成的创伤及新生儿并发症也明显减少。但剖宫产有弊也有利，在医学上有严格的适应证。

21 剖宫产的优点有哪些

产程较短，且胎儿娩出不需要经过骨盆。当胎儿宫内缺氧、巨大儿或产妇骨盆狭窄时，剖宫产更能显示出它的优越性。由于某种原因，绝对不可能从阴道分娩时，施行剖宫产可以挽救母婴的生命。剖宫产的手术指征明确，麻醉和手术一般都很顺利。如果施行选择性剖宫产，于宫缩尚未开始前就已施行手术，可以免去产妇遭受阵痛之苦。腹

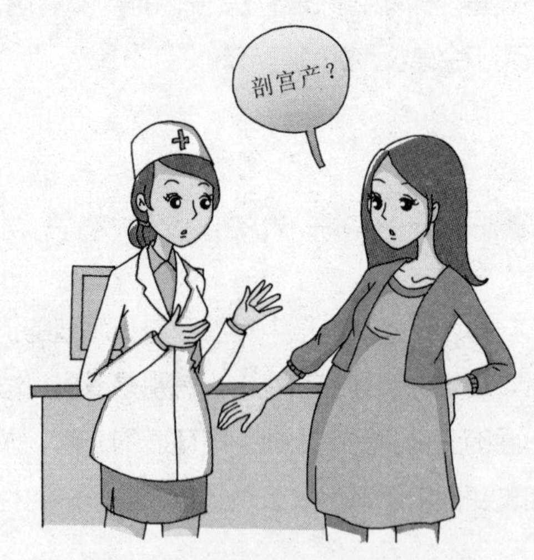

腔内如有其他疾病时，也可一并处理，如合并卵巢肿瘤或浆膜下子宫肌瘤，均可同时切除。做结扎手术也很方便。对不宜保留子宫的情况，如严重感染、子宫破裂、多发性子宫肌瘤等，也可同时切除子宫。由于近年剖宫产安全性的提高，许多因妊娠并发疾病和妊娠合并症而不得不终止的妊娠，临床医生大多选择剖宫产，减少了并发疾病和合并症对母婴的影响。

 剖宫产的缺点有哪些

剖宫手术对产妇的精神和肉体都是一种创伤。手术时麻醉意外虽然极少发生，但并非一定不会发生。手术时可能发生大出血，损伤腹内其他器官，术后也可能发生泌尿、心血管、呼吸等系统的合并症。术后子宫及全身的恢复都比自然分娩慢。还有可能发烧，腹胀，伤口疼痛，腹壁切口愈合不良，患血栓性静脉炎、产后子宫迟缓性出血等。两年内再孕有子宫破裂的危险，避孕失败做人流时易发生子宫穿孔。

对婴儿来说，剖宫产没有经过产道的挤压，特别是肺部未得到锻炼，在出生后肺部就显得被动和不自然，这是非常不利的。据统计，剖宫产婴儿发生呼吸窘迫综合征、吸入性肺炎的比率明显高于自然分娩的婴儿。剖宫产手术还增加了婴儿感染的机会，使之患病率明显增加，甚至带来生命的危险。

 剖宫产的小孩更聪明吗

目前社会上流行一种说法，认为剖宫产的孩子因出生时不受产道挤压，格外聪明。不少产妇及家属即使有经阴道分娩的条件，也竭力要求剖宫产，宁可自己挨一刀，也要换取一个聪明的孩子，希望将来自己的孩子是个神童、天才。孩子是否聪明、其智商的高低，取决于遗传、脑神经发育的程度、后天的教育及是否受到疾病的影响等因素，而与其出生方式无关。

实际上不管是剖宫产还是自然分娩，只要胎儿不发生缺氧、窒息或颅脑损伤等问题，其智力的发育都不会受到影响。

 什么情况下应该选择剖宫产

产妇在产前检查时，如果各方面都正常，临产后产程进展顺利，胎儿则可自然娩出。若产前检查发现异常或临产后产程进展及胎心出现异常，自然分娩危及母婴生命时，则需行剖宫产结束分娩。行剖宫产需从以下 3 方面考虑：

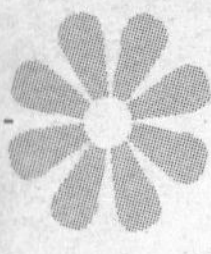

❶ 母亲的原因

产前已发现明显异常，如骨盆狭窄、产道阻塞（子宫肌瘤、卵巢肿瘤）、疤痕子宫、前置胎盘、胎盘早剥、高龄初产妇（35岁以上）、先兆子痫等。

❷ 胎儿的原因

各种原因发生的胎儿窘迫以及胎盘功能减退、脐带脱垂、胎儿过大、胎位异常不能纠正等。

❸ 产程出现异常

在分娩过程中发生问题，如产程停滞处理无效、先兆子宫破裂等。

以上情况均需行剖宫产，可以避免自然分娩对母婴造成的伤害。

25 剖宫产率为什么越来越高

目前剖宫产指征已逐渐放宽，复杂的阴道助产已被废弃。最新的资料显示，在有些大城市的大医院，剖宫产率竟达到了50%。是什么原因使剖宫产率猛增呢？原因是多方面的：

❶ 剖宫产手术已是一种普及性手术，随着剖宫产手术的广泛开展和基层医院医疗条件的明显改善，麻醉技术、输血、输液及抗生素的进步，使手术的安全性大大提高；且剖宫产时间大大短于自然分娩，术中采用硬膜外麻醉，产妇很少感到疼痛，使产妇和家属乐意接受这一手术。

❷ 随着现代医学的发展，产前监护手段越来越多，原来无法发现的胎儿异常情况得以早期发现，也成为剖宫产指征之一，如脐带绕颈。

❸ 受社会因素的影响。现代社会对分娩的要求越来越高，孕妇及其家属对分娩的要求是：对孩子好，又要产妇生得快，痛苦小，有利于体型的恢复；对于医生来说，剖宫产手术并不十分复杂，大多数可以顺利地完成。而自然分娩需要大夫观察产程，既费时又费心。若经阴道试产不成功，还可能遭到产妇及其家属的责怪。特别是对于强烈要求剖宫产的产妇，在分娩过程中稍有异常，大夫即想到以剖宫产结束分娩。

26 剖宫产后产妇要注意什么问题

❶ 休息

由于手术创伤及麻醉药物的作用，术后产妇极度疲劳，此时应注意休息，不要和他人过多地交谈。

❷ 饮食

术后一般不需要禁食，在术后第一、二天可进一些流食，如小米粥、菜汤等，但不要喝加糖牛奶，因为牛奶及糖容易在肠道里产生气体，从而引起腹胀。饮食量不要太多。术后第三、四天，肠蠕动恢复，肛门排气后可进一些半流质饮食，如面条、稀饭、蒸鸡蛋羹等。术后第五天以后，可恢复正常饮食，吃一些营养丰富、易消化、高蛋白的食物，以利于刀口愈合、机体恢复。

3 体位

剖宫产大多采用硬膜外麻醉，术后应采用去枕平卧位，大约 6 小时以后才能改为半卧位。

4 止痛药的应用

大多数产妇在术后用 1 次止痛药即可止住疼痛，只有极少数产妇需要用 2 ~ 3 次。有不少产妇及家属要求多用止痛药，以减轻刀口疼痛。常用的术后止痛药为哌替啶，属于麻醉药品，用量过大能成瘾，且不利于刀口愈合及胃肠道功能的恢复。所以止痛药还是要尽量少用。

5 注意观察恶露情况

一般术后血性恶露自阴道排出，量与月经量接近。如果阴道流血过多，应及时向医护人员报告。

6 注意观察尿量和尿的颜色

术后常规留置导尿管，应注意观察尿量和尿的颜色。如果为血尿或尿量少，应及时向医护人员报告。

7 早下床活动

一般在术后第二天拔尿管之后，即应下床在床边活动以促进肠蠕动，预防肠粘连，并利于恶露的排出。

8 预防感染

由于手术创伤及体力消耗，产妇术后体质虚弱，抵抗力较弱，故应注意饮食卫生，避免受凉，避免接触感冒的人或其他传染病人。

27 一次剖宫产，下次还要做剖宫产吗

剖宫产时切开子宫的方式是很重要的，如果第一次是古典式剖宫产，即子宫切口的位置比较高，那么以后的妊娠经阴道分娩是不允许的。此外，如果第一次剖宫产的原因

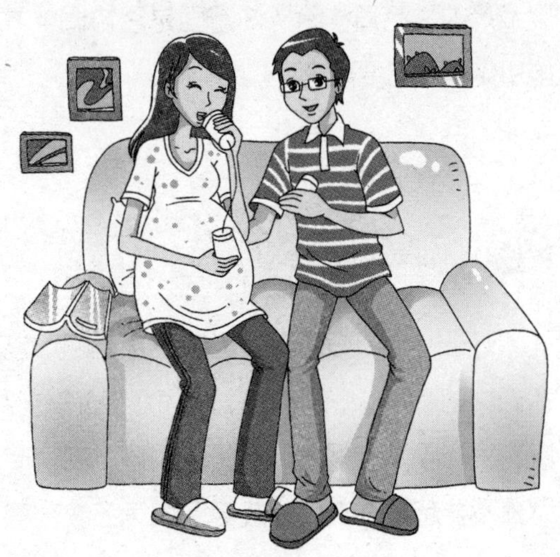

仍然存在，如产妇骨盆小而孩子相对较大或有妊娠合并症及并发症等，则下次仍然需要再做剖宫产。第二次剖宫产，一般不需要再于腹部做另一个切口，而是以原腹部手术疤痕为中心，将腹部手术疤痕呈梭形切去，术后腹部仍然只留下一条疤痕。

28 是否可以拒绝剖宫产

多数情况下医生是无法给予明确答复的。只有一少部分产妇，在临产前经过检查就发现存在着绝对的剖宫产指征，如骨盆明显狭窄或骨盆畸形、横位、胎儿宫内窘迫等，已经预测到经阴道分娩比较困难，或对产妇和孩子有危险，医生才会向产妇说明需要做好剖宫产的准备。而对于大多数产妇来说，只有通过试产才能了解产力的强弱、胎头可塑性大小、骨盆软组织对分娩有无阻力以及产力、产道、胎头 3 方面是否协调，才能决定是否需要剖宫产。

29 剖宫产能做几次

对于一个产妇来说，能做几次剖宫产没有确切的数字，国外曾有过一个产妇做过 7 次剖宫产手术的报道。但医生们建议剖宫产尽量不要超过 3 次。一般第二或第三次剖宫产后，医生就建议产妇做绝育术，因为 3 次或 3 次以上的剖宫产，其子宫上的疤痕在妊娠后期有可能发生自发性子宫破裂，而临产后其危险性就更大了，所以剖宫产次数一般不要超过 3 次。

30 剖宫产过程中能放环吗

因剖宫产后再次怀孕行人工流产有一定困难，所以剖宫产后女性的避孕引起产科工作者的注意。然而许多做过剖宫产的女性并不了解子宫上有疤痕，术后对避孕不重视，甚至不避孕，结果很容易造成剖宫产后短期内怀孕。为了解决剖宫产后的避孕问题，也为了免去剖宫产术后 6 个月再放环的痛苦，有的医院试行在剖宫产中

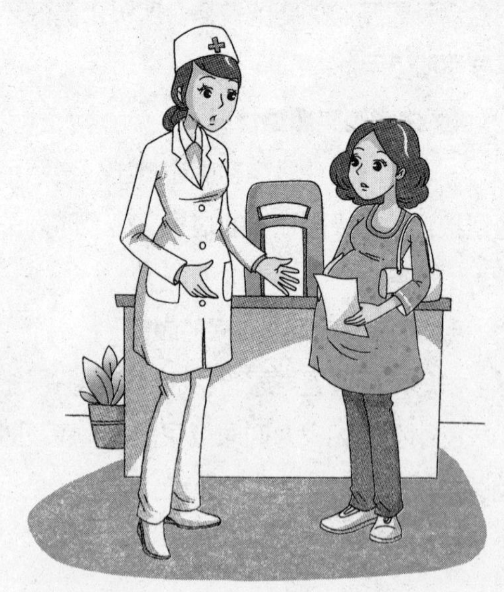

彻底清理宫腔后，在宫腔上部放入一个带肠线结的避孕环，或将避孕环用肠线在宫壁上缝一针，然后再缝合子宫切口，这样可以减少产后避孕的麻烦。

但剖宫产中放环还有一些值得探讨的问题，如产后阴道出血较多，是宫缩乏力引起的，还是放环的原因？环的型号是否与复原后的宫腔的大小合适？如果不合适的话，可能会造成带环妊娠或带环出血等。所以目前这种办法没有广泛应用。

31 剖宫产时应选择什么样的麻醉方式

剖宫产既要求镇痛完善、肌肉松弛满意、对产妇的生理功能影响轻微，又要保证子宫、胎盘血流灌注不受影响，避免母体用药对胎儿产生不良影响。最常用的麻醉方法是硬膜外阻滞，其次是蛛网膜下腔阻滞，要从腰部穿刺、置管、注药，使手术区域无痛感而产妇处于清醒状态。全身麻醉使全身肌肉松弛，呼吸受到抑制，产妇失去意识，胃内容物有可能反流造成误吸，一般不作为首选麻醉方法。局部浸润麻醉操作简单，发挥作用快，但效果较差，镇痛不完善，肌肉不松弛，产妇痛苦大，仅在急症禁食时间不足时应用。

32 为什么有的产妇在自然生产中又选择剖宫产

有的产妇在产前检查时都被告知正常，临产后经初步检查可以经阴道试产，产妇和家人已有了自然分娩的准备。然而，在经历了一段时间的阵痛之后，分娩出现异常。理论上讲，每一位怀孕的女性都有可能经阴道顺产，而分娩能否顺利完成受诸多因素影响，这些决定分娩的因素并非恒定不变。在经阴道分娩的过程中，难免出现难产的指征。

以下原因使阴道分娩不宜或不能继续，需要借助剖宫产结束分娩：

1. 产程中胎儿心率发生病理性改变，胎儿严重缺氧，以自然方法不能快速娩出。
2. 子宫收缩力异常或子宫颈口扩张受阻，导致产程进展停滞，处理无效。
3. 与胎儿大小相比较，产妇骨盆相对狭小或胎儿的姿态不适应产道，出现了“头盆不称”。

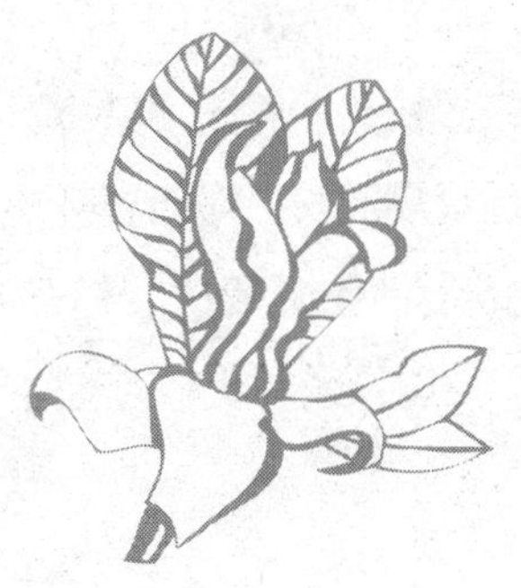

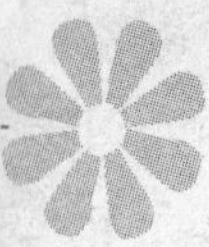

33 剖宫产有哪几种方法

剖宫产有3种基本方法，即子宫下段剖宫产、古典式剖宫产和腹膜外剖宫产，产妇需根据具体的情况选择不同的手术方法。

❶ 子宫下段剖宫产又称腹腔内腹膜外剖宫产，是指妊娠晚期或临产后经腹部切开子宫下段取出胎儿及其附属物的手术，具有操作简便、出血少、切口愈合好、并发症少的优点。子宫下段剖宫产适合于绝大部分产妇，但子宫下段形成不良或有大量曲张血管、严重粘连、子宫下段无法暴露、前壁前置胎盘需行打洞、连体胎儿估计经下段切口难以娩出者，不宜行子宫下段剖宫产。

❷ 古典式剖宫产也称为子宫上段剖宫产。由于此处切开与缝合不便，出血多，术后发生粘连的机会多，因此适用范围受到限制，但在某些情况下仍不失为重要的手术方法。当不宜施行子宫下段剖宫产时，可选择古典式剖宫产。

❸ 腹膜外剖宫产是通过腹膜外途径进行的，具有对腹腔内的脏器干扰少、术后胃肠道功能恢复快、术后无须禁食、并发症少的优点。但其需时长，操作复杂，对麻醉的要求高，不适合胎儿较大、有前次剖宫产史、前置胎盘以及紧急状态的剖宫产。

34 剖宫产会不会影响以后的性生活

剖宫产后，阴道在形态上完全没有改变，和生育前一样，所以不会影响性生活。不过，若担心留下伤疤，也许在心理上多少会有影响的。也有些人会因术后子宫和腹肌发生粘连，而使子宫位置变高了，因而不免会在性生活中减少一些快感。

35 分娩有哪些新模式

当今，产时服务强调在现有的医疗技术条件下，在保证母婴安全的前提下，尽可能地在医院提供家庭式的分娩环境，医务人员尽量减少不必要的干预，给产妇提供尽可能多的生理、心理支持，提供对母婴无害的缓解产时疼痛的措施，促进自然分娩。在新的产时服务理念指导下，住院分娩模式正发生着变化，医院在营造温馨分娩环境、尊重产妇意愿方面做了相当多的探索，开设了导乐陪伴分娩、医务人员陪伴分娩和家属陪伴分娩，这些陪伴分娩模式正改变以往住院分娩中产妇更多地受到的是如同病人样的对待，使产妇在获得医疗服务的同时享受到人文关爱。

分娩时的阵痛过去被认为是不可避免的，是自然分娩过程中必须忍受的，这导致不少产妇因恐惧产时阵痛而选择剖宫产，现在已不再将产痛视为理所当然，医学研究逐渐认识到疼痛对产妇的心理健康不利，会增加胎儿窘迫的可能。在分娩中一些减痛、镇痛措施被运用，分为非药物镇痛和药物镇痛两大类。

 36 什么是导乐分娩

随着社会文明的进步，女性生产的模式由在家靠家人帮助接生到由经过专职训练的接生员助产，进步到如今的住院分娩，有高水平的专业医护人员、先进的技术作保证，母婴安全有了极大的保障。然而，伴随住院分娩而产生的是过多的医疗干预，产妇一进入待产室，围绕其身边的多是陌生面孔的医师、护士，不利于产妇获得心理支持，舒缓紧张情绪，如此分娩缺少人性关爱。因此，医学界提出了改变产时服务模式的要求，美国一些医师开展的导乐式分娩取得了明显效果，我国也在 20 世纪 90 年代后期开始试行并正普及推广。

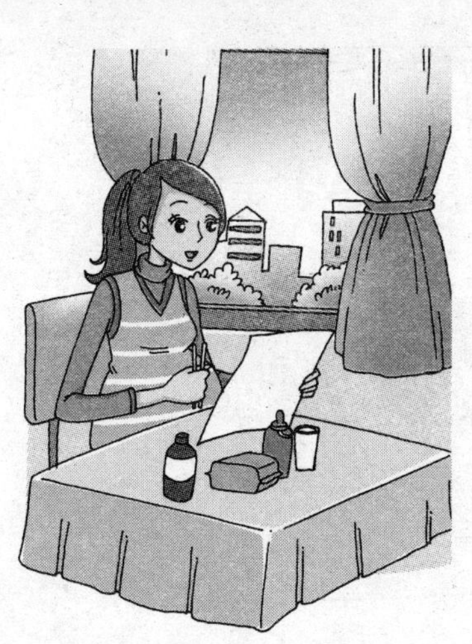

导乐陪伴分娩即由一位受过训练的有生育经验的人员，在产前、产时及产后给予孕产妇生理上的支持帮助和精神上的安慰鼓励，使其顺利完成分娩过程。孕产妇可选择陪伴者，在孕期即与之交流，产妇对其有一定程度的信任感和亲近感。生产时，陪伴者以自己的爱心、责任心安慰鼓励产妇，帮助产妇树立自然分娩的信心；指导、帮助产妇放松，降低其对疼痛的感受性，并能恰当地将医师检查和产程进展情况解释给产妇及家人，指导家人帮助、安慰产妇。导乐陪伴分娩，有助于分娩顺利和母婴健康。

 37 什么是无痛分娩

通常所说的无痛分娩法，多指非药物性的精神预防性无痛分娩法。

其主要内容是：

❶ 给产妇及其家属讲解与妊娠和分娩有关的生理知识，使他们对分娩中所发生的阵痛有所了解，对分娩的安全产生信心。这

对消除产妇恐惧、焦急心理，稳定大脑皮质功能，减轻疼痛都极为重要，也可促使产妇产生强有力的宫缩，从而有助于正常产程的进展。

❷ 指导产妇在进入产程的加速期后，每当宫缩时做缓慢的深呼吸动作，以减轻宫缩时的疼痛感。产妇本人、医护人员或家属可在阵痛时，用手以顺时针方向按摩腹部子宫区，或双手从腹中线用手掌向两侧平推，也可以用手指或手掌按压腰骶部酸胀处，以减轻疼痛感等。

❸ 提倡待产及分娩时有家属陪伴。因为亲人在旁，产妇会感到无限安慰；家属也可及时了解产妇的情况，不致牵挂；医务人员如发现新的情况，也能及时告知家属。

❹ 配合应用针刺疗法以及麻醉药，也有一定的止痛效果，针刺止痛对母婴皆无不利影响。

 坐式分娩可能吗

决定分娩姿势的既不是医生，也不是产妇，更多的是产妇腹中的胎儿。产妇在分娩过程中想躺、想蹲、想坐，抑或想跪，无意识中都受到腹中宝宝的支配。通常在分娩中，只有当产妇采取了使腹中胎儿最容易通过产道的姿势时，自身的感觉才最舒适。目前多数医院采用的产妇卧位分娩，主要是源于医疗的需要而并非是最佳的分娩姿势。倡导人性化分娩就是要让分娩回归自然，分娩过程中不仅可以有亲人陪伴，产妇还可自由选择体位。

坐式分娩其实就是自由选择分娩体位的一种方式。当选择坐式分娩时，特制的产床可使产妇在分娩的过程中保持坐位。产妇坐位时，视野较躺着时更开阔，有助于减轻紧张不安的情绪，减轻产痛；坐着时产妇也更

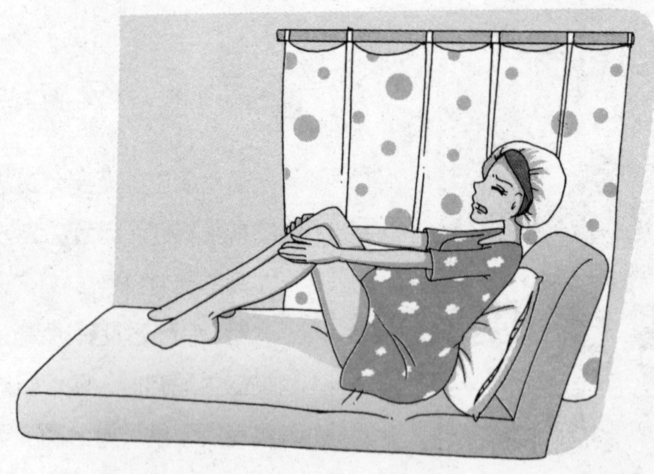

容易使得上劲，也有利于胎儿下降，顺利分娩。当在阴道口看见胎儿的头，在宫缩的间歇不再回缩，即胎头“着冠”后，产床即被放平，胎儿仍在助产士的保护下出生，所以不必担心宝宝的安全。

当然，在选择舒适的体位分娩时，还得考虑产妇的身体状况是否适宜。由于妊娠中准妈妈或胎儿的一些特殊情况，并非每一位产妇都能如愿地自由选择分娩姿势，在有特殊情况时还应听从医生的建议。

 水中分娩是怎么回事

水中生宝宝，在国外较为多见，在国内也已有先例，产妇又多了一种可选择的自然分娩方式。

在第一产程中，当宫颈口扩张到 7 厘米 ~ 8 厘米时，产妇就可以下水。水的浮力使产妇的肌肉得以放松，因提供的水的温度略高于人体，温暖的水对产妇就如同镇静剂，舒缓身心，缓解产痛，有助于产程顺利进展，使母亲能更快地见到宝宝。

当然，选择水中分娩，产妇除应该具备阴道分娩的条件外，还需胎位正常，并且产妇还应对分娩的自然过程有足够多的了解，有充分的思想准备，产时很好地与医生配合，才有可能使水中分娩获得成功。

 宝宝生在水中安全吗

首先，我们说宝宝生在水中是安全的，当宝宝脱离母体来到水中时，在断脐前还可以继续通过脐带从母亲那里获得氧气和能量；新生的宝宝完全浸在水中，未与空气直接接触时，不会有自主呼吸活动，所以不存在呛水的可能。而且宝宝在经历了通过产道的艰辛之后，又接触到他熟悉的水环境，使宝宝在适应新世界前多了一段缓冲时机，更为顺其自然。

 什么是引产

因某种原因而需采用医疗手段诱发子宫收缩终止妊娠的即为引产。根据引产时妊娠时间的不同，可分为妊娠中期引产和妊娠晚期引产，以下谈及的是妊娠晚期，即孕 28 周后的引产。

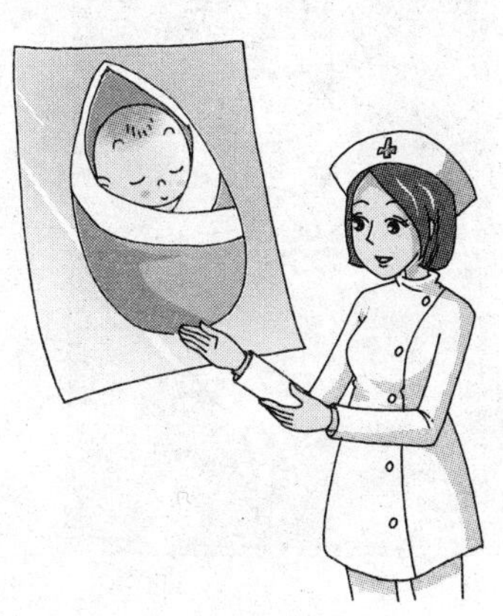

引产是人为终止妊娠，有潜在的风险。是否引产应遵从医生建议，根据医学指征而定，不可为了选择宝宝的出生时间而实施引产。

42 引产方法有哪些

针刺穴位引产、催产素静脉点滴引产、前列腺素引产、剥膜引产、人工破膜引产等都是常用的引产方法。这些方法只要使用正确，对母体和胎儿都比较安全，不会有什么危险。

因为计划生育方面的原因而做的引产，多是采取羊水内注入药物的方法，对胎儿有毒性，而对孕妇是安全的。不管是哪种情况的引产，一定要在医生指导下使用，千万不可私自引产。

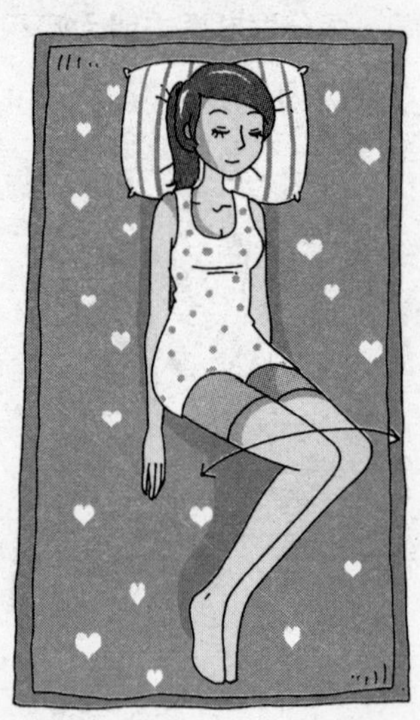

43 什么情况下需要引产

引产是应用药物或手术等人工方法引起子宫收缩而结束妊娠，多用于母体或胎儿方面有某些原因不能继续妊娠者。

多数妊娠在预产期前后 2 周左右会自然临产，不需人为干预。但有个别妊娠因发生特殊情况，继续妊娠可能危及母婴安全，此时就需要借助引产来适时地终止妊娠。常见的引产情况有：妊娠的某些合并症，如心脏病、糖尿病病情严重，不终止妊娠可能威胁母婴生命；妊娠并发症，如重度妊娠高血压综合征，经治疗病情无好转；胎膜早破，妊娠已足月或是近足月，胎儿出生后存活可能性大或膜破后出现了感染征兆，继续妊娠将发生宫内感染；过期妊娠等。

44 蓖麻油炒鸡蛋引产管用吗

蓖麻油作为一种缓泻剂被广泛应用于临床，而蓖麻油炒鸡蛋作为妊娠晚期引产的方法之一，已应用于许多医院妇产科，因方法简单，效果可靠，可以重复应用，产妇乐意接受。

产妇食用后，在酶的作用下，蓖麻油被皂化而刺激小肠、增加肠蠕动，并引起子宫收缩。蛋黄中的钙离子促进子宫肌细胞的收缩；甘油膦酸酯在酶的作用下，分解出花生四烯酸，在前列腺素酶的作用下，转化为前列腺素或前列腺素样物质，促进子宫收缩，并能使子宫颈变软并成熟，从而起到催产和引产的作用。

食用蓖麻油炒鸡蛋催产或引产，虽然方法简单，但并不是每位产妇都可以随便应用的。医生在决定给产妇服蓖麻油炒鸡蛋催产或引产时都要对产妇及胎儿情况进行仔细检查，看是否存在不适合引产的因素。如果检查后认为可以服用，那么医生必须在产妇服用后，严密观察宫缩情况，以及产程进展情况，发现异常及时处理，以保证母婴安全。

 产前检查胎位正常都可以正常分娩吗

有的产妇产前检查一直正常，胎位也正常，但进入产程后却发现胎位出现异常。这是怎么回事呢？的确，在未临产之前，头位视为正常胎位。但临产以后，胎儿为了适应骨盆各个平面的形态和大小要进行一系列适应性转动，如果在转动的过程中出现异常，就会造成胎位异常，在分娩过程中发生难产。这些在分娩开始前难以预料，只有通过观察产程、阴道检查才能发现。所以，头位并不是都能顺产，也不能怪医生产前检查没有发现。

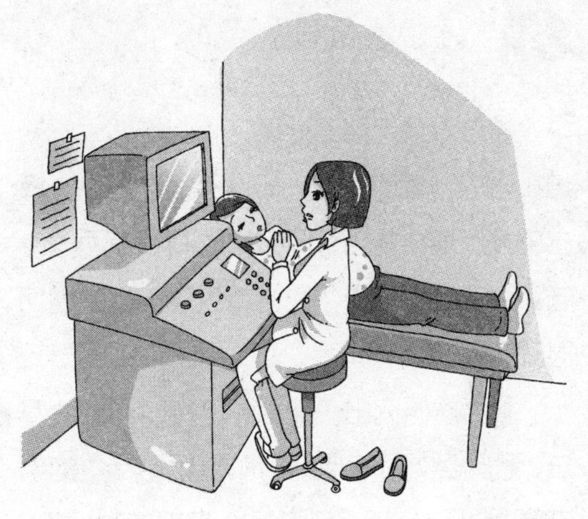

 胎儿头位都是正常胎位吗

临产后，胎儿要想顺利娩出就必须适应骨盆腔的形状和大小，这就要求胎头必要时候要低头、要旋转。如果胎儿不低头，医学上称为俯屈不良，就要难产；如果胎儿不能旋转，就会形成持续性枕后位或持续性枕横位，这都是不正常胎位。除此以外，头位中还有额先露（额头在前方，因此也称为额位）、面先露（胎儿下巴颏在前方，也称为颏位），这都是头位，但却是异常胎位。因此，到了分娩期，宫口开大后，经阴道检查根据胎儿的先露部位、胎头的囟门及耳朵等仔细辨别，才能最终确认是什么胎位。实际上，只有枕先露并位于骨盆前方如左枕前或右枕前才是正常胎位，其他均属异常胎位。

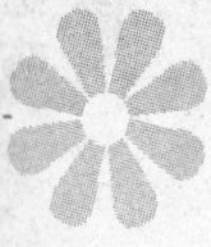

47 分娩时间能预测吗

通过对预产期的计算，我们能够大概知道小宝宝出世的时间，但是不够准确，计算出的预产期可能与实际分娩时间相差两周左右。那么我们怎样才能知道孩子出生的确切时间呢？

科学家研究出一种预测分娩时间的新方法，即对孕妇子宫收缩时肌肉运动产生的电流信号进行分析，越接近临产期的准妈妈，这种电流信号的频率越高。在分娩前几周，只需将一个测试装置安放在准妈妈腹部，便可探测出这些信号，并进行分析。这一方法可以提前 2 周准确测出分娩时间。这种非创伤性经腹部检测子宫电活动的肌电图检查，比传统的利用准妈妈末次月经时间计算预产期更为准确可靠，而且因为这种测试方法能准确测出分娩时间，所以可帮助准妈妈做好充分的思想准备，以增加分娩的安全性，尤其对早产的准妈妈更加有用。

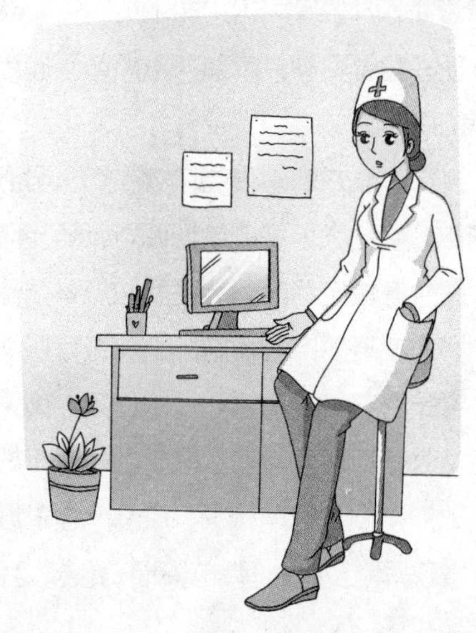

48 生孩子是越快越好吗

许多准妈妈认为分娩越快越好，孩子尽快地降临人间，母亲和孩子都不受什么罪。其实任何事情都有规律，在正常情况下，初产妇全部产程大约需要 13 ~ 18 个小时，经产妇也需要 7 ~ 10 个小时。如果分娩过快，初产妇总产程不超过 3 个小时，经产妇不超过 2 个小时，医学上称之为急产。急产一般发生于经产妇，做过人工流产或引产的女性发生急产者也屡见不鲜。造成急产的原因不外乎子宫收缩过强、过频，或早产、胎儿较小、骨盆相对过宽，以及盆底组织松弛等。

急产并不见得好，它会给母婴带来严重的后果。由于子宫急而快的收缩，易使产妇会阴甚至阴道和子宫颈发生撕裂伤。如果接生时消毒不严格或受到污染，产后出血或产褥感染也会接踵而至。分娩时的快节奏还会使子宫收缩复原能力降低，胎盘滞留不下，也为产妇产后大出血投下阴影。急产时由于宫缩过快过频，会使胎盘血液循环受阻，胎儿因缺血缺氧，发生宫内窘迫。这样的胎儿加上“暴风骤雨”似的降生过程，在产道里易吸入黏液和羊水，会发生新生儿窒息，如不及时抢救会有生命危险。胎儿出生过快，难以适应外界压力的骤然变化，易导致头部血管破裂，发生颅内出血。急产若发生在田间、旅途或家里，有时会使新生儿发生外伤和骨折。

因此，生孩子并不是越快越好，而是有其客观规律的。10个月的等待已经经历过，何必在乎再坚持一两天的时间，安安全全地生出一个健康的小宝宝才是最重要的。

49 为何刚娩出的婴儿要大哭

新生儿娩出后，助产士首先为新生儿清理呼吸道，及时用吸痰管清除新生儿口腔及鼻腔的黏液和羊水，以免发生吸入性肺炎。当确定呼吸道黏液和羊水已吸净而仍无哭声时，可用手轻拍新生儿足底，促其啼哭。新生儿大声啼哭，是新生儿出生后的第一次呼吸，表示呼吸道已通畅，呼吸系统已经正常工作，能够提供自身需要的氧气，同时新生儿肺部得以扩张，吸入大量氧气，降低了肺循环的阻力。

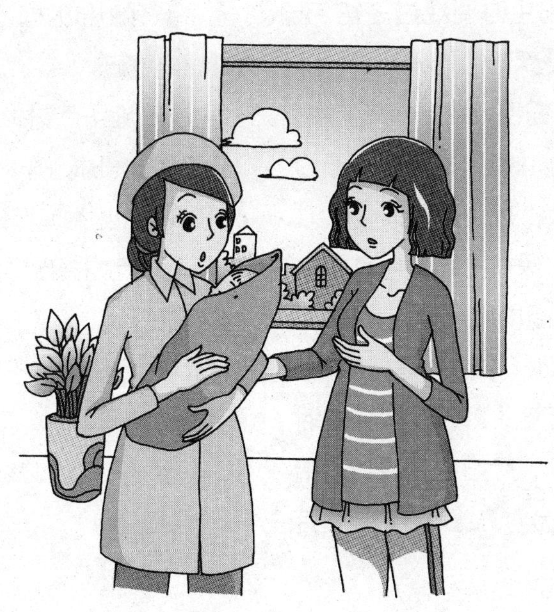

第二节 轻松分娩过程

QING SONG FEN MIAN GUO CHENG

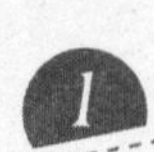

1 分娩时为什么要做会阴侧切

对于会阴侧切，不少产妇都会感到恐惧。其实，进行会阴侧切对产妇和胎儿有时是必需的。胎儿出生时要经过子宫口、阴道和会阴，会阴是产道的最后一关。子宫口与阴道需胎儿先露部分慢慢将其扩展，会阴也需要一定时间才能扩松。胎儿通过产道时间越长，缺氧的机会越多。所以，做侧切可扩大会阴，保护胎儿，使其尽快出生。资料证明，有侧切指征时，做会阴侧切与不做会阴侧切，和胎儿有无缺氧、有无新生儿窒息有直接关系。在做侧切时一般要用少量麻醉药，产妇可无痛觉。胎儿娩出后，将侧切部分对齐缝好，5 天后拆线便可恢复原样。

2 什么情况下做会阴侧切

产妇分娩时，通常有以下几种情况要做会阴侧切：

1. 胎儿过大，第二产程延长，胎儿出现宫内窘迫。
2. 施用产钳术、胎头吸引术、足月臀位或牵引术时。
3. 产妇患有严禁加大腹压的心肺疾病。
4. 产妇曾做过阴道损伤修补术及会阴发育不良。
5. 会阴紧，不切开将发生会阴严重撕裂者。
6. 早产（以减少颅内损伤）或胎儿须迅速娩出者。

 会阴侧切会很痛吗

因会阴侧切手术前要进行局部麻醉和会阴部神经阻滞麻醉，切开时是在宫缩时进行，所以大多数产妇不会感觉很痛。但当胎儿娩出后，强烈的宫缩得以缓解，会阴切口缝合时，产妇会感觉疼痛。术后产妇大多不用止痛药即能忍受会阴切口处的疼痛。如果有的产妇不能忍受，可以用一些止痛药，随着时间的推移，疼痛会越来越轻，一般 4 ~ 5 天拆线后，刀口会完全愈合。

 宫缩是怎么回事

宫缩是临产的主要标志。它具有以下特点：

❶ 节律性

临产时两次宫缩间隔 5 ~ 6 分钟，宫缩持续约 30 秒后逐渐减弱直至消失，间歇时子宫肌肉松弛。随着产程的进展，宫缩持续时间渐长，但不超过 1 分钟，间歇时间可缩短至 1 ~ 2 分钟，宫缩强度逐渐增加。

❷ 对称性

正常宫缩由两侧子宫角开始，先向子宫底中部集中，再向子宫下段扩散，收缩力以子宫底部为最强，是子宫下段的 2 倍。

❸ 子宫缩复作用

每当宫缩时子宫的肌纤维变短而宽，间歇期肌肉松弛，又变长，但不能完全恢复至收缩前的长度而略短，即缩复作用。随着产程的进展，子宫上段越发变短而下段被拉长、变薄，子宫颈口开大，子宫容积逐渐缩小，使先露部不断下降，直至胎儿娩出。

 “开骨缝”是怎么回事

“开骨缝”就是医生所说的“宫口开大”或者“开宫口”。在临产前，子宫颈管形同圆柱状，长约 1 厘米 ~ 2 厘米。临产后，由于子宫的收缩牵拉子宫颈内口的子宫肌纤维，子宫内压力升高，胎儿先露部下降以及前羊膜囊的支撑，使子宫颈管越来越短，最后消失而展平。随着分娩活动的继续进展，子宫

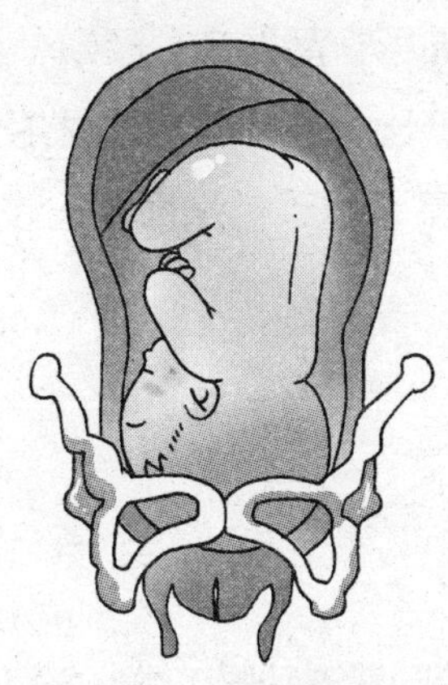

下段不断伸展，也波及子宫颈外口，使其不断扩张、开大，当子宫颈口扩张至 10 厘米时，就叫宫口开全。只有当宫口开全时，足月胎头才能顺利通过宫颈口。

 6 什么是破膜

当子宫收缩时，羊膜腔内压力增高，胎先露部下降，将羊水阻断为前后两部，在先露部前面的羊水量不多，约 100 毫升，称前羊水，形成前羊水囊。宫缩继续增强，当羊膜腔内压力增到一定程度时，胎膜破裂，前羊水流出，称为破膜。

7 正常情况下什么时间破膜

在正常情况下，破膜多发生在宫口近开全时，即第一产程末。产妇一旦发现阴道有液体流出，应立即告诉医生，以使医生进行观察、检查，从而及时发现问题，及早处理。

 8 胎膜破后应注意什么问题

临产后胎膜破裂属正常，多数自然破膜发生在第一产程末宫颈口近开全时。临产前若发生了胎膜破裂，应立即去医院。临产初破膜，如胎头先露尚未衔接或为臀位，这时需要产妇卧床，以免脐带脱垂受压，危及胎儿生命。胎头先露者，破膜时流出的羊水性状可反映胎儿在宫内有无缺氧情况，所以如感到有液体自阴道流出，应告诉医生，医生会通过观察来确定是否破膜，并检查流出的羊水性状。有时在产程中为了了解胎儿宫内情况或刺激子宫收缩，加速产程进展，医生会经阴道进行人工破膜。

 9 为什么有的产妇在产程中会感到剧烈疼痛

主要有以下几种原因：

1 宫缩过强

因临产后阵发性宫缩过强，或使用了宫缩剂致宫缩过强，出现剧烈腹痛。

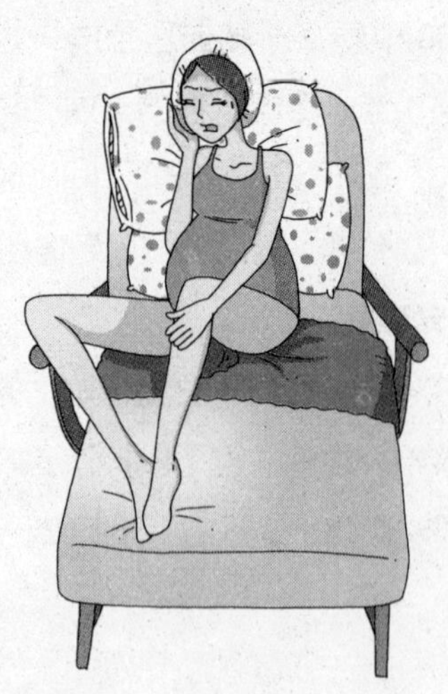

2 胎盘早剥

胎儿娩出前胎盘部分或全部从子宫壁剥离而造成剧烈腹痛，持续时间长，伴恶心、呕吐，往往是一种严重的并发症。

3 子宫穿孔

多因疤痕子宫破裂、妊娠子宫外伤、分娩时胎位不正、胎儿畸形、头盆不称而引起。多有破裂先兆，如不安、血尿等。破裂时出现剧烈腹痛，有撕裂感，血压下降、恶心、呕吐等。有时无明显症状。这是非常危险的，应及时抢救。

4 子宫扭转或嵌顿

5 卵巢囊肿

囊肿被妊娠子宫向上推，临产时体位急剧变动又可发生扭转而出现剧烈腹痛。

6 异位妊娠

因急性大量出血而变为全腹疼痛伴休克，相当危险，应立即抢救。

另外急性阑尾炎、肠梗阻在临产时也可能出现疼痛。

10 什么是阵痛

分娩开始时会有阵痛，阵痛的特性是子宫肌肉发生规则性的强力收缩。阵痛的主要作用在于打开子宫口，以便胎儿能经子宫口生下来。阵痛是很有规律的，所以和产前假痛不同。要是子宫的收缩很有规律，就知道将要临盆了。这种子宫肌肉规律性的强力收缩，在生产过程中越来越频繁，越来越剧烈。用两手按住腹部，会感觉到子宫肌肉的紧缩和松弛。

分娩开始时，一般只觉得背部有胀痛或酸痛的感觉，这种感觉慢慢地传遍了产妇的腹部。有的产妇会感觉下腹部压力的增加，然后压力慢慢传到上腹部。阵痛开始时，可能1小时才痛一次，后来10 ~ 15分钟痛一次，越往后，疼痛的间隔越来越短，疼痛的时间越来越长。

11 生孩子为什么会痛

子宫收缩使宝宝通过原本闭合的子宫颈口，经过产道脱离母体。期间伴随宫缩产生的疼痛是由于子宫颈、阴道和盆腔周围组织在子宫收缩时不断被伸展、扩张，胎先露下降对组织的挤压被组织的痛觉神经末梢感受，强大的刺激被诠释为疼痛。

分娩时的疼痛除了上述客观原因所致外，在很大程度上也由精神原因所致。对分娩过程缺乏了解，内心不安，精神焦虑、恐惧使得分娩时的疼痛被强化。宫缩痛是一种信号，当它带着特有的规律来临时，预示着一个新生命即将降生。

12 痛多久才会生

分娩时间的长短，每一位产妇都不相同；同一位产妇，她所怀的孩子，每一胎的分娩时间也都不一样。

大部分产妇，平均要痛 16 ~ 18 小时才会生下头胎，以后分娩的时间一般都少于 8 ~ 10 小时。医学界研究的结果表明，怀孕期间适宜的饮食和运动，可缩短分娩的时间，减少分娩的痛苦。产妇的态度当然也有影响，要是对分娩没有恐惧心理，在阵痛间歇时又能好好地休息，那么分娩的时间就可能缩短。

 13 分娩过程中要有多少次疼痛

生一个孩子需要多少次产痛？这是许多产妇及其丈夫们经常提出的一个急需知道的疑问，也是一个严肃的科学问题。根据国内外非常有经验的产科医师的观察和研究，初产妇分娩平均需要 140 次宫缩，经产妇分娩平均需要 70 次左右。这个问题看起来似乎是一个滑稽的问题，但为广大产妇和家属高度重视。我们之所以提供这样一个数据，是想给产妇们作一个参考，对自己的产程有所了解，对分娩中出现的正常疼痛有充分的思想准备。当一个新生命在阵痛中降生时，是对产妇疼痛的最大慰藉。

 14 产程中可以用镇痛药吗

分娩是一个生理过程，一般不需用镇痛药。但因每个产妇对宫缩疼痛的耐受力不同，尤其是初产妇对分娩有恐惧和紧张情绪，对宫缩耐受力差。针对这些现象，除做好孕期宣教外，临产后可于合适的时间用些镇静、镇痛药，以协助产程的正常进展。

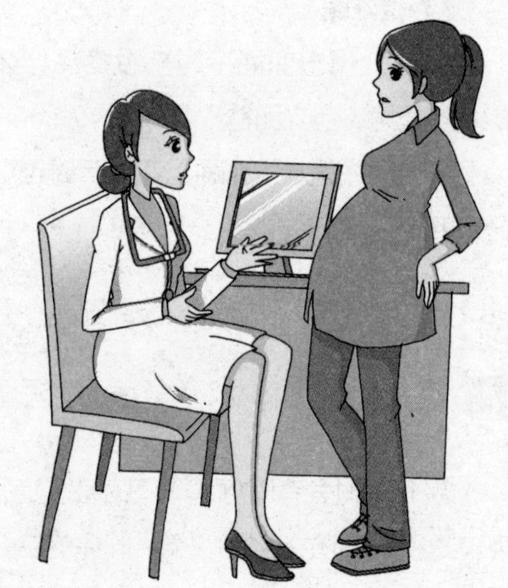

应该怎样选择镇痛药

选择药物的原则如下：

1. 减轻产妇的疼痛，使其得以安静。
2. 药物作用快，持续时间勿过长。
3. 对母儿无害。
4. 不影响子宫血液循环、胎盘的血液灌注和胎儿营养的运输。
5. 不影响子宫收缩。
6. 对产程的进展有利。
7. 用量勿过大。

产程中常用的镇痛药有哪些

1 地西泮

可以使大脑对宫缩刺激的电反应减弱，以减轻恐惧，放松精神。有较强的肌肉松弛作用，又能止痛，加快宫颈扩张，促进产程。用法为 10 毫克静脉注射。

2 哌替啶

强镇痛药，可使产妇精神放松。用法为当宫颈口开大 3 厘米～4 厘米时肌注 100 毫克，若估计在 4 小时内能结束分娩者勿用。哌替啶 50 毫克加异丙嗪 25 毫克肌肉注射，止痛、镇静效果更好。

3 其他

国外有快速全麻止痛方法，如氯胺酮、氧化亚氮气体吸入麻醉、连续硬膜外麻醉等。以上方法我国均不采用，连续硬膜外麻醉只作为剖宫产手术时采用。

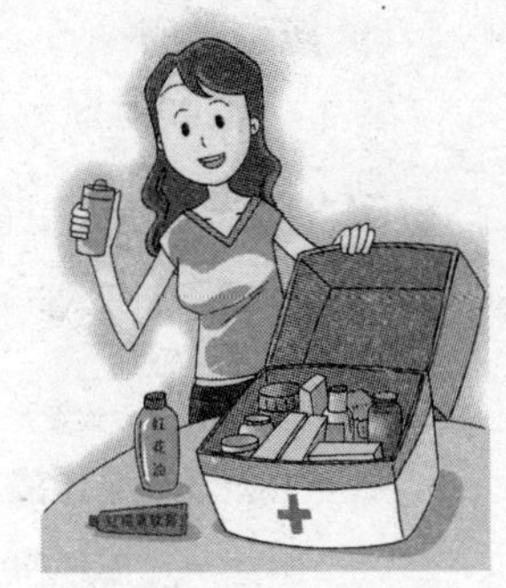

使用镇痛药需由医生掌握。用药后，须严密观察产妇的血压、脉搏、呼吸、胎心、宫缩以及产程进展。

哪些技巧可以减轻分娩痛苦

学习掌握一些分娩减痛技巧，不亚于注射止痛药来抑制分娩阵痛的效果。

1 深呼吸减痛

子宫收缩开始时即感觉阵痛来临时，缓慢有节奏地经鼻深吸一口气，之后由嘴缓缓呼出。宫缩结束再次深呼吸，把全身累积的紧张都释放出来。

2 变换体位减痛

体位分娩的疼痛在一定程度上是可调整的，如感觉背部剧烈疼痛，这个信号提示应改变姿势，直到疼痛有所缓解为止。宫缩时随机变换体位姿势，找到比较不痛的体位。

③ 按摩止痛

双手按摩腰骶部两侧或轻轻揉摸腹部，可以做水平式按摩，或在腹壁上以画圈方式抚摸减轻疼痛；也可以让陪产者按摩能使产妇放松、舒适的部位。

④ 腰骶部压迫止痛

双手握拳压迫腰骶两侧部。

⑤ 精神放松

精神放松进而肌肉放松，将有助于缓解不舒服的感觉。精神放松有赖于产妇对分娩疼痛的了解。了解了分娩阵痛的规律和特点，平心静气地面对分娩，相信自己身体会有适应性的变化，有助于保持良好的情绪，对疼痛的感觉不会过度敏感。子宫肌肉的收缩虽然是不被个人意愿所控制的，但情绪会影响其协调性。放松的肌肉不易疲劳，因而对疼痛的耐受性会有所提高。

18 分娩时的呼吸技巧有哪几种

① 深呼吸

吸气时，感到肺的最大部充满了空气，肋廓下部向外和向上扩张。如果产妇舒适地坐着，有人把手放到其背下部，产妇将能够通过吸入空气使其移开。这有点儿像叹气结束时的感觉，随之而来的是缓慢而深沉地将气呼出。这会产生一种镇静的效果，在子宫收缩的开始和结束时做上述呼吸是最理想的。

② 浅呼吸

只要使肺部的上部充气，这样胸部的上部和肩胛将会上升和扩大。呼吸应丰满而短促，嘴唇微微开启，通过喉部把气吸入。浅呼吸约 10 次之后就需做一次深呼吸，之后再做一次。当子宫收缩达到高点时可采用这种浅呼吸。

③ 浅表呼吸

分娩时最容易和最有用的方法就是喘气，这种方法就是进行浅表呼吸，类似于犬的喘气状。你可把这种方法设想为喘气、呼气、吹气。分娩时，医生会要求产妇多次喘气，其中一次是在子宫颈全张开之前，在过渡到停止往下施加腹压期间进行的。为了停止过度换气，可喘息 10 ~ 15 次，然后屏住呼吸默数 5 下。

19 为什么不能滥用催产素引产

催产素的作用是选择性地兴奋子宫平滑肌，引起子宫收缩。分娩时适当地使用，可以起到良好的引产或加强子宫收缩的作用，也就是俗称的催生，在临床上应用也较为广泛。但应用催产素引产，必须要严格掌握方法，否则会引起下列严重的后果：

❶ **子宫破裂**

用药浓度过大或速度过快，易引起强直性或痉挛性子宫收缩，从而使子宫破裂，导致产妇大出血，胎儿缺氧，甚至母婴双亡。

❷ **急产**

子宫超强收缩后分娩会带来一系列的严重后果，如因来不及消毒而引起的产褥感染，宫颈来不及完全打开而引起的宫颈及会阴部裂伤以及新生儿坠落伤等。

❸ **胎儿宫内缺氧**

催产引起的宫缩持续时间过长、间歇时间过短会影响胎盘的血液循环，极易引起胎儿宫内急性缺氧，导致死产或新生儿窒息。

20 产妇临产前为什么要灌肠

准妈妈由于便秘而使肠管内经常有粪便堆积，肠内大量粪便的堆积，分娩时往往影响胎头的顺利下降及旋转，以致妨碍产程的进展。因此，一旦临产就应灌肠，以清除肠内粪便，减少产道的阻力，使产程顺利进行。此外，如不灌肠排空大便，于分娩期间不断排便，可造成粪便感染，容易发生产后感染。因此，在产程开始后，如果时间允许又没有灌肠禁忌证的话，都应当灌肠，以清除积存在肠管内的粪便，这样做对分娩十分有利。

21 什么情况不宜灌肠

有以下几种情况不宜灌肠：

❶ 胎膜早破，灌肠能引起脐带脱垂。

❷ 胎儿先露部尚未衔接，胎位不正者，灌肠能引起胎膜早破。

❸ 有刮宫产史。

❹ 有急产史或估计 1 小时之内即将分娩者。

❺ 产妇患有心脏病或产前出血等妊娠并发症者。

22 产妇分娩前为什么要刮掉阴毛

刮掉阴毛有两方面的好处：一方面，分娩前有利于外阴的消毒，使消毒更为彻底；另一方面，分娩后由于阴道排泄物增多，将阴毛黏在一起，使产妇感觉很不舒服。

23 临产时饮食应该注意哪些问题

分娩相当于一次重体力劳动，产妇必须有足够的能量供给，才能有良好的子宫收缩力，宫颈开全后，才能将孩子娩出。如果产妇在分娩期间不好好进食、饮水，

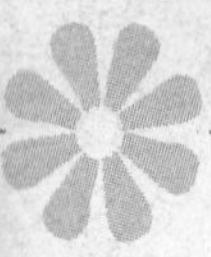

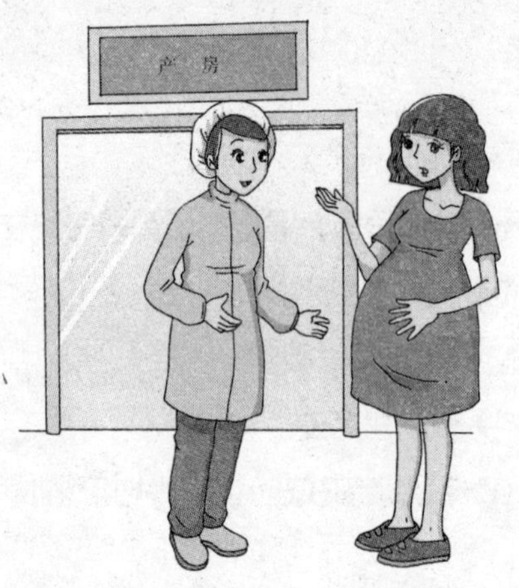

就容易造成脱水，引起全身循环血容量不足，供给胎盘的血量也会减少，容易使胎儿在宫内缺氧。

第一产程中，由于不需要产妇用力，所以产妇可以尽可能多吃些东西，以备在第二产程时有力气分娩。所吃的食物应以碳水化合物为主，因为它们在体内供能速度快，在胃中停留时间比蛋白质和脂肪短，不会在宫缩紧张时引起产妇的不适或恶心、呕吐。食物应稀软、清淡、易消化，如蛋糕、挂面、糖粥等。

第二产程中，多数产妇不愿进食，此时可适当喝点儿果汁或菜汤，以补充因出汗而丧失的水分。由于第二产程需要产妇不断用力，产妇应进食高能量、易消化的食物，如牛奶、糖粥、巧克力等。如果实在无法进食，也可通过输入葡萄糖、维生素来补充能量。

24 临产后饿了还可以吃东西吗

在分娩过程中，产妇的胃肠消化及吸收功能均减弱，食欲不好。随着产程的进展，宫缩越来越强，宫缩强烈时常常会引起恶心呕吐，以致产妇摄入的热量及水分不够，影响产程进展。如果出现上述情况，产妇不要再吃东西，以免引起误吸和加重恶心呕吐的程度。医生会通过静脉输液来补充产妇所需热量和水分。反之，如果在产程中产妇没有上述表现，在第一产程的宫缩间歇期，可以鼓励产妇少量多次进食，吃一些易消化的食物，并注意摄入足够的水分，以保证充沛的精力和体力，为第二产程作准备。

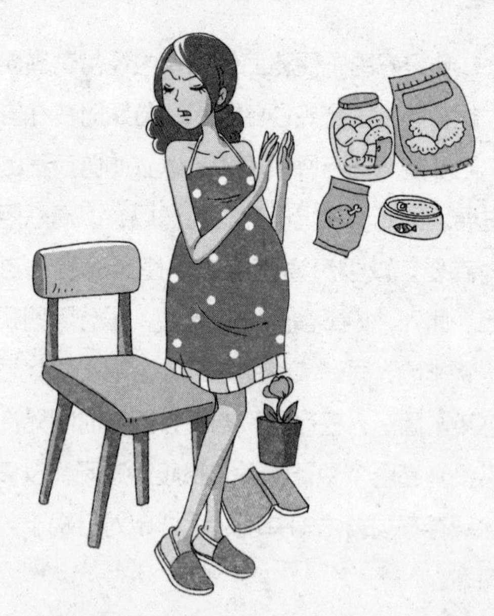

 产程中为什么要做肛查

肛查是产程观察的重要手段之一，随着产程的进展，要定时做肛查。它可以了解子宫颈口扩张的情况，子宫颈成熟与否，胎膜是否存在，胎位、胎儿先露部高低，胎头与骨盆是否相称，胎头有无过分受挤压等。如阴道出血较多，怀疑有前置胎盘者，应禁止肛查，以免造成更多的出血。

 产程中哪些情况要做阴道检查

临产后要仔细观察产程，一般肛门检查可以了解宫颈口开大和胎头下降情况，但出现下列情况时，则需做阴道检查。

1. 在肛查不清楚时改用阴道检查。
2. 胎位异常需用手法转胎头。
3. 需要人工剥离胎膜或人工破膜以促进产程。
4. 需要进行骨盆内测量。
5. 阴道出血需进一步查明原因（先配好血）。
6. 第二产程进展较慢，需查清原因。
7. 第二产程需要施行阴道手术助产。

阴道检查需在消毒情况下进行，检查的内容包括阴道结构，宫颈的性质（厚薄、软硬、水肿）、位置、开大程度，胎儿的先露部分，胎位，先露部高低，胎头有无水肿和血肿，有无颅骨重叠，胎膜是否破裂，羊水性状，有无胎便污染，有无脐带脱垂，有无阴道出血等。

 临产后产妇小便要注意什么

临产后，产妇应注意排尿，一般每2～4小时就要排尿一次，以避免胀大的膀胱影响子宫收缩和胎儿先露部下降。如果产妇出现排尿困难，应及时告诉医生，不要因排尿困难而蹲的时间太长，以免发生宫颈水肿。医生要检查有无头盆不称的情况，必要时医生可以给予导尿管导尿。

 临产后产妇大便要注意什么

产程进展过程中，如果产妇宫缩时伴有大便感，应在征得医生同意后，在有人陪同的情况下去解大便，但要注意蹲的时间不宜过长，以免发生宫颈水肿。产妇千万不能自行下床解大便，以免发生危险。

如果在宫口未开全时，产妇有频频排便感，应通过医生检查寻找原因，看是肛门检

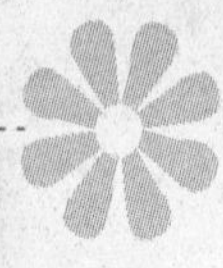

查刺激所致，还是因为胎位不正所致。无论是哪一种原因引起，在宫口尚未开全时，都不要过早屏气，也不要下蹲，以免引起宫颈水肿，影响宫颈的扩张和产程的进展。

如果宫口已开全，产妇就要在医生的指导下，于宫缩期间屏气，如解大便样向下用力。

29 产程中的阴道黏液栓是怎么回事

第一产程主要表现为子宫收缩逐渐加强、加紧，子宫颈口逐渐开大。由于宫颈口开大，宫颈局部的毛细血管和小血管破裂，阴道可有少量出血，同时宫颈的黏液栓也随子宫颈口开大而排出。因此，产程开始后阴道有少许血性黏液性分泌物流出（叫做“血先露”，即“见红”），随着产程的进展，可有中等量阴道血性黏液栓排出，这属于正常情况。此时配合肛诊：宫颈口至少开大约 5 厘米或以上，如宫缩强，估计 2 ~ 3 小时内子宫颈口即可开全，第一产程将结束。但是，如果阴道出血量多、活跃，有大血块，应考虑产间异常出血，与胎盘异常有关，如胎盘早期剥离、前置胎盘等，应给予及时处理。

30 什么是持续性枕横位、枕后位

在分娩过程中，由于子宫收缩可使胎头从入骨盆时的枕横位或枕后位转为枕前位而顺利分娩。但当骨盆狭窄胎儿在其中内旋转受阻时，胎儿头枕部就不能转向前方，成为持续性枕横位或枕后位，即胎儿枕骨位于母体骨盆侧方或后方。另外胎头俯屈不良也可以形成持续性枕横位或枕后位。其他如子宫收缩不好、胎儿过大等也可以影响胎头的旋转而形成持续性枕横位或枕后位。这种胎位常常影响胎头下降，伴有宫缩乏力、子宫颈口扩张慢，使产程延长，造成难产，对母体和胎儿均易造成损伤。

虽然未临产前有时也诊断为枕横位或枕后位，但多数能够自然转成枕前位，问题并不大。临产后，胎头已衔接时，此种胎位就必须高度重视。医生要严密观察产程进展及产妇的精神、饮食及休息。产妇应在思想上放松，不可过度紧张，并且不要过早用力。在第二产程中医生做检查或助产时，产妇必须很好配合。

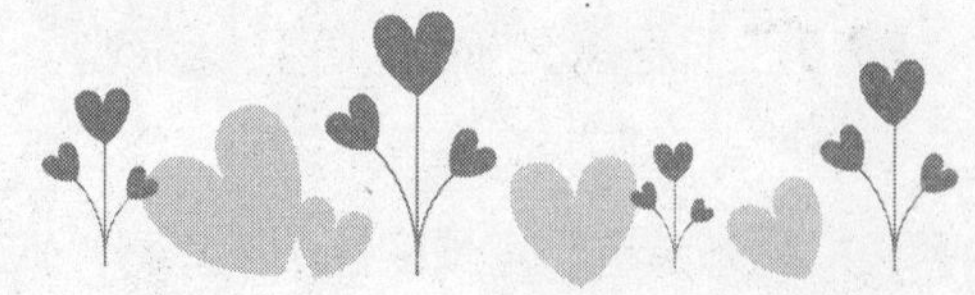

为什么会发生持续性枕后位和枕横位

❶ 骨盆异常

骨盆入口平面前半部较狭窄，不适合胎头枕部衔接，后半部较宽，胎头容易以枕后位或枕横位衔接。这类骨盆常伴有中骨盆平面及骨盆出口平面狭窄，影响胎头在中骨盆平面向前旋转，为适应骨盆形态而成为持续性枕后位或持续性枕横位。由于扁平骨盆前后径短小，骨盆各径线均小，而骨盆入口横径最长，胎头常以枕横位入盆，胎头旋转困难，胎头便持续在枕横位。

❷ 胎头俯屈不良

若以枕后位衔接，胎儿脊柱与母体脊柱接近，不利于胎头俯屈，胎头前囟成为胎头下降的最低部位，而最低点又常转向骨盆前方，当前囟转至前方或侧方时，胎头枕部转至后方或侧方，形成持续性枕后位或持续性枕横位。

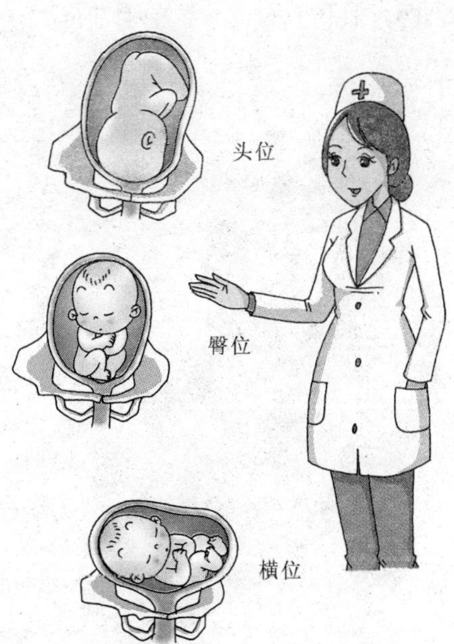

❸ 子宫收缩乏力

子宫收缩乏力会影响胎头下降、俯屈及内旋转，容易造成持续性枕后位或枕横位。

❹ 头盆不称

头盆不称使胎头内旋转受阻，而呈持续性枕后位或枕横位。

持续性枕后位在分娩时有何表现

临产后胎头衔接较晚及俯屈不良，由于枕后位的胎先露部不易紧贴子宫下段及宫颈内口，常导致协调性宫缩乏力及宫口扩张缓慢。因枕骨持续位于骨盆后方压迫直肠，产妇自觉肛门坠胀及排便感，致使宫口尚未开全时过早使用腹压，容易导致宫颈前唇水肿和产妇疲劳，影响产程进展。持续性枕后位常致第二产程延长。若在阴道口虽已见到胎发，历经多次宫缩时屏气却不见胎头继续顺利下降时，应想到可能是持续性枕后位。

 持续性枕后位对母儿有什么影响

胎位异常可导致继发性宫缩乏力，使产程延长，常需手术助产，容易发生软产道损伤，增加产后出血及感染机会。若胎头长时间压迫软产道，可发生缺血坏死脱落，形成生殖道瘘。第二产程延长和手术助产机会增多，常出现胎儿窘迫和新生儿窒息，使围产儿死亡率增高。

 什么是颜面位

颜面位多于临产后发现。因胎头极度仰伸，使胎儿枕部与胎背接触。经产妇多于初产妇。

 为什么会出现颜面位

1 骨盆狭窄。有可能阻碍胎头俯屈的因素均可能导致颜面位。

2 头盆不称。临产后胎头衔接受阻，造成胎头极度仰伸。

3 脐带过短或脐带绕颈，使胎头俯屈困难。

 颜面位在分娩时有什么表现

因胎头极度仰伸，入盆受阻，胎体伸直，宫底位置较高。颏前位时在产妇腹前壁容易触及胎儿肢体，胎心由胸部传出。颏后位时于产妇耻骨联合上方可触及胎儿枕骨隆突与胎背之间有明显凹沟，胎心较遥远而弱。

37 颜面位对母儿有什么影响

颏前位时，因胎儿颜面部不能紧贴子宫下段及宫颈内口，常引起宫缩乏力，致使产程延长。颜面部骨质不能变形，容易发生会阴裂伤。颏后位时，导致梗阻性难产，若不

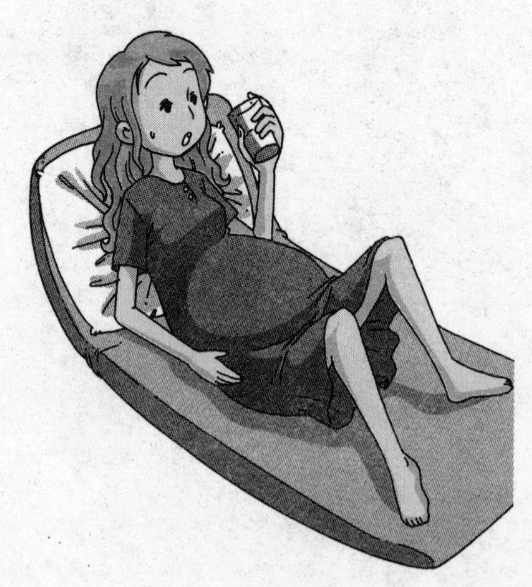

及时处理，可造成子宫破裂，危及产妇生命。胎儿面部受压变形，颜面皮肤青紫、肿胀，尤以口唇为重，影响吸吮，严重时可发生咽喉水肿影响吞咽。

 什么是额位

当胎头呈不完全仰伸姿势时，额头部位将成为胎儿的先露部。其发生率约占0.02%～0.03%，阴道内诊时可摸到胎儿的额头，有时也会发现有脐带绕颈或颈部有囊性淋巴瘤。

 为什么会出现额位

产妇骨盆狭小，胎头入不了盆。子宫形状异常。腹壁太松或羊水过多，胎儿在子宫里不受约束。

 额位对母儿有什么影响

额位只有在分娩时才能发现。只要胎儿不是太大，一般可以经阴道分娩，但容易引起胎儿头部水肿，母亲会阴撕裂。

 什么是复合位

胎先露部伴有肢体同时进入骨盆入口，称复合位。临床以一手或一前臂沿胎头脱出最常见，多发生于早产者。

 为什么会发生复合位

胎先露部不能完全充填骨盆入口或在胎先露部周围有空隙时均可发生。以经产妇腹壁松弛者、临产后胎头高浮、骨盆狭窄、胎膜早破、早产、双胎妊娠及羊水过多等为常见原因。

 复合位对母儿有什么影响

仅胎手露于胎头旁或胎足露于胎臀旁者，多能顺利经阴道分娩。如果破膜后上臂完全脱出则会阻碍分娩。下肢和胎头同时入盆，直伸的下肢也能阻碍胎头下降，若不及时处理可致梗阻性难产，威胁母儿生命。胎儿可因脐带脱垂死亡，也可因产程延长、缺氧造成胎儿窘迫，甚至死亡等。

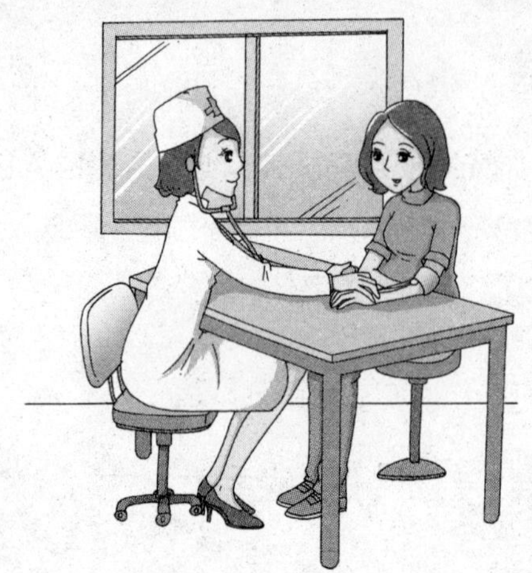

44 分娩时为什么要经常听胎心音

听胎心音是检查胎儿在子宫内情况的重要手段之一。每次产前检查都要听听胎心音是否正常，分娩开始后更要时时注意胎心音的变化，以便当胎儿发生宫内窘迫时能及时发现。正常胎心率每分钟为120～160次。

当子宫收缩时，子宫壁的血管暂时受压，胎盘血循环暂时受阻，这时用听诊器往往听不清胎心音；宫缩过去后就可以听到胎心音，但心率减慢；宫缩完全停止后15～20秒左右，胎心音次数又恢复正常。如果宫缩停止后胎心率久不恢复，或者虽恢复但跳得太快或太慢，都不正常。因此，在产程一开始就应当注意胎心音的变化。

在第一产程中，应当每隔1小时左右，于宫缩间歇期听1次胎心音；第二产程每隔5～10分钟听胎心音1次。听胎心音时，除注意胎心音次数是否过快或过慢外，还要注意胎心音是否由强转弱、不规律或快慢不均等，这些都反映胎儿有宫内窘迫，应立即查找原因，及时处理。

用听诊器或听筒听胎心音已有悠久的历史，这种方法虽然有不足之处，但仍不失为简便易行的方法。对于高危妊娠往往采用胎儿监护仪来检测胎心，其监护内容除胎心率外，还可以知道胎心音基线率，宫缩时及其后的胎心变化，以及胎动对胎心音的影响等。医生再根据监护仪描记的曲线，综合起来分析，可以了解胎儿在子宫内的情况，比听诊器听诊更为精确。医生也可根据胎心音变化，作为处理分娩的依据之一。

45 分娩期间为什么要注意胎动

注意胎动是为了了解胎儿在子宫内的安危。正常胎动每小时少于3次。如果12小时内的胎动数少于10次，提示胎儿在子宫内缺氧。胎儿在缺氧死亡前的12～48小时常有胎动明显减少和消失的现象，故妊娠中晚期应密切注意胎动情况。

一般说来，妊娠月份越大胎动越活跃。妊娠晚期由于胎先露下降，胎动反而减少。

胎儿在分娩过程中，宫缩可影响胎盘血流量及供氧，尤其是高危妊娠，如高血压、妊娠高血压综合征、合并心脏病、糖尿病及胎位不正、多产、产后出血、过期妊娠等，对胎儿影响很大，有时有发生危险的可能，观察胎动有一定的意义。

46 胎盘怎样从子宫剥离

胎盘剥离有两种方式：一种是胎盘由中央部先剥离，胎儿面先娩出，这种方式的胎盘娩出比较顺利，胎盘、胎膜较完整；另一种方式是胎盘由边缘先剥离，胎盘的母体面先娩出，这样，胎膜容易卷在胎盘组织之后被阴道挤压，加以牵拉之力，使胎膜撕裂成小片；容易残留在子宫腔内，造成胎膜滞留。所以在胎盘娩出遇到后一种情况时，接生者应将胎盘由母体面翻转成胎儿面，并仔细检查胎膜，以免滞留。胎儿娩出 30 分钟以上胎盘尚未娩出者，叫做胎盘滞留。胎盘长时间不娩出，可引起产后出血多，对母体健康不利。有时虽然胎盘、胎膜滞留不多，也会引起产后大出血。所以，当胎盘娩出后要仔细检查胎盘和胎膜，不论残缺大小，都必须清宫。

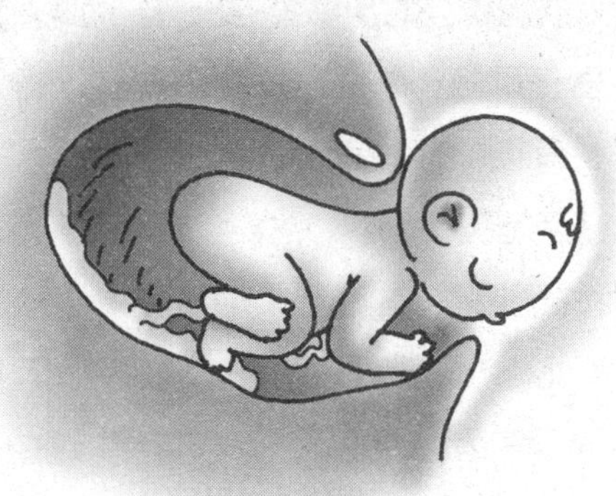

47 胎盘何时娩出

胎盘一般附着在子宫底部或子宫的前壁、后壁或两侧壁的蜕膜上，当胎儿娩出后子宫明显缩小，而胎盘不能缩小。胎盘、胎膜一般于胎儿娩出 5 ~ 10 分钟内从子宫壁上逐渐分离下来，然后再由子宫收缩将其排出。对胎盘的娩出不应过早干预，也不应干预太晚。

48 胎盘已经剥离有什么征兆

胎儿娩出后，胎盘大多数在几分钟后开始剥离。胎盘剥离有一些征象：

1. 子宫体变硬呈球形，宫底升高达脐上。
2. 阴道口外露的脐带自行下降延长。
3. 阴道有少量流血。

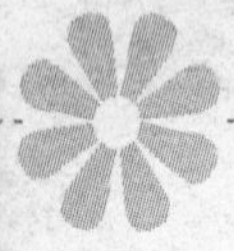

❹ 用手在耻骨联合上轻压子宫下段时，子宫体上升而外露的脐带不再回缩。出现以上征象后，接生者可以右手轻拉脐带，左手轻压宫底，娩出胎盘。

49 如何娩出已剥离的胎盘

当处理完毕新生儿后，右手轻拉脐带，左手轻压子宫中段，若此时脐带下移，说明胎盘已剥离并降至子宫下段，然后左手下压子宫底（或由助手轻轻按压宫底），同时右手牵拉脐带，协助胎盘娩出。当胎盘出至阴道口时，接产者用双手捧住胎盘，向一个方向旋转并缓慢向外拉，协助胎膜完整剥离排出。在娩出胎盘时应注意：不要在胎盘尚未剥离之前，用手按揉、下压子宫底或牵拉脐带，以免引起胎盘部分剥离而出血或拉断脐带，甚至造成子宫外翻。

正确处理胎盘娩出可以减少产后出血的发生率。

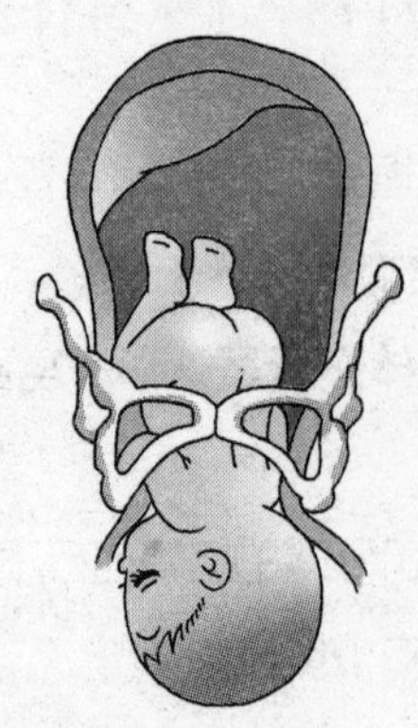

50 分娩后为什么要在产房里停留一段时间

孩子出生以后，妈妈松了一大口气，但这并不意味着妈妈已经平安无事，可以放心地回病房休养。分娩后，产妇仍然应该留在产房观察 1 ~ 2 个小时，这样做主要是因为胎盘娩出后，子宫壁的胎盘附着部位仍然留有较大的创伤面，子宫必须经过有效收缩方可使创面的血止住。但是产妇在经历较长时间的分娩过程后，精神、体力消耗都较大，加上有些产妇合并有其他并发症或产程中可能出现的异常等，会使子宫收缩乏力，不能使子宫壁创面的血止住，甚至造成产后大量出血，严重时会危及产妇的生命。

如果分娩后把产妇直接送回病房休息，没有医护人员的细心观察，一旦出现产后大出血，再次返回产房急救处理，无论在时间上还是体力上都会给产妇带来很大的损失，往返病房也会增加感染的机会。因此产妇分娩后在产房停留 1 ~ 2 个小时，进行观察是很有必要的。在产房中，医护人员会定期观察产妇的血压、心跳、脉搏、阴道出血情况，按摩子宫，以防止产后出血。

此外，对于妊娠合并其他疾患和产程中出现异常者，更应该对其进行针对性的观察，以防止意外发生，便于及时抢救治疗。

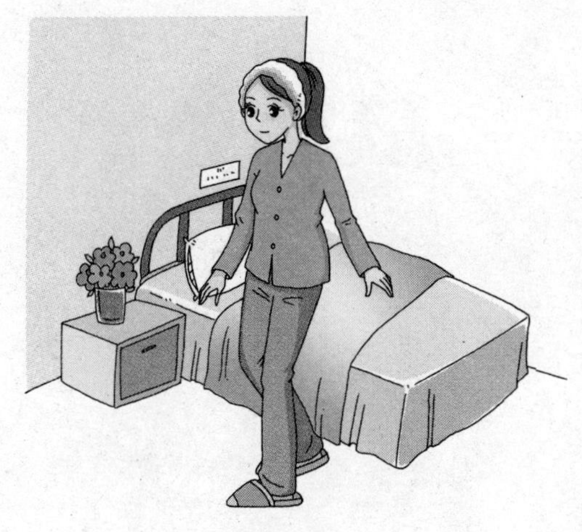

51 减轻手术疤痕的有效方法有哪些

若产妇不得不采取剖宫产的生产方式，为减轻手术疤痕，应该从孕期即开始预防，主要在营养方面下手。多吃瘦肉、蛋类、鱼类、奶制品及新鲜水果和蔬菜，会获得充分优质的蛋白、各种维生素和锌、铁、钙等微量元素，丰富均衡的营养会给伤口愈合创造出最好的物质基础。若产妇患有贫血、糖尿病等症，一定要马上治疗，因为此类疾病不仅不利于伤口的愈合，还可加重疤痕。

产妇分娩后的术后护理也非常重要，必须及时换药，天天更换干净的内衣内裤，保持伤口及周围清洁干爽，千万不要让伤口发生感染。一旦感染，伤口难以愈合，通常会留下较大的疤痕。卧床休息时注意体位要合适，采取侧卧微屈身体的姿势较为适宜。照料婴儿时不要过于劳累，避免过于大的动作和活动，以防腹壁张力增加而使伤口开裂。产妇伤口愈合后，可以使用弹力绷带加压包扎，对抑制疤痕的形成很有效果。

52 双胎分娩和单胎分娩有什么不同

双胎与单胎分娩的主要不同是：

1. 双胎由于子宫过度膨大，临产后容易发生宫缩乏力，常使产程延长。
2. 双胎胎儿较小，常伴有胎位异常，故破膜后易发生脐带脱垂。第一个胎儿娩出后，由于宫腔容积较大，第二个胎儿活动加大，容易转成横位。第一个胎儿娩出后，由于子宫骤然缩小，可能发生胎盘剥离，直接威胁第二个胎儿的生命。
3. 双胎除第一个胎儿为横位外，一般都能经阴道分娩。

53 双胎分娩应注意什么

双胎分娩时，第一产程要注意子宫收缩情况，如发现宫缩乏力或产程延长，要给予催产素加强宫缩，必要时行剖宫产。第二产程，当第一个胎儿娩出后立即断脐，扎紧胎盘端脐带，防止第二个胎儿出血。同时，由

助手固定第二个胎儿的胎位，使其保持纵产式，密切注意胎心音，注意阴道流血，及早发现是否胎盘早剥，并注意有无脐带脱垂。第三产程，为预防产后出血，须及早使用宫缩剂，第二个胎儿娩出后，腹部放置纱袋，防止腹压下降引起休克。另外检查胎盘、胎膜是否完整，并判定是单卵双胎还是双卵双胎。

54 第一产程产妇应该怎样配合接生

分娩需要医生或助产人员帮忙，也需要产妇积极配合。

在分娩的第一阶段，宫口未开全，产妇用力是徒劳的，过早用力反而会使宫口肿胀、发紧，不易张开。此时产妇应做到以下几点：

1 思想放松，精神愉快

紧张的情绪会使食欲减退，引起疲劳、乏力，直接影响子宫收缩，影响产程进展。

2 注意休息，适当活动

利用宫缩间隙休息，节省体力，切忌烦躁不安，消耗精力。如果胎膜未破可以下床活动，适当的活动能促进宫缩，有利于胎头下降。

3 采取最佳的体位

除非是医生认为有必要，不要采取特定的体位。只要能使你感觉阵痛减轻就是最佳的体位。

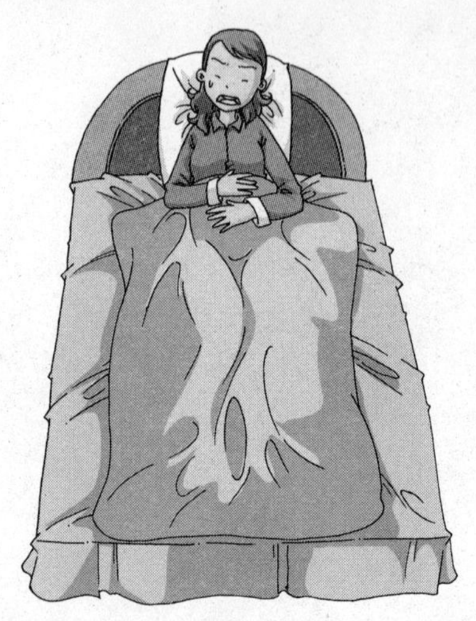

4 补充营养和水分

尽量吃些高热量的食物，如粥、牛奶、鸡蛋等，多饮汤水，以保证有足够的精力来承担分娩重任。

5 勤排小便

膨胀的膀胱有碍胎先露下降和子宫收缩，应在保证充分摄入水分的前提下，每2～4小时主动排尿1次。

55 第二产程产妇应该怎样配合接生

第二产程时间最短。宫口开全后，产妇要注意随着宫缩用力。宫缩间隙，要休息，放松，喝点儿水，准备下次用力。当胎头即将娩出时，产妇要密切配合接生人员，不要再向下用力，避免造成会阴严重裂伤。

56 第三产程后产妇应该注意什么

在第三产程，产妇要保持情绪平稳。分娩结束后 2 小时内产妇应卧床休息，进食半流质饮食，补充消耗的能量。一般产后不会马上排便，如果产妇感觉肛门坠胀有排便感要及时告诉医生，医生要排除软产道血肿的可能。如有头晕、眼花或胸闷等症状也要及时告诉医生，以便及早发现异常并给予处理。

57 分娩时丈夫可以在旁边吗

产妇在分娩过程中都有不同程度的紧张心理。当丈夫陪伴在身边时，可以以各种各样的方式来帮助产妇克服这种紧张心理，丈夫温柔体贴的话语使产妇得到精神上的安慰，丈夫在其身边产妇感觉自己有了强大的支撑力。丈夫可以分担妻子的痛苦，也能分享婴儿安全分娩的快乐，这对于增进夫妻感情是至关重要的。但是因医院条件有限，多数产妇生产时丈夫并不能陪伴在身边。不过现在很多大医院已经在努力改善条件，争取让丈夫们能够进入病房陪伴生产。

58 丈夫陪伴分娩有什么意义

丈夫陪伴分娩源于 20 世纪 50 年代初苏联开创的“精神预防性无痛分娩”。临床观察显示，产妇对分娩疼痛的反应强弱与其精神状态密切相关，恐惧、焦虑、疲惫和对自然分娩缺乏信心都会增强产妇对疼痛的反应。分娩时的阵痛为非条件反射的反应，程度不重，然而产妇主观对分娩疼痛的担忧以及环境中的不良刺激，如身体处于陌生的分娩环境，其他产妇的叫喊声，都会使产妇对轻微的刺激产生强烈的反应，增强宫缩的疼痛感。许多动物实验和临床观察发现，剧烈疼痛感和紧张情绪能导致血管收缩、胎儿窘迫、宫缩异常，影响产程的正常进行。由丈

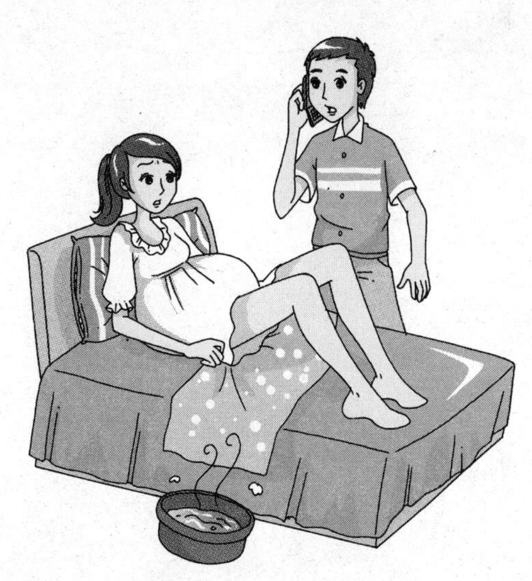

夫参与陪伴分娩，创造了一种新的家庭式分娩，是更人性化的生产方式。分娩时丈夫陪伴在妻子身边，能带给产妇精神安慰，对产妇来说，丈夫在场就是在困难时刻对她的最大帮助，增加了安全感，还可以转移对分娩阵痛的注意力，驱散恐惧心理，使等待的时间容易度过，有助于实现自然分娩。

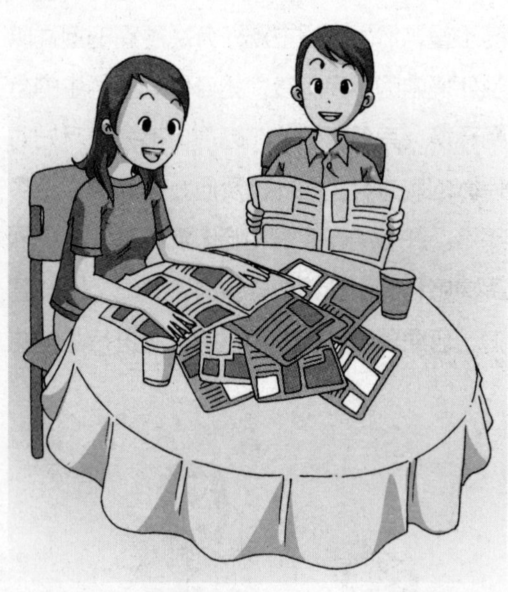

59 丈夫应怎样陪产

丈夫陪伴分娩能够起到积极的助产作用。丈夫在妻子怀孕期间就要主动参加孕产知识学习，了解孕产妇心理和正常分娩过程，掌握一些助产减痛的方法。只有对分娩过程有了了解，在面对产妇对阵痛的恐惧、分娩的担忧等紧张情绪时，才能以较充分的心理准备适时地给予关怀、体贴，以良好的情绪感染产妇，使产妇获取安慰、鼓励，缓解紧张不安，减少对阵痛的恐惧。

陪产时要鼓励产妇借助呼吸法来减痛，分散对疼痛的注意力。同时可为妻子进行触摸或轻轻揉摸腹部，在带给妻子柔情的同时有助于减轻阵痛。陪产过程中，要有充分的心理准备，分娩中的妻子可能变得特别不领情、烦躁，孕期喜欢的触摸方式在产时可能变得不能接受，出现这种情况时要调整技巧，帮助妻子调整舒适的体位，提醒妻子放松、休息、小便，运用在孕妇学校学习的减痛技巧帮助妻子。

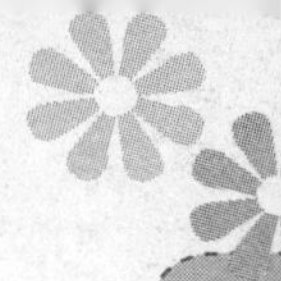

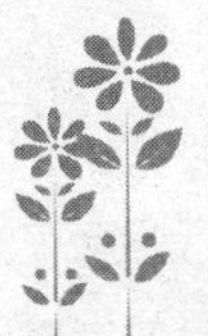

第三节 意外状况处理

YI WAI ZHUANG KUANG CHU LI

1 什么是早产

早产是指未足月分娩，即妊娠在 28～37 周之间终止者。在此阶段内分娩的新生儿各器官的发育均不够成熟，体重常常小于 2.5 千克，称为低体重儿。

2 早产有什么征象

早产常有胎膜早破、羊水外流、腹痛阵阵、阴道少量流血等主要征象。痛觉敏感的产妇在妊娠晚期往往将子宫正常的收缩误认为临产宫缩，约有 1/3 的所谓先兆早产病例，并非是真正临产，而是假临产。如果每 5～10 分钟内就发生一次宫缩，每次持续 30 秒以上，同时伴有阴道血性分泌物排出，并在观察过程中子宫颈口有进行性的扩张，且宫口已开大于 2 厘米者，应属于临产。如果子宫有规律性收缩，子宫颈口扩张至 4 厘米以上，或胎膜已破裂者，则早产不可避免。

3 早产的原因是什么

造成早产的原因至今尚不清楚，但下列情况往往易导致早产：

❶ 产妇年龄过小（小于 18 岁），过大（大于 40 岁），体重过轻（小于 45 千克），身材过矮（小于 150 厘米）；有吸烟、酗酒习惯者。

❷ 过去有流产、早产史者。

❸ 子宫畸形，如双角子宫、双子宫、子宫纵隔等。

❹ 产妇患有急性感染或慢性疾病，如肾盂肾炎、阑尾炎、慢性肾炎、贫血、心脏病、原发性高血压、甲状腺功能亢进等。

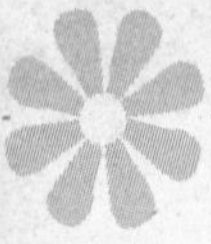

❺ 胎儿、胎盘因素，如双胎、羊水过多、胎位不正、胎膜早破、前置胎盘、胎盘早剥等。

❻ 医源性因素，产妇有内科、外科合并症或产科并发症，必须提前终止妊娠者。

❼ 产前 3 个月有房事活动者，也容易发生早产。

4 早产对婴儿有什么危害

妊娠 28 ~ 37 周分娩称早产，所生的新生儿叫早产儿。早产儿个子小，体重轻，体重小于 2500 克，身长小于 45 厘米，发育不成熟。近年来，虽有一些胎龄不满 28 周、体重低于 1000 克的胎儿娩出后经精心喂养下来存活，但早产儿的死亡率仍较高，占新生儿死亡率的 75%，且易发生诸如肺透明膜病、颅内出血、低血糖、硬肿症、败血症等。预防早产是降低新生儿死亡率、残疾儿发生率的重要环节。

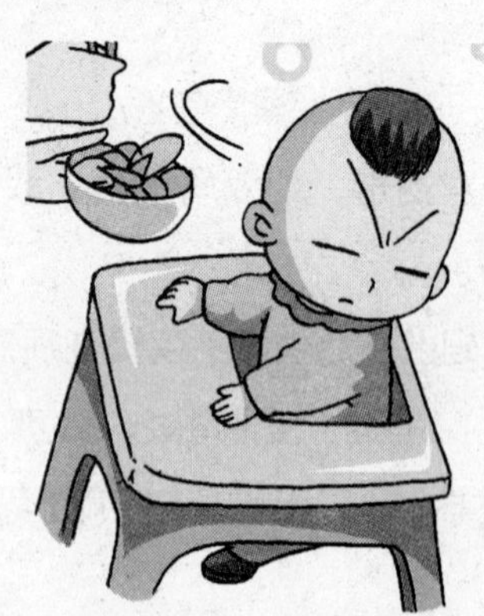

5 如何预防早产

早产的原因很多，大多是因为产妇患有妊娠中毒症、心脏病、肾脏病、胎盘疾患和双胞胎。产妇有腹痛和阴道流血（即早产先兆）的情况应卧床安静休息，必要时入院观察治疗。用哌替啶 100 毫克肌肉注射，或 2% 的普鲁卡因 2 毫升加上 25% 的葡萄糖液 200 毫升由静脉缓缓注入，是抑制宫缩、防止早产效果较好的方法。如果腹痛得厉害，出血很多，早产的可能性很大，应马上去医院做好分娩的准备。

预防早产除了进行疾病防治外，尤其应当注意避免外部伤害，因为这常是导致早产的重要原因，有许多早产的产妇就是在怀孕后期因不慎被挤、被撞或是跌倒引起早产的，也有些产妇是在临产前 3 周因过度劳累或抬拿重物出现早产的症状。因此，到了怀孕后期要注意休息，外出时一定要注意安全。乘公共汽车或火车时，要注意避开高峰期，上下车时要特别防护肚子不要被挤。去商店购物进出大门时要防止受挤，在柜台前选购时要侧身而不要正面向着柜台，以防后面突然受力挤着肚子。尽量减少外出和乘车的次数，不要到人多拥挤处去。如若准备去外地生产尽可能早一点儿动身，并慎重选择交通工具，一定要保证有座位，应优先考虑颠簸小和速度快的交通工具。

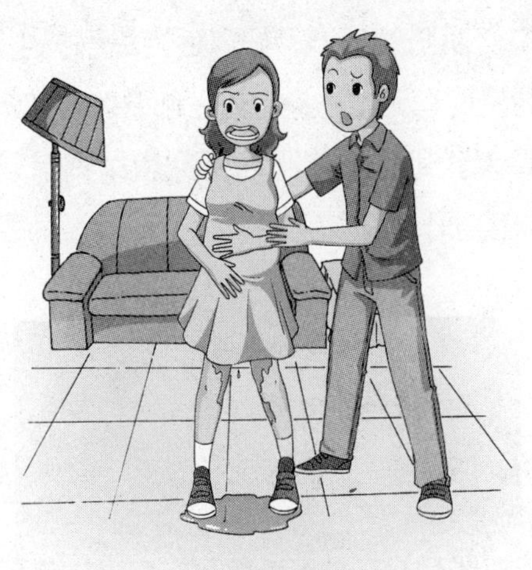

 什么是急产

子宫收缩的节律性正常，但收缩力过强、过频，宫颈口在很短时间内迅速扩张，分娩在短时间内结束，总产程不足3小时者，称为急产。

7 急产有什么害处

急产多见于经产妇，它对母婴均不利。对母亲来说，由于宫缩频而强，产程过快，可致会阴、阴道甚至子宫颈裂伤；来不及消毒接产可致产褥感染；分娩后子宫的恢复能力不良可致胎盘滞留或产后出血。对胎儿来说，子宫连续不断的强收缩，使胎盘血液循环受阻，容易发生胎儿窘迫、新生儿窒息或死亡；胎儿娩出过快，易引起颅内出血；若来不及接生，新生儿坠地可致骨折、外伤等。所以，凡是有急产史的产妇应提前住院待产，临产后避免灌肠，密切观察宫缩情况，若产程进展快应做好接生准备，以防发生意外。

 产妇一人在家发生急产怎么办

当产妇一人在家时发生急产，产妇本人一定不要太紧张，要尽量使自己镇静，然后考虑一下自己怎样和别人取得联系。可以先给急救中心打电话请求帮助，再喊邻居过来帮忙。不要急于用力，找一个合适的地方将毯子或者毛巾被垫到臀下。如果在来人之前孩子就要出生，试着用自己的手轻轻推按，帮助胎儿娩出，用干净的毯子或者毛巾被将孩子包好，抱在自己怀里保暖，用干净柔软的布擦净婴儿口腔里的黏液。不要牵拉脐带，让胎盘自己娩出。注意自己和婴儿的保暖，等待医务人员的到来。

 去医院的路上发生急产怎么办

首先应立即停车，打开车灯，将产妇放到后座上，垫上毯子或者毛巾被，不要让产

妇急于屏气用力。当胎头娩出时，鼓励产妇大口喘气，不要屏气用力。轻轻按压胎头，帮助胎头娩出，不要用力牵拉胎头。当胎头娩出后，轻轻下压胎头，帮助前肩娩出，再轻轻上抬胎头，帮助后肩娩出。当后肩娩出后，胎体其余部分随之娩出。胎儿娩出后用毯子或被子包好以保暖。如果没有毯子或被子的话，用比较干净的东西保暖都可以。用干净柔软的布擦净婴儿口腔里的黏液。不要牵拉脐带，要等待其自然娩出。当胎盘娩出后，用干净的布或纸包起来，不需要断脐。将胎盘放到和婴儿一样高的位置或高于婴儿的位置，注意产妇及婴儿的保暖，然后驱车到医院。

10 产妇在田间地头临产怎么办

在农村偶然也发生正在田野劳动的产妇突然临产，此时应让产妇卧于避风僻静处，注意保暖，臀部垫以稻草、麦秆或草编席，再铺数层清洁衣服，使产妇感觉舒适，并与泥土隔离。胎头娩出时用清洁毛巾保护会阴。禁止用不洁之手或任何不洁器具接触外阴，切忌泥土污染产道。如一时搞不到消毒药品和消毒器械，胎儿娩出后不必急于断脐，可在脐带中段结扎一道线，将新生儿用衣服包裹起来，连同胎盘迅速送到就近医疗单位作断脐处理。产妇可适当给予抗生素，如分娩时有泥土污染，母子都要注射破伤风抗毒素。如娩出的胎盘不完整或有产道损伤，也须作相应的处理。

11 产妇在舟车上发生急产怎么办

有些产妇在预产期将到之前外出旅行或从甲地到乙地生产，突然在途中急产，常常让人措手不及。为避免意外可以采取下列紧急措施：

❶ 请求列车员、服务员、乘务员协助，通过广播等手段尽可能找到舟车上同

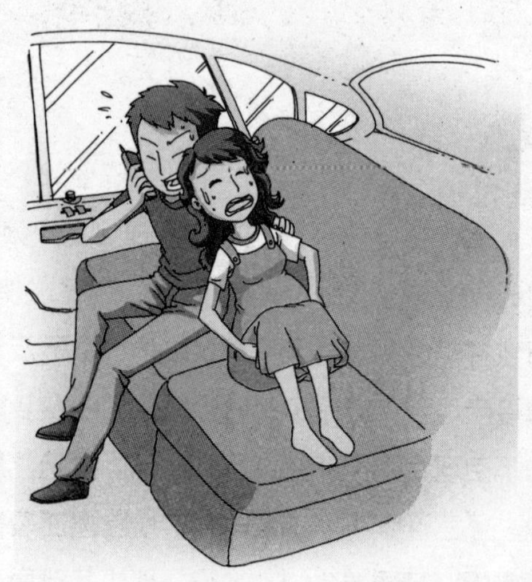

行的医务人员、助产士、接生员接生，如找不到上述人员，可由年纪较大的有生育经验的女性临时担任接生人员。准备一块干净的大油布或大塑料布、卫生纸1～2卷、剪刀一把、结扎脐带用的粗棉纱线一根、纱布若干块，酒精、碘酒备用。剪刀和棉线要煮沸消毒。如未带婴儿衣被，用干净的大人衣被代用。

2 在舟车内腾出一小房间或一个角落，用幕布隔离。将产妇置于小床或长椅上，臀部垫以油布或塑料布，再加数层卫生纸。当胎头将要娩出时，外阴用温水揩干，再擦以碘酒、酒精接生。新生儿断脐后，断面涂以碘酒、酒精，然后加以包扎。如发生产后大出血或产道严重裂伤以及婴儿窒息时，应速将产妇、婴儿就近入院。

12 什么是难产

难产，医学术语叫做异常分娩。发生难产的原因很多，但不外乎产力、产道、胎儿这3个因素中任何一个或一个以上的因素异常，使分娩进程受阻而发生难产。顺产和难产在一定条件下可以互相转化，如果顺产处理不当可以变为难产；反之，难产处理及时也可能变为顺产。

13 为什么会难产

分娩是一个动态变化的过程，包括宫颈口的扩大和胎儿先露部的下降，只有有效的子宫收缩才能使宫颈口如期扩张，胎儿先露部如期下降。而子宫收缩受胎儿、产道及产妇精神因素的制约，产妇的精神因素可以直接影响产力，对分娩有顾虑和恐惧感的产妇，临产后吵闹不安，不能进食，往往在早期即出现产力异常（原发性宫缩乏力）。胎儿与骨盆不相称或胎儿位置异常的产妇常出现继发性宫缩乏力，二者均可使宫颈口开大缓慢，产程延长，发生难产。过强的宫缩可影响胎盘和胎儿的血液供应，使胎儿缺氧，出现胎儿窘迫征象，导致难产。另外，当产程中出现胎儿心率异常、胎儿先露部下降受阻时，也应警惕难产的发生。

14 子宫和阴道异常会造成难产吗

除盆腔外，产道之中各类软体组织异常都会妨碍分娩过程的进行。这些情形包括卵巢生瘤而并未在怀孕期间及时发现；子宫颈或阴道特别狭窄而欠缺弹性；子宫长有肿瘤使婴儿的头部不能移到准备分娩的正常位置等。另外，除了产道的先天性异常外，阴道、子宫颈或子宫在接受手术后变得狭窄或畸形再生也同样可导致难产。其他软体组织异常引致难产的情形包括胎盘前置，会使产妇在分娩中大量失血。

15 子宫收缩异常会造成难产吗

导致难产的主要原因还有子宫收缩不正常。在正常的分娩状态下，子宫会有规律地收缩，由开始时 20 或 30 分钟出现 1 次短暂而无多大痛楚的收缩，进展至约隔 10 分钟 1 次。这时，产妇会感到些微痛楚，最后收缩的密度增至每数十秒 1 次，痛楚一次比一次严重和持久。然而，在子宫不正常的情况下，子宫收缩反复而欠缺规律，有时隔数分钟收缩 1 次，有时则 20 或 30 分钟 1 次。子宫收缩不正常，导致在分娩中对婴儿的推动不稳定，分娩的进展便会受到影响。子宫收缩不正常与产妇的年龄也有关系，太年轻如 15～20 岁或年纪太大的产妇均较易出现子宫收缩不正常的情况，并不仅限于第一胎。

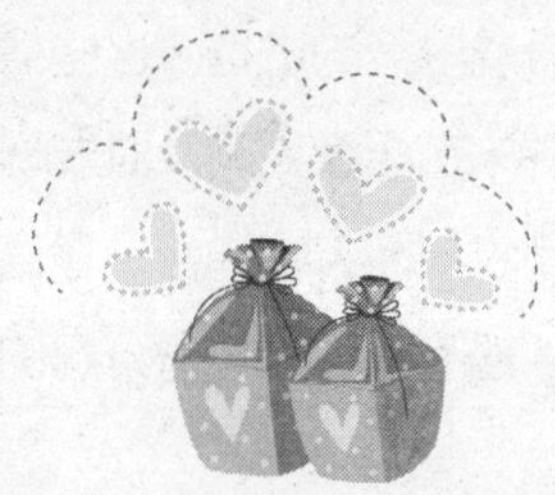

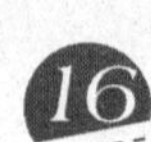

16 产妇盆腔狭窄会造成难产吗

产妇的盆腔狭窄以致生产困难，可能是先天而成，也可能是后天营养不良或盆骨受伤后畸形所致。当医生怀疑产妇的盆腔有异常情况时，会在产前利用 X 光探测产妇盆腔的大小，预测任何可能出现的危险及分娩能否顺利进行。

17 哪些难产的原因是胎儿本身造成的

胎儿本身造成难产的主要原因，最常见的情形是胎儿的头太大，以致难以产出，也有少数是胎儿脑积水、身体部分生瘤、连体胎儿或胎儿横向、臀部向下、前额向下、后枕朝后等错误姿势而导致的分娩困难。

18 难产有多危险

难产对母亲或胎儿来说都是非常危险的。如果在分娩时，胎儿没有移到正确的位置，例如横向着产道末端而姿势并无改善，则必须以剖宫产的方法取出胎儿。假若胎盘前置的情况并不严重，胎儿的头部仍可以先露；但如果情况严重，则可能引致大量出血，胎盘先出会对婴儿的生命构成危险。

虽然就胎儿头部过大的难产情况而言，大多数产妇最终都可以成功分娩，但在分娩过程中胎儿的头部可能因受压导致内出血，而产妇的产道也可能因为胎儿并没有头部过大而受到各种创伤，包括尿道、膀胱的损害及大量出血等。如果需以产钳或真空吸引术的方法取出胎儿，出现产后并发症的机会将较高。

 如何才能避免难产

分娩的过程是一个动态变化的过程，胎儿能否顺利娩出有相当大的可变性。决定分娩是否能顺利完成的因素，不仅存在于分娩过程中，也取决于孕期保健质量的好坏。所以，避免难产要从如下几方面着手：

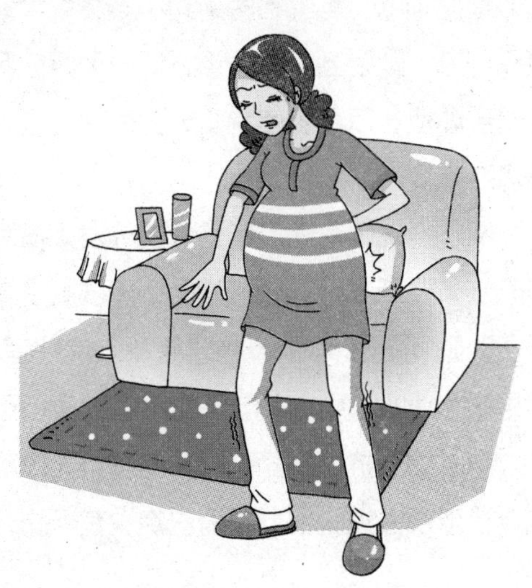

❶ 孕期定期接受产前检查

对于妊娠贫血、高血压、胎儿体重异常、胎位不正等妊娠异常情况，可治疗纠正者应及时处理，避免成为影响分娩正常进行的潜在异常因素。

❷ 做好分娩准备

分娩是一项耗时耗体力的劳动，既需要良好的机体状况，也少不了对分娩过程有足够的了解、充分的心理准备作为基础。作为产妇本人应了解在这期间怎样能有所作为，掌握一些有助产程进展、缓解分娩阵痛的技巧。产妇对分娩的理解越透，准备越充分，信心越足，分娩成功的可能性就越大。

❸ 产时与医生积极配合

产妇要凭着充分的信心和准备，做好自己应该做、能够做的事，与医生积极配合。主动参与分娩，发挥自己的主观能动性，对分娩施于积极影响，即放松精神、保证良好的休息与进食，运用自己已学习到的助产和镇痛技巧，为分娩成功增添一份保障。

20 什么情况下需要产钳助产

通常有这样一些情况：在怀孕期的诊察和检查中，知道有某种程度的异常；胎儿突然假死腹中；或产妇在怀孕过程中什么问题也没有，在分娩时却突然发生子痫；或者

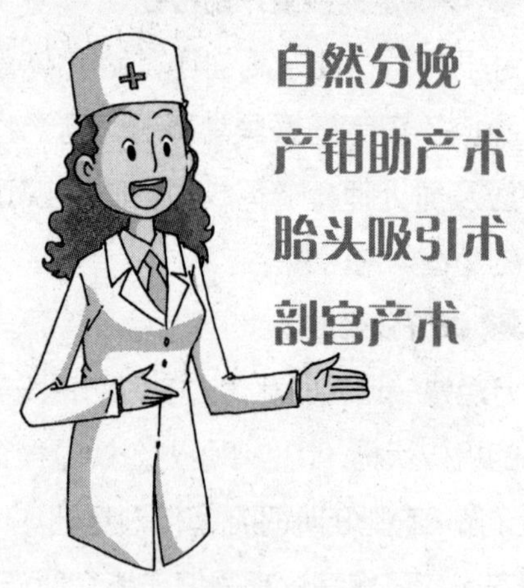

胎盘早剥，在胎儿还不具备出生条件时，胎盘就剥离了。如果不能及时发现，胎儿会死亡，有时还会对母体产生影响。当发现这些异常时，必须尽快从体内将胎儿取出。如果胎儿已进入产道，可施行阴道胎头吸引分娩法或产钳分娩法。由于产钳分娩会引起颅内出血或死亡，使胎儿发生智能障碍，或引起手脚麻痹，所以现在轻易不使用产钳分娩。

 21 出现早破水对母儿有哪些影响

胎膜是胎儿的保护膜，如果胎膜早破胎儿就将失去保护。首先，羊水外流致使子宫变小，刺激子宫产生收缩，如果破水时妊娠尚不足月，就会发生早产。早产儿体重轻，各器官功能不全，生活能力差，成活率低，对胎儿很不利。

在未临产时破水，就失去了胎膜对胎儿的保护作用。如果妊娠已足月，胎先露已定，破水 24 小时内临产，多不影响产程进展；如胎先露部未定，脐带可随羊水流出而脱垂，引起胎儿宫内窘迫；羊水流出过多，子宫紧贴胎儿可引起不协调宫缩，从而影响产程进展和胎盘血循环，引起滞产和胎儿缺氧；胎膜破裂的时间越长，宫内感染机会增高，胎儿吸入感染的羊水可引起肺炎，产妇也容易发生产时感染或产褥感染。

 22 出现早破水怎么办

妊娠期间任何时间发生阴道流水均应引起注意。流水的量少、时间短，流水可能是妊娠期宫颈的分泌物；阴道有中等量或大量液体外流，则要到医院急诊，此时孕妇应保持臀部卧位，以免脐带脱垂，并应保持会阴部清洁。

凡足月妊娠在临产前持续或阵发大量阴道流水，要用试纸诊断法诊断，如试纸变暗绿色，则可确诊为早破水，需要入院处理。如果破水 12 小时尚未自然临产者，应行引产，同时给予抗感染药，以预防感染。产程中要注意观察先露部分是否已定，有无胎儿

缺氧或感染可能，如发现脐带脱垂、胎儿宫内窘迫，需紧急做剖宫产，结束分娩。

妊娠尚未足月即发生破水时，可采用期待疗法，在加强监护措施情况下进行保胎，以期延迟分娩时间。

 怎样防止早破水

在妊娠期间，任何时候都可以发生阴道流水的情况。怎样防止早破水呢？有以下几点：

❶ 搞好孕期保健，定期做产前检查。一般在妊娠5～7个月间，每个月应检查1次；妊娠7～9个月间，每半个月检查1次；妊娠9个月以上，每周检查1次。有特殊情况时应随时检查。

❷ 适当安排好孕期的生活和工作，加强孕期营养，孕妇心情要舒畅。

❸ 忌剧烈运动，忌提重物等，不走长路、不跑步。

❹ 孕期减少性生活，特别是怀孕早期的3个月和末期的3个月；尤其在怀孕最后1个月应禁止性交，否则易造成早破水，发生感染。

❺ 子宫颈松弛的孕妇应遵医嘱进行宫颈环扎术，于分娩前拆除缝线。

 什么原因可导致胎膜早破

胎膜在临产前破裂称为胎膜早破。引起胎膜早破的原因有：

❶ 骨盆狭窄、骨盆畸形及胎位不正，骨盆入口不能恰好接纳先露部，使前羊膜囊压力不均致早破膜。

❷ 腹部外伤、性交及其他机械性刺激，使腹压突然增加等，易引起早破膜。

❸ 孕妇营养不良及阴道炎症，可引起羊膜囊炎，脆性增加，容易发生胎膜早破。

❹ 子宫颈病变如子宫颈严重陈旧裂伤，宫颈内口松弛，使胎膜不能获得应有支持力。

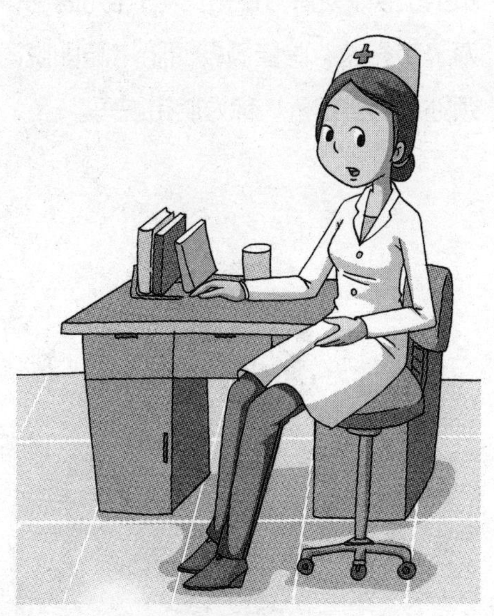

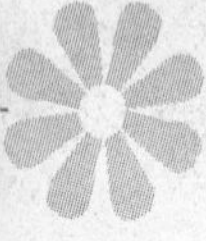

25 胎膜早破时该怎么办

胎膜早破可以引起宫内感染、脐带脱垂及早产。所以一旦破水，产妇要平卧，抬高臀部立即送往医院。如果破水超过 12 小时尚未临产应给予抗生素预防感染。若破膜超过 24 小时、孕龄已达 38 周且尚未临产者，要考虑引产。对于早破膜的产妇，要注意观察胎心及产程进展情况。

26 什么是脐带脱垂

脐带是联系母儿之间的纽带，胎儿通过脐带和胎盘与母体连接，进行营养和代谢物质的交换。如果脐带位于胎儿先露部以下称为脐带先露，胎膜破裂时脐带随即脱出子宫颈处或阴道口外，称为脐带脱垂。

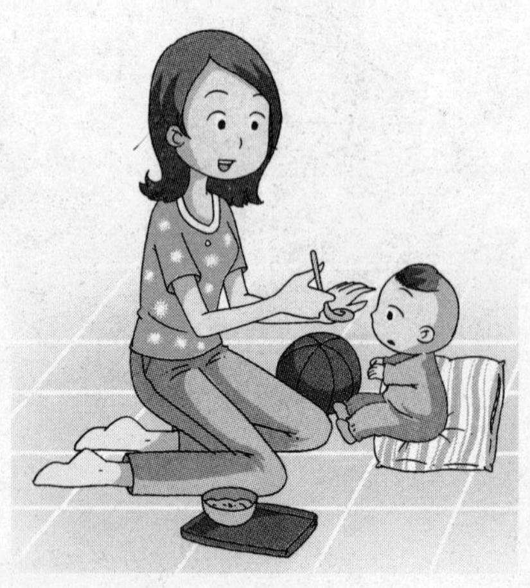

27 引起脐带脱垂的原因是什么

1. 胎位异常。在胎位异常中以肩先露及臀位中的足先露为最常见。

2. 头盆不称。胎头不能与骨盆入口衔接或衔接不良、胎头浮动，如胎膜破裂时，脐带即可随羊水流出。

3. 其他如羊水过多、脐带过长、脐带附着接近宫颈口者，易发生脐带脱垂。

28 脐带脱垂有什么危害

脐带脱垂对胎儿生命的威胁很大，胎儿可在短时间内因脐带受压，血流受阻，发生窘迫甚至死亡。因脐静脉较脐动脉更易受压，使血容量不足而心率加快，因缺氧产生呼吸性和代谢性酸中毒，使胎心率过缓而死亡。脐带脱出阴道受寒冷和操作刺激，加重脐血管的收缩和痉挛，加重缺氧，使胎儿死亡。对孕产妇也带来不利影响，因要加速娩出胎儿，所以剖宫产、产钳等手术率明显增多，这样母体操作率也相应增加，同时，感染机会增多。

一旦发生脐带脱垂，应立即处理，以最快的方法使胎儿娩出，让胎儿尽快脱离险境，以保证胎儿的安全。

29 什么是羊水栓塞

羊水栓塞是指在分娩过程中羊水进入血液循环之中，引起肺栓塞、休克和弥散性血管内凝血所致的难以控制的出血等一系列严重症状的综合征，往往发病急、病情重，危及母子生命。本病多发生于第一、二产程中，由于宫缩过紧，子宫胎盘附着部位的血窦开放或在中期引产分娩的过程中，因羊水进入血液循环引起肺、心功能衰竭，脑缺氧和凝血功能障碍综合征。病人自觉烦躁不安、寒战、呕吐，随之呛咳、胸闷，呼吸困难，口唇、皮肤发紫，心跳很快，血压下降，抽搐、昏迷等。休克短时间后可出现大量持续子宫出血，血液不凝，甚至全身皮肤、黏膜、伤口、泌尿系出血。随之出现少尿、无尿。

30 哪些情况容易引起羊水栓塞

以下几种情况能造成羊水栓塞：

1. 经产妇较初产妇易发生。
2. 多有胎膜早破或人工破膜。
3. 曾有使用催产素引产或加强宫缩史。
4. 急产或宫缩过紧。
5. 胎盘早剥。
6. 胎儿宫内死亡。

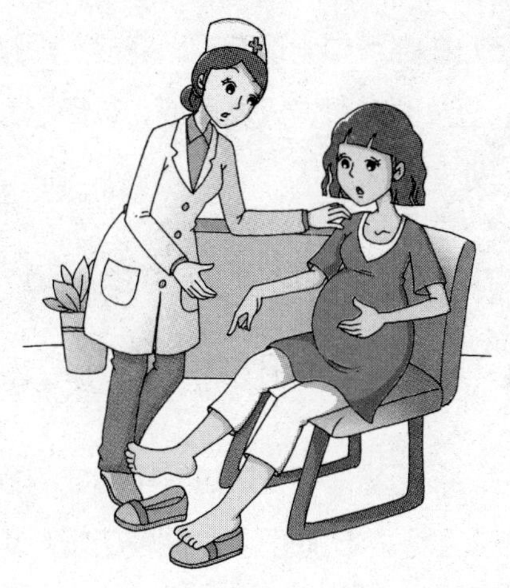

7. 早产或过期产者。
8. 子宫破裂和手术产。
9. 羊水混浊有胎粪者。
10. 30 岁以上的产妇。

在临床上尤以胎膜早破、羊膜腔内压过高、子宫体或子宫颈弹力纤维发育不良或损伤等因素尤为重要。

31 如何预防羊水栓塞

羊水栓塞很少见，但其死亡率高，故应尽力预防其发生。对分娩时宫缩过强，医生应给予抑制子宫收缩药；人工破膜要在宫缩间歇时；正确使用催产素；避免重度妊高征的发生；正确处理胎盘异常；行剖宫手术以预防子宫破裂等。

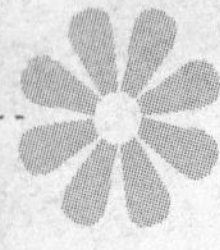

产妇在临产中出现胸闷、寒战、烦躁等症状，应及时向医护人员反映，以期尽力及早进行处理。

32 什么是会阴裂伤

会阴裂伤是指在分娩过程中造成的会阴部皮肤黏膜肌肉的损伤。会阴裂伤按照其程度分为三种情况：

1 Ⅰ度裂伤

会阴皮肤、皮下组织及阴道黏膜的裂伤。

2 Ⅱ度裂伤

会阴皮肤、阴道黏膜、盆底肌肉及筋膜有裂伤，但未达肛门括约肌。

3 Ⅲ度裂伤

除会阴皮肤、肌层裂伤外，肛门括约肌部分或完全断裂，甚至伤及直肠。会阴Ⅲ度裂伤因修补较困难，愈合不好，能引起严重的并发症如大便失禁，甚至需要二次手术，所以助产者在助产过程中如遇到胎儿过大、娩出过快、会阴过紧，估计在胎儿娩出过程中会发生会阴严重撕裂伤者，应行会阴切开术，以杜绝会阴Ⅲ度裂伤的发生，以免留下终身遗憾。

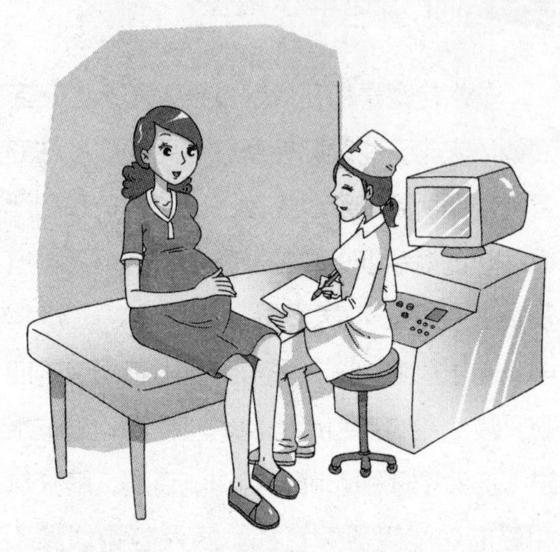

33 发生会阴裂伤怎么办

发生会阴裂伤后，不论程度轻重，均应立即修补、缝合。缝合时，一定要将创缘对合整齐，内边以处女膜为标志，由内向外，逐层缝合，组织间不留空隙。缝合时必须注意无菌操作及止血，避免发生血肿及感染。

34 什么是子宫破裂

子宫破裂是在妊娠晚期或分娩中子宫体或子宫下段破裂。这是产科中极严重的并发症之一，如不及时发现加以处理，往往造成母子死亡。

35 什么原因造成子宫破裂

❶ 分娩时凡有使胎儿下降至骨盆受阻的因素，包括骨盆狭窄、儿头与骨盆不相称、胎位不正、巨大胎儿（体重等于或大于4000克）、脑积水或盆腔内有肿瘤阻塞产道等，都可使胎儿受压。一旦与分娩时强烈的子宫收缩力相对抗，便会使受力焦点的子宫下段肌肉变薄，甚至发生子宫壁破裂。

❷ 子宫体本身有病变或疤痕，再次妊娠或分娩时容易发生破裂。如有剖宫产或子宫肌瘤剔除术史；子宫发育不良或畸形，以及人工流产次数过多或手术中发生穿孔；生育过多、过密等。

❸ 因产科手术或操作不恰当而造成子宫破裂。如在子宫口未开全的情况下做产钳或臀位牵引术等，可撕裂子宫颈或子宫下段。难产时施行其他阴道手术，机械性损伤波及子宫壁发生子宫破裂。

❹ 不恰当地使用催产素。合理地使用催产素可以使子宫肌肉收缩、子宫口开大，常用于引产或促进分娩。但必须严格掌握适应证，切忌滥用，如在先露部不能入盆的情况下切忌使用。

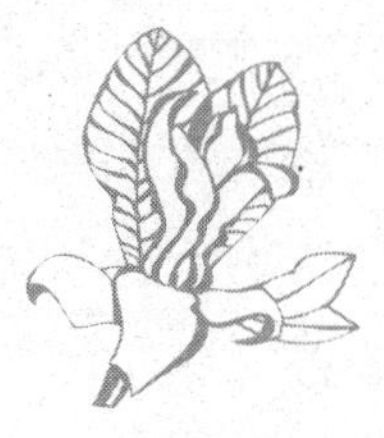

36 子宫破裂有哪些表现

❶ 先兆子宫破裂多见于宫缩频繁且强或强直性宫缩。一般产程长、下腹痛重、焦躁不安、呼吸急促、膀胱受压后产生血尿。宫缩时子宫下段很薄、隆起，呈葫芦形。

❷ 子宫刚破裂时产妇突然感觉撕裂性剧烈腹痛，随后宫缩停止，疼痛暂时缓解，但很快面色苍白、出冷汗，进入休克状态。胎心消失，胎体表浅，子宫缩小且偏在腹部一侧，全腹压痛。板样硬。阴道检查摸到子宫破口与腹腔相连，为完全性子宫破裂；腹痛较轻，下腹部局部有明显压痛，子宫未缩小的，为不完全破裂。

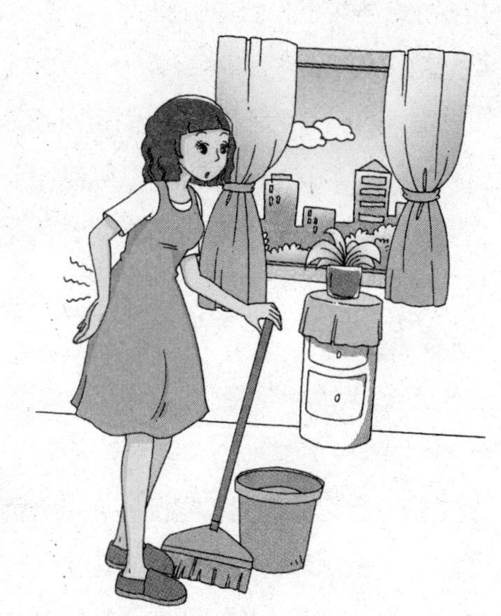

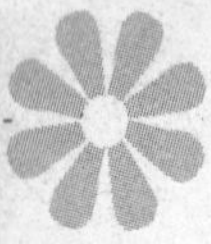

37 如何预防子宫破裂

子宫破裂是产科的严重并发症，如处理不及时，可使母儿发生死亡。开展围产期保健以来，子宫破裂已很少发生。

子宫破裂的原因大致有以下几种：

1 胎儿下降受阻

如骨盆狭窄、胎位不正、胎儿过大或脑积水、盆腔内有肿瘤阻塞、明显头盆不称等，都可使胎儿下降受阻。

2 子宫本身病变

过去有剖宫产史、子宫肌瘤摘除术、子宫穿孔等，再次妊娠分娩时疤痕容易破裂。子宫畸形、子宫发育不良、多次分娩、多次人流刮宫，使肌肉弹性及扩张能力降低，子宫下段经不起宫缩的扩张而破裂。

3 滥用催产素

催产素常用于引产和催生，使用时须有一定的适应证及合理的方法，如果使用不当，药量过大或有头盆不称没有发觉，用药后可造成子宫破裂。

4 手术损伤

某些产科手术如臀牵引、产钳手术等，操作不当可损伤子宫。

以上各种原因造成的子宫破裂，几乎都可以预防。只要做好计划生育，避免多次妊娠、多次分娩、多次人流，疤痕子宫者提前入院待产，严格掌握催产素使用指征，即可

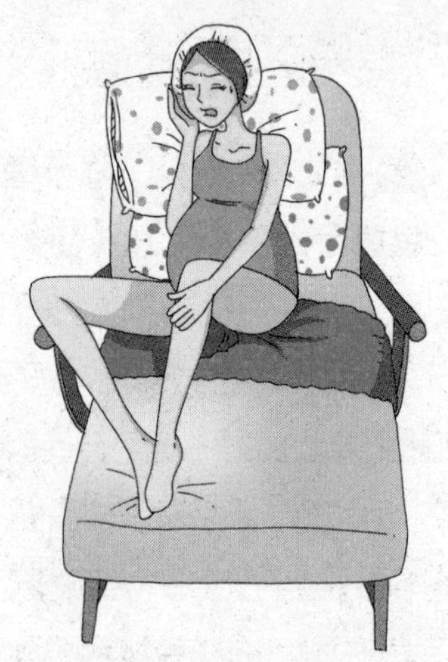

避免。如怀疑已有子宫先兆破裂，千万不可从阴道娩出胎儿，必须立即行剖宫产。

38 产妇为什么会出现休克

休克是由于血容量不足，重要脏器如脑、心、肾供血不足而引起的一种临床综合征，它可伴随多种疾病出现。产妇休克的主要原因是急性大出血引起的低血容量性休克。此外，也可因细菌感染引起感染性休克，妊娠高危症引起心源性休克以及羊水栓塞引起过敏性休克。

引起休克的原因虽然很多，但其病理生理过程基本上是一致的，那就是心脏排出的血量下降，小动脉痉挛，微循环灌注不足和血液淤滞，使得组织和细胞有不同程度的缺血、缺氧，这就必然产生代谢紊乱，如果不能得到及时的治疗，病人很可能死亡。

 产妇休克怎么办

一旦发生休克，应当送医院积极抢救治疗。仔细了解病史并进行全身和妇科检查，进行必要的化验检查，分析休克发生的原因及程度，立即使病人取平卧位吸氧、保暖，进行静脉输液、留置尿管，尽快补充血容量，最好及时监测中心静脉压，输入足量液体，如全血、血浆、晶体液或其他血浆代用品，维持重要器官组织的血液供应，改善微循环。在抢救休克的时候，还必须根据水电解质改变，使用碳酸氢钠纠正代谢性酸中毒以及可能发生的低血钾症，并适时应用抗生素及强心利尿等药物。

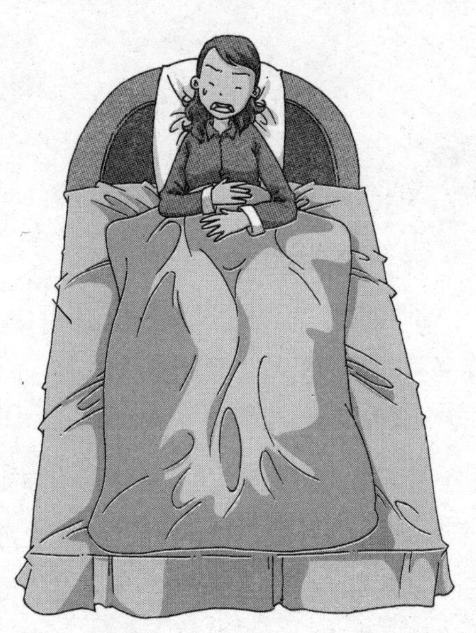

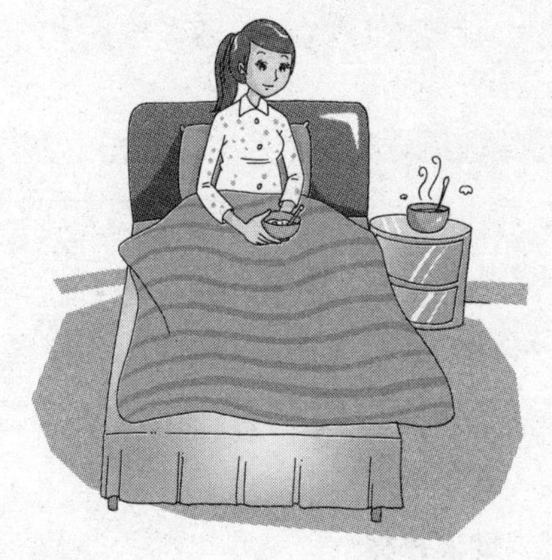

 什么是不协调宫缩

不协调宫缩有两种，即不协调性宫缩乏力和不协调性子宫收缩过强。

❶ 不协调性宫缩乏力是指宫缩的极性倒置，宫缩不是由双宫角对称的开始及传导，而是兴奋点可能各自在某一处或多处呈不协调节律，宫底部宫缩不强而中段及下段强。宫缩间歇时子宫不全放松，这样不能使宫颈口扩张和胎先露下降，而产生滞产、胎儿宫内窘迫，手术创伤的机会也增加，产妇可因滞产引起局部组织（子宫、膀胱、尿道）压迫性坏死。

❷ 不协调性子宫收缩过强是指子宫某部分肌肉呈痉挛性、不协调收缩，形成环状狭窄，将胎儿身体的某部卡紧，使胎儿不能下降，宫颈口也不能开大及缩小，使产程停滞，时间久会产生胎儿宫内窘迫、新生儿窒息甚至死亡。

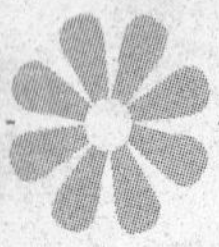

41 哪些因素会造成宫缩乏力

子宫收缩乏力可分为协调性和不协调性两类。常见影响宫缩乏力的因素有以下几种：

1 头盆不称、胎位不正

多因骨盆小、胎儿大或胎位不正，使胎儿先露部不能与子宫下段贴紧产生强有力的宫缩。

2 精神紧张

产妇精神过于紧张，使大脑皮质处于抑制状态，从而使宫缩乏力。

3 子宫因素

子宫发育畸形（双子宫等）、子宫过度扩张（双胎、羊水过多等），易产生宫缩不佳。

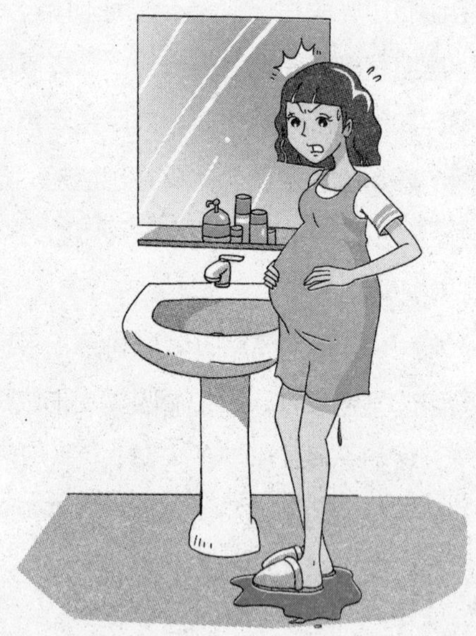

4 其他

服用镇静剂，内分泌不协调，临产时产妇休息不好、进食差，第一产程过早用力等，均可导致宫缩乏力。

42 什么是宫缩过强

宫缩过强是指子宫收缩的节律正常，但收缩力量过强，而且过频，以致在子宫收缩开始后不久，子宫口就已完全开大，在很短时间内结束了分娩。一般把子宫收缩过强、总产程不足3小时的，称为急产。从表面上来看，产程短，生得快，母亲少“遭罪”是好事，但实际上，宫缩过强对母亲和胎儿是有一定危害的。

43 宫缩过强有什么危害

1 对母亲的影响

子宫收缩力过强，产程短，生得快，可能使子宫颈、阴道、会阴都未能很好扩展，而发生裂伤。生得太急，没有接生的准备，来不及消毒，容易发生产后感染。如果正在站立，来不及卧倒，胎儿就已生出，容易发生子宫内翻，第三产程也容易发生产后出血。

❷ 对胎儿的影响有时更为严重

由于子宫持续过强的收缩，胎盘血液循环受阻，胎儿在子宫内缺氧，容易发生胎儿宫内窘迫、新生儿窒息，严重时还可死亡。如果胎儿娩出过快，通过产道时的阻力及娩出后外界压力的突然变化，容易引起颅内血管破裂，发生颅内出血。更有甚者，娩出过急，来不及接生，使新生儿坠于地上，发生骨折和外伤。

有宫缩过强或急产历史的产妇，由于有可能发生上述各种情况，因此于预产期前 1～2 周就不宜外出，最好提前住院待产，以便及时做好预防产后出血及抢救新生儿窒息的各项准备。

44 子宫翻出是怎么回事

引起子宫翻出主要是以下几个原因：

❶ 子宫体肌肉松弛且子宫壁薄，胎盘常附着在子宫底部。

❷ 子宫颈口开放。

❸ 胎盘未剥离即猛力牵引脐带或用力压迫宫底。因此，子宫翻出绝大多数是由于第三产程处理不当造成的。此外，脐带过短或脐带绕颈，在胎儿娩出时由于牵动胎盘及其附着的子宫壁，偶能造成子宫翻出。

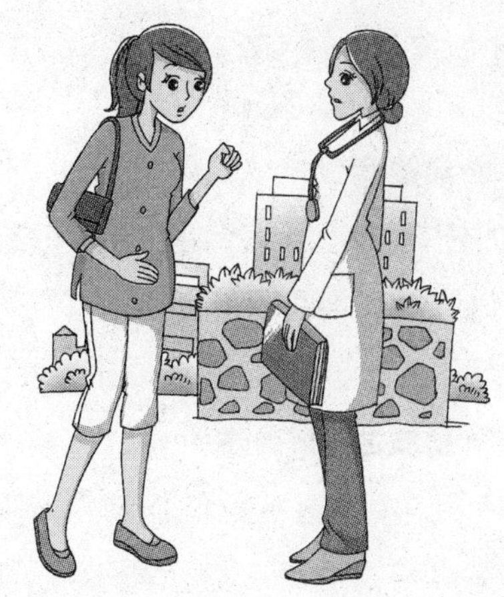

根据其翻出的程度不同可分为以下两种类型：翻出的子宫底部位于子宫下段或突出于子宫颈外口时，称为不全性子宫翻出；翻出的子宫内膜面全部突出于子宫颈外口时，称为完全性子宫翻出。

45 什么是胎盘早剥

怀孕 20 周后或分娩期，正常位置的胎盘在胎儿娩出前部分或全部从子宫壁剥离时，称为胎盘早剥。胎盘早剥是妊娠晚期的严重并发症，往往起病急，进展快，可危及母婴生命，其围产儿死亡率为 20%～35%，较无胎盘早剥者高 15 倍。国内报道，胎盘早剥的发生率为 0.46%～2.1%。另外，发病率的高低与分娩后是否仔细检查胎盘有关，轻度胎盘早剥临产前无明显症状，易被忽视。

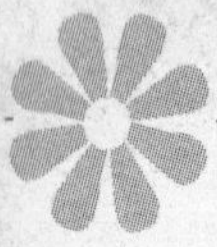

46 哪些因素可引起胎盘早剥

❶ 血管病变

如妊娠高血压综合征、慢性高血压、慢性肾脏疾病等可造成血管痉挛、硬化，使血管壁缺血坏死，血管破裂出血。

❷ 机械性因素外伤

特别是腹部直接受到撞击、脐带过短、脐带绕颈等，均可造成胎盘早剥。

❸ 子宫体积骤然缩小

如双胎妊娠第一胎娩出后，羊水过多，破膜后羊水流出过快，使子宫体积突然缩小，子宫收缩导致胎盘剥离。

❹ 子宫静脉压突然升高

孕妇长时间取仰卧位，可造成子宫静脉淤血，静脉压升高，导致胎盘下蜕膜静脉破裂而出血，发生胎盘早剥。

47 胎盘早剥有哪些并发症

胎盘早剥引起的并发症均可危及母婴生命，主要有以下几个方面：

❶ 弥散性血管内凝血（DIC）

重度胎盘早剥特别是胎死宫内患者可能发生 DIC，出现皮下、黏膜、子宫及其他系统的广泛出血。

❷ 产后出血

胎盘早剥可致子宫肌层发生病理性改变，影响子宫收缩而导致产后出血。

❸ 急性肾衰竭

伴有妊娠高血压综合征的胎盘早剥，或失血过多以及休克等，均严重影响肾血流量，造成双侧肾小管或肾皮质坏死，出现急性肾衰竭。

❹ 胎儿宫内死亡

胎盘早剥面积超过胎盘面积的 1/2 时，胎儿可因缺氧而死亡。

48 胎盘早剥有什么临床表现

发生胎盘早剥时可有下列临床表现：

❶ 出血

阴道出血量可多可少，部分病人可发生隐性出血，即阴道出血量与实际失血量不成比例。

❷ 腹痛

病情可较轻，可无腹痛，严重时剧烈腹痛，疼痛程度与胎盘后积血多少呈正相关。

❸ 子宫异常

轻者子宫大小与妊娠周数相符，胎位清楚，腹部压痛不明显或仅有局部轻微压痛（胎盘剥离处）。重者子宫硬如板状，有压痛，以胎盘附着处最显著，子宫底升高。

4 胎儿异常

轻者胎心率正常，重者胎心音听不清，胎儿窘迫或死亡。

49 怎么预防胎盘早剥

预防胎盘早剥，应加强产前检查和管理，积极防治妊娠高血压综合征、高血压、慢性肾炎，妊娠期避免长时间仰卧，避免遭受外伤，行外倒转术纠正胎位时操作必须轻柔，不能强行倒转。对羊水过多或多胎妊娠分娩者，避免宫内压骤减。行羊膜腔穿刺前做胎盘定位，穿刺时避开胎盘。人工破膜时，应选宫缩间歇期高位穿刺，缓慢地放出羊水。

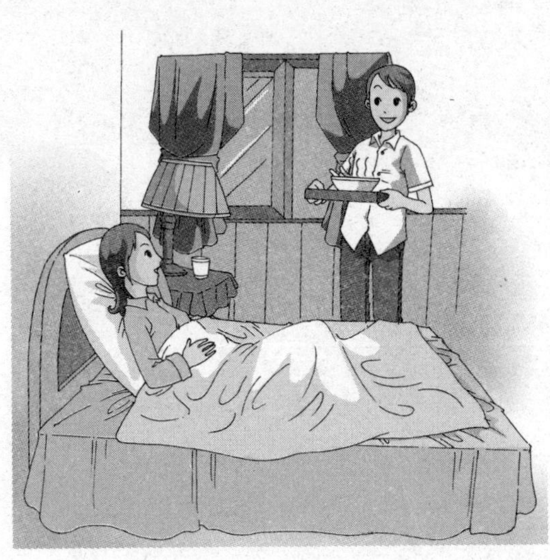

50 为什么会出现胎盘滞留

胎盘滞留是引起产后出血的重要原因之一，但是如果胎盘全部未从宫壁剥离，虽然也是胎盘滞留，却无出血。常见的原因有：

1 胎盘剥离不全

胎盘仅部分与宫壁剥离。多见于子宫收缩乏力，或胎盘未剥离而过早地牵拉脐带或刺激子宫，使部分胎盘从宫壁上剥离，另一部分仍未剥离，影响子宫收缩，使剥离面血窦出血不止。

2 胎盘剥离后滞留

胎盘已剥离，但因子宫收缩乏力等因素，使胎盘不能排出，而影响子宫收缩。

3 胎盘嵌顿

某种原因使子宫收缩不协调，使子宫产生狭窄环，将已剥离的胎盘嵌于其狭窄环上，不能排出。

4 胎盘粘连

胎盘部分或全部与宫壁粘连不能自行剥离。现在胎盘部分粘连较多见，主要是很多妇女在未正式要孩子之前不止一次地人工流产，造成子宫内膜的损伤，胎盘易于粘连，因此，婚后应严格避孕才是预防的关键。

5 胎盘植入

子宫蜕膜发育不良或完全阙如，胎盘绒毛植入到子宫肌层。

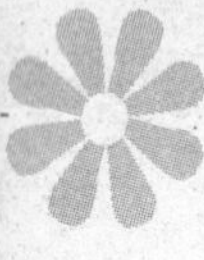

 **胎盘残留**

因部分胎盘小叶或胎膜残留于宫腔，影响子宫收缩，引起产后出血。

51 新生儿娩出后不会哭怎么办

新生儿出生后，若经吸痰、清理呼吸道、轻拍足底后，仍不能大声啼哭，同时伴有皮肤苍白、肌张力差等，表示新生儿有缺氧的情况。临床上通常以出生后 1～5 分钟的新生儿心率、呼吸、肌张力、喉反射及皮肤颜色 5 项体征为依据进行评分，来判断新生儿缺氧的程度，即新生儿窒息的程度。正常新生儿满分为 10 分，7 分以上只需一般处理，4～7 分为轻度窒息，需要清理呼吸道、人工呼吸、吸氧、静脉推注小苏打、葡萄糖酸钙等。0～3 分为重度窒息，需要立即进行气管插管、给药等紧急抢救。

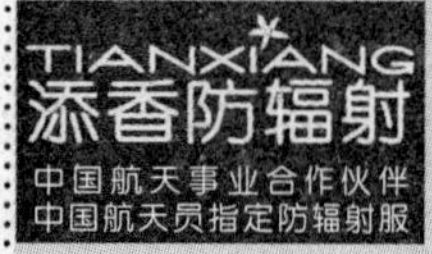

小贴士：孕期防辐射秘籍

胎儿的生长发育只有一次，不能重来，身为准妈妈的您，除了为胎儿生长发育提供足够的营养，还应该远离可能对胎儿造成危害的——电磁辐射，具体方法如下：

- 别让电器扎堆。不要把电器摆放得过于集中或经常一起使用，特别是电视、电脑、电冰箱不要集中摆放在卧室里。
- 不要在电脑背后逗留。电脑显示器背面辐射最强，其次为左右两侧。
- 用水吸电磁波。水是吸收电磁波的最好介质，可在电脑的周边多放几杯水。
- 减少待机。当电器暂停使用时，不要长时间处于待机状态，待机时间长会产生辐射积累。
- 及时洗脸洗手。电脑显示器表面存有大量静电，其聚集灰尘可转射到皮肤裸露处，引起皮肤病变，因此在使用电脑后应及时洗脸洗手。
- 接手机别性急。手机在接通瞬间及充电时通话，释放的电磁辐射最大，最好在手机响过一两秒后再接听。充电时不要接通电话。
- 穿上防辐射服装。因为很难把握电磁波的安全范围，所以最放心的办法就是穿上防辐射服。现在防辐射服装的款式越来越接近时装，所以穿着上班逛街都不会难看哦。